TRAITÉ

DE

NOSOGRAPHIE

MÉDICALE.

V.

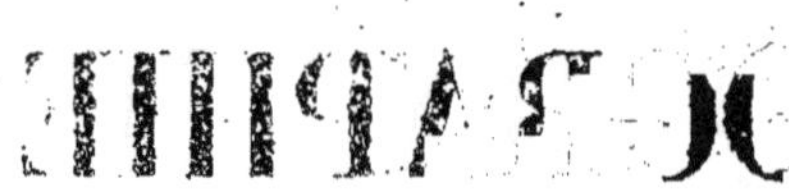

Paris, Imprimerie de Bourgogne et Martinet, rue Jacob, 3o.

TRAITÉ

DE

NOSOGRAPHIE MÉDICALE,

PAR

J. BOUILLAUD,

PROFESSEUR DE CLINIQUE MÉDICALE A LA FACULTÉ DE MÉDECINE DE PARIS,
CONSEILLER DE L'UNIVERSITÉ, DÉPUTÉ DE LA CHARENTE,
MEMBRE DE L'ACADÉMIE ROYALE DE MÉDECINE, DE PLUSIEURS AUTRES SOCIÉTÉS SAVANTES,
NATIONALES ET ÉTRANGÈRES, ETC.

> La médecine fut longtemps repoussée du sein
> des sciences exactes: elle aura droit de leur être
> associée, au moins pour le diagnostic des mala-
> dies, quand on aura partout uni à la rigoureuse
> observation l'examen des altérations qu'éprou-
> vent nos organes.
>
> (BICHAT, *Anat. génér.*)

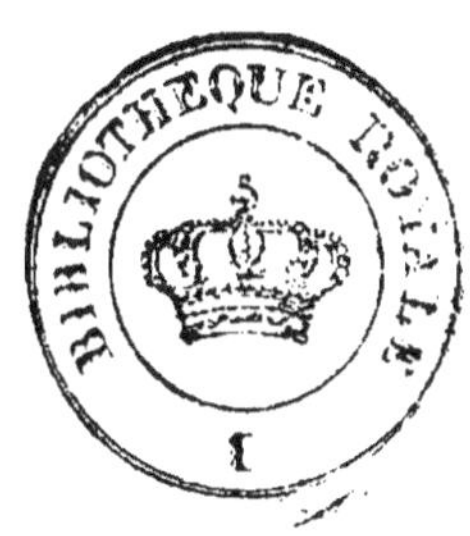

TOME V.

A PARIS,

CHEZ J.-B. BAILLIÈRE,

LIBRAIRE DE L'ACADÉMIE ROYALE DE MÉDECINE,
Rue de l'Ecole-de-Médecine, 17;

A LONDRES, CHEZ H. BAILLIÈRE, 219, REGENT-STREET.

1846.

NOSOGRAPHIE
MÉDICALE.

LIVRE III.

CLASSE TROISIÈME DE MALADIES.

MALADIES MIASMATIQUES ET VIRULENTES EN GÉNÉRAL, ET MALADIES SEPTIQUES OU TYPHUS EN PARTICULIER.

Considérations préliminaires.

Les diverses maladies comprises sous le titre ci-dessus ne constituent qu'une sorte de démembrement d'une grande famille d'affections morbides, connues sous le nom d'*empoisonnements*. Dans l'état actuel de l'enseignement médical de nos Facultés, les empoisonnements forment une *spécialité*, ou une science à part, qu'on a séparée de la pathologie externe et interne, bien qu'elle n'en soit évidemment qu'une des plus importantes subdivisions.

Toutefois, les objets de la médecine proprement dite sont assez multipliés pour qu'elle n'ait pas à revendiquer ceux que l'usage lui a, jusqu'à présent, enlevés pour en faire l'apanage de la toxicologie. Nous ne traiterons en conséquence ici que de certains empoisonnements dont la toxicologie générale ne s'occupe pas, ou ne s'occupe que d'une manière accessoire (1). Nous nous abstiendrons

---

(1) M. Orfila, dont la toxicologie est devenue classique, admet quatre classes de poisons ; savoir : poisons *irritants*, poisons *narcotiques*, poisons *narcotico-âcres* et poisons *septiques* ou *putréfiants*. Les progrès que les sciences médicales ont faits sous le rapport chimique exigeront des modifications fondamentales dans divers points des classifications toxicologiques, et changeront la face de cette partie de nos connaissances.

aussi de l'étude spéciale de certaines affections contagieuses, telles que la rage, la syphilis, attendu que cette étude se trouve dans les traités de pathologie externe.

II. Assurément les états morbides dont nous allons nous occuper, considérés en eux-mêmes, diffèrent essentiellement de ceux dont nous avons traité sous le titre de fièvres et d'inflammations. Cependant les uns et les autres se trouvent souvent réunis, et c'est pour cette raison que déjà, dans la partie de cet ouvrage consacrée aux pyrexies (fièvres et inflammations des auteurs), nous avons dû nous occuper en même temps de quelques états pathologiques, qui doivent leur origine à l'infection ou à la contagion.

Il nous paraît utile de rappeler brièvement ici les cas dans lesquels nous avons été ainsi forcé de décrire ces sortes de composés ou de combinaisons pathologiques, avant d'aborder le sujet spécial de ce troisième livre.

III. Lorsque, sous le nom d'angio-cardite (1), nous avons étudié la fièvre continue des auteurs, nous avons établi que cette pyrexie générale pouvait se présenter sous deux grandes formes, savoir : 1° la forme inflammatoire pure et simple ; 2° la forme putride, septique ou typhoïde. Or, nous avons démontré que la cause essentielle de cette seconde forme consistait en un état d'infection septique de la masse sanguine, quel que fût d'ailleurs le foyer de cette infection. Nous avons promis alors de revenir sur le mécanisme des phénomènes typhoïdes ou putrides en traitant des affections gangréneuses et de la fermentation septique.

Aux articles consacrés à la phlébite en général et aux diverses phlébites en particulier (voy. surtout les articles

(1) Le lecteur n'a pas oublié que par cette dénomination nous entendons à la fois et l'affection du système vasculaire et l'affection du sang lui-même. Au reste, ne disputons pas sur les mots, et occupons-nous sérieusement des choses.

relatifs à l'inflammation des veines des membres et à celle
des veines de l'utérus), à l'érysipèle, à la pneumonie, à
l'entéro-mésentérite, à la métrite, etc., j'ai montré comment ces diverses phlegmasies pouvaient, à l'instar de la
pyrexie générale connue sous le nom de fièvre continue,
se présenter sous la forme typhoïde ou putride, après
avoir affecté d'abord la forme inflammatoire simple, et
j'ai exposé de quelle manière l'infection putride locale se
généralisait.

IV. Dans ce qui précède, il ne s'agit que de phlegmasies produites par des causes ordinaires ou non septiques.
Mais, à l'occasion de l'inflammation de la membrane
muqueuse des fosses nasales, nous avons cru devoir décrire celle qui a pour cause le *contagium* ou le *virus* morveux, et qui, de prime abord, revêt le caractère septique
ou gangréneux. Dans cette dernière maladie, comme dans
toutes celles du même genre, c'est-à-dire qui sont un
composé d'un état inflammatoire et d'un état gangréneux
avec putréfaction, soit que ce dernier état se manifeste
d'emblée, soit qu'il ait été précédé d'une inflammation
franche, et qu'il en ait été la terminaison (1), le mécanisme des phénomènes typhoïdes ou septiques généraux
n'en est pas moins le même, et tel que nous l'avons exposé
si souvent déjà dans le cours de cet ouvrage, notamment
en traitant des divers modes de réaction de l'inflammation.

Voici ce que j'ai dit alors, en parlant du mode que j'ai
désigné sous le nom de *réaction générale par voie d'infection* :

« Il survient dans le cours de certaines inflammations
des absorptions ou résorptions de matières septiques, ou

---

(1) Tout le monde sait que la gangrène et la suppuration sont au
nombre des terminaisons de l'inflammation. Mais la suppuration ne constitue un foyer putride qu'autant que le pus, soit par son contact avec
l'air, soit de toute autre manière, a lui-même éprouvé un travail de
fermentation putride, ainsi que nous l'établirons tout-à-l'heure.

bien il se forme d'emblée, dans le système sanguin, des produits délétères du même genre, qui altèrent, infectent plus ou moins, *empoisonnent* pour ainsi dire la masse du sang ; et de là un ensemble de symptômes généralement désigné sous le nom d'*état* ou d'*appareil typhoïde*. Cet appareil typhoïde ou septique, combiné à la réaction fébrile, est pour le système sanguin et pour l'organisme tout entier ce qu'est pour une partie du corps un travail inflammatoire combiné à un travail de décomposition putride ou gangréneuse. Dans ce dernier cas, il y a pour ainsi dire une fièvre typhoïde locale, un typhus *partiel*, comme dans le premier il y a une fièvre typhoïde générale, un typhus *universel*.

» Le pus est quelquefois la *matière* de l'infection typhoïde générale. En effet, la résorption du pus ne s'opère impunément pour la constitution qu'autant que ce pus est de bonne nature, louable. Mais quand il possède des propriétés septiques, délétères, *toxiques*, alors on voit éclater ces redoutables accidents qu'une mort prompte termine presque constamment, comme ne le savent que trop tous les observateurs familiarisés avec l'étude de ce qu'on désigne assez généralement aujourd'hui sous le nom d'*infection purulente*.

» Cette infection purulente n'est d'ailleurs qu'une des espèces ou des formes d'une infection que, pour ma part, j'ai, depuis près de vingt ans, appelée infection *septique* ou *putride*, expressions plus précises que celle d'état *typhoïde* ou *adynamique*, dont se servent les observateurs élevés à l'école de Pinel. Toute espèce de pus n'est pas propre, par sa présence dans le torrent sanguin, à faire naître les divers symptômes qui caractérisent l'état morbide connu sous le nom d'*infection typhoïde*. Le seul pus capable de produire les accidents propres à l'infection dont il s'agit est, je le répète, celui qui, soit par son contact avec l'air, soit par toute autre cause, a déjà subi une *putréfaction* plus ou moins avancée, et c'est pour cela que je range l'infection spéciale dont il constitue la *matière*, parmi les espèces que comprend l'infection *septique* ou *putride*, véritable genre de maladie (1). »

V. Dans le second ordre de la première classe, où nous avons placé les maladies généralement désignées sous le nom de fièvres intermittentes, nous avons décrit à la fois et les fièvres intermittentes d'origine non miasmatique, et les fièvres intermittentes d'origine miasmatique ou par *infection septique* (2), en sorte que nous devrons nous dispenser d'y revenir ici.

VI. Si nous avons dû faire mention de l'élément *septique*, *putride*, *typhoïde*, en traitant de certaines maladies contenues dans notre première classe, il nous était encore bien plus impossible de ne pas en parler à l'occasion des

(1) Tome Ier de cette Nosographie, pag. 96.

(2) Cette infection septique diffère-t-elle de celle qui produit les fièvres continues également miasmatiques, en ce qu'elle proviendrait de la décomposition des matières végétales, tandis que l'autre aurait pour source la décomposition des matières animales? C'est l'opinion de quelques auteurs, opinion qui, comme nous l'avons vu, compte en sa faveur des faits d'une grande valeur, mais qui n'est pas néanmoins suffisamment démontrée.

D'autres auteurs pensent que le même miasme, selon qu'il est absorbé à dose plus ou moins forte, détermine les typhus intermittent, rémittent ou continu. Voici, par exemple, en quels termes M. le docteur Boudin s'exprime sur cette matière : « Les divers types des fièvres des marais, depuis le plus *rare* jusqu'au type *continu*, doivent être considérés comme l'expression d'une intoxication progressivement croissante par le miasme *pyrétogénésique*, intoxication dont le degré le plus élevé répond à la continuité la plus complète, comme la plus faible détermine *les accidents morbides les plus distants*, les plus intermittents. »

D'un autre côté, la plupart des auteurs qui ont décrit les fièvres miasmatiques continues, la fièvre jaune entre autres, admettent qu'elle peut revêtir le type intermittent. Nous ne répéterons pas ici ce que nous avons longuement développé ailleurs pour prouver que les simples *irritations* pouvaient seules affecter le type intermittent, et que les phlegmasies proprement dites, au contraire, marchaient nécessairement sous le type continu.

maladies que renferme notre seconde classe, puisque parmi celles-ci figurent les *gangrènes*. En effet, la *putréfaction* est l'inévitable conséquence de cette mort locale désignée sous le nom de *gangrène*. Or, cet état de putréfaction est précisément le même que celui qui s'empare des parties enflammées dans les cas où l'élément *septique* se surajoute à l'élément *inflammatoire* simple qui existait d'abord ; et les parties gangrenées, au sein desquelles se développe un travail de putréfaction locale, deviennent le foyer d'une infection *générale*, plus ou moins profonde et plus ou moins rapide, selon diverses circonstances que nous avons fait connaître (1).

VII. Ce n'est pas uniquement de la présence d'un élément septique ou putride que nous avons dû nous occuper en décrivant les maladies de notre première classe. Il nous a fallu signaler encore, dans quelques unes d'entre elles, des éléments contagieux tout-à-fait *spécifiques*, et qui n'appartiennent pas au genre de ceux qui méritent le nom de *septiques*. Telles sont les phlegmasies ou éruptions cutanées connues sous les noms de variole, de rougeole et de scarlatine, affections qu'on désigne aussi sous le nom *commun* de fièvres éruptives (2).

Nous ne reviendrons pas sur la description de ces infec-

(1) « Par une sorte de *contagion*, avons-nous dit alors, le foyer gangréneux se propage aux parties voisines ; les miasmes putrides, entraînés par l'absorption dans le torrent sanguin, *infectent celui-ci*, et l'on voit apparaître cet appareil typhoïde sur lequel nous reviendrons en traitant spécialement de l'infection septique, ou des *typhus* proprement dits. »

(2) Il est quelques autres maladies fébriles *éruptives*, la suette, par exemple, que certains auteurs ont considérées comme contagieuses. Nous avons exposé les raisons pour lesquelles nous ne pouvions adopter cette doctrine.

Parmi les phlegmasies cutanées des auteurs, dans la classe de celles qu'on appelle *vésiculeuses*, il en est une, la gale, qui peut servir de type aux maladies *contagieuses*, et qui doit son caractère contagieux à l'existence d'un *insecte* particulier (*acarus scabiei*). Cet *agent* d'une contagion toute spéciale mérite une mention également spéciale.

tions ou contagions spécifiques; mais avant d'aborder
l'étude spéciale des infections septiques auxquelles on
donne le nom de typhus, nous avons cru devoir présenter
quelques considérations sur les maladies infectieuses ou
contagieuses en général.

SECTION PREMIÈRE.

DES MALADIES INFECTIEUSES ET CONTAGIEUSES EN GÉNÉRAL.

Après avoir essayé de déterminer les caractères distinctifs de la contagion et de l'infection, nous exposerons
d'une manière succincte les principales généralités relatives aux maladies qui se développent suivant l'un ou
l'autre de ces deux modes *pathogéniques*.

CHAPITRE Ier.

DE L'INFECTION ET DE LA CONTAGION.

ARTICLE PREMIER.

IDÉE SOMMAIRE ET DÉFINITION DE LA CONTAGION ET DE L'INFECTION.

1. Il est peu de sujets en médecine qui présentent plus
de difficultés à résoudre que le grand problème de la *contagion*.

On entend assez généralement par contagion la transmission d'une maladie d'un individu à un ou plusieurs
autres, par l'intermédiaire du contact médiat ou immédiat.

a. Quesnay (*Mém. de l'Acad. roy. de chir.*) admet deux
espèces de contagion. « La première espèce consiste dans
la communication des maladies qui s'étendent d'un corps
à un autre, par la propriété qu'elles ont de multiplier la
cause qui les a excitées, et de se multiplier elles-mêmes
dans d'autres sujets par cette augmentation de causes. »
(La variole est un exemple bien sensible de cette espèce de
contagion.)

« La seconde espèce de contagion consiste dans la communication d'un mouvement spontané qui s'étend d'un corps à un autre corps, qui est susceptible d'un tel mouvement. »

Ce qui se passe dans la fermentation panaire ordinaire est, suivant Quesnay, l'image de ce genre de contagion. C'est encore ainsi, ajoute-t-il, que si l'on place dans un air corrompu, putride, un morceau de chair fraîche, la pourriture ne tarde pas à s'emparer de cette chair.

b. M. Rochoux a défini la contagion en ces termes : « Nous admettons, dit-il, la contagion pour toute maladie dans laquelle le corps du sujet qui en est affecté produit un *principe* susceptible de communiquer le même mal à un individu sain, quelles que puissent être d'ailleurs l'origine primitive de ce principe, les conditions qui rendent son imprégnation plus ou moins facile, les voies par où elle a lieu, et la manière dont elle s'effectue. »

M. Rochoux divise aussi les maladies contagieuses en deux espèces, relativement à leur mode de production. Les unes, telles que la gale, la rage, la variole, la rougeole et la scarlatine, ont un *germe susceptible de se reproduire et de se multiplier à la manière des êtres organisés* (1) ; dans les autres, désignées de nos jours sous le nom générique de *typhus, ce germe n'existe* pas du tout, ou bien, si on le retrouve, il est faible, et il a besoin pour se perpétuer d'une foule de conditions accessoires sans lesquelles il ne tarde pas à s'anéantir.

c. Dans un beau rapport fait à l'Institut, en 1825, Dupuytren s'exprimait ainsi sur les divers modes de contagion : « La nature est loin de n'offrir qu'un mode et qu'un moyen de communication des maladies contagieuses. Considérées dans leur ensemble, ces maladies peuvent être communiquées de trois ou quatre manières différentes : l'atmo-

---

(1) L'agent contagieux de la gale est aujourd'hui parfaitement connu. Plât au ciel qu'il en fût ainsi de ceux des autres maladies contagieuses que M. Rochoux a placées à côté de la gale!

sphère, le contact, l'application et le frottement, l'inoculation ou l'insertion, sont autant de moyens par lesquels la
rougeole, la scarlatine, la vaccine, la variole, la pustule
maligne, la gale, la syphilis et la rage peuvent être communiquées. Parmi ces maladies, les unes se transmettent
par l'intermédiaire de l'air : telles sont la rougeole et la
scarlatine, arrivées à une certaine période de leurs cours;
d'autres se transmettent par le contact : telle est la gale ;
celles-ci ont besoin du contact et du frottement : telle est
la maladie vénérienne ; celles-là, enfin, ont besoin de l'inoculation ou de l'insertion : telles sont la vaccine et la rage.
Quelques unes ne peuvent être transmises que d'une seule
manière : telles sont la rougeole et la scarlatine, la gale,
la vaccine et la rage; d'autres peuvent l'être de plusieurs
manières : telles sont la syphilis et la variole, qui peuvent
être communiquées, la première par contact, avec ou
sans frottement, et par inoculation, la seconde par inoculation, par contact et par l'intermédiaire de l'air; et c'est
en vain qu'on tenterait de transmettre la rougeole, la
scarlatine ou la gale par inoculation, ou bien qu'on essaie-
rait de transmettre la rage et la syphilis par l'intermédiaire de l'air : chacune de ces affections a ses modes de
transmission déterminés. Or, l'on sent combien il serait
absurde de nier que telle de ces maladies n'est pas contagieuse parce qu'elle ne l'est pas à la façon de telle autre. »

d. Quel que soit, entre les modes qui viennent d'être signalés, celui qui ait présidé au développement d'une affection
vraiment contagieuse, il suppose constamment que cette
affection a été transmise par un individu malade à un ou
plusieurs autres qui ne l'étaient pas.

II. Le mot *infection* est plus général que le mot de *contagion*, en prenant ce dernier dans le sens que nous venons
de lui donner. En effet, il existe certaines infections qui
ne se communiquent pas d'un individu à un autre, qui,
partant, ne sont pas, à rigoureusement parler, *conta-*

gieuses. La contagion, à vrai dire, n'est donc en quelque sorte qu'un mode particulier d'infection.

Au reste, voici comment quelques auteurs ont essayé de distinguer entre elles l'infection et la contagion.

a. Selon Quesnay (Mém. cité), dans la *contagion*, la communication morbide s'opère entre deux corps vivants, dont l'un est malade et l'autre sain, tandis que, dans l'*infection*, l'état morbide s'établit non seulement par des émanations que peut répandre autour de lui un individu malade, mais aussi par les exhalaisons putrides qui se dégagent d'un corps mort en décomposition.

b. Dans le rapport déjà cité, Dupuytren s'exprimait ainsi sur le sujet qui nous occupe :

« La cause première des maladies par *infection* est l'action que des hommes réunis et entassés dans des lieux bas et étroits, obscurs et malpropres; que des substances animales et végétales en décomposition exercent sur l'air ambiant. Les émanations dont l'air est surchargé agissent sur l'homme à la manière d'un gaz délétère. Les centres d'où se dégagent ces émanations constituent autant de foyers dont l'activité est plus ou moins grande, suivant le degré de la température atmosphérique, et selon la nature et la quantité des miasmes qu'ils renferment. La sphère d'activité de ces foyers d'infection, ou, ce qui est la même chose, la distance à laquelle ils peuvent agir n'a point encore été exactement mesurée. On pense que les vents peuvent, selon la direction qu'ils affectent, éloigner l'infection de certains lieux et la répandre sur d'autres. *Ces foyers sont comme des espèces de marais sous le vent desquels on ne saurait se trouver sans danger. Ces foyers se développent-ils à bord d'un vaisseau, ils représentent une sorte de marais flottant qui porte en tous lieux l'infection dont il est la source.*

» Les foyers dont il s'agit ne peuvent déterminer des maladies que chez les individus placés dans leur sphère d'activité, ou sous leur vent. Mais ni les malades ni les choses qui ont été à leur usage ne portent avec eux le *germe* de la maladie; ils pourraient seulement agir à la manière de petits foyers d'infection (1).

« Ce n'est pas ainsi que les choses se passent dans la *contagion*. Ici, la maladie, une fois produite, n'a plus besoin pour se propager de l'intervention des causes qui lui ont donné naissance : elle se reproduit en quelque sorte par elle-même et indépendamment, du moins jusqu'à un certain point, des conditions atmosphériques. Il se développe au dedans de chaque malade une espèce de *germe* ou de *virus*, ou bien il se forme autour de lui une atmosphère chargée du *principe* de la maladie; et par l'intermédiaire de ce *germe*, de ce *virus*, ou de ce *principe*, le mal peut se transmettre à d'autres individus, suivant l'un des modes indiqués précédemment. »

III. En présence des distinctions ci-dessus établies entre les maladies par *infection* et les maladies par *contagion*, comment se fait-il que tous les médecins ne s'accordent pas encore sur cette grave matière, et que les uns *croient* à une *contagion* flagrante précisément dans les mêmes cas où les autres ne reconnaissent que l'*infection ?* D'où proviennent de si fâcheuses dissidences? Sans doute, en partie, de ce que les expressions *infection* et *contagion*

(1) On désigne tous les jours sous le nom d'*infection* un grand nombre d'états morbides qui n'ont pas été produits par l'espèce d'agents dont il est question dans ce qui précède. Parmi les infections de ce genre, les unes proviennent de substances étrangères à l'individu, les autres de matières appartenant à celui-ci, tantôt normales, tantôt morbides. Telles sont l'*infection* ou intoxication saturnine, l'*infection* ou intoxication mercurielle; l'*infection* cancéreuse, l'*infection* qui résulte de la *rétention* et de l'*absorption* de certains matériaux excrémentitiels (*infection* bilieuse, *infection* urineuse, *infection* stercorale, etc.). Ce sont là, pour ainsi dire, des infections *spéciales*, dont la plupart des auteurs qui ont écrit sur l'infection en général ont trop négligé l'étude, et parmi lesquelles il en est qu'il nous a *paru plus* convenable de désigner sous le nom de *cachexies*. Nous y reviendrons dans le livre suivant.

n'ont pas encore été assez rigoureusement définies, et ne présentent pas absolument la même signification à tout le monde; mais aussi de ce que les faits particuliers n'ont point encore été recueillis avec toute l'exactitude convenable et en nombre suffisant, et surtout de ce que parfois les mêmes faits ont été rapportés par divers observateurs d'une manière complétement opposée (1).

Ces dissidences se rencontrent d'ailleurs plus particulièrement au sujet du mode de production des typhus proprement dits (typhus nostras, fièvre jaune ou typhus américain, et peste ou typhus oriental), affections dont nous aurons bientôt à nous occuper d'une manière spéciale.

En dernière analyse, on ne verra cesser complétement les disputes relatives à la *contagion* et à l'*infection* qu'à l'époque, sans doute bien éloignée, où l'on pourra saisir, en quelque sorte, les divers agents auxquels on attribue le pouvoir contagieux ou infectieux, en préciser les caractères physiques et chimiques, et leur donner un nom distinctif qu'on fera servir ensuite à la dénomination de l'action morbide *spéciale* ou *spécifique* que chacun d'eux est susceptible de produire.

(1) Voici, sous ce dernier rapport, ce qui s'est passé dans l'épidémie de fièvre jaune qui, en 1821, décima la malheureuse Barcelone. Lisez l'ouvrage de la commission médicale française chargée d'observer cette épidémie (*Hist. médicale de la fièvre jaune observée en Espagne*, par MM. Bally, François et Pariset, Paris, 1823), et il vous sera impossible, en admettant comme vrais les faits qui s'y trouvent consignés, de ne pas reconnaître l'existence de la contagion. Mais quand vous aurez ensuite lu les précieux documents recueillis par Chervin avec un zèle et une patience dignes des plus grands éloges, si vous les acceptez pour vrais, à leur tour, vous resterez convaincu, au contraire, de la non-existence de la contagion, et vous serez obligé d'attribuer à l'*infection locale* les effets que vous aviez d'abord mis sur le compte de la *contagion*.

ARTICLE II.

DE LA DIVERSITÉ DE NATURE DES PRINCIPES INFECTIEUX ET CONTAGIEUX
ET DU MÉCANISME DE LEUR ACTION.

I. La différence de nature de quelques uns des principes contagieux ou infectieux se déduit uniquement, ou du moins principalement, de la différence des effets qu'ils exercent sur l'économie animale. Cette assertion s'applique particulièrement à ces principes contagieux connus sous le nom de *miasmes*, dont l'existence ne saurait être démontrée par les procédés actuellement connus de la physique et de la chimie, et qui, par conséquent, échappent à toute analyse (1).

Les principes contagieux qui se présentent à nous sous la forme de liquides ont été l'objet de quelques recherches physiques, microscopiques et chimiques. Tels sont ceux contenus dans les pustules de la variole, de la varioloïde, de la vaccine, du chancre vénérien, de l'éruption morveuse, etc. Mais, dans l'état actuel de la science, il est impossible d'*isoler*, en quelque sorte, celui des *éléments* de ces liquides composés qui peut être considéré comme leur principe *actif* ou *contagieux*.

Certaines affections contagieuses, la gale particulièrement, doivent leur caractère contagieux à la présence d'un agent dont les caractères *naturels* sont parfaitement connus.

Dans ce dernier cas, le *contagium* est un *insecte* qui se multiplie avec une fécondité en quelque sorte inépuisable. On sait qu'il est d'autres animalcules, très divers, les *pediculi*, par exemple, qui, comme le ciron de la gale, se communiquent d'un individu à un autre et produisent

(1) Parmi ces miasmes, il en est dont l'odorat, plus subtil, pour ainsi dire, que les instruments de la physique et de la chimie, nous fait reconnaitre la dangereuse présence : l'odeur *infecte* qu'ils exhalent nous porte *instinctivement* à nous éloigner des foyers qui en sont la source.

certaines affections (maladies pédiculaires) qui sont contagieuses à l'instar de la gale.

Peut-être ce mode de *contagion*, avec des conditions spéciales, se rencontre-t-il dans d'autres affections contagieuses qui, jusqu'ici, ont été considérées comme se développant par un mécanisme bien différent.

On est généralement disposé aujourd'hui à rapprocher des corps désignés sous le nom de *ferments* et les *virus* proprement dits, et les diverses matières miasmatiques, sous l'influence desquelles apparaissent les affections putrides ou typhiques. Les mots de virus et de miasmes eux-mêmes n'ont pas encore été assez rigoureusement définis, de sorte que souvent, dans le langage médical, on se sert indifféremment de ces deux expressions.

Suivant M. F. Ratier, auteur de l'article *Virus* du *Dictionnaire de médecine et de chirurgie pratiques*, on entend par virus un *principe insaisissable, ordinairement inhérent à des produits de sécrétion morbide, et ayant pour propriété essentielle et caractéristique de produire sur un individu sain une maladie parfaitement semblable à celle qui lui a donné naissance, affection qui, à son tour, en détermine une pareille; de telle sorte que l'on peut comparer cette succession régulière de phénomènes à ce qui se passe dans la germination des semences végétales.*

La vaccine, la variole, la rougeole, la scarlatine, la syphilis, la pustule maligne et la rage, sont bien évidemment le résultat de l'action d'un principe contagieux, qui, tantôt fixe et tantôt volatil, transmet et perpétue une affection dont les caractères sont invariables.

On voit que M. le docteur Ratier n'a point placé les typhus au rang des affections produites par des virus (1); par conséquent, dans sa manière de voir, qui est celle de la plupart des médecins, les miasmes générateurs des

______

(1) Dans son article *Virus*, M. Ratier dit expressément que « la peste ne paraît pas le résultat d'un virus inhérent à un produit sécrété. »

maladies comprises sous le nom commun de typhus,
savoir: le typhus ordinaire, ou typhus d'Europe, le typhus
jaune, ou typhus d'Amérique, la peste, ou typhus d'O-
rient, ne seraient pas des agents de même espèce que
les virus. Que si l'on voulait appliquer cette dénomination
aux miasmes septiques, toujours est-il que les virus formeraient alors un *genre* d'agents, dont les miasmes indiqués constitueraient seulement une *espèce*.

Dans son article : *Produits de la désorganisation des tissus
frappés de mort* (1), après avoir signalé les effets fou-
droyants des vapeurs dégagées des fosses d'aisance, et les
effets *pestilentiels* des exhalaisons des cadavres abandonnés
à l'air, M. Raspail dit que : « Ici abondent des sels ammoniacaux indéterminés, mais surtout combinés avec les acides cyanhydrique, cyanique, hydrogène sulfuré, qui
s'exhalent aussi à l'état libre. » Ailleurs, il est conduit à
penser que *les miasmes ne seraient que des sels nuisibles à
base d'ammoniaque, mais peu fixes, et dont certains acides
sépareraient facilement les éléments* (2). En supposant que
cette théorie fût la rigoureuse expression des faits, elle
ne nous apprendrait rien sur la nature des virus spécifiques de la variole, de la rage, de la syphilis, etc.

Quoi qu'il en soit de notre ignorance, presque complète,
sur la nature intime des divers principes infectieux et
contagieux, toujours est-il qu'on ne saurait admettre
comme identiques des agents qui produisent des états
morbides aussi différents entre eux que le sont ceux
connus sous les noms de variole, de rage, de syphilis, de
morve, de typhus, etc. (3).

(1) *Chimie organique*, Paris, 1833, p. 511.

(2) Ouv. cit., p. 482.

(3) La *forme* des principes contagieux exerce une grande influence
sur le mode de leur transmission. Les principes répandus dans l'atmosphère sous forme d'émanations miasmatiques n'agissent, du moins en
général, qu'autant que, par la voie de la respiration, ils sont mis en

II. Il n'est dans la nature aucun phénomène dont l'explication soit plus difficile que celle du mécanisme de la contagion et de l'infection en général , et de la contagion par voie d'inoculation en particulier.

On peut bien comparer la contagion, tantôt à la *germination*, tantôt à la fermentation, tantôt aux générations spontanées, etc. Mais si ce n'est pas alors mettre en usage ce procédé logique éminemment vicieux, connu sous le nom d'*obscurum per obscurius*, toujours est-il que les actes auxquels nous comparons ceux de la contagion et de l'infection ne sont pas encore eux-mêmes suffisamment connus , assez clairement expliqués. Cela est si vrai, que de leur côté , certains chimistes, Martius entre autres, pour expliquer la formation de certains produits trouvés dans des matières organisées *corrompues*, ont dit que ces produits *se multiplient par une sorte d'infection*, *comme il arrive dans l'inoculation d'un virus contagieux.*

Toutefois, on ne saurait se dissimuler que les agents de la plupart des infections ou des contagions, ceux de l'infection septique ou putride en particulier, se comportent réellement à l'instar des *ferments*, et il y a lieu d'espérer que les connaissances nouvelles, dont l'étude de ces derniers corps s'est enrichie, profiteront à la théorie des maladies *infectieuses* et *contagieuses.*

contact avec la surface de la membrane muqueuse des organes respiratoires.

Les principes contagieux *liquides* ou les *virus* proprement dits ont besoin, pour le développement de leur funeste activité, d'être *inoculés*, ou du moins appliqués sur une surface, soit muqueuse , soit autre, où l'absorption s'opère avec une grande facilité. Mais comment s'engendrent primitivement et en quelque sorte spontanément les virus contagieux proprement dits? Pourquoi les maladies que quelques uns d'entre eux produisent, la variole, par exemple, ne se manifestent-elles, en général, qu'une seule fois sur le même individu, tandis que celles produites par d'autres virus, la syphilis, par exemple, peuvent sévir un nombre indéterminé de fois sur le même individu? D'où vient cette sorte d'affinité élective pour tel ou tel organe, que nous montrent divers virus, etc. ?

Cette opinion (*celle qui consiste à rapprocher les miasmes et les virus des ferments*) tend de plus en plus à s'introduire dans la science, et elle vient d'être soutenue dans une thèse intéressante présentée à la Faculté de médecine de Paris (1).

« Tout le monde s'accorde, dit l'auteur de cette thèse, à regarder les virus comme de véritables ferments, c'est-à-dire comme se reproduisant sans cesse aux dépens des matériaux organiques avec lesquels ils sont en contact. Dès lors le foyer qui recèle une matière septique est une source intarissable (sauf des conditions très rares d'absorption très active) de molécules infectantes, et ces molécules, s'irradiant incessamment dans toute l'économie, rendent l'empoisonnement d'instant en instant plus complet, plus irrémédiable (2). »

CHAPITRE II.

QUELQUES GÉNÉRALITÉS SUR LES MALADIES INFECTIEUSES
ET CONTAGIEUSES.

ARTICLE PREMIER.

CARACTÈRES ANATOMIQUES ET PHYSIOLOGIQUES DES AFFECTIONS
CONTAGIEUSES ET INFECTIEUSES

Les infections ou contagions variolique, rubéolique, scarlatineuse, donnent lieu à des inflammations pustuleuses, exanthémateuses, que nous avons précédemment décrites. L'infection ou contagion syphilitique détermine aussi des pustules, des chancres, des adénites, etc. Les

(1) *Considérations sur les accidents qui résultent des blessures anatomiques; par M. Brierre.* — 24 juillet 1845.

(2) Partant de ce principe, M. Brierre ajoute, au sujet des contagions inoculées par les *blessures anatomiques:* « On ne saurait donc, pour rester d'accord avec l'expérience, admettre que l'absorption du poison est complète dès que des symptômes généraux ont signalé sa présence dans l'économie; et tant que les accidents locaux persistent, il est rationnel de songer à s'opposer à son invasion incessante. »

substances septiques, inoculées d'une manière quelconque, produisent des inflammations érysipélateuses, phlegmoneuses, et des gangrènes, là où elles sont appliquées, etc., etc.

Rien n'est plus mystérieux d'ailleurs que l'altération *spécifique* exercée sur l'économie vivante, et, sans doute, sur le sang en particulier, par plusieurs des divers principes contagieux et infectieux, tels que ceux de la syphilis, de la rage, de la variole, etc., etc.

Nous savons, en partie du moins, quelles sont les altérations de ce liquide (le sang) sous l'influence des miasmes putrides dont il a été infecté. Nous y reviendrons plus loin.

ARTICLE II.
MARCHE, ÉVOLUTION.

I. Le cours ou la marche des maladies infectieuses et contagieuses se partage en plusieurs périodes distinctes, d'une durée variable, selon plusieurs circonstances, telles que l'intensité de la maladie, les complications, les conditions individuelles, etc., etc.

Les principales périodes sont celles d'incubation, d'invasion, d'éruption, de développement (réaction de quelques uns) et de *crise* ou de terminaison. Mais ces distinctions ne s'appliquent pas également à toutes les espèces d'infection ou de contagion, et quand elles peuvent être établies, elles présentent encore de très notables différences, selon qu'il s'agit de telle ou telle maladie infectieuse ou contagieuse. Parmi les maladies contagieuses à périodes parfaitement distinctes, on peut citer la variole, la rougeole et la scarlatine, dont nous avons tracé l'histoire en traitant des phlegmasies de la peau.

II. Les maladies infectieuses et contagieuses ne parcourent pas toujours leurs diverses périodes avec la même rapidité. Sous ce rapport, elles sont tantôt *aiguës* et tantôt *chroniques*. Une seule et même maladie infectieuse ou contagieuse peut être susceptible de ces deux espèces d'*allure*, ainsi que nous le voyons, par exemple, pour l'infection purulente ordinaire, pour la morve et le farcin, dont l'existence chez l'homme avait, jusqu'à ces derniers temps, échappé à l'observation, etc., etc.

L'*acuité* d'une seule et même affection infectieuse ou contagieuse est susceptible de plusieurs degrés. Elle est quelquefois telle, que la maladie se termine par la mort avant d'avoir parcouru toutes ses périodes, et cette fatale terminaison a lieu, chez certains sujets, dès les deux ou trois premiers jours.

ARTICLE III.

SYMPTÔMES.

I. Comme les maladies dont ils nous révèlent l'existence, ces symptômes sont de deux ordres, et sous le point de vue de leur siége, et sous le point de vue de leur nature, c'est-à-dire qu'ils sont, d'une part locaux et généraux, et d'autre part de nature inflammatoire et de nature *spécifique*.

Ces symptômes varient singulièrement selon l'espèce de maladie infectieuse ou contagieuse à laquelle ils appartiennent. Comparez, par exemple, entre eux, les symptômes locaux et généraux de la syphilis, de la rage, de la variole, de la morve, de l'*infection anatomique* (on appelle ainsi celle qui est produite par des blessures faites en disséquant des cadavres plus ou moins putréfiés), de la peste, etc., et vous verrez combien ils diffèrent.

En ce qui concerne les symptômes généraux, je ferai remarquer au lecteur que toutes les maladies dites infectieuses ou contagieuses ne donnent pas lieu à une réaction fébrile. Parmi les infections ou contagions en quelque sorte essentiellement apyrétiques, se placent en première ligne la syphilis, la rage elle-même.

II. Il est important de noter aussi que parmi les infections et les contagions essentiellement fébriles, il en est dans lesquelles la fièvre qui marque leur première période, je veux dire celle d'invasion, diminue ou même s'éteint complétement au moment où commence l'éruption cutanée qui constitue leur caractère distinctif et en quelque sorte pathognomonique. Telle est, entre autres, la *fièvre variolique* : mais lorsque l'éruption variolique est abondante, confluente, bientôt une nouvelle fièvre survient, et les malades, s'infectant, s'inoculant pour ainsi dire incessamment eux-mêmes, finissent trop souvent par succomber à cette fièvre et à cette infection secondaires.

ARTICLE IV.

TRAITEMENT.

§ Iᵉʳ. Traitement prophylactique.

I. Les moyens de se préserver des maladies infectieuses et contagieuses varient nécessairement selon les différentes espèces de principes infectieux et contagieux. Ainsi, par exemple, une cautérisation prompte et profonde de la morsure, par laquelle le virus rabique a été déposé dans un point de l'économie animale, peut seule prévenir l'explosion des effroyables accidents qui caractérisent la rage. Le même moyen, la cautérisation avec un fer *rougi à blanc*, convient pour prévenir l'infection générale, consécutive aux infections locales connues sous le nom de *pustule maligne*, de *charbon*, etc. L'auteur de la thèse citée par nous un peu plus haut (M. le docteur Brierre) insiste sur les avantages de ce mode de cautérisation, quand il s'agit des *blessures anatomiques*, c'est-à-dire des blessures faites avec des instruments ou autres objets imprégnés des principes septiques provenant des cadavres, même à l'époque où l'empoisonnement général existe à un degré assez prononcé (1).

(1) Voici d'ailleurs le résumé de la doctrine de M. Brierre :
« *En fait*, le danger des blessures anatomiques est tout entier dans

Il suffit d'éviter le contact immédiat des individus atteints de la gale ou des objets dont ils se sont servis pour se préserver de la contagion de cette maladie. De même, pour se mettre à l'abri de la contagion syphilitique, il n'est besoin que de se préserver de tout *contact impur* avec les personnes réellement contagiées.

Tout le monde sait que Jenner s'est acquis une gloire immortelle et des droits à l'éternelle reconnaissance du genre humain, en découvrant dans la vaccine un moyen de préservation contre la variole, la plus meurtrière peut-être de toutes les maladies contagieuses, quand elle affecte la forme confluente.

II. Voici maintenant quel système de précautions on a recommandé pour empêcher la propagation, la communication des maladies dont la *contagion* s'exerce par voie d'infection atmosphérique.

1° *De la destruction du foyer d'infection.* Il est clair que la l'imminence de l'imprégnation tant locale que générale ; la première tenant sous sa dépendance les accidents inflammatoires locaux, le phlegmon diffus ; la seconde donnant lieu aux symptômes réactionnels typhoïdes, à l'adynamie, à la mort.

» *En conséquence*, l'indication *essentielle* est d'avoir égard à la source d'infection pour la détruire. Le meilleur moyen pour atteindre ce but est la cautérisation par le fer rouge-blanc ; viendrait ensuite le caustique de Vienne pour les individus pusillanimes, avec ou sans incision préalable, suivant les cas.

» L'indication de la cautérisation sera d'autant plus nette que les phénomènes inflammatoires se montrent moins francs, et les accidents généraux d'une physionomie septicémique plus tranchée.

» Dans les cas douteux, la cautérisation devra être faite, car elle est par elle-même innocente, et le mal parfaitement insidieux. »

On peut voir dans la thèse citée le procédé suivant lequel la cautérisation *actuelle* doit être pratiquée, moyen dont l'auteur de cette thèse a constaté l'efficacité sur lui-même, lorsqu'au mois d'août 1844, faisant l'autopsie cadavérique d'un homme dont plusieurs organes offraient un ramollissement partilagineux, il s'enfonça dans la pulpe du pouce de la main gauche une esquille d'os provenant de la brisure du crâne, et ne tarda pas à éprouver les symptômes locaux et généraux qui annoncent l'existence d'une infection septique.

première mesure à employer dans les cas où une maladie contagieuse ou infectieuse provient d'un foyer dont on a reconnu le siége, c'est de détruire ce foyer, comme on détruit par la cautérisation le virus qui, déposé au sein de nos parties, peut donner naissance à la rage, ou le ferment septique qui, dans le charbon, la pustule maligne, les *piqûres anatomiques*, ne tarde pas à faire éclater les accidents septiques ou typhiques. Malheureusement le foyer est quelquefois d'une telle étendue, que sa destruction complète est au-dessus de nos ressources. Le procédé de la destruction ne peut pas s'appliquer, d'ailleurs, à ces foyers d'infection, en quelque sorte vivants, qui résultent de l'encombrement d'une grande masse d'hommes, et il faut se borner alors à la désinfection de l'air.

Les chlorures alcalins, dont M. Labarraque a signalé la puissance désinfectante, remplacent aujourd'hui les fumigations guytoniennes, et c'est un moyen précieux dont on ne saurait trop recommander l'usage. Mais jusqu'ici, ce procédé de désinfection n'a pas été appliqué à la destruction des grands foyers d'infection ou de contagion, et nous ignorons encore quels seraient les résultats de cette application. Considérant les chlorures comme un désinfecteur universel, M. Pariset avait pensé que par leur emploi on pourrait faire disparaître la peste du sol égyptien. Si jamais cette hypothèse se réalise, assurément les chlorures n'auront pas rendu un médiocre service à l'humanité.

La manière d'agir des chlorures et des autres préparations désinfectantes, dont le chlore est la base, n'est pas moins obscure que la nature même des miasmes contre lesquels on les emploie. Si ces miasmes étaient bien tels que M. Raspail les suppose, c'est-à-dire des sels nuisibles à base d'ammoniaque, mais peu fixes, et dont certains acides sépareraient facilement les éléments, pourrait-on admettre avec cet auteur que le chlore agit en formant un chlorate ou un chlorhydrate d'ammoniaque, et que l'acide de ces sels *miasmatiques* recouvre son innocuité en s'isolant et en se reportant d'une manière plus fixe sur la base du chlorure, ou sur une tout autre base existant dans la nature? Je laisse à d'autres le soin de se prononcer sur cette question.

2° *De l'isolement et des moyens de l'opérer, des vêtements et de quelques procédés considérés comme propres à empêcher l'absorption des miasmes contagieux ou infectieux.* Nous exposerons ce qui concerne les moyens prophylactiques dont il s'agit ici, en traitant des typhus, pour lesquels ils ont été spécialement proposés.

§ II. Traitement curatif.

Lorsque les maladies d'origine infectieuse, qu'elles soient ou non, à proprement parler, contagieuses, sont une fois développées, elles réclament les moyens appropriés aux accidents inflammatoires et septiques qu'elles peuvent susciter. Jusqu'à ce que le secret de *neutraliser* chacun des divers poisons dont elles proviennent nous ait été révélé, c'est à l'emploi bien entendu de ces moyens, secondés par les soins hygiéniques convenables, que se borne le traitement des affections qui nous occupent.

SECONDE SECTION.

DES MALADIES SEPTIQUES OU DES TYPHUS.

Réflexions préliminaires.

I. Les maladies caractérisées par un élément septique se présentent si fréquemment, je ne dis pas seulement sous la forme épidémique, mais encore sous la forme sporadique, et tant d'auteurs ont écrit sur ces maladies, qu'assurément leur histoire laisserait peu de chose à désirer, si toutes les recherches dont elles ont été l'objet avaient été conçues et exécutées dans cet esprit d'exactitude qui doit présider désormais à toutes nos études médicales. Malheureusement il n'en a pas été ainsi, et l'on ne doit pas s'étonner par conséquent des nombreuses disputes qui s'élèvent encore aujourd'hui de toutes parts au sujet de ces affections.

II. En se servant de noms tels que ceux de *typhus*, de *peste*, de *fièvre jaune*, fièvre des prisons, fièvre d'Edimbourg et autres pareils, qui n'ont aucun sens précis, aucune acception rigoureusement déterminée, comment s'entendre et comment discuter avec quelque espoir de s'éclairer réciproquement ? Aussi rien ne ressemble plus à certaines discussions des temps Barbares, que celles dont ces maladies sont l'objet dans bien des ouvrages *ex professo*, ainsi que dans nos journaux et dans nos dictionnaires de médecine. Dix observations *exactement* recueillies sur chacune de ces maladies, nous en apprendraient incontestablement plus que les gros et nombreux volumes auxquels elles ont donné naissance.

Que reste-t-il donc à faire pour mettre un terme à toutes les incertitudes, à toutes les contradictions, à toutes les disputes, dont les typhus sont l'objet? à laisser de côté les anciens livres et à consulter de nouveau le grand livre de la nature, ce livre qu'on ne consulte jamais en vain quand on connaît l'art de bien y lire.

III. Toutefois, une chose nous frappe au premier coup d'œil, dans les maladies décrites sous les noms de *fièvres pestilentielles*, de *typhus*, etc., c'est la constante coïncidence de phénomènes et de lésions inflammatoires avec des phénomènes et des lésions qui révèlent un travail d'infection putride ou septique dont le foyer est tantôt au dehors et tantôt au dedans de l'individu. Qu'il s'agisse de l'affection qu'on appelle la *fièvre typhoïde*, de celle qu'on désigne sous le nom de fièvre puerpérale (typhus puerpéral de M. Cruveilhier), ou des typhus dits *européen*, *américain* et *oriental*, ou du charbon, ou de la pustule maligne, ou de la morve (typhus morveux), etc., toujours vous constaterez la présence du double élément que nous venons de signaler. Mais dans les vrais *typhus*, dans les typhus *d'emblée* pour ainsi dire, l'élément typhoïde se manifeste dès l'origine même de la maladie, et prédomine le plus ordinairement sur l'élément fébrile ou inflammatoire, tandis que dans d'autres maladies également désignées sous le nom de *typhus*, l'état typhoïde n'existe pas à leur origine, et se greffe seulement plus tard sur l'élément inflammatoire, par un mécanisme que nous avons souvent exposé dans le cours de cet ouvrage.

IV. Nous avons décrit les diverses maladies locales pendant l'évolution desquelles on voit se produire l'appareil typhoïde. Il ne nous reste donc plus qu'à étudier les typhus proprement dits, ou les affections produites par l'action de miasmes provenant de foyers septiques placés hors de l'individu. Heureux si, après avoir accompli cette partie de notre tâche, nous sommes parvenu à faire jaillir quelques rayons de lumière nouvelle sur une des matières les plus obscures de la science !

V. Déjà, dans le tome Ier de cette *Nosographie* (pag. 30 et suiv.), j'ai discuté les principales doctrines qui ont régné jusqu'ici sur les maladies fébriles auxquelles on a donné le nom de typhus. J'ai terminé cette discussion par l'exposé des opinions que j'avais adoptées dans mon *Traité clinique et expérimental des fièvres dites essentielles*, publié en 1826, et que vingt nouvelles années consacrées à l'observation ont confirmées.

Nous prions les lecteurs de ne pas oublier les principes que nous avons développés dans le cours de la discussion que nous lui rappelons, discussion qui doit être considérée comme une sorte de préambule nécessaire à l'intelligence de tout ce que nous allons dire dans la présente partie de cet ouvrage (1).

(1) Jusqu'ici, les nosologistes n'avaient admis que trois espèces de typhus. Dans ces derniers temps, M. le docteur Roche (art. TYPHUS du

CHAPITRE Ier.

DES TYPHUS EN GÉNÉRAL.

I. Les trois typhus des auteurs constituent moins trois maladies différentes au fond que trois variétés d'une seule et même maladie. Les bubons dans le typhus oriental ou la peste, l'ictère et le vomissement noir dans le typhus américain, ont été signalés, il est vrai, comme des par-

Dict. de méd. et de chir. pratiq.) a cru devoir ajouter le choléra-morbus asiatique aux trois maladies désignées sous le nom de typhus, de sorte que le nombre de ceux-ci serait de quatre et non de trois. Je ne puis me ranger à l'opinion de mon savant confrère. En effet, le choléra-morbus asiatique constitue évidemment une maladie qui, sous ses principaux rapports, diffère, de la manière la plus tranchée, des infections septiques auxquelles on a donné le nom de typhus. Je ne m'occuperai donc point ici de ce prétendu quatrième typhus, que j'ai décrit dans une autre partie de cet ouvrage avec tous les détails convenables. Qu'il me soit seulement permis de remettre sous les yeux des lecteurs ce que j'ai dit alors de la cause *spécifique* et du mode de développement de ce terrible fléau.

« La cause *spécifique* du choléra épidémique s'est jusqu'ici dérobée à nos recherches, et quoi qu'il en soit, le poison cholérique paraît porter sa première et sa principale atteinte sur le tube digestif, qu'il attaque en quelque sorte à la manière des drastiques les plus énergiques. De là, comme tant d'autres poisons, il peut s'insinuer dans la masse sanguine, la modifier et réagir sur le système tout entier de l'économie.....

» Est-ce l'*importation* qu'il faut accuser d'avoir donné naissance à l'épidémie cholérique de Paris, et la *contagion* serait-elle la mystérieuse voie par laquelle le mal se serait propagé à une aussi grande masse d'individus? ou bien, au contraire, le choléra s'est-il manifesté au milieu de nous sous l'influence d'une cause *locale* spécifique, cause que nous n'avons ni touchée, ni vue, ni pesée, que nous ne connaissons que par ses effets pathologiques, et dont nous serions en droit de révoquer en doute l'existence si nous pouvions, ce qui n'est pas, expliquer les effets dont il s'agit par l'intervention des modificateurs ordinaires à l'influence desquels nous sommes soumis?

» Considéré d'une manière générale et absolue, le système de l'*importation* des maladies épidémiques ne me paraît pas facile à soutenir, mais dans l'*espèce*, c'est-à-dire en ce qui concerne le choléra épidémique de Paris, ce système indiqué est tout-à-fait inadmissible. Ce qu'il a y de cer-

ticularités distinctives d'une haute importance. Mais divers observateurs ont placé les bubons et les anthrax, ou les affections charbonneuses, au nombre des éléments morbides que l'on peut observer dans le cours de certaines épidémies de typhus, et, d'un autre côté, l'éruption de taches ou de papules typhoïdes, les engorgements des parotides ont été signalés chez quelques uns des individus frappés de peste ou de fièvre jaune. Aussi, jusqu'à ce que les trois typhus aient été décrits avec plus d'exactitude qu'ils ne l'ont été jusqu'ici, restera-t-il de l'obscurité sur les caractères *essentiels* qui peuvent les distinguer positivement les uns des autres.

II. L'*ictère* et le *vomissement noir* constituent bien des phénomènes spéciaux; et s'ils étaient constants dans la fièvre jaune (*typhus icterodes*, *typhus américain*), et qu'ils ne se rencontrassent jamais dans les *typhus d'Europe* et d'*Orient*, ils distingueraient suffisamment la première de ces maladies des deux autres. Mais, d'une part, il est des cas de fièvre jaune dans lesquels on ne voit pas se manifester les deux symptômes indiqués; et, d'autre part, on observe quelquefois des *vomissements noirs et une teinte ictérique* chez des individus qui ne sont pas affectés du typhus américain proprement dit. Il faut convenir d'ailleurs que c'est une chose peu rationnelle que de donner

tain, du moins, c'est que les partisans de ce système n'ont pu, si j'ose ainsi parler, trouver la *contumacité* ni dans les *choses* ni dans les *hommes.*

» Le choléra-morbus épidémique de Paris a-t-il présenté quelques caractères contagieux? Tous les médecins des hôpitaux de Paris déclarèrent unanimement, par la voie des journaux, que les faits innombrables dont ils avaient été témoins les autorisaient à nier la contagion de l'épidémie. Cette déclaration ferma pour ainsi dire la bouche aux médecins qui, jusque là, s'étaient signalés comme les plus fougueux partisans du système de la contagion. Ces médecins voulurent bien faire acte de présence, en essayant d'organiser une société pour la défense de la doctrine de la contagion. Mais, vaincue par l'évidence des faits, la société *contagioniste* ne put se constituer d'une manière définitive, et à peine un journal (*la Lancette française*) avait-il annoncé l'ouverture des séances de cette société, qu'elle n'était déjà plus. »

l'ictère ordinaire comme signe pathognomonique d'un *typhus contagieux*, ictère que l'on rencontre dans tant de maladies qui n'offrent aucun caractère contagieux, et qui souvent même ne sont accompagnées d'aucun mouvement fébrile. Dans le typhus américain, comme dans les autres maladies où le véritable ictère se développe, il annonce certaines lésions du foie ou des organes excréteurs de la bile, mais il ne saurait constituer un caractère distinctif de tel ou tel *typhus*.

ARTICLE PREMIER.

SIÈGE ET CARACTÈRES ANATOMIQUES DES TYPHUS.

I. Le système sanguin est évidemment le siége principal des affections générales connues sous le nom de typhus. La fièvre et l'infection septique qui les constituent ne sauraient être localisées ailleurs. Nous avons démontré cette proposition dans le tome Ier de cette Nosographie, lorsque nous avons discuté les doctrines pyrétologiques des principaux nosologistes. Cette opinion est aujourd'hui généralement adoptée, même par les auteurs qui n'attachent pas à l'infection septique du sang toute la valeur que nous lui reconnaissons.

Nous rappellerons ici que Pinel s'était constitué l'adversaire de ceux qui, depuis Galien jusqu'à ces derniers temps, ont professé que la putridité du sang et des humeurs était un des éléments essentiels des diverses fièvres *putrides*, fièvres parmi lesquelles l'auteur de la *Nosographie philosophique* a placé le *typhus*. « Cette *prétendue putridité*, pour nous servir de ses propres expressions, *peut-elle*, dit-il, *s'accorder avec les phénomènes de la vie?* Tout n'indique-t-il point une atteinte profonde portée sur les *forces vitales ?* » Pinel poursuit en reprochant à Haller d'avoir, à propos des causes des fièvres putrides, signalé la *putridité des humeurs*, et en louant singulièrement Milman pour s'être déclaré contre cette doctrine. Il n'est point ébranlé dans son opinion par les faits d'*altération formelle* du sang, consignés dans les auteurs, et se contente de dire que *rien n'est plus variable* que le sang tiré des veines d'individus affectés de la *fièvre putride* (1).

Mais puisque nous voyons, de la manière la plus certaine, survenir les phénomènes typhoïdes généraux toutes les fois que, au sein des foyers septiques développés dans nos organes, il s'opère un travail de résorption dont l'inévitable effet est une infection, une intoxication septique du sang, ne sommes-nous pas en droit d'en conclure que la masse du sang est infectée de la même manière quand, sous l'influence de foyers septiques existant en dehors des individus, il se manifeste les maladies connues sous le nom de typhus? Et comme le sang est présent dans toutes les parties de l'économie vivante, on conçoit pourquoi celle-ci se trouve participer tout entière au travail fermentatif qui s'est d'abord déclaré dans le sang. Et comme aussi les miasmes producteurs des phénomènes septiques ou typhoïdes exercent sur les parties avec lesquelles ils se trouvent en contact une action inflammatoire, on ne doit pas être étonné si, dans les cas qui nous occupent, on trouve en une foule de parties des états phlegmasiques coïncidant avec des états de décomposition septique.

Donc, en dépit de tous les arguments des solidistes, une véritable infection putride du sang est, on n'en saurait douter, la cause formelle, essentielle, des phénomènes typhoïdes qui peuvent survenir dans le cours des maladies, soit par cause ordinaire, soit par cause miasmatique. Aussi, lorsque nous avons étudié les effets de la décomposition putride, qui ne tarde pas à se manifester dans les parties frappées de gangrène ou de mort locale, avons-nous vu que, sous l'influence de la résorption septique dont ces parties sont le foyer, bientôt se manifestent

---

(1) *Rien*, au contraire, *n'est plus constant qu'une altération spéciale du sang tiré des veines d'individus affectés de la fièvre putride*, comme nous l'avons précédemment prouvé.

les phénomènes typhoïdes ou putrides généraux, lesquels sont pour l'économie tout entière et pour la masse du sang en particulier, ce que sont les phénomènes septiques locaux pour les parties mortifiées en général et pour le sang dont elles sont abreuvées en particulier. Le travail qui s'opère alors dans le sang, sous l'influence d'une infection septique, constitue, si j'ose le dire, une sorte de *gangrène* du sang, puisqu'il est, au fond, essentiellement le même que celui qui, dans le cas d'une infection septique locale, donne naissance à la décomposition gangréneuse.

II. Les auteurs ne contiennent aucunes recherches assez précises sur les altérations que peut offrir le sang des individus qui ont succombé aux différents typhus. C'est une grande lacune qu'il importe de combler. Les altérations du sang que l'on rencontre chez les individus emportés par les fièvres typhoïdes ou putrides, développées sous l'influence des causes ordinaires, telles que des foyers de détritus gangréneux, de pus fétide et putréfié, etc. (1),

(1) Voyez ce que j'ai dit de ces altérations à la page 224 du tome 1er de cette *Nosographie*, ou bien aux pages 261 et suivantes de mon *Traité clinique et expérimental des fièvres essentielles*.

Des altérations semblables à celles que j'ai décrites dans ce traité avaient été observées aussi par M. le professeur Andral, et consignées dans la première édition de sa *Clinique médicale*.

Plus tard, M. Bonnet, de Lyon, a cité des faits d'après lesquels le sang des individus affectés de fièvres typhoïdes renfermerait de l'*hydrosulfate d'ammoniaque*. Après avoir mentionné ces faits dans son excellente *Dissertation sur le sang*, M. Lecanu ajoute qu'ils sont extrêmement curieux; « car, poursuit-il, rapprochés de ce que dit Vauquelin de la présence de ce sel dans le sang putréfié, elle semblerait indiquer que, dans les maladies citées, le sang subit, au sein même de l'appareil circulatoire, un commencement de putréfaction. Au reste, sa couleur toute particulière, la rapidité bien connue avec laquelle il se putréfie, ne peuvent que venir à l'appui de ce dernier fait. »

Il est bien essentiel, dans les autopsies cadavériques, de ne pas confondre les altérations du sang existant pendant la vie avec celles qui se sont développées après la mort. Et comme, dans les cas dont il s'agit, la fermentation putride se développe très promptement, pour peu que la température soit élevée, il faut bien se garder d'attribuer à la maladie

nous donnent une idée de celles qui doivent exister chez les sujets que les typhus proprement dits ont fait périr.

Quant aux altérations que présente le sang fourni par les émissions sanguines, soit générales, soit locales (nous supposons que ces dernières ont été pratiquées au moyen des ventouses), elles ont été également presque entièrement négligées par les auteurs les plus renommés qui, dans ces derniers temps, se sont occupés de l'étude des typhus.

Nous avons décrit ailleurs les caractères physiques et chimiques au moyen desquels on peut distinguer le sang *typhoïde* ou putride, soit du sang *inflammatoire,* soit du sang normal. Nous avons particulièrement insisté sur le défaut de retrait du caillot, sur sa mollesse, son *ramollissement,* sa diffluence, et sur la diminution de la proportion de la fibrine, d'où l'expression de sang *défibriné,* sous laquelle M. Magendie l'a désigné, etc., etc. (1).

elle-même des altérations qui sont essentiellement cadavériques. Aussi, dans de tels cas, les ouvertures devraient-elles être pratiquées moins de vingt-quatre heures après la mort.

(1) Voici le résultat des analyses du sang de deux sujets atteints de fièvre typhoïde, faites par M. Lecanu, auquel j'avais envoyé ce sang, peu de temps après l'époque où il avait présenté à la Faculté de médecine de Paris la dissertation déjà citée. Malheureusement, je ne puis, en ce moment, préciser toutes les conditions au milieu desquelles furent pratiquées les saignées.

	Sujet de 23 ans	Sujet de 26 ans.
Eau.	805,2	795,88
Globules	115,0	105,0
Albumine, matières extractives, salines et grasses.	79,8	99,12
	1000,0	1000,0

Par conséquent, chez le premier malade, la proportion de globules était de beaucoup inférieure à la moyenne, et, chez le second, de beaucoup inférieure au minimum du chiffre de ces globules chez les hommes en santé.

Je dois faire remarquer ici que, comme nous l'avons vu, en consignant dans une autre partie de cet ouvrage l'analyse du sang par

Quiconque s'est exercé à comparer entre eux les sangs fournis par les diverses maladies, ne confondra jamais le véritable sang provenant d'un sujet atteint d'une affection putride bien caractérisée, avec un autre sang. Néanmoins, il reste, je l'avoue, beaucoup à faire encore assurément sur les divers caractères physiques et chimiques du sang dans les typhus proprement dits et les affections typhoïdes.

III. Il est vraiment surprenant que Hernandez, Pinel, Broussais, etc., aient pu mettre en doute l'existence d'une altération du sang chez les individus frappés de typhus ou de fièvre adynamique. Singulière contradiction! la première partie de l'ouvrage de Hernandez a pour objet de prouver que *l'état des liquides du corps humain n'est pas la cause des fièvres, et ne peut dès lors fournir des données précises pour leur classification*, et de combattre la doctrine des humoristes; cependant, en parlant du sang, chez les individus atteints du typhus musculaire (fièvre adynamique de Pinel), il dit qu'il est séreux et foncé, et parle d'une *couenne qui n'est pas celle des maladies inflammatoires*.

Broussais ne fait pas grâce à Hernandez de cette sorte de *réminiscence humorale*, et comme il était convenu avec lui *qu'on ne saurait classer les fièvres d'après la dégénération putride du sang*, il dit que « l'imagination du docteur Hernandez supplée ici à la réalité, le porte à fondre, à décomposer le sang de ses *typhiques* et à l'assimiler au sang des personnes *épuisées*. »

M. Lecanu, ce savant chimiste a compris sous le nom de globules la masse qui compose le caillot, et dans laquelle la fibrine se trouve réunie aux globules proprement dits. Les recherches plus récentes de MM. Andral et Gavarret établissent que la diminution signalée par M. Lecanu ne porte pas sur les globules eux-mêmes, mais bien sur la fibrine.

Toutefois, comme les malades dont le sang fut analysé par M. Lecanu avaient été saignés un certain nombre de fois, et avaient été mis à la diète absolue et à l'usage des boissons aqueuses, on conçoit facilement que, chez eux, la proportion des globules eux-mêmes ait diminué d'une manière très notable.

Qu'entend Broussais par les mots *personnes épuisées?* Je laisse à d'autres le soin de le dire d'une manière précise. Il me suffit de faire observer que ces mots ne sont pas ici les synonymes de ceux-ci : *personnes attteintes de maladies putrides*, puisque Broussais n'admet pas l'existence de la *putridité* du sang dans le cas de typhus. Or, tel est cependant le genre d'altération que présente alors le sang. Dans un autre endroit de cet ouvrage, la même doctrine a été énoncée dans les termes suivants : « la décomposition putride de la masse du sang, sous l'influence des miasmes septiques dont cette masse peut être infectée, offre la plus grande analogie avec la décomposition qui survient dans les parties organisées *mortifiées :* c'est une sorte de *gangrène* du sang lui-même. Ce rapprochement est d'autant plus légitime, que, dans les gangrènes des organes proprement dits, la décomposition putride du sang qui abreuve ces organes est un des phénomènes fondamentaux de leur décomposition gangréneuse. Nous reviendrons sur l'état septique du sang à l'occasion des infections putrides ou miasmatiques connues sous le nom de *typhus.* »

IV. Mais ce n'est pas le sang seulement qui offre des altérations chez les individus atteints de véritables typhus. Ainsi que nous l'avons dit, en parlant du siége primitif de ces maladies dans la masse sanguine, par cela même que le sang abreuve tous nos organes, qu'il fournit les matériaux de tous les liquides sécrétés et excrétés, tous ces organes, tous ces liquides deviennent, en quelque sorte, le siége du mal, et par conséquent, comme le sang lui-même, ils sont plus ou moins altérés. Parmi les altérations des organes les plus communes alors, je citerai les injections, les ramollissements en partie inflammatoires, en partie gangréneux, les suppurations, les épanchements sanguins que l'on trouve dans diverses parties du corps (1).

(1) Le sang, je le répète, n'est pas le seul liquide qui soit altéré dans les

V.   3

ARTICLE II.

SYMPTÔMES.

I. Les phénomènes caractéristiques communs à tous les typhus étant précisément ceux de la forme putride ou typhoïde de la fièvre continue, que nous avons, on le sait, localisée dans le système sanguin, nous renvoyons les lecteurs à l'endroit où nous avons traité de cette fièvre. Nous ajoutons que nous avons dû reproduire la description des symptômes typhoïdes, lorsqu'à l'article de l'entéro-mésentérite typhoïde, nous avons tracé le tableau des symptômes d'infection septique générale qui se développent dans la seconde et dans la troisième période de cette maladie. Il faut qu'il existe, en effet, entre ces phénomènes *généraux* de l'entéro-mésentérite typhoïde (fièvre ou affection typhoïde, fièvre entéro-mésentérique, fièvre putride, etc.), et ceux des typhus proprement dits, une grande ressemblance, pour que dans les temps anciens, et même à l'époque actuelle, ces typhus aient été confondus avec la fièvre dont nous venons de rappeler quelques unes des dénominations. Quant aux phénomènes qui annoncent la présence des diverses affections locales, nous les avons indiqués en traitant de ces affections en particulier et de leurs suites. (Voy. les divers articles consacrés aux phlegmasies, aux gangrènes, etc.)

II. Nous rappellerons ici ce que nous avons déjà bien souvent déclaré, savoir, que les phénomènes de stupeur,

affections septiques ou *typhiques*. Tous les autres liquides, sans doute, et particulièrement l'urine, offrent également des changements plus ou moins importants, sur lesquels on ne saurait trop appeler les recherches des observateurs familiarisés avec les méthodes physiques et chimiques d'exploration.

Dans la fièvre typhoïde ordinaire bien caractérisée, constamment les urines ont éprouvé des modifications que nous avons eu soin d'indiquer en temps et lieu, entre autres une tendance remarquable à l'alcalinité durant les périodes où les phénomènes septiques ont acquis leur plus haut degré d'intensité.

de prostration, tels que la fétidité des excrétions, les hémorrhagies dites *passives*, etc., tiennent essentiellement à
l'altération profonde, à la *dissolution septique* du sang, et
que rapporter ces divers symptômes à une lésion des forces
vitales, à la débilité ou à l'adynamie avec Pinel, à l'asthénie
avec Brown, Hernandez et l'école italienne, à l'irritation
et à la douleur avec Broussais, etc., etc., c'est négliger
le fond même ou le caractère *pathognomonique* de la maladie. En vérité, on ne comprend pas comment, au
milieu des signes de la plus flagrante septicité, des observateurs, d'ailleurs si justement célèbres, ont pu méconnaître ce grand élément pathologique, et rattacher de
pareils phénomènes à des conditions purement dynamiques !

III. Parmi les symptômes que l'on observe dans le cours
des infections typhiques, il en est que l'on a considérés
comme constituant de véritables efforts éliminateurs ou
critiques. Il y aurait beaucoup à dire sur cette grave question de l'élimination des diverses substances *étrangères* qui
peuvent circuler dans la masse sanguine ; mais cela nous
entraînerait trop loin. J'en ai, d'ailleurs, déjà parlé lorsque,
dans les généralités sur l'inflammation et la fièvre, je me
suis occupé des phénomènes relatifs à la dépuration des
liquides en général et du sang en particulier. Qu'il me soit
aussi permis de rappeler que, dans le *Traité clinique et
expérimental des fièvres dites essentielles*, publié en 1826, je
n'avais point négligé cette important objet, comme on
peut s'en convaincre en lisant le paragraphe relatif à la
guérison spontanée et aux crises (1).

C'est donc particulièrement la fièvre qui se déclare à la

(1) A propos de certaines évacuations suivies d'une amélioration notable, je disais, par exemple : « Ces évacuations constituent une sorte de
sécrétion accidentelle, au moyen de laquelle le système circulatoire rejette, expulse, *vomit*, pour ainsi dire, les matières nuisibles dont la masse
sanguine était imprégnée (*). »

(*) Des recherches multipliées ont démontré, dans ces derniers temps, qu'un grand

suite d'une infection de la masse sanguine qu'il conviendrait de désigner, avec Sydenham, sous le nom de *febris depuratoria*.

ARTICLE III.

CAUSES ET MODE DE PROPAGATION DES TYPHUS.

I. Nous savons, par notre classification même et notre définition des typhus, qu'ils ont pour cause essentielle des miasmes putrides répandus au sein l'atmosphère, et agissant sur une masse d'individus renfermée dans des espaces trop étroits, ou qui se trouve dans un état d'encombrement plus ou moins considérable. Les typhus affectent donc essentiellement la forme épidémique. Aussi est-ce précisément dans la classe des maladies aiguës, qu'il distingue des autres par l'épithète d'*épidémiques*, que Sydenham a placé, sous d'autres noms il est vrai, les maladies qui nous occupent (1).

II. Reste maintenant à savoir si la maladie se propage uniquement par la voie de l'infection atmosphérique, ou si, au contraire, elle se communique d'un individu à un

(1) Dans son chapitre intitulé *De morbis epidemicis*, Sydenham traite successivement : 1° de la fièvre continue des années 1661, 62, 63, 64 ; 2° des fièvres intermittentes des années ci-dessus indiquées ; 3° de la fièvre pestilentielle et de la peste des années 1665 et 1666 ; 4° des varioles régulières des années 1667, 68 et 69 ; 5° de la fièvre continue des années 1667, 68, 69 ; 6° du choléra-morbus de 1669 ; 7° de la dysenterie des années 1669, 70, 71, 72 ; 8° de la rougeole de l'année 1670 ; 9° des varioles anomales des années 1670, 71, 72 ; 10° des coliques bilieuses des années 1670, 71, 72 ; 11° de la fièvre continue des années 1673, 74, 75 ;

nombre des poisons minéraux introduits dans le système sanguin étaient éliminés, en partie du moins, par la voie des urines. Il serait bien important de rechercher, avec tout le soin et toute la patience convenables, si certains poisons provenant de matières animales septiques peuvent se faire jour par les divers émonctoires. Considérant comme démontrée cette élimination des miasmes septiques, M. Roche a fondé sur elle sa théorie de la contagion des typhus. Mais je ne connais aucune expérience qui prouve d'une manière péremptoire que l'*agent producteur du typhus s'échappe en nature par les transpirations pulmonaire et cutanée, et par la voie des excrétions intestinales et urinaires.* (M. Roche, art. TYPHUS du *Dict. de méd. et de chir. prat.*)

autre, mode de communication qui constitue la contagion proprement dite, ou bien encore si ces deux modes de communication n'ont pas lieu quelquefois en même temps.

Admise par les uns, tels que Hildenbrand, Pinel, Dupuytren, M. Pariset, la contagion a été vivement combattue par d'autres, tels que Lassis, Chervin, Costa, Lasserre, etc.

Dans son article *Typhus* du *Dictionnaire de médecine et de chirurgie pratiques*, après avoir fait une seule et même famille des typhus généralement admis, du choléra asiatique et des fièvres intermittentes, M. Roche poursuit ainsi : « Les fièvres intermittentes des marais et la fièvre jaune sortent rarement, il est vrai, du foyer dans lequel elles ont pris naissance, et elles s'affaiblissent et s'éteignent promptement aussitôt qu'elles s'en éloignent, mais elles n'en ont pas moins tous les caractères des épidémies. Au contraire, le typhus, la peste et le choléra-morbus asiatique se propagent aisément loin des causes qui les ont d'abord fait naître, et leur propagation ne s'arrête que par l'extinction du principe qui les entretient et les répand. Mais les unes comme les autres de ces affections frappent en même temps un grand nombre d'individus à la fois ; chacune d'elles reconnaît une cause spéciale et exclusive.... Tout en elles atteste l'intervention de causes générales, puissantes, énergiques, qui, quoique différentes pour chacune de ces affections, et leur imposant par conséquent des traits distinctifs, les marque toutes cependant du même sceau, du même caractère, et enfin, à l'exception des fièvres intermittentes, toutes les maladies miasmatiques sont contagieuses. On

12° de la rougeole de l'année 1674 ; 13° des varioles anomales des années 1674, 75 ; 14° des toux épidémiques.

Voilà, certes, une assez singulière classification des maladies épidémiques ! Mais de quelque beau génie qu'il fût doué, que pouvait faire de plus Sydenham à l'époque où il florissait ?

ne manquera pas de se récrier contre cette assertion ; il faut même une sorte de courage pour oser aujourd'hui la produire au grand jour (1), car presque tous les médecins la repoussent comme une dangereuse hérésie ; nous n'hésitons cependant pas à la soutenir, parce qu'elle est chez nous le résultat d'une conviction profonde. »

III. C'est ici le lieu de rappeler que les foyers d'infection septique peuvent être divisés en deux grandes classes, savoir : ceux qui proviennent de la présence de matières animales *mortes* en putréfaction, et ceux qui résultent de la présence d'individus atteints de maladies septiques. Ajoutons que, par une sorte de cercle vicieux, ce dernier genre de foyer engendre le second, comme celui-ci engendre l'autre, et avouons que si, dans l'un et l'autre mode, les affections produites sont essentiellement les mêmes, il faut qu'il en soit ainsi de la *nature* de leurs agents producteurs, bien que les uns (ceux qui proviennent d'individus malades) soient considérés comme agissant par voie de contagion, et que les autres (ceux qui émanent de foyers d'infection locale par des matières animales *mortes* en putréfaction) soient considérés comme agissant par voie d'*infection*. Aussi, quelques auteurs ont-ils proposé de donner le nom commun de *contagion* aux deux modes de transmission indiqués ; et pour les distinguer l'un de l'autre, ils ont appelé contagion *vive* celle qui a pour foyer des corps *vivants*, et contagion *morte* celle qui est le résultat de miasmes fournis par la *putréfaction* de substances inanimées. Substituant au mot commun de contagion celui d'*infection*, Balme désigne sous le nom d'*infection organique*, la contagion *vive*, ou la contagion proprement dite de plusieurs auteurs modernes, et sous celui d'*infection*

______

(1) C'est en 1836 que parut le volume du *Dictionnaire de médecine et de chirurgie pratiques* dans lequel M. Roche a publié son article *Typhus*.

inorganique la contagion *morte*, ou l'infection proprement
dite de plusieurs auteurs modernes.

Les faits qu'on invoque à l'effet de prouver qu'il a suffi
d'un seul individu atteint d'une de ces affections (*les typhus*)
pour communiquer la maladie à d'autres individus, placés d'ailleurs dans les conditions hygiéniques les plus
salutaires, ne méritent pas, je le veux, toute la confiance
qu'on leur accorde. Mais, en regardant ces faits comme
à peu près non avenus, il ne s'ensuit pas qu'il faille nier
la possibilité de la transmission de la maladie suivant le
mode qui nous occupe, lorsque des individus sains sont
mis en contact avec un assez grand nombre de personnes
atteintes de typhus, et que d'ailleurs tous ces individus se
trouvent placés au milieu de conditions d'*infection septique
locale*.

En tout cas, que les anti-contagionistes ne perdent
jamais de vue cette circonstance, savoir, que les personnes affectées du typhus, de la fièvre jaune, de la
peste, etc., constituent, si l'on peut ainsi dire, des foyers
vivants d'infection qui s'ajoutent aux foyers déjà exis-
tants, et que plus ces personnes seront nombreuses, plus
elles exerceront une influence dangereuse sur les individus sains qui les environneront, de sorte que l'*infection*
provenant des malades s'unira à l'*infection des lieux*, et
à d'autres encore peut-être.

Remarquons bien que le mode de communication dont
il s'agit en ce moment, rentre à la fois dans le système de
la *contagion* et dans celui de l'*infection*, puisque, d'une
part, le mal est communiqué d'un individu qui en est
atteint à un individu sain, et que, d'autre part, l'individu
malade ne transmet sa maladie à l'individu sain qu'en
jouant en quelque sorte le rôle d'un véritable foyer d'*infection*, c'est-à-dire qu'après avoir *infecté* l'air ambiant.

IV. D'après tout ce qui vient d'être dit, la plupart des

disputes si animées dont la *contagion* et l'*infection* sont l'objet, ne se réduiraient-elles pas à des disputes de mots? Quoi qu'il en soit, telle que la comprennent aujourd'hui ses partisans ou les anti-contagionistes, l'*infection* ne peut être confondue qu'avec le mode de *contagion* qui a pour véhicule l'air atmosphérique *contaminé*. Elle ne saurait s'appliquer aux cas dans lesquels une maladie se communique à un individu sain par voie d'inoculation d'un principe provenant d'un autre individu atteint de cette maladie, telle que la variole, la syphilis, la rage, etc., etc.

Mais, comme nous l'avons vu, ce n'est pas toujours hors de lui que l'homme puise les éléments de l'*infection*; il peut s'infecter en quelque sorte lui-même par l'effet de certains états morbides de ses propres organes, et se trouver ainsi à la fois la *cause* et le *sujet* de l'infection. C'est ce qui arrive lorsqu'il se développe un foyer de suppuration septique ou de décomposition gangréneuse dans quelque point de l'économie, et qu'on ne s'oppose pas à l'absorption des principes putrides formés au sein de ce foyer. Eh bien! dans le cas où l'homme s'infecte ainsi lui-même, est-ce d'une simple infection, ou bien d'une contagion, qu'il s'agit? Dira-t-on qu'en effet il s'opère alors une véritable contagion, puisque l'infection générale est le résultat du contact de certaines matières septiques avec les surfaces absorbantes naturelles ou accidentelles de l'individu? Alors il faudra reconnaître que la contagion peut s'opérer à la faveur de l'inoculation, de l'absorption d'une sorte de virus ou de ferment, développé au sein d'un individu qui n'a été en contact avec aucun autre individu déjà contagié lui-même. Or, que devient ici la définition de la contagion, telle que nous l'avons exposée plus haut? Que si, au contraire, on appelle infection le mode selon lequel un foyer de septicité locale a communiqué une infection septique générale, que devient alors la définition de l'infection, telle que nous l'avons également présentée plus haut?

Qu'on dispute donc tant qu'on voudra sur les mots infection et contagion : ce qu'il y a de bien positif, c'est que des maladies septiques peuvent se communiquer d'une partie à une autre, devenir générales de locales qu'elles étaient, et que ce mode de communication peut, jusqu'à un certain point, être comparé à celui qui a lieu lorsqu'un individu *contagié* communique sa contagion à un autre.

V. Après avoir dit que, à l'exception des fièvres intermittentes, *toutes les maladies miasmatiques sont contagieuses*, voici comment M. Roche explique le fait de la contagion :

« Injectées artificiellement dans les veines, ou absorbées, les matières putrides sont éliminées en *nature* par les transpirations pulmonaire et cutanée, et par la voie des excrétions intestinales et urinaires. Il en est de même des principes producteurs des typhus. Si donc c'est l'agent producteur de la maladie qui s'échappe en *nature*, il doit pouvoir produire chez l'individu sain qui vient à l'absorber la même maladie qu'il avait déjà fait naître. En d'autres termes, qu'il se dégage du foyer d'infection ou du corps d'un malade, puisque sa nature ne change pas, il doit produire les mêmes effets.

» Si les exemples de contagion ne sont pas plus fréquents, c'est que les miasmes générateurs des typhus n'ont pas toujours été absorbés à dose suffisante, que la quantité des miasmes qui se dégagent de chaque malade est peu considérable et se dissémine dans une grande étendue d'air non altéré, etc. Mais concentrez les malades dans un air peu renouvelé, et bientôt leur maladie se transmettra aux personnes qui les entourent et qui séjournent longtemps au milieu d'elles.

» Hors du foyer d'infection, il faut qu'un malade, saturé

de miasmes dont la quantité ne peut pas s'accroître, attendu qu'il ne les reproduit pas, mais qu'il exhale seulement ceux qu'il a absorbés, sature à son tour la masse d'air dans laquelle il est plongé, et que toute ou presque toute la quantité de miasmes dont il était imprégné passe par la respiration dans le sang d'un autre; il faut, en outre, que cet autre soit plus faible que lui, ou qu'il soit effrayé, ce qui diminue beaucoup la force de résistance à l'action du poison, etc., etc. Voilà pourquoi les exemples de contagion incontestable sont si rares hors du foyer d'infection, tandis qu'ils sont si fréquents au sein de ce foyer. Dans ce dernier cas, il est vrai, il devient plus difficile de constater la *contagion*, parce que, l'infection agissant sans cesse, on ne peut isoler l'action de la contagion de la sienne. Toutefois, la *puissance* de la propriété contagieuse de ces maladies n'est, en réalité, pas plus grande au milieu du foyer qu'au dehors. Chaque malade, en effet, n'exhale toujours que la quantité de miasmes qu'il a reçue, et si l'air n'en était déjà saturé, il est évident qu'il faudrait encore exactement la réunion de toutes les conditions précédemment signalées pour qu'il pût contagier ceux qui l'approchent.

Je me borne à l'exposé de la doctrine de M. Roche au sujet du mécanisme de la contagion, et je laisse au temps et à l'expérience exacte le soin de la réduire à sa juste valeur.

VI. Jusqu'à plus ample informé, je reste persuadé qu'on a beaucoup exagéré le pouvoir contagieux des typhus, et sans prétendre, avec les infectionistes les plus décidés, que la contagion n'est pour rien dans le développement de ces affections, il me sera bien permis de croire qu'il y a loin de l'influence contagieuse que peut exercer un individu atteint de typhus à celle que possède un individu atteint de variole.

Nous compléterons cet article à l'occasion de l'étude spéciale de chacun des trois typhus.

ARTICLE IV.

MARCHE, TYPE, DURÉE.

I. Tous les auteurs qui ont écrit sur les typhus ont divisé en plusieurs périodes le cours entier de ces maladies. M. le docteur Roche (art. *Typhus* déjà cité) admet quatre grandes phases ou périodes : 1° les périodes d'*incubation* et d'*invasion*, qui s'annoncent par un malaise général, auquel succèdent des frissons et autres phénomènes d'intoxication, soit à forme dite *ataxique* ou *nerveuse*, soit à forme *adynamique* ou *putride*, soit à forme *ataxo-adynamique*; 2° la période de réaction et d'excitation, caractérisée par des symptômes généraux d'excitation ou même d'inflammation, et par des symptômes particuliers à chaque espèce de typhus ; 3° la *période de crise et d'élimination*, soit par la voie des *urines*, soit par celle des *sueurs*, soit par des évacuations alvines et des vomissements, etc. (1). (C'est là précisément ce que l'on observe aussi dans les cas d'empoisonnements septiques artificiels pratiqués chez les animaux.)

Les phénomènes de ces diverses périodes sont plus ou moins prononcés selon l'énergie, la dose des poisons septiques, les conditions individuelles, les complications, etc., etc.

II. On a lieu de s'étonner que la plupart des auteurs qui, depuis le commencement de ce siècle jusqu'à nos jours, ont écrit sur les typhus, aient admis que ces maladies pouvaient, sans changer de siége, de fond et de nature, affecter les types continu, rémittent et intermittent (2). Je me suis trop longuement étendu ailleurs sur la

(1) A cette période, apparaissent à l'extérieur des éruptions variées, des exanthèmes, des pustules, des inflammations charbonneuses ou gangréneuses, etc.

(2) On sait que Pinel est au premier rang des pyrétologistes qui enseignent cette doctrine. Tout récemment, les auteurs du *Compendium* (art.

grave question dont il s'agit, pour que je doive désormais la soumettre à une discussion approfondie.

On conviendra facilement qu'il ne faut pas ainsi confondre les véritables fièvres intermittentes avec les véritables fièvres continues, qu'elles soient ou qu'elles ne soient
pas d'origine miasmatique, si l'on veut bien rappeler dans
son esprit quelques unes des considérations que nous avons
déjà précédemment fait valoir à l'appui de cette non-identité. Nous avons clairement démontré que les phlegmasies
proprement dites ne se présentent jamais sous un véritable type intermittent. Donc les fièvres intermittentes
n'appartiennent pas à l'ordre des phlegmasies proprement dites. Cependant, dans les accès des maladies qu'on
appelle *fièvres intermittentes*, on observe, en effet, les caractères de l'*état fébrile*, ou d'un surcroit d'excitement de
l'appareil sanguin. Par conséquent, ces maladies se rangent naturellement dans l'ordre des irritations d'un degré
inférieur à celui qui constitue les inflammations. En d'autres termes, la fièvre intermittente est à la fièvre continue
ce qu'est à la phlegmasie de l'appareil sanguin la simple
irritation nerveuse de cet appareil.

L'élément commun aux fièvres intermittentes et aux
fièvres continues, c'est l'excitation de l'appareil sanguin,
lequel élément peut exister seul ou combiné avec un état
d'infection miasmatique. Mais dans les fièvres *continues*, il
existe, soit dans l'appareil sanguin lui-même, soit dans
les différents organes spéciaux, une véritable inflammation qui tient sous son empire l'excitement fébrile, et le

Fièvres intermittentes) ont aussi confondu en une seule et même classe les
fièvres intermittentes, les fièvres rémittentes et les fièvres continues, qu'ils
appellent ainsi réunies des *fièvres à quinquina*.

Tout récemment aussi, M. Rufz, Chervin (*Rapport à l'Acad. royale
de médecine, Bulletin*, t. VII, p. 1045) et d'autres, ont soutenu que la
fièvre jaune pouvait être tantôt continue, tantôt intermittente. M. Roche
lui-même, dans son article *Typhus* déjà cité, reconnaît que la fièvre jaune
peut revêtir la forme intermittente.

fait participer au type *continu* qu'elle affecte nécessaire-ment, tandis que dans les fièvres intermittentes, au con-traire, l'excitement fébrile est dégagé de tout état réelle-ment inflammatoire, soit général, soit local, condition sans laquelle le type intermittent, on ne saurait trop le répéter, serait absolument impossible.

Que les fièvres soient d'origine miasmatique, ou qu'elles reconnaissent une autre origine, cette différence, si capi-tale sous d'autres rapports, ne fait absolument rien à la question qui nous occupe. En effet, si le miasme palu-déen, abstraction faite de tout autre mode de réaction qu'il pourrait exercer sur l'organisme, ne produit qu'une excitation légère de l'ensemble du système sanguin, cette excitation sera susceptible de disparaître promptement et de se reproduire ensuite en affectant l'un des types connus de l'intermittence. Mais si ce même miasme, au contraire, possédait le pouvoir de déterminer un véritable état in-flammatoire, soit général, soit local (celui-ci ayant assez d'intensité pour produire une réaction fébrile), il est clair comme le jour que l'affection ne pourrait plus révétir le type intermittent proprement dit, et qu'elle serait néces-sairement *continue*.

Cela bien compris, on voit que nous ne prétendons pas que, sous l'influence des mêmes causes miasmatiques pro-pres à produire des fièvres intermittentes et rémittentes, il ne puisse se développer aussi des fièvres continues du genre de celle qu'on appelle *typhus*. Mais alors les fièvres intermittentes n'en restent pas moins différentes des fiè-vres continues, dans les termes, dans les limites que nous avons fixés. C'est ainsi que, sous l'influence de certaines causes non miasmatiques, de simples alternatives de chaud et de froid, par exemple, agissant sur une grande masse d'individus, on voit régner à la fois et de véritables phlegmasies, telles que des pleurésies, des pneumonies,

des amygdalites, des arthrites dites *rhumatismales*, etc.,
et de simples névralgies. S'ensuit-il qu'une simple pleu-
rodynie soit la même chose qu'une véritable pleurésie,
qu'une simple névralgie des membres soit la même chose
qu'une violente arthrite dite rhumatismale? Eh bien! il en
est de même des fièvres intermittentes par rapport aux
fièvres continues.

Que l'on nous montre, d'ailleurs, une *fièvre* dite *typhoïde*
parfaitement caractérisée qui jamais affecte un type réellement intermittent. Cette fièvre est, certes, assez commune pour que, si la chose était possible, elle eût été
constatée depuis longtems, et pût l'être en quelque sorte
journellement.

Au reste, les auteurs qui ont soutenu qu'une seule et
même fièvre *typhique* (typhus) pouvait ainsi, sans que son
identité en fût le moins compromise, revêtir tantôt le type
continu et tantôt le type intermittent, n'ont pas du moins
appliqué cette doctrine à d'autres fièvres d'origine également infectieuse et contagieuse, telles que, par exemple,
les fièvres éruptives connues sous les noms de variole, de
rougeole et de scarlatine. Eh bien! lorsque ces auteurs seront parvenus à se faire une idée exacte et précise des caractères *essentiels* des fièvres *continues* décrites sous la dénomination de typhus, ils n'auront pas de peine à se
convaincre que de pareils caractères sont incompatibles
avec une véritable intermittence.

Voilà, comme on sait, quelques unes des raisons qui
nous ont déterminé à ne pas placer dans un seul et même
ordre les véritables fièvres intermittentes, soit simples,
soit miasmatiques, avec les véritables fièvres continues,
soit simples, soit miasmatiques.

III. La durée des typhus varie selon plusieurs circonstances, dont l'influence n'a pas encore été rigoureusement appréciée. Ce n'est que par une exacte analyse

d'observations bien faites, qu'il sera possible de savoir à quoi nous en tenir sur ce point important de l'histoire des maladies qui nous occupent.

Parmi les conditions propres à influer au plus haut degré sur la durée des typhus, il faut placer l'intensité plus ou moins considérable de ces affections. Dans les cas où cette intensité est extrême, la mort survient, au rapport de divers observateurs, dès les deux ou trois premiers jours, et c'est alors qu'il est permis de dire que les malades ont été comme *sidérés* ou *foudroyés* par le poison typhique. Certes, en présence de ces cas, il est bien impossible d'*identifier* en tout les typhus proprement dits avec la *fièvre typhoïde* ordinaire, ou la fièvre entéro-mésentérique (1).

ARTICLE V.

TRAITEMENT.

Il est prophylactique ou curatif.

§ Ier. Traitement prophylactique.

Les éléments dont il se compose sont la neutralisation des miasmes producteurs de la maladie, l'isolement des malades, dans le cas où la *véritable* contagion serait un fait démontré, et dans tous les cas la cessation de l'état d'encombrement (2).

(1) En effet, ainsi que nous l'avons vu, on compte les cas dans lesquels les sujets atteints de cette maladie ont succombé vers la fin du premier septénaire. Dans ces cas, presque constamment d'ailleurs, de graves phénomènes cérébraux ou *ataxiques* ont apparu et ont précipité la terminaison funeste.

(2) Il fut un temps où l'on croyait que certains vêtements jouissaient de la précieuse prérogative de s'opposer à l'infection et à la contagion. Malheureusement, que peuvent les vêtements contre des agents qui s'introduisent dans le torrent sanguin bien moins par la voie de la peau, que par celle des organes de la respiration ou de la digestion? On a bien aussi proposé quelques procédés pour prévenir l'absorption des miasmes par la surface respiratoire, mais aucun fait positif n'en a démontré l'efficacité. Le *paramiasme*, conseillé par Bressy, consistait dans

I. On sait que les préparations de chlore, et spécialement les chlorures alcalins, figurent au premier rang des principaux moyens employés pour la neutralisation des miasmes répandus dans l'atmosphère.

II. L'isolement des malades est un moyen rigoureux auquel il faudrait recourir, s'il était démontré que la maladie se communiquât de l'individu affecté à des individus sains. Mais, en admettant qu'il puisse en être ainsi, et qu'il devienne par conséquent nécessaire d'empêcher toute communication entre les sujets affectés et les individus sains (il faudrait excepter de ces derniers les médecins et les autres personnes chargées du soin des malades), il importe de disséminer assez les malades pour que l'infection de l'air, dont ils sont la source, soit réduite en quelque sorte à son minimum.

Les cordons sanitaires, les lazarets et les quarantaines sont les mesures qu'on met en usage lorsqu'il s'agit d'opérer l'isolement en grand, c'est-à-dire l'isolement d'un pays tout entier d'un autre pays où règne une maladie contagieuse qu'on suppose pouvoir être importée. Les cordons sanitaires, pour nous servir d'une ingénieuse expression de Dupuytren, constituent un mur vivant entre les deux pays qu'il s'agit d'isoler. La plupart des attaques dont cette mesure sanitaire a été l'objet ne sont réellement que trop fondées, et il faut espérer qu'elle sera bien rarement appliquée désormais.

Quant aux lazarets et aux quarantaines, grâces aux efforts persévérants de quelques médecins, dont les noms sont chers à l'humanité autant qu'à la science, et parmi lesquels celui de Chervin doit être particulièrement cité, ces vieilles institutions sanitaires ont beaucoup perdu de leur sévérité, et le moment viendra, peut-être, où elles seront

l'inspiration des vapeurs de suif. Suivant ce médecin, il se déposerait alors sur la membrane muqueuse respiratoire une légère couche de graisse qui s'opposerait à l'introduction des miasmes!!

entièrement supprimées, comme tant d'autres institutions inventées par des siècles encore barbares. Au reste, il ne faut procéder, en pareille matière, qu'avec une circonspection extrême : on ne doit rien négliger pour n'avoir pas à se reprocher un jour d'avoir fait justice du système de mesures prophylactiques qui nous occupe, et dont une discussion plus approfondie ne saurait trouver place ici.

III. Quoi qu'il en soit, s'il est permis, dans un certain nombre de cas du moins, de contester les avantages de l'isolement au moyen des cordons sanitaires, des lazarets et des quarantaines, il n'en est pas de même de l'évacuation des lieux infectés ou *contagiés* par des foyers de miasmes putrides. Ainsi que l'a dit Dupuytren, dans son lumineux rapport sur la fièvre jaune, « s'il est un fait démontré par la raison et par l'expérience, c'est que le séjour dans les lieux où les typhus existent est essentiellement pernicieux ; que la cause et l'effet, multipliés l'un par l'autre, y acquièrent une activité effrayante ; que les mesures propres à les détruire sur place, en quelque sorte, sont souvent insuffisantes, et qu'enfin *il faut attribuer à l'obstination et aux mesures qui retiennent les citoyens d'une ville dans leurs foyers infectés les ravages de ces fléaux, qui, suivant les temps, les lieux et les circonstances, ont enlevé un dixième, un neuvième, un sixième, et, chose horrible, jusqu'au tiers et même la moitié de certaines populations* (1). »

§ II. Traitement curatif.

Comme celui de tout empoisonnement en général, il comprend trois grandes indications : 1° déterminer l'expulsion du poison, quand cela est possible ; 2° administrer les moyens propres à le neutraliser, ou les contre-poisons dont l'expérience aurait constaté les avantages ; 3° enfin, combattre par une médication appropriée les effets pro-

---

(1) Ces réflexions n'avaient trait qu'à la fièvre jaune, mais elles peuvent s'appliquer au typhus et à la peste.

duits par le contact du poison avec les liquides et les solides.

II. Selon M. Roche, au nombre des moyens propres à remplir la première indication, laquelle consiste à débarrasser, autant que possible, l'économie de la présence du poison, « se placent la saignée, qui donne issue à l'agent toxique avec le sang qui en est le véhicule, et peut-être les vomitifs, les purgatifs et les sudorifiques, selon que l'effort éliminateur se porte sur l'estomac, sur les intestins ou sur la peau. » M. Roche ajoute qu'il faut « combattre les effets de l'agent morbide sur les principaux organes, effets quelquefois *asthéniques*, d'autres fois et le plus ordinairement *inflammatoires*, et dans quelques cas, enfin, participant de l'une et de l'autre nature, par des moyens différents, suivant la nature même de ces effets. Le traitement ne saurait être le même dans toutes les phases de ces maladies, ce qui explique comment et pourquoi elles guérissent sous l'influence des médications en apparence les plus contradictoires. »

Enfin, selon M. Roche, on ne doit pas désespérer de trouver un jour un neutralisant pour chacun des agents septiques producteurs des typhus (1).

(1) Il semble résulter des expériences de M. Gaspard que « *l'acide muriatique oxigéné* détruit ou diminue du moins les qualités nuisibles du putrilage avec lequel on le mélange ; propriété analogue à celle en vertu de laquelle cet agent détruit l'odeur des matières putrides, et neutralise en quelque sorte les miasmes qui s'en dégagent, ainsi que l'attestent les belles recherches de M. Guyton de Morveau. »

Nous avons rapporté ailleurs (art. *Entéro-mésentérite typhoïde*) les résultats de notre expérience sur l'emploi intérieur des chlorures alcalins.

CHAPITRE II.

DE CHACUN DES TROIS TYPHUS EN PARTICULIER.

ARTICLE PREMIER.

DU TYPHUS NOSTRAS OU DU TYPHUS EUROPÉEN.

§ I⁰ʳ. Opinions de divers auteurs sur la nature, sur les caractères anatomiques du typhus nostras et sur son identité ou sa non-identité avec la fièvre dite typhoïde.

I. Hernandez, comme l'indique le titre d'un ouvrage qu'il a publié sur les typhus (1), confond ces maladies avec les fièvres essentielles ordinaires.

Solidiste des plus déclarés, cet auteur soutient que les humeurs ne peuvent *se corrompre*, et que leur *altération* n'est pas le principe du typhus. Pour lui, le typhus est la maladie opposée à la fièvre inflammatoire ou *sthénique* : c'est la fièvre *asthénique* (2).

Voici maintenant les espèces que comprend le typhus ou la fièvre asthénique, qui se caractérise *par un affaiblissement marqué, essentiel, de tous les systèmes principaux de l'organisme, ou au moins de quelques uns d'entre eux.*

Lorsque cet affaiblissement attaque tous les systèmes, c'est le typhus général.

La faiblesse porte-t-elle principalement sur le système nerveux, le musculaire ou fibreux, le lymphatique, on a les typhus nerveux, musculaire ou fibreux et lymphatique (3).

II. Dans sa critique de l'ouvrage de Hernandez,

(1) *Essai sur les typhus ou fièvres dites malignes, putrides, bilieuses, muqueuses, jaune, la peste*, etc.

(2) Hernandez adopte cette dénomination avec d'autant plus d'empressement qu'elle a été, dit-il, *rendue usuelle par le plus célèbre des nosologistes modernes, Cullen.*

(3) N'est-il pas curieux de voir que parmi les systèmes que Hernandez assigne pour siége au typhus, il ne soit pas fait même mention du système sanguin? Cette omission ne doit pas, au reste, nous surprendre de la part d'un auteur qui nie l'altération septique du sang dans les typhus.

Broussais se garde bien de combattre la doctrine anti-humorale que cet ouvrage respire en quelque sorte. Il admet avec l'auteur que la *corruption est incompatible avec la vie*, et qu'on ne saurait *classer les fièvres d'après la dégé-nération putride du sang*. Mais Broussais ne veut pas que la fétidité des excrétions durant la vie et la prompte dé-composition après la mort soient toujours l'effet de la *débilité*, comme le soutient Hernandez. Selon lui, « toute fièvre qui se prolonge avec activité entraîne la fétidité des excrétions et la promptitude de la décomposition après la mort. Dans tous ces cas, la débilité qui amène la destruc-tion est l'effet et non la cause du mouvement fébrile, et celui-ci dépend toujours d'une irritation qui peut attaquer les forts aussi bien que les faibles, mais qui est toujours plus intense chez les premiers. »

C'est ainsi qu'Hernandez et Broussais, solidistes exa-gérés, se trompent doublement l'un et l'autre, d'une part en niant l'altération putride du sang, et d'autre part en attribuant les phénomènes qui tiennent essentiellement à cette altération (comme l'avait déjà reconnu Bichat), celui-ci, c'est-à-dire Hernandez, à la *débilité*, celui-là, c'est-à-dire Broussais, à l'*irritation fébrile qui se prolonge avec activité* (1).

(1) Attribuer la fétidité des excrétions, la prompte décomposition du cadavre, etc., à l'asthénie, la débilité, l'irritation ! quelle physiologie ! Dire que ces phénomènes sont le résultat de toute fièvre prolongée, ce n'est pas là non plus une explication. Quoi de plus simple à la fois et de plus vrai que d'attribuer de pareils phénomènes et, entre autres, la prompte putréfaction du cadavre, à la septicité même de la maladie ! Telle est précisément l'explication que j'en avais donnée dans mon *Traité clinique et expérimental des fièvres essentielles* : « Le cadavre (celui des individus morts de fièvre dite putride ou typhoïde), lorsqu'il reste surtout assez d'embonpoint, se décompose avec une rapidité re-marquable, comme si la maladie, anticipant en quelque sorte sur les tristes prérogatives de la mort, avait livré l'individu encore vivant à ces affinités ennemies de la vie sous l'empire desquelles s'opère la dissolu-tion putride des corps organisés. »

Selon Broussais, « le vrai typhus dépend de l'*impression* faite sur l'économie par un *miasme putride*, provenant, soit de la décomposition des corps organisés privés de la vie, soit des rassemblements d'animaux sains ou malades, soit du corps des sujets affectés d'une *fièvre* qui en est le produit. S'il est fort actif, ce modificateur délétère détruira la vie en peu d'instants, sans permettre aucune réaction, et en *foudroyant la puissance nerveuse*. A un moindre degré d'activité, il ne tuera pas, il se manifestera une réaction fébrile, avec phlegmasie dans la membrane muqueuse du système gastrique et dans celle des poumons, ainsi que dans d'autres organes, *selon les circonstances*. En résumé, *les typhus fébriles sont des gastro-entérites ordinairement compliquées de catarrhes pulmonaires.* »

Broussais ajoute :

« C'est pour avoir fait du typhus un *être réel*, auquel on donne aujourd'hui pour caractère la faiblesse, comme on lui donnait naguère la *putridité*, que les médecins sont tombés dans des contradictions sans nombre, et qu'ils ont été réduits à des explications subtiles pour rendre raison des effets divers des médicaments et concilier les opinions des différents auteurs. »

Après avoir montré que le mot typhus, tel qu'il a été employé par Hernandez, est synonyme des mots *adynamie, ataxie, fièvre adynamique*, et conclu de tout ce qu'il a exposé que l'idée d'une *fièvre adynamique sporadique* était chimérique, Broussais essaie de fixer le sens du mot typhus, et répète que son développement est dû à l'influence d'un miasme putride provenant, soit de la décomposition des corps organisés privés de vie, soit des rassemblements d'animaux sains ou malades, soit du corps des sujets affectés d'*une fièvre qui en est le produit* (1). C'est

(1) Comment Broussais, après une telle déclaration, a-t-il pu tenir si peu de compte de l'élément putride qui constitue l'essence même des typhus, et fixer presque toute son attention sur l'élément inflammatoire?

aux modifications pathologiques de l'économie engendrées par le miasme qu'il convient, dit-il, d'appliquer la dénomination de typhus, et non pas à la putréfaction qui succède à toutes les phlegmasies exaspérées.

Broussais enfin considère la fièvre dite *typhoïde* ou *ady-namique* ordinaire comme n'étant autre chose qu'une des formes de la gastro-entérite. En conséquence, il en fait une maladie qu'il ne faut pas confondre avec le typhus proprement dit, qu'il a, l'un des premiers, placé parmi les véritables empoisonnements miasmatiques.

III. M. Roche définit le typhus :

« Un empoisonnement miasmatique, qui se déclare ordinairement au sein des grands rassemblements d'hommes, lorsque les individus qui les composent sont en proie à des passions tristes, accablés par la fatigue, la misère et la malpropreté, forcés de se nourrir avec des aliments malsains et de boire de l'eau corrompue, et, enfin, entassés dans des espaces étroits. En raison des circonstances et des lieux au milieu desquels il se développe le plus communément, ou de quelques uns de ses symptômes, on l'a nommé : *Fièvre ou typhus des camps, des hôpitaux, ou fièvre nosocomiale, des navires, des prisons, des villes assiégées, fièvre pourprée, fièvre de Hongrie, fièvre pétéchiale, fièvre nerveuse, adynamique, ataxique.* »

M. Roche ajoute que « le miasme qui produit le typhus diffère de ceux de la peste, du choléra-morbus d'Asie et de la fièvre jaune, en ce qu'il ne naît pas comme eux dans des foyers d'infection appartenant au sol, mais qu'il se forme en quelque sorte spontanément par l'altération des exhalaisons qui se dégagent d'un grand nombre d'hommes, sains ou malades, entassés *dans un petit espace* (1). »

Cet auteur pense que *la fièvre typhoïde est la même*

(1) M. Roche croit que le typhus se montre quelquefois *sporadiquement,* bien qu'il règne plus ordinairement sous forme *épidémique.* Il est bien difficile de concilier l'idée de *sporadicité* avec celle d'une maladie qui se

affection que le typhus. Il ne voit de différence entre ces mala-
dies que dans le degré d'énergie des causes qui les produisent
l'un et l'autre et dans la forme de leur expression symptoma-
tique.... La fièvre typhoïde est le typhus *sporadique; le*
typhus, c'est la fièvre typhoïde à l'état d'épidémie (1).

Selon M. Roche, l'occasion d'ouvrir des cadavres à
la suite du typhus ne s'étant que rarement présentée
depuis que l'on fait des autopsies avec tout le soin convenable, nous ne possédons encore que des données peu
précises sur les lésions propres à cette affection. Cependant il dit que les plus constantes de ces lésions se rencontrent sur la membrane muqueuse des intestins (gonflement des follicules, ulcérations plus ou moins nombreuses
à la fin de l'iléon, et quelquefois traces de gangrène) et
sur les méninges.

IV. Depuis que M. Roche a écrit ce passage, il s'est
déclaré dans la prison de Reims une épidémie que M. le
docteur Landouzy a décrite sous le nom de *typhus* de
Reims, et comme c'était à une époque où l'on pouvait pratiquer les ouvertures avec tout le soin convenable, il est
curieux de voir si ces ouvertures ont conduit M. Landouzy
à penser, avec M. Roche, que le typhus et la fièvre typhoïde
constituent une seule et même maladie (2).

M. Landouzy, comme nous l'avons vu déjà dans le premier volume de cet ouvrage, s'était proposé l'examen des
questions suivantes : « Les symptômes les plus ordinaires
de la *fièvre typhoïde* se trouvent-ils dans le *typhus ?* Les ca-

développe par l'influence de l'encombrement ou de foyers septiques agissant sur une grande masse d'individus.

(1) M. Gaultier de Claubry a soutenu la même opinion que M. Roche,
dans un mémoire couronné par l'Académie royale de médecine (*De l'i-*
dentité du typhus et de la fièvre typhoïde, Paris, 1843), et dans une discussion qui a eu lieu récemment au sein de cette Société (*Bulletin de*
l'Académie, 1845, t. X, pag. 827).

(2) Le mémoire de M. Landouzy sur l'épidémie du typhus qui a régné
à Reims, dans les années 1839 et 1840, a été publié dans les *Archiv.*
génér. de méd. (1842, t. XIII, 3ᵉ série).

ractères anatomiques du typhus sont-ils les mêmes que ceux de la fièvre typhoïde? Le *typhus des hôpitaux, des prisons, des armées*, etc., n'est-il autre, en un mot, que la *fièvre typhoïde*, répandue par *contagion*, ou exagérée dans ses symptômes par une *constitution épidémique?* Le *typhus de France* ressemble-t-il au *typhus fever* ou *continued fever* de l'Amérique et de la Grande-Bretagne? L'absence de lésion des follicules isolés de Brunner, des *plaques de Peyer et des ganglions abdominaux*, est-elle constante dans le typhus d'Irlande et d'Angleterre, comme semblent l'indiquer les travaux publiés à ce sujet? »

M. Landouzy résume les six ouvertures qu'il a pratiquées chez des sujets morts du typhus de Reims, en disant qu'il est impossible de trouver des lésions plus prononcées, plus caractéristiques des follicules intestinaux isolés ou agglomérés, des transitions plus marquées entre l'éruption et l'ulcération; qu'il est impossible de voir un ensemble plus complet des *altérations* du système glanduleux intestinal, depuis les cryptes isolées du duodénum, jusqu'à celles du gros intestin, jusqu'aux ganglions du mésentère et du méso-colon, et cependant sa conclusion finale est qu'il existe « *entre le typhus de Reims et la fièvre typhoïde des différences trop prononcées pour regarder ces deux maladies comme identiques.* »

Les recherches récentes faites par MM. Pellicot, Ghérard, Shattuck, Fleury (1), ont donné des résultats anatomiques différents de ceux signalés par M. Landouzy ; ce qui prouve de deux choses l'une : ou que les maladies observées par ces auteurs n'étaient pas les mêmes, ou que les recherches dont il s'agit n'ont pas été faites dans tous les cas avec une suffisante exactitude. Nous avons signalé ces différences en discutant les diverses doctrines pyrétologiques (2). Il nous suffit de les avoir rappelées ici.

(1) *Mém. de l'Acad. roy. de médecine*, Paris, 1833, t. III, p. 501 et suiv.
(2) Tome 1er de cette *Nosographie*, p. 230 et suiv.

Quoi qu'il en soit, l'absence de la diarrhée, du gargouillement, du météorisme, de tous les symptômes abdominaux, en un mot, signalée par M. Landouzy, chez les sujets
atteints du typhus de Reims, s'accorde réellement assez
mal avec les *altérations* qu'il a trouvées dans les intestins.

Pour moi, je l'avoue, après une attentive lecture du
travail de M. le docteur Landouzy, il m'est impossible de
partager complétement l'opinion de cet observateur sur la
nature de la maladie par lui décrite, et de n'y pas trouver
les caractères fondamentaux auxquels on reconnaît la
fièvre dite *typhoïde*.

Il est vrai que parmi les caractères, en quelque sorte
négatifs, assignés au typhus de Reims par M. Landouzy,
il en est un qu'on est surpris d'y rencontrer.

Le voici : M. Landouzy dit avoir examiné avec attention
l'état du sang *dans un grand nombre de cas*, et à la sortie de
la veine, et le lendemain de la saignée, et qu'il n'a pu lui
assigner un caractère spécial.

Mais la surprise restera la même, soit qu'il s'agisse
d'une véritable fièvre typhoïde, soit qu'il s'agisse d'un vrai
typhus. En effet, comment concilier cette absence de
lésion spéciale du sang, avec les phénomènes septiques
ou typhoïdes qui constituaient l'essence même de la maladie observée par M. Landouzy, lesquels phénomènes ne
sont, en grande partie du moins, autre chose que l'expression d'une lésion du sang dont nous avons précédemment
exposé les caractères ?

V. Pour mettre le comble à l'incertitude dont la doctrine du typhus d'Europe est comme enveloppée, il ne
manquait plus que de confondre les fièvres intermittentes
avec ce typhus, ainsi qu'on avait confondu ces mêmes
fièvres avec la fièvre jaune. Or, c'est précisément ce que
vient de faire assez récemment un médecin de Mirande.
Ce médecin, M. le docteur Broqua (1) ne craint pas d'a-

____

(1) Voy. le *Bulletin de l'Acad. roy. de méd.*, 1840-41, t. VI.

vancer que le *typhus*, la *fièvre jaune*, la *peste*, le *choléra*, appartiennent à la famille des fièvres intermittentes (1).

VI. D'après tout ce qui précède, on voit que, même de nos jours, cette malheureuse classe des fièvres essentielles est encore la source de graves disputes, disputes dont nous ne sommes pas près de voir la fin, si l'on continue à discuter, comme on l'a fait généralement jusqu'ici, c'est-à-dire, d'une part en se servant de mots mal définis, sans signification rigoureuse ou vraiment scientifique, de mots qui ne nous donnent aucune idée ni du siége ni de la nature de la maladie, et d'autre part en prenant pour base ou matière de discussion des faits recueillis d'une manière inexacte et incomplète. Oui, on peut le prédire, sans crainte de se tromper : tant que le mot typhus et le mot fièvre typhoïde ne représenteront à l'esprit aucune lésion déterminée de l'organisme, les discussions sur le sujet que nous examinons auront lieu pour ainsi dire au sein des ténèbres, et n'aboutiront à aucun résultat satisfaisant.

§ II. Symptômes du typhus.

I. Ces symptômes sont essentiellement ceux que j'ai exposés en traitant de la fièvre continue à forme septique et de l'entéro-mésentérite à forme également septique. Je puis donc me dispenser de les retracer ici. Je ferai seulement observer qu'il y a dans cette dernière maladie des phénomènes de septicité locale et des symptômes de septicité générale, combinés les uns et les autres avec des

(1) Attendu qu'on guérit les fièvres intermittentes avec le sulfate de quinine, M. Broqua en conclut que ce médicament est le meilleur moyen qu'on puisse opposer au typhus, à la fièvre typhoïde, à la fièvre jaune, à la peste et au choléra.

C'est pour avoir ainsi confondu les inflammations proprement dites, maladies essentiellement continues, avec les affections intermittentes, que M. Broqua et tant d'autres auteurs sont tombés dans les plus graves erreurs au sujet de la théorie et du traitement des fièvres, soit d'origine commune, soit d'origine *miasmatique*.

symptômes inflammatoires. Or, si le typhus existe sans être accompagné de l'inflammation spéciale des follicules agminés et isolés de la membrane muqueuse de l'iléon, il n'offrira pas les phénomènes locaux particuliers à cette affection. Dans le cas contraire, ces phénomènes se présenteront à un degré plus ou moins prononcé.

En lisant attentivement les monographies relatives à des épidémies de typhus, et en particulier celles de Pinel et de Hildenbrand, on est fortement porté à croire qu'ils ont confondu sous un seul et même titre les deux ordres de cas dont il s'agit. Je ne saurais trop le répéter : cette déplorable confusion ne se dissipera, et nous ne saurons à quoi nous en tenir sur les éléments constituants des épidémies étudiées sous le nom de typhus, qu'à l'époque où quelque nouvelle épidémie de ce genre aura été observée et décrite avec toute l'exactitude que comporte l'état actuel de la science.

II. Que si de nouvelles recherches démontrent que la maladie désignée sous le nom de typhus contagieux a pour l'un de ses éléments constants et essentiels l'inflammation des glandes de Peyer et de Brunner, alors il faudra nécessairement admettre deux grandes espèces de cette inflammation, l'une produite par des causes ordinaires ou non miasmatiques, l'autre produite, au contraire, par des causes miasmatiques. Dans cette dernière espèce, il existera dès le début un appareil typhoïde ou putride bien caractérisé, puisqu'il se manifestera sous l'influence de miasmes septiques. Dans la première espèce, au contraire, l'appareil typhoïde ou putride ne se manifestera que pendant la seconde et la troisième période, puisqu'alors seulement surviennent les graves altérations, qui transforment pour ainsi dire l'organe malade en un véritable foyer d'infection septique (nous avons décrit ailleurs ces altérations avec tout le soin convenable, et nous en avons apprécié les effets locaux et généraux, conformément aux principes de la saine logique médicale).

§ III. Causes et mode de propagation.

I. On peut appliquer au typhus nostras, étudié sous le point de vue de son *étiologie*, la plupart des considérations que nous avons présentées en traitant de l'étiologie des typhus en général.

II. Quoi qu'il en soit, Pinel fait jouer à l'encombrement un rôle important dans le développement du typhus, et il regarde comme contagieux le typhus épidémique, auquel il rattache celui qui sévit à Paris en 1814, époque fatale où cette grande cité fut envahie par les armées de la coalition.

La méditation des observations de ce dernier typhus rapportées par Pinel m'a convaincu que, dans la plupart des cas, il s'agissait réellement de la fièvre typhoïde des modernes, régnant au milieu de conditions d'encombrement propres à produire un état d'*infection putride* de l'air que respiraient les malades. Mais, dans d'autres cas, l'infection primitive de la masse sanguine par les miasmes putrides paraît avoir été l'élément fondamental de la maladie, et c'est pour ces cas que la contagion aurait pu être particulièrement invoquée. Pinel admet cette contagion d'une manière générale : cependant on cherche vainement dans sa *Nosographie* des faits concluants, péremptoires, en faveur de cette opinion. Il attribue aux vêtements mêmes des malades le pouvoir contagieux, s'appuyant sur ce fait, d'ailleurs fort grave, que tous les infirmiers employés aux vêtements succombèrent. Toutefois il ajoute que l'infirmier chargé de faire les fumigations à la Guyton-Morveau périt également. Parmi les huit médecins qui vinrent partager les travaux de Pinel, dans le cours de l'épidémie dont furent atteints les soldats placés à la Salpêtrière, trois (les docteurs Serain, Duval et Blin) payèrent aussi de leur vie le généreux dévouement dont ils firent preuve, et c'est un des arguments sur lesquels Pinel établit sa doctrine de la contagion. Mais ces faits et les autres s'expliquent aussi naturellement par l'infection, en sorte que, dans cette épidémie, la contagion proprement dite ne saurait être admise comme prouvée.

III. Pringle attribue le typhus aux modifications que l'air subit dans un hôpital, où un grand nombre de malades se trouvent encombrés, par le dégagement des émanations animales qui s'exhalent de leurs corps ou de leurs excrétions.

Telle est aussi l'opinion de Poissonnier-Desperrières, l'historien du typhus de Brest (1), de Chirac, de Hildenbrand, etc. Mais les uns veulent que la maladie se propage par *infection*, les autres veulent que ce soit par *contagion*. Nous ne reviendrons pas sur ce que nous avons dit plus haut des disputes relatives à ces deux modes de développement de certaines maladies, lesquelles disputes, ainsi que nous l'avons fait remarquer, ont souvent été des disputes de mots plutôt que des disputes de choses.

IV. M. Landouzy considère comme contagieuse la maladie qu'il a décrite sous le nom de typhus de Reims, maladie qui, si je ne me trompe, était une véritable fièvre typhoïde survenue chez des individus *encombrés*.

M. Landouzy pense que l'encombrement des prisons de Reims fut, en effet, la cause de l'épidémie de typhus qu'il a observée, et que la maladie se communiqua par *voie de contagion* aux personnes chargées de soigner les

____

(1) Si les faits relatés par ce médecin sont bien exacts, il en résulterait que le typhus se communiqua des matelots qui en étaient frappés aux habitants de Brest, et de ceux-ci aux habitants de quelques contrées voisines. Mais ces faits se sont-ils exactement passés comme le rapporte Poissonnier-Desperrières? C'est ce qu'il n'est pas possible de décider victorieusement.

prisonniers admis à l'hôpital. Comme la mortalité fut beaucoup plus forte chez ces derniers (de 9 sur 35, ou de 1 sur 4 environ) que chez les prisonniers (de 8 sur 103, ou de 1 sur 13), il est vraiment assez difficile d'admettre que c'est bien par le contact seul des prisonniers avec les personnes chargées de les soigner que celles-ci sont tombées malades. On conviendra du moins qu'il est fort extraordinaire qu'un *typhus* assez léger pour ne faire périr que 8 individus sur 103 ait pu posséder une force de contagion telle que 35 des personnes qui ont soigné ces 108 personnes aient été frappées de cette contagion.

§ IV. Pronostic, mortalité.

L'épidémie de typhus décrite par Poissonnier-Desperrières fit périr en cinq mois 10,000 personnes dans les hôpitaux de Brest, un nombre très considérable dans les maisons particulières, 5 médecins et 150 chirurgiens. Ceux qui ouvrirent les cadavres périrent presque tous en deux ou trois jours.

Le typhus qui régna dans les hôpitaux de Paris en 1814 entraîna la perte d'un très grand nombre de malades (1). Sur 8 médecins qui vinrent volontairement s'associer aux travaux de ceux de la Salpêtrière, 3 succombèrent; tous les infirmiers chargés de ranger les effets des malades et celui qui faisait les fumigations guytonniennes furent victimes de l'épidémie.

Le typhus dont M. Landouzy a publié la relation sévit, en sept mois, sur 138 personnes, dont 103 prisonniers et 35 individus chargés de les soigner, et ne fit périr

(1) A cette époque (c'était la première année de mes études médicales), j'étais au nombre des élèves chargés des pansements à l'hôpital Saint-Louis. Or, je me souviens que l'amphithéâtre regorgeait de cadavres, et que tous ou presque tous les militaires auxquels on fut obligé de pratiquer des amputations succombèrent à la fièvre typhique ou *typhode*, compliquée de *pourriture d'hôpital*.

que 17 malades. Cette faible mortalité concourt à me faire penser que ce n'est point à un véritable typhus que l'épidémie de la prison de Reims doit être rapportée. Comment, en effet, une maladie dont la fièvre typhoïde ne serait qu'un *diminutif* n'aurait-elle compté qu'une victime sur 8 à 9 malades, dans les mêmes conditions de traitement où la fièvre typhoïde, moins grave qu'elle, en fait périr au moins 1 sur 3 ?

C'est donc très vraisemblablement, je le répète encore, d'une simple fièvre typhoïde qu'il s'agissait ici, et, en présence de la faible mortalité qui a eu lieu, sous l'influence du traitement employé, il faut admettre que cette fièvre était généralement assez légère ou bénigne.

§ V. Traitement.

Il repose sur les bases que nous avons indiquées en nous occupant des typhus en général.

Il faut, avant tout, s'occuper de la destruction du foyer de la maladie, et y procéder par les divers moyens que nous avons exposés.

Les causes du mal une fois éloignées, le traitement curatif se composera, comme le mal lui-même, de deux grands éléments, savoir : l'élément antiseptique et l'élément antiphlogistique, combinés dans de justes mesures. Malheureusement les auteurs ne nous donnent à cet égard aucune règle précise, aucune formule positive. Jusqu'à plus ample expérience, je ne puis que m'en référer à ce que j'ai dit, en m'occupant des maladies qui ont le plus de rapport avec celle dont il s'agit, telles que l'entéro-mésentérite typhoïde, la morve aiguë, etc., etc.

ARTICLE II.

DU TYPHUS AMÉRICAIN OU DE LA FIÈVRE JAUNE.

§ Ier. Opinion des auteurs sur la nature de la fièvre jaune.

1. Pinel rapproche la fièvre jaune de la fièvre *gastro-adynamique* ou *bilioso putride*, dans laquelle, dit-il, il

existe seulement *une affection bien moindre des organes qui correspondent à la région épigastrique*. Il ne veut pas qu'on fasse de la fièvre jaune une ESPÈCE NOUVELLE, *les différences avec la fièvre gastro-adynamique tenant à l'influence du climat et à l'intensité plus grande des symptômes dans des régions brûlantes.*

II. M. Tommasini pense que la *fièvre jaune a pour élément fondamental une inflammation du foie*, et qu'il en est ainsi des fièvres dites *bilieuse*, *ardente*, de la fièvre de Livourne, lesquelles, réunies à la fièvre jaune d'Amérique, ne constituent que des degrés divers d'une seule et même maladie. Selon cet auteur, la phlegmasie du système hépatique réagit par *voie de diffusion* sur toute la machine, soit qu'elle naisse de *causes générales*, telles que la *chaleur de certains climats*, soit que, selon l'opinion de Rubini, elle provienne de l'action spéciale d'un *miasme particulier sur le foie* (1).

III. M. Roche considère la fièvre jaune comme un empoisonnement miasmatique, dont le développement exige deux conditions, savoir : un foyer d'infection sur les bords de la mer et une température élevée. Il ajoute que le miasme générateur de ce typhus est surtout de nature très irritante et un peu septique. M. Roche, d'accord en cela avec Chervin et M. Rufz, *identifie* les fièvres des différents types (continu, rémittent et intermittent) qui, sous l'influence des émanations paludéennes, peuvent se manifester dans les régions où sévit la fièvre jaune. En d'autres termes, ces auteurs pensent que la maladie désignée sous le nom de fièvre jaune ou de *typhus amaril* peut, en restant toujours la même, affecter les types continu, rémittent et intermittent. Nous avons surabondam-

---

(1) Rubini enseigne que, à l'instar des autres miasmes, tels que le *morbilleux*, le *varioleux*, le *vénérien*, le miasme qui produit la fièvre jaune n'opère pas comme les puissances ordinaires en *augmentant* ou en *diminuant l'excitement*, de sorte que la fièvre jaune ne serait ni *sthénique* ni *asthénique*.

ment démontré ailleurs en quoi péchait cette doctrine, de sorte que nous nous dispenserons de la réfuter de nouveau.

IV. Enfin, suivant M. Cornuel, de la Guadeloupe, « la fièvre jaune et la fièvre typhoïde sont des maladies congénères, qui ne diffèrent peut-être que par une activité plus grande dans la manière dont les causes agissent dans l'un et l'autre cas. »

V. Assurément, tant de dissidences ne se rencontreraient pas dans les doctrines émises sur la nature de la fièvre jaune, si ces doctrines n'étaient que la rigoureuse expression d'observations nombreuses et exactement recueillies sous tous les rapports.

Il nous paraît très probable que, dans un certain nombre de cas rapportés à la fièvre jaune, il ne s'agit, comme l'a bien dit M. Cornuel, que d'une véritable fièvre typhoïde, telle que nous l'observons dans nos contrées, et plus ou moins modifiée par le climat des tropiques.

§ II. Altérations ou caractères anatomiques.

I. Parmi les résultats de l'autopsie cadavérique, Pinel signale les suivants : rougeur, érosion et destruction de la membrane muqueuse de l'estomac, de plusieurs points des intestins grêles et surtout du duodénum...; dans un petit nombre de cas, le foie était *phlogosé, et renfermait des foyers purulents...*

Inflammation de l'estomac, du duodénum et de l'intestin grêle (ulcérations, gangrène ; matière noire ou sang pur dans l'estomac et les intestins); inflammation de la vésicule biliaire et du foie; quelquefois taches livides sur la plèvre et les poumons, qui sont gorgés d'un sang noir; traces d'inflammation de l'arachnoïde, s'il a existé des symptômes ataxiques : telles sont, suivant M. Roche, les altérations que l'on rencontre à la suite de la fièvre jaune.

M. Louis, membre de la commission médicale qui, en

1829, fut envoyée à Gibraltar pour y observer l'épidémie de fièvre jaune dont cette ville était le théâtre, conclut, de quelques ouvertures faites à l'époque où l'épidémie touchait à son déclin, que la coloration jaune du foie était la seule lésion constante, la seule qui ne s'observe dans aucune autre maladie, et par conséquent la seule qui fût *caractéristique*.

M. Rufz, médecin à la Martinique, n'a trouvé que *deux fois sur trois* cette coloration jaunâtre qui était la lésion principale dans l'épidémie de Gibraltar.

II. Je n'ai pas besoin de faire remarquer combien laissent à désirer les descriptions ci-dessus relatées. Je regrette vivement de n'avoir pas eu l'occasion de faire des recherches sur ce point capital de l'histoire de la fièvre jaune épidémique. Mais je crois devoir rappeler au lecteur l'observation d'une sorte de fièvre jaune sporadique, recueillie par moi en 1822, publiée en 1826 dans le *Traité clinique et expérimental des fièvres dites essentielles* (p. 447 et suiv.), et que j'ai cru devoir consigner aussi dans la partie du premier volume de cette Nosographie, où j'ai discuté les doctrines émises sur la fièvre jaune, ainsi que dans l'article où j'ai tracé l'histoire de l'hépatite. A l'ouverture du sujet, nous rencontrâmes un ramollissement et des abcès récents dans le foie (1).

(1) Dans le *Traité clinique et expérimental des fièvres essentielles*, après avoir écrit que l'espèce de fièvre jaune *sporadique* dont je venais de rapporter un exemple, était à la fièvre jaune *épidémique* ce qu'est la fièvre adynamique ou putride *sporadique* aux fièvres adynamiques ou putrides *épidémiques*, je terminais en engageant les médecins qui ouvriraient désormais des sujets morts de fièvre jaune à examiner attentivement le système vasculaire. « Je crois, disais-je, que cet examen dissipera tôt ou tard une partie des ténèbres dont l'histoire du typhus jaune est enveloppée. Mais la connaissance des lésions vasculaires elles-mêmes est peut-être moins importante encore que celle de l'*altération du sang*. Nous ne saurions donc, je le répète, cultiver avec trop de soin cette partie si longtemps négligée de la science anatomo-pathologique. »

Au moment où j'écris, on vient de publier dans un journal de médecine (1) un cas de fièvre recueilli dans le service de M. Rayer, qu'on a cru devoir également rapporter à la fièvre jaune. Mais, dans ce cas, il n'existait pas d'altération du foie, et l'estomac et le duodénum étaient le siége des principales lésions constatées après la mort (ramollissement et couleur lie de vin de la membrane muqueuse gastrique) (2).

L'auteur des considérations qui accompagnent cette observation ignorait complétement celle que nous avons recueillie, ce qui n'a rien de surprenant, et il présente le cas observé dans les salles de M. Rayer comme *une manifestation morbide nouvelle dans nos climats.* D'ailleurs, la doctrine que cet ingénieux observateur développe au sujet de la nature de la fièvre jaune et de tous les typhus, est au fond essentiellement la même que celle dont nous avons posé les bases dans le *Traité clinique des fièvres dites essentielles.*

§ III. Symptômes.

Les symptômes généraux étant essentiellement les mêmes que ceux du typhus européen, nous renvoyons pour leur description à l'article dont celui-ci a été l'objet.

Les symptômes spéciaux, c'est-à-dire ceux qui tiennent aux inflammations locales, et particulièrement à celle de l'appareil biliaire, de l'estomac et des intestins grêles, etc., sont tels que nous les avons exposés en traitant de ces diverses phlegmasies, et tels que nous les avons observés chez le sujet dont nous avons rapporté l'observation dans notre article *Hépatite.*

(1) *Gazette des hôpitaux,* n° du samedi 9 août 1845.

(2) Je dois faire remarquer que l'ouverture du cadavre n'ayant été faite que vingt-huit heures après la mort, *ce cadavre était dans un état de putréfaction très avancé,* ce dont on n'a peut-être pas assez tenu compte dans l'appréciation de quelques unes des altérations trouvées après la mort.

§ **IV**. **Mode de développement et de propagation.**

Nous avons vu, en exposant les opinions des auteurs sur la nature de la fièvre jaune, que cette maladie se développe sous l'influence d'émanations septiques. Il ne nous reste donc qu'à examiner son mode de propagation, et partant la question de son caractère contagieux.

I. Sans se prononcer lui-même sur la contagion ou la non-contagion de la fièvre jaune, Pinel déclare « que la plupart des médecins américains ont rejeté toute idée de contagion, et que telle est aussi l'opinion des médecins français qui ont pratiqué soit aux Antilles, soit dans les États-Unis. »

Les causes qui paraissent l'occasionner sont, dit-il, l'air infecté par les miasmes émanés des débris des substances végétales et animales en putréfaction, la suppression ou la rétention de la transpiration pendant la nuit. Pinel ajoute que la fièvre jaune ne paraît jamais aux États-Unis que dans la saison la plus chaude, lorsque l'atmosphère est étouffante et tranquille.

II. M. Tommasini signale la difficulté de distinguer la contagion de la *susceptibilité épidémique ou constitutionnelle*. Partant de cette donnée, que la fièvre jaune n'est que le *maximum* de la fièvre bilieuse ordinaire, il n'est guère disposé à lui reconnaître un pouvoir *contagieux*, d'autant qu'il ne lui est pas même démontré que la maladie tire son origine d'un miasme. Il admet toutefois l'influence des marais sur le développement de la fièvre jaune, et il est porté à croire que la diffusion épidémique tient à l'influence de la constitution médicale, aux conditions atmosphériques et climatériques locales. M. Tommasini note que la maladie sévit particulièrement chez les étrangers, les nouveaux débarqués ou les sujets non acclimatés.

Le célèbre professeur combat *vigoureusement* le système de l'importation, et conclut néanmoins que, « quelque

nombreux et puissants que soient les arguments pour ne
pas croire à la contagion de la fièvre jaune, nos connaissances sont encore trop imparfaites pour que les magis-
trats doivent renoncer à toutes les précautions possibles.»

III. Le véritable champion du système de la non-contagion et de la non-importation de la fièvre jaune n'avait
pas encore paru sur la scène. Cet intrépide et infatigable
champion, c'est, on le sait, Chervin, récemment enlevé
à la médecine, avant qu'il ait pu jouir du triomphe définitif
de la grande cause à laquelle il avait consacré sa vie et
sa fortune (1).

Les longues recherches de Chervin, discutées plusieurs
fois au sein de l'Institut, de l'Académie royale de médecine,
et des Chambres législatives elles-mêmes, sont réellement
sorties victorieuses de toutes les objections qui leur ont
été opposées. Cependant la doctrine de la non-contagion
et de la non-importation de la fièvre jaune trouve encore
quelques opposants, et notre système sanitaire, bien que
moins rigoureux aujourd'hui qu'il ne l'était avant les travaux de Chervin, Lassis, Costa, etc., est encore conçu
dans un sens favorable au système de la contagion et de
l'importation. Nous croyons que le moment n'est pas
éloigné où l'on abandonnera complétement ce qui nous
reste encore des mesures sanitaires adoptées contre l'importation de la fièvre jaune, puisqu'elles paraissent inutiles même à quelques uns des auteurs qui admettent la
contagion de cette maladie, M. Roche entre autres. « La
fièvre jaune peut, dit-il, se communiquer par contagion;
mais sa propriété de se transmettre ainsi paraît être bien

(1) Les recherches récentes de M. Rufz paraissent confirmer celles de
Chervin sur la *non-contagion* de la fièvre jaune et sur l'influence de
l'infection dans le développement de cette maladie. Ces recherches ont
été adressées à l'Académie royale de médecine, sous le titre de *Mémoires
sur la fièvre jaune qui a régné à la Martinique de* 1838 *à* 1841, et ont
été l'objet d'un rapport par N. Chervin. (Voir *le Bulletin de l'Acad.
roy. de méd.*, 1842, t. VII, pag. 1045.)

moins énergique que celle du typhus et de la peste : aussi les exemples de sa transmission d'un individu à un autre individu sont-ils très rares.

» Le principe de la fièvre jaune peut-il se transporter à de grandes distances? Les hommes et les marchandises sont-ils susceptibles de s'imprégner du miasme qui l'a fait naître, et, partant d'une ville où elle exerce ses ravages, la transporter dans le lieu de leur arrivée? Que les hommes puissent s'imprégner de ce miasme, cela nous paraît incontestable, car c'est ainsi qu'ils contractent la maladie; que certaines substances, comme la laine, la soie, la plume, etc., possèdent la même propriété, nous sommes tout disposé à l'admettre en théorie, et peut-être existe-t-il des faits qui le prouvent. Mais s'ensuit-il que dans l'intention de préserver l'Europe de la fièvre jaune, il faille entraver les relations commerciales en soumettant les hommes et les marchandises à des quarantaines plus ou moins prolongées ? En admettant son importabilité, les précautions prises pour en préserver la France seraient, comme Chervin l'a établi, véritablement superflues, nos villes maritimes ne se trouvant pas précisément dans une latitude compatible avec son développement (1). »

§ V. Pronostic, mortalité et durée.

I. La fièvre jaune, bien caractérisée, est une des maladies les plus graves qui sévissent sur l'espèce humaine.

II. L'épidémie de fièvre jaune observée à Barcelone en 1821 fit périr plus de la moitié des malades. « Il est permis de croire approximativement, disent MM. Bally, François et Pariset (2), que la mortalité dans Barcelone a

---

(1) En Amérique, terre natale de la fièvre jaune, elle n'a jamais dépassé le 43e degré de latitude boréale, latitude au-dessus de laquelle se trouve la plus méridionale de nos villes maritimes.

(2) *Hist. méd. de la fièvre jaune de Barcelone, observée en 1821,* Paris, 1823, p. 561.

été des deux tiers des malades. Quelques personnes font élever ce nombre aux trois quarts, et même aux quatre cinquièmes pour les hommes. Du 13 septembre jusqu'au 25 novembre, 853 hommes entrèrent à l'hôpital du Séminaire, et il en mourut 663 (les 3/4 presque exactement). Sur 886 femmes admises dans le même hôpital, 622 succombèrent (un peu moins des 3/4). »

III. La durée de la fièvre jaune est de six à huit jours; quelquefois elle se termine en deux ou trois jours, et dans quelques cas même en vingt-quatre heures (1).

Cette durée est celle des cas où la maladie règne dans toute son intensité. Dans les cas où la maladie est légère ou d'une intensité moyenne, sa durée est de deux ou trois septénaires. Mais les diverses méthodes de traitement, les complications, etc., sont des éléments qui font singulièrement varier la durée de la fièvre jaune, comme celle de toutes les autres maladies.

§ VI. Traitement.

I. Il doit être essentiellement fondé sur les principes que nous avons établis en nous occupant de celui des typhus en général. Malheureusement les auteurs ne nous ont rien formulé de précis et de rigoureux sur l'important objet qui nous occupe. C'est à des recherches ultérieures qu'il faut en appeler pour décider toutes les questions qui s'y rattachent, et je n'ai pas besoin d'ajouter que ces recherches doivent être faites dans un esprit d'exactitude tel, que nulle objection sérieuse ne puisse être dirigée contre les résultats auxquels elles auront conduit.

II. Suivant M. Roche, dans le typhus américain, les *efforts éliminateurs* seraient très bornés, de sorte que le médecin se trouve à peu près réduit à combattre les effets du miasme au moyen des saignées générales et locales, des boissons délayantes et de la diète. M. Roche, non plus

(1) M. Roche, art. *Typhus*, déjà cité.

que ses prédécesseurs, ne *formule* point les saignées, et laisse par conséquent aux praticiens la tâche difficile de les formuler eux-mêmes.

ARTICLE III.

PESTE OU TYPHUS ORIENTAL (1).

§ Ier. Symptômes, marche et caractères anatomiques.

I. Nous manquons encore aujourd'hui d'un tableau fidèle et complet des symptômes qui appartiennent à la peste, dégagée de toute complication étrangère, et considérée dans ses diverses périodes et dans ses divers degrés d'intensité.

Voici, d'après Desgenettes, la description laconique des symptômes des trois principaux degrés de la peste, telle que cet illustre médecin en chef de l'armée d'Égypte l'observa chez les soldats de cette armée, en l'an vii (2).

Premier degré. Fièvre légère, sans délire; bubons.

Deuxième degré. Fièvre, délire et bubons; le délire s'apaise vers le cinquième jour, et se termine, ainsi que la fièvre, vers le septième.

Troisième degré. Fièvre, délire considérable, bubons, charbons ou pétéchies, séparément ou réunis; rémission ou mort, du troisième au cinquième ou sixième jour.

Selon Pinel, l'état fébrile qui accompagne la peste peut être *inflammatoire*, *gastrique*, *adynamique* ou *ataxique* (3). Quant aux autres symptômes, ils varient, dit-il, suivant que le principe contagieux a porté plus ou moins directe-

(1) Sous le rapport scientifique, rien n'est assurément plus mal choisi que le mot *peste*. La dénomination de fièvre *adéno-nerveuse*, proposée par Pinel, constate un véritable progrès en matière de nomenclature. Mais cette dénomination ne rappelle pas à l'esprit l'élément fondamental, essentiel, de la maladie qu'elle est destinée à représenter, savoir, l'élément *septique* ou *putride*.

(2) *Histoire méd. de l'armée d'Orient*, Paris, 1802.

(3) Nous avons déterminé la signification de ces expressions dans le t. Ier de cette *Nosographie*.

ment son impression sur les viscères de la tête, de la poitrine et du bas-ventre (1), et suivant que ses effets se sont combinés avec l'influence des causes locales (2).

II. Comme les autres empoisonnements miasmatiques, la peste, dit M. Roche, parcourt quatre grandes phases, savoir : une première, qui annonce l'absorption du poison ; une seconde, qui signale son contact sur les centres nerveux et les principaux organes ; une troisième, qui témoigne des efforts de réaction de l'organisme ; une quatrième enfin, dans laquelle s'opère le travail d'élimination de l'agent septique.

III. Les altérations anatomiques *spéciales* que la peste laisse à sa suite n'ont pas encore été exactement décrites.

A l'occasion de l'épidémie qu'il observa, Desgenettes déclare que les ouvertures des cadavres n'ont été ni assez multipliées ni assez authentiques pour en rien déduire de positif.

D'après M. Roche, les altérations anatomiques produites par la peste seraient les mêmes que celles des autres typhus (y compris le choléra-morbus asiatique).

S'il en était ainsi, les divers typhus ne formeraient qu'une seule et même maladie, modifiée seulement par quelques circonstances locales. Mais les recherches faites jusqu'ici ne permettent pas de résoudre en toute connaissance de cause la question dont il s'agit en ce moment. On peut toutefois affirmer que la peste et le choléra-morbus sont des maladies trop différentes entre elles, pour être caractérisées par les mêmes altérations *anatomiques*.

§ II. Causes.

I. Desgenettes et la plupart des auteurs regardent la peste comme étant endémique dans l'Égypte inférieure et

---

(1) Pinel ne fait point mention de l'*impression* portée sur le sang.

(2) On conviendra qu'une telle description de symptômes n'est rien moins que claire et précise.

le long des côtes de la Syrie, se fondant sur ce qu'elle y règne depuis des siècles, et qu'elle a été cent fois observée dans cent lieux qui n'avaient entre eux aucune espèce de communication.

« La peste se développe généralement dans une saison déterminée; mais on a vu, dans le courant de cette histoire, qu'il y en a eu des exemples à toutes les époques de toutes les années.

» Les vents du nord, les extrêmes du froid et du chaud, la font cesser presque entièrement. » (Desgenettes, *ouv. cit.*)

Dans son article PESTE du *Dictionnaire de médecine et de chirurgie pratiques*, M. Roche expose en ces termes son opinion sur la *cause essentielle* de la peste :

« Endémique dans la Basse-Égypte, elle s'y déclare, en général, à l'équinoxe du printemps, à la suite du débordement périodique du Nil, et ne se montre dans d'autres contrées, même à Constantinople, où elle est en quelque sorte en permanence, qu'à la faveur de l'*importation*. Elle tient à l'infection de l'atmosphère par les émanations que fournissent des matières *putrescibles* entassées dans les régions qui avaient été inondées, et qui, après le retrait du fleuve, éprouvent, sous l'influence de la chaleur et de l'humidité, un mouvement de fermentation putride (1). »

II. S'il existe une maladie dont le caractère contagieux ait, jusqu'à ces derniers temps, été unanimement proclamé par les auteurs, c'est la *peste;* à tel point que *peste* et *contagion* sont devenues des mots presque synonymes.

S'il faut en croire Pinel, *le principe contagieux de la peste,*

(1) Dans ces derniers temps, MM. Pariset et Lagasquie ont fait jouer au mauvais état des sépultures, en Égypte, le principal rôle dans la production de la peste, laquelle, selon eux, n'a reparu dans le monde que depuis l'époque où l'institution religieuse des embaumements a été abandonnée par les Égyptiens. Cette doctrine a été victorieusement combattue par plusieurs auteurs, par M. Roche entre autres, dans son article PESTE *du Dictionnaire de médecine et de chirurgie pratiques.*

quelle que soit d'ailleurs la nature de ce principe, est un des objets sur lesquels nos connaissances sont le plus avancées.

Suivant M. Roche, la peste est éminemment contagieuse, en raison de la violence du miasme qui la produit, et qui *s'exhale en nature du corps des malades, comme ous les corps volatilisables introduits artificiellement ou accidentellement dans le torrent circulatoire*, conservant par conséquent les propriétés qu'il possédait en se dégageant du foyer d'infection.

Quant aux faits d'*importation* (au rapport des auteurs, la laine, le coton, les plumes, s'imprègnent avec la plus grande facilité du miasme pestilentiel), tout en reconnaissant combien ils sont souvent contestables, M. Roche *croit à la possibilité de tous les modes de contagion pestilentielle, tant le miasme qui en est l'agent lui paraît actif, bien que l'on en ait singulièrement exagéré la puissance contagieuse.*

Desgenettes compte également parmi les partisans du système de la contagion de la peste (1). Et certes, pour un médecin ainsi convaincu de la propriété contagieuse de la peste, il est beau de s'être soumis à l'expérience suivante, dans la noble et généreuse intention de relever le moral des soldats de notre glorieuse armée d'Égypte.

« Ce fut, dit-il, pour rassurer les imaginations et le courage ébranlé de l'armée, qu'au milieu de l'hôpital (devant Acre), je trempai une lancette dans le pus d'un bubon, appartenant à un convalescent au premier degré, et que je me fis une légère piqûre dans l'aine et au voisinage de l'aisselle, sans prendre d'autres précautions que celle de me laver

(1) Toutefois un passage de l'ouvrage de Desgenettes prouve que, dans les premiers temps de l'épidémie qu'il observa, il avait quelques doutes sur la contagion, ou que du moins cette contagion ne lui paraissait pas très facile. Voici le passage auquel nous venons de faire allusion : — « Comme je n'étais pas du tout convaincu de la communication très facile de la maladie, sur laquelle on se livrait à toutes les exagérations de la frayeur, et sachant combien le prestige des dénominations influe souvent vicieusement sur les têtes humaines, je me refusai à jamais prononcer le mot de *peste*. »

avec de l'eau et du savon qui me furent offerts. J'eus pendant plus de trois semaines deux petits points d'inflammation correspondant aux deux piqûres, et ils étaient encore très sensibles lorsqu'au retour d'Acre je me baignai en présence d'une partie de l'armée dans la baie de Césarée.

» Cette expérience incomplète, et sur laquelle je me suis vu obligé de donner quelques détails à cause du bruit qu'elle a fait, prouve peu de chose pour l'art; elle n'infirme point la transmission de la contagion, démontrée par mille exemples; elle fait seulement voir que les conditions nécessaires pour qu'elle ait lieu ne sont pas bien déterminées. Je crois avoir couru plus de danger avec un but d'utilité moins grand, lorsqu'invité par le quartier-maître de la 75ᵉ demi-brigade, une heure avant sa mort, à boire dans son verre une portion de son breuvage, je n'hésitai pas à lui donner cet encouragement. Ce fait, qui se passa devant un grand nombre de témoins, fit notamment reculer d'horreur le payeur de la cavalerie, Durand, qui se trouvait dans la tente du malade. »

Il est curieux de rapprocher du passage qu'on vient de lire, le passage suivant, également extrait de l'*Histoire médicale de l'armée d'Orient :* « Berthollet me dit un jour qu'il était porté à croire que la contagion se communiquait souvent par les organes de la déglutition, et qu'elle avait pour véhicule l'humeur salivaire. Soit que l'opinion de ce grand chimiste fût trop présente à mon esprit, ou bien parce qu'il est dans la nature de l'homme de n'avoir pas à tous les instants le même degré de résolution, tant est-il que j'acceptai depuis, dans le désert, avec une répugnance extrême, *suivie de réflexions importunes*, de l'eau que me présenta, par reconnaissance, dans sa gourde, le même soldat, parfaitement guéri, qui m'avait fourni du pus pour mon expérience. »

Quoi qu'il en soit, c'est avec raison que l'auteur de la *Nosographie philosophique* considère comme digne d'être transmis à la postérité la plus reculée le trait de courage calme et tranquille dont Desgenettes fit preuve dans la célèbre expérience que nous venons de rappeler (1).

Divers auteurs, entre autres MM. Aubert-Roche et Hamont, ont récemment publié des travaux qu'il importe de recommander à l'attention de tous ceux qui se proposeront de résoudre le grave et difficile problème de la contagion de la peste, et de préciser les conditions spéciales au milieu desquelles cette maladie se développe.

§ III. Pronostic, mortalité et durée.

I. La peste est généralement considérée comme le type des maladies les plus meurtrières, et son nom seul *répand la terreur* (2). On ne possède encore que des statistiques

(1) Le général en chef de l'armée d'Égypte s'illustra, de son côté, par un acte de courage du même genre, que Desgenettes raconte en ces termes : « Le général en chef Bonaparte vint visiter (21 ventôse an VII) les hôpitaux, parla à presque tous les militaires et resta pendant une heure et demie. Se trouvant dans une chambre étroite et très encombrée, il aida à soulever le cadavre hideux d'un soldat dont les habits en lambeaux étaient souillés par l'ouverture d'un bubon abcédé. Après avoir essayé sans affectation de reconduire le général en chef vers la porte, je lui fis entendre qu'un plus long séjour devenait beaucoup plus qu'inutile. Cette conduite n'a pas empêché que l'on ait souvent murmuré dans l'armée de ce que je ne m'étais pas opposé plus formellement à la visite prolongée du général en chef : mais ceux-là le connaissent bien peu, qui croient qu'il est des moyens faciles pour changer ses résolutions ou l'intimider par quelques dangers. »

Lorsque le général Bonaparte fit cette mémorable visite, il n'ignorait pas tout ce qu'on disait de la contagion de la maladie régnante. Les autres généraux de l'armée, le successeur du général Bonaparte entre autres, ne l'ignoraient pas non plus. On en trouvera la preuve dans le passage suivant de l'ouvrage de Desgenettes : « A l'une des stations de l'arrière-garde, formée par la division aux ordres du général Kléber, cet illustre capitaine dit aux *fiévreux* qui en faisaient partie : *Mes enfants, je suis occupé de vous, nous allons partager ce que j'ai : mais ne m'approchez pas de trop près, parce que ce n'est pas de la peste qu'il convient que je meure...* »

(2) C'est précisément parce que ce mot suffit pour jeter l'épouvante que, comme nous l'avons rappelé plus haut, Desgenettes, pendant l'épidémie dont il nous a transmis le récit, se refusa à jamais de le pro-

imparfaites sur la mortalité qu'elle entraîne, selon ses divers degrés de gravité, ses complications, et suivant les circonstances au milieu desquelles elle peut se manifester.

M. Roche n'hésite point à dire que, dans les cas graves, on doit s'attendre à voir périr presque tous les malades.

II. Voici quelques documents sur le sujet qui nous occupe.

Suivant Diemerbrœck, le nombre des malades que fit périr la peste de Nimègue, de 1635 à 1637, fut *immense*. Aucune maison n'échappa aux ravages de ce fléau terrible.

La peste dont Marseille fut affligée en 1720 et 1721 moissonna 50,000 habitants d'après le rapport du docteur Bertrand; 39,000 seulement d'après les documents officiels. L'épidémie ne régna cependant que depuis le 10 juillet 1720 jusqu'au mois de février 1721.

La peste de Russie, qui dura depuis le mois d'avril 1771 jusqu'au mois de mars 1772, fit mourir 133,299 personnes.

La peste qui, en l'an VII, sévit sur l'armée française, en Égypte, ne fut pas aussi meurtrière. Dans le *premier degré*, au rapport de Desgenettes, tous les malades guérissaient facilement et promptement; dans le *second degré*, plusieurs malades guérissaient; dans le *troisième degré*, très peu de guérison. Dans les années VIII et IX, on guérit environ le tiers des malades. 1,689 malades en tout succombèrent parmi les 30,000 soldats qui composaient l'armée d'Égypte (1).

La peste qui ravagea Noja, du 23 novembre 1815 jus-

noncer. Ce fut pour la même raison que, dans son ordre du jour du 21 prairial an VII, le général en chef Bonaparte évita de désigner la maladie sous le nom de *peste*, et employa celui de *fièvre à bubons*.

« Cette dénomination de *fièvre à bubons*, qui est ingénieuse, dit Desgenettes, et que dut suggérer Berthollet, est une concession faite à ma détermination prise devant Jaffa (celle de ne pas prononcer le mot de peste). »

(1) Il eût été à désirer que le chiffre total des malades atteints de la peste eût été placé à côté de celui de la mortalité.

qu'au 7 juin 1816, attaqua 928 habitants sur une population de 5,615, et enleva 716 personnes, savoir : 344 hommes et 382 femmes, dont 623 pauvres, 3 riches et 90 artisans (1).

III. La durée de la peste varie suivant les degrés d'intensité du mal. C'est particulièrement dans cette espèce de typhus que la mort peut arriver dans les deux ou trois premiers jours. La durée moyenne de la peste, dit M. Roche, est de trois à quatre jours, en ne comprenant pas toutefois dans ce calcul le temps que mettent à guérir les bubons qui suppurent et les gangrènes des anthrax.

Dans la peste de Jaffa, les malades succombaient du cinquième au sixième jour, et souvent plus rapidement (2). C'est avec cette effrayante rapidité qu'elle enleva deux des plus dignes officiers de santé de l'armée d'Égypte, médecins dont Desgenettes nous a conservé les noms généreux, Bruant et De Wevre, tous les deux attachés à l'hôpital de Gaza.

§ **IV**. **Traitement**.

1° *Traitement prophylactique*. C'est au typhus oriental que s'appliquent d'une manière toute spéciale les divers moyens prophylactiques dont il a été question quand nous nous sommes occupé du traitement des typhus en général (3).

(1) Boisseau, *Pyrét. physiologique*, 4ᵉ édition, Paris, 1831, p. 472.

(2) Desgenettes, ouv. cit., p. 51.

(3) « Dans les pays où la peste est endémique, dit M. Roche, l'isolement est le seul moyen de s'en préserver... — Dans les pays où la peste n'existe pas, c'est au moyen des quarantaines et des cordons sanitaires que l'on s'en préserve, et lorsque par la négligence d'une des mille précautions que l'expérience a consacrées, la maladie vient à y pénétrer, l'isolement des malades, les cordons sanitaires autour des lieux contagiés, sont encore les seuls moyens de s'opposer à la propagation du fléau. »

Après avoir dit que l'assainissement de l'Égypte serait le seul moyen de faire disparaître la peste, M. Roche ajoute : « Avec les sommes que les gouvernements européens dépensent depuis des siècles en frais de

2° *Traitement curatif.* Les auteurs n'ont encore formulé aucune méthode satisfaisante contre la peste bien déclarée. Il ne faut pas s'en étonner. En effet, que peut le traitement *quand on ignore presque complétement là où siège le mal*, et quelle est l'espèce de mal qu'il s'agit de combattre? En attendant que l'expérience exacte ait permis de combler la grande lacune que nous signalons, nous nous bornerons à recommander l'application prudente, éclairée, méthodique, des règles et des préceptes que nous avons exposés en nous occupant des maladies septiques et inflammatoires dont la peste est un redoutable composé.

M. Roche veut qu'on se comporte dans le traitement de la peste comme dans celui des autres typhus, et recommande la saignée, les vomitifs, les purgatifs, etc., selon les indications.

Les onctions ou les frictions avec l'huile avaient été préconisées comme une sorte de *spécifique.* Desgenettes dit à ce sujet : « Ici, je dois faire remarquer qu'il n'y a rien eu de déterminé avec précision sur l'efficacité du traitement par les onctions ou frictions d'huile. » En conscience, qu'espérer d'important d'un si faible moyen dans le traitement d'une maladie telle que la peste?

Le célèbre lamoïographe cité tout-à-l'heure a, *comme résultat d'observations, fait ressortir les fréquents avantages d'un traitement antiphlogistique* (1). Mais ce mode de traitement, qu'il ne formule pas, utile dans la peste qui *affecte,* dit-on, la *forme inflammatoire,* ne réussirait guère dans les cas où les phénomènes septiques et gangréneux constituent l'élément prédominant de la maladie.

lazaret et d'intendance, avec celui que les quarantaines font perdre au commerce, il serait possible d'exécuter les grands travaux nécessaires à cet assainissement, et de purger ainsi le monde d'un des plus horribles fléaux qui l'affligent. »

(1) Ouv. cit., p. 245, 3ᵉ édit.

LIVRE IV.

CLASSE QUATRIÈME DE MALADIES.

HÉTÉROTROPHIES, HÉTÉROCRINIES ET HÉTÉROGÉNIES, D'ORIGINE NON INFLAMMATOIRE (1).

Considérations préliminaires.

I. Les maladies dont se compose cette classe *complexe* sont tellement nombreuses et diversifiées, et plusieurs d'entre elles réclament encore tant de recherches, qu'on ne sera pas surpris si leur distribution méthodique et leur histoire laissent beaucoup à désirer dans cette *Nosographie*. Il est des matières qui, à certaines époques des sciences dont elles font partie, présentent nécessairement des imperfections plus ou moins frappantes. Tels sont, à l'époque présente de la médecine, divers états morbides dont nous allons nous occuper. Heureux seulement si nos faibles efforts peuvent concourir en quelque chose à diminuer les fatigues de ceux qui, après nous, tenteront à leur tour de remplir la tâche que nous nous sommes imposée !

II. Les causes des diverses altérations chimiques des parties solides et liquides sont extrêmement variées, et se trouvent en nous ou hors de nous. Je dis en nous; car, comme nous l'avons vu, à la suite de certaines maladies, telles que les inflammations suppuratives, les gangrènes, etc., il s'opère presque constamment des absorptions de principes anormaux qui altèrent et le sang et les autres liquides, et ces altérations, celles du sang en particulier, ne sauraient exister sans que les organes n'en éprouvent eux-mêmes.

Parmi les principes générateurs des altérations que nous signalons, les uns ne sont autre chose que les agents hy-

---

(1) Parmi les maladies ci-dessus désignées rentrent certaines *cachexies* et certaines *diathèses* de divers auteurs.

giéniques naturels plus ou moins viciés, les autres constituent, au contraire, des agents délétères généralement
connus sous les noms de poisons, de virus, de miasmes.
Les poisons proprement dits sont l'objet d'une branche
spéciale de la médecine, *la toxicologie*, à laquelle nous
renvoyons pour leur histoire détaillée et approfondie.
Les préparations saturnines seront les seules dont nous
étudierons les effets. Elles méritent cette exception en
raison du grand nombre de sujets sur lesquels elles exercent leur funeste influence, sujets dont se compose une
partie importante de la population de nos hôpitaux.

III. Les affections produites par les virus et les miasmes proprement dits sont tellement *spéciales* ou *spécifiques*,
que nous avons dû en former une classe distincte et leur
consacrer un livre à part (Voy. le livre III).

IV. D'un autre côté, en étudiant les suites et les produits
de l'inflammation, considérée sous ses diverses formes,
nous n'avons pu nous empêcher de décrire les altérations
qu'elle détermine dans les solides et dans les liquides. Il
ne nous reste donc guère à nous occuper que de ces diathèses et de ces cachexies *primitives*, dont on n'a pu jusqu'ici pénétrer complétement le mécanisme intime, dévoi-
ler la nature ou la cause prochaine, mais qui offrent plusieurs caractères parfaitement connus, au moyen desquels
on parvient à les distinguer , soit des maladies inflammatoires, soit des maladies septiques, soit des états morbides
caractérisés par un simple excès ou un simple défaut des
actions organiques.

Ces *diathèses*, ces *cachexies*, ou ces vices de formation ,
de composition, de *structure chimique*, doivent nécessairement être étudiés et dans les solides et dans les
liquides, dans ces derniers surtout (1). Parmi les li-

---

(1) Des fluides élastiques, ou des gaz sont, je le sais, au nombre des
parties que l'on rencontre dans l'organisme, et leurs altérations méritent assurément aussi de fixer l'attention des pathologistes.

quides, il en est un, le sang, qui contient les matériaux de tous les autres, et qui fournit en même temps aux organes les éléments des solides concourant à leur composition. Nous consacrerons une première section de ce livre à l'étude des diathèses et des cachexies *générales* dans lesquelles ce prince des liquides joue le premier rôle.

V. Il a été dit tout-à-l'heure que déjà précédemment, en étudiant les produits de l'inflammation et leurs métamorphoses diverses, nous avions été naturellement conduit à nous occuper d'altérations qui rentrent dans la grande classe de celles dont il s'agit en ce moment. Aussi, comme les doctrines que nous avons exposées alors ne sont encore ni généralement adoptées, ni même bien comprises par tous les médecins, il ne sera peut-être pas inutile, avant d'aller plus loin, de nous y arrêter quelques instants. Voici donc un rapide résumé de ce que nous avons essayé de démontrer, dans la partie de cet ouvrage où nous avons étudié en eux-mêmes les produits de l'inflammation, aux diverses phases de leur évolution.

Un grand nombre de productions anormales, décrites sous les noms de tissus accidentels, de dégénérescences, d'indurations, de tumeurs, de *lésions organiques* (Pinel), de *cachexies*, etc., ne sont autre chose que des modifications ou des métamorphoses des produits primitifs de *sécrétion* et de *nutrition* formés au sein des parties enflammées. On pourrait donc désigner sous le nom d'*hétérocrinies*, d'origine inflammatoire, les productions provenant de l'évolution des *secreta* inflammatoires; et sous le nom d'*hétérotrophies*, d'origine également inflammatoire, les productions provenant de l'évolution des matériaux nutritifs *altérés* par l'inflammation.

Mais de ce que l'on ne saurait, sans nier l'inflammation elle-même, méconnaître l'origine inflammatoire d'un certain nombre de dégénérescences, d'altérations des solides et des liquides, il ne s'ensuit pas que toutes les dégénérescences, toutes les *lésions organiques* aient une origine inflammatoire, ni que les opérations chimico-vitales qui se passent dans le cours de l'évolution des produits inflammatoires eux-mêmes soient un travail inflammatoire; car ce serait confondre l'opération de la *cicatrisation*, dont le cal et les adhérences ne sont que des espèces, avec l'inflammation, c'est-à-dire le remède avec le mal, la guérison avec la maladie.

Il est donc bien clair que, tout en faisant intervenir l'inflammation dans le développement de certaines productions accidentelles, on doit admettre qu'il se passe pendant l'évolution de ces dernières, soient qu'elles se transforment en tissus *analogues*, soient qu'elles se convertissent, au contraire, en tissus non analogues à ceux de l'économie normale, il se passe, dis-je, des phénomènes *spéciaux* qu'il faut soigneusement distinguer de ceux qui caractérisent le travail inflammatoire lui-même.

Parmi les productions dites accidentelles, admises par les auteurs, il en est qui reconnaissent bien quelquefois, il est vrai, l'inflammation pour cause première, mais qui néanmoins, dans d'autres cas, en sont complétement indépendantes. Telles sont certaines concrétions anormales, soit molles, comme les concrétions sanguines, soit dures, comme les calculs proprement dits, lesquelles peuvent se former, les premières, par l'effet du simple arrêt du cours du sang, les secondes, par un défaut de rapport entre les éléments dont elles sont composées et les principes qui les tiennent en dissolution, etc.

VI. Énumérons maintenant ici les principaux états anormaux de l'économie dont la *spécialité* ne saurait être contestée. Tels sont les états scrofuleux, scorbutique, la glucosurie ou diabète sucré, et peut-être aussi une des espèces de l'albuminurie; telles sont les cachexies produites par divers agents qui, introduits dans le corps vivant, constituent, selon leurs doses diverses, des médicaments ou des poisons, entre autres le plomb, le mercure, l'arsenic, l'antimoine, etc.; telles sont encore les cachexies qui résultent de la rétention de certains liquides naturels, comme la bile, les urines, etc., ou de la présence de certains produits pathologiques, comme le pus, les matières dites tuberculeuse, cancéreuse, dans le torrent sanguin, soit que ces produits aient été résorbés, soit qu'ils aient été formés immédiatement dans les canaux où circulent le sang et la lymphe.

Nous terminerons en faisant remarquer que, parmi les modes morbides qui vont être l'objet de nos études, quelques uns établissent une sorte de transition entre le véritable état de santé et le véritable état de maladie, et que leur connaissance se rattache étroitement à la physiologie des *tempéraments*, des *constitutions*, des *complexions* et des *idiosyncrasies*.

SECTION PREMIÈRE.

HÉTÉROTROPHIES GÉNÉRALES, OU CACHEXIES CONSTITUTIONNELLES, D'ORIGINE NON INFLAMMATOIRE.

Le sang étant l'élément nécessaire de la formation des divers organes, ses altérations (*hétéroémies*) jouent nécessairement ici le premier rôle (1).

Parmi les vices généraux de la constitution qui se rattachent à l'ordre de ceux que nous étudions, se placent en première ligne les états morbides connus sous les noms de *scrofule*, de *scorbut*, de *glucosurie*, et certaines *intoxications*.

Nous examinerons de nouveau, en peu de mots, s'il est

(1) Comme le chyme et le chyle sont les matériaux essentiels d'où provient le sang, il est évident que les altérations, les dépravations de ces liquides en déterminent nécessairement dans le sang lui-même. L'étude de ces altérations du chyme et du chyle est de la plus haute importance. Mais, malgré les précieuses recherches de MM. Bouchardat, Sandras, Mialhe, Bernard et Barreswil, cette partie de la pathologie est encore enveloppée de profondes ténèbres. Au reste, nous aurons occasion plus loin de signaler certaines altérations des produits de la digestion. Notons, en passant, que le mot de *cacochymie*, si célèbre dans quelques vieux auteurs, a été moins appliqué aux lésions *spéciales* du chyme, qu'aux lésions générales des liquides et de la constitution tout entière.

conforme à la saine observation d'admettre au rang des lésions dont nous nous occupons ici, ce que certains auteurs ont désigné sous le nom de disposition ou diathèse cancéreuse, diathèse qu'il ne faut pas *confondre* avec la cachexie cancéreuse.

CHAPITRE Ier.

HÉTÉROTROPHIES GÉNÉRALES, OU CACHEXIES CONSTITUTIONNELLES, D'ORIGINE NON INFLAMMATOIRE, DÉVELOPPÉES SOUS L'INFLUENCE DES AGENTS HYGIÉNIQUES ORDINAIRES.

ARTICLE PREMIER.

DIATHÈSE ET CACHEXIE SCROFULEUSES, OU SCROFULES.

Réflexions préliminaires.

I. Quand on lit, avec toute l'attention convenable, les nombreux travaux qui ont été publiés sur le genre d'affection désigné sous le nom métaphorique de *scrofules*, on s'aperçoit bientôt que la plupart des auteurs de ces travaux ont confondu entre elles deux choses essentiellement distinctes, savoir : l'état dit scrofuleux (*constitution, complexion scrofuleuse*), élément morbide *spécial, sui generis*, et certaines maladies également spéciales, mais du genre de celles que nous avons déjà décrites, appartenant les unes à l'ordre des phlegmasies, les autres à l'ordre des hypertrophies, etc. Assurément, l'état scrofuleux imprime profondément son cachet sur toutes les maladies intercurrentes, et leur fait en quelque sorte revêtir une forme particulière. Il faut pourtant reconnaître que ces maladies concomitantes, les phlegmasies et les hypertrophies, entre autres, n'en conservent pas moins leur caractère propre ou radical. Ce serait donc commettre une grave erreur que de tout rapporter à l'élément scrofuleux dans les cas complexes dont il s'agit, et de ne pas faire une juste part aux autres éléments morbides.

Si nous voulions étudier les scrofules à la manière des

auteurs *ex professo* sur cette matière, il nous faudrait répéter une bonne partie de ce que nous avons dit dans d'autres endroits de cette *Nosographie*, et refaire en quelque
sorte l'histoire des ramollissements, des ulcérations, des
suppurations, des tuberculisations. En effet, il est des ramollissements, des ulcérations, des tuberculisations, etc.,
qui ont été et sont encore considérés comme des *affections scrofuleuses*, c'est-à-dire comme des affections
qui diffèrent essentiellement des autres affections, sous
l'influence desquelles il peut survenir des ramollissements, des ulcérations, des suppurations, des tuberculisations, etc., affections parmi lesquelles l'inflammation
tient sans contredit le premier rang.

II. De longues et attentives méditations apprendront à
tout observateur consciencieux que les maladies vulgairement désignées sous les noms de *phthisie scrofuleuse*, de
tumeur blanche, de *carie scrofuleuse*, d'*ulcères scrofuleux*, etc.,
ne sont au fond, comme l'ophthalmie dite également
scrofuleuse, que de véritables phlegmasies, ordinainairement à marche obscure et lente, survenues chez des
sujets affligés d'une constitution ou diathèse scrofuleuse,
phlegmasies dont les produits accoutumés sont nécessairement modifiés par la présence de cette constitution.

La doctrine que nous exposons en ce moment n'est que
la conséquence rigoureuse de la plus exacte observation
et de l'expérience la plus sévère. Elle a présidé à la composition de la partie de cette *Nosographie* que nous avons
consacrée aux maladies inflammatoires et irritatives.
Conformément à cette doctrine, nous n'avons point à
nous occuper ici des tubercules, des ulcères, des caries,
des ramollissements, des engorgements qui résultent de
ces dernières maladies, mais bien de l'état général ou
constitutionnel spécial connu sous le nom de *complexion*
ou de diathèse scrofuleuse, lequel, on ne saurait le proclamer trop hautement, est d'ailleurs une condition éminemment favorable à la production des ulcérations, de la

carie, de la tuberculisation, etc., etc. Or, une fois développées, ces altérations finissent par amener à leur suite un état cachectique (*cachexie purulente*, *cachexie tuberculeuse*), que nous avons dû faire connaître en les étudiant dans les précédents volumes de cette *Nosographie*.

Tout en procédant ainsi, nous aurons occasion d'examiner et de discuter sur notre passage les opinions des auteurs qui, comme nous le notions tout-à-l'heure, n'ont malheureusement pas su séparer l'état scrofuleux lui-même de certaines maladies dont il favorise le développement à tel point, que cet état étant donné et porté à un haut degré, ces maladies, la tuberculisation entre autres, se manifesteront presque fatalement, tant il faut alors peu d'énergie à leurs causes déterminantes ou occasionnelles pour leur donner naissance.

§ Ier. Définition et idée générale de l'affection scrofuleuse.

Nous allons voir jusqu'à quel point la confusion de l'état scrofuleux considéré en lui-même avec les maladies à la production desquelles sa présence est si favorable, s'est opposée à ce que les auteurs nous aient donné une définition précise des scrofules et une idée claire de leur nature.

I. Pinel a placé les scrofules dans sa classe des *lésions organiques*, et les a décrites dans l'ordre premier de ces lésions consacré aux lésions organiques générales, à côté de la *syphilis*, du *scorbut*, de la *gangrène*, du *cancer*, des *dégénérescences tuberculeuses* et de l'*éléphantiasis*. Nulle part d'ailleurs, il ne définit les scrofules. Mais, par une de ces contradictions que l'époque à laquelle il écrivait explique et justifie pour ainsi dire, il en fait un genre différent de celui des dégénérescences tuberculeuses, et dans la description de la troisième période des symptômes des scrofules, il dit textuellement que : « si le vice scrofuleux attaque le poumon, il peut produire la *phthisie*, et s'il se porte aux glandes du mésentère, il peut donner lieu au *carreau.* » Or, qu'est-ce que la phthisie, sinon une *dégéné-rescence tuberculeuse* (dénomination de Pinel), et qu'est-ce que le carreau, sinon une *dégénérescence tuberculeuse* des glandes du mésentère?

Pinel n'a point formulé non plus de doctrine sur la *nature* des scrofules. Toutefois, dans les considérations générales qui précèdent la description qu'il a tracée de cette affection, on lit le passage suivant : « La chimie paraît fournir des faits propres à répandre quelques lumières sur le vice scrofuleux. Dans un degré plus avancé de la maladie, l'acide phosphorique est en moindre proportion dans l'urine; les proportions du phosphate calcaire sont fort augmentées dans ce liquide pendant la durée des ulcères scrofuleux. A l'ouverture des corps, on a trouvé, dans une ou plusieurs glandes lymphatiques, dans le parenchyme des viscères, ou même dans le canal thoracique, une certaine quantité du même phosphate calcaire. Dans cette maladie, l'acide phosphorique est-il trop abondant, trop développé et par là devenu nuisible? Se porte-t-il sur la substance des os pour en dissoudre le phosphate calcaire, qui, absorbé par les vaisseaux lymphatiques, est ensuite diversement déposé ou disséminé dans différentes parties? »

II. Suivant Richerand (1), les scrofules consisteraient en une *débilité*, une *inertie des vaisseaux et des glandes lymphatiques.* « L'affection scrofuleuse, dit-il, est en quelque sorte l'exagération du tempérament lymphatique. Outrez tous les caractères attribués à cette constitution particulière du corps, et vous aurez un tableau fidèle de cette maladie. Le tempérament lymphatique est déjà un pas fait vers la maladie. Cependant l'action du système *prédominant* n'est pas tellement prépondérante que tout équilibre soit détruit, et que le jeu de la vie s'en trouve enrayé; mais que les dispositions constitutionnelles soient exagérées, la maladie existe, et ce passage a lieu dans la *conver-*

(1) *Nosogr. chirurg.*, 5ᵉ édit., Paris, 1821, t. Iᵉʳ, p. 425 et suiv.

sion du tempérament lymphatique en scrofules. Dans la constitution scrofuleuse, il y a à la fois activité des bouches absorbantes, grande facilité d'absorption, inertie des vaisseaux et des glandes lymphatiques, faiblesse des absorbants, et par conséquent stagnation et épaississement des liquides absorbés (1). »

Plus loin (*loc. cit.*, p. 431), Richerand dit expressément que la *constitution scrofuleuse établit une véritable dégénération de l'espèce humaine. L'étiolement des végétaux a*, selon lui, *la plus grande analogie avec l'affection scrofuleuse, dans laquelle la peau est blanchâtre, les liquides décolorés, séreux et moins animalisés.* Au reste, à l'article *Traitement des scrofules*, Richerand n'admet pas, avec certains médecins de l'école chimique, que *la cause des scrofules puisse être un acide coagulant la lymphe*, et il reproche d'avoir pris *l'effet pour la cause* à ceux *qui ont regardé la coagulation de la lymphe dans les glandes comme la cause essentielle des scrofules.*

Contrairement à la classification de Pinel, Richerand professe que, dans les classifications méthodiques, la phthisie tuberculeuse, le carreau, etc. (2), ne devraient point être séparés des scrofules, dont elles ne sont que des *dépendances.*

Enfin, l'auteur de la *Nosographie chirurgicale* pense que *les scrofules ne dépendent pas d'un vice particulier, et que le virus scrofuleux n'exista jamais que dans l'imagination des partisans de la médecine humorale.*

(1) Pour mettre d'accord sa théorie des scrofules avec la physiologie du tempérament lymphatique, Richerand est obligé de soutenir, avec Cabanis, que le tempérament lymphatique est *caractérisé par la débilité du système lymphatique.* Doctrine bien singulière que celle qui concilie le développement hypertrophique d'un système organique avec la *débilité* de ce même système !

(2) Parmi les autres maladies que Richerand considère comme *dépendantes des scrofules*, il signale particulièrement *le gonflement et la carie de la partie spongieuse des os*, et le *rachitis ou ramollissement de ces organes.*

III. Broussais enseigne que les scrofules sont le type des maladies qu'il a désignées sous le nom de subinflammations (1). Or, ces subinflammations *sont*, d'après sa définition, *des irritations qui, au lieu d'accumuler et de retenir dans les parties, le sang capable de produire le pus phlegmoneux, y accumulent et y retiennent les fluides blancs, la lymphe, la gélatine, l'albumine, la fibrine*, etc.

Nous ne devons pas discuter ici le mécanisme ou la théorie de ces irritations qui, au lieu d'accumuler et de retenir le sang, accumulent les fluides blancs, la lymphe, la gélatine, l'albumine, la fibrine, etc. Nous ferons seulement observer que l'*albumine*, la *fibrine*, etc., font essentiellement partie du sang, et que, par conséquent, la distinction établie par Broussais n'est rien moins que satisfaisante.

Quoi qu'il en soit, dans la définition ou l'idée générale que Broussais nous donne des scrofules, on trouve des éléments contradictoires, dont les uns font concorder cette définition avec celle de Richerand, et dont les autres constituent au contraire ces deux définitions dans un état de formelle opposition.

Voici d'ailleurs comment, après avoir indiqué les grandes causes des scrofules, Broussais caractérise encore cette affection : « Le résultat primitif de ces causes est une *langueur des pouvoirs vitaux*, une nutrition vicieuse, une assimilation imparfaite, la *laxité des tissus blancs*, le peu de solidité des os, une irritabilité excessive de l'*appareil absorbant* (2), une nutrition exubérante du système nerveux et principalement de ses centres, avec une mobilité extrême des nerfs et des vaisseaux

(1) *Cours de pathologie et de thérapeutique générales*, Paris, 1835, t. IV, p. 372.

(2) Broussais, à l'instar d'autres physiologistes, désigne sous ce nom le *système lymphatique*, désignation dont le lecteur comprend assez l'inexactitude.

lymphatiques, *ce qui constitue un tempérament particulier* (1).

» Toutes les causes réunies dont je viens de parler, ajoute Broussais, produisent une nutrition vicieuse qui se transmet de génération en génération, abâtardit l'espèce, et la fait dégénérer de son type primitif et tomber au-dessous des attributs naturels et normaux. »

IV. Voyons maintenant quelles sont les idées fondamentales d'un auteur moderne, M. le docteur Lugol, médecin de l'hôpital Saint-Louis, qui a fait des recherches spéciales sur les maladies scrofuleuses (2).

« Qu'est-ce, dit-il, que le vice scrofuleux?

» Nous ne répondrons pas à la question ainsi posée, parce qu'elle est insoluble. Nous pouvons seulement affirmer que l'existence de ce vice, *quel qu'il soit*, est congéniale, et qu'*elle est toujours révélée par le développement des tubercules. Cette production est, en effet, la scrofule elle-même, son signe anatomique, pathognomonique, celui-là seul qui la caractérise, et qui donne de la valeur à tous les autres symptômes.*

» En d'autres termes, qu'un malade soit affecté de tubercules, n'importe leur siége, pour nous il est scrofuleux; qu'un malade ait une ophthalmie, une leucorrhée, des ulcères cutanés, des abcès froids, des caries, des tumeurs blanches, etc., la nature de toutes ces maladies ne peut plus être mise en doute : elles sont scrofuleuses quand il a existé des tubercules, ou qu'il y a coïncidence

---

(1, D'après les caractères signalés par Broussais, il ne s'agirait pas ici du tempérament lymphatique pur et simple, mais du tempérament lymphatique associé avec quelques uns des attributs du tempérament nerveux. Dans un bon nombre de cas, le tempérament lymphatique s'associe avec le tempérament sanguin, et ce tempérament mixte est désigné par l'expression également mixte de tempérament *lymphatico-sanguin.*

(2) M. Lugol vient de publier une partie de ses travaux sous le titre de *Recherches et observations sur les causes des maladies scrofuleuses,* Paris, 1844.

de ces productions morbides, soit chez le sujet malade, soit seulement dans sa famille.

» Pour nous, le tubercule est de même origine, et reconnaît le même mode de formation que tous les organes; *il est lui-même une sorte d'organe qui a sa vie particulière, comme le foie et la rate ont la leur propre.* Comme eux, il fait son évolution spontanée; c'est une production pathologique qui modifie profondément tous les éléments organiques et par suite leurs fonctions, et qui imprime aux sujets qu'elle affecte une *complexion particulière*, qui n'est autre que la *complexion scrofuleuse*, complexion originaire *de laquelle dérivent ensuite les tubercules qui peuvent envahir tous les tissus, et un nombre infini de maladies improprement appelées scrofuleuses.*

» Il n'y a, à parler rigoureusement, de scrofule d'aucun tissu, d'aucun organe; c'est, dans tous les cas, la même maladie qui attaque plus particulièrement chez un malade le système muqueux, chez un autre le système dermoïde, cellulaire, osseux, etc., mais sans se fixer jamais sur aucun d'eux d'une manière isolée.

» La ressemblance que les scrofuleux ont entre eux les isole tellement, qu'ils forment, à mon avis, une variété de l'espèce humaine qui a ses caractères spécifiques, indépendamment des circonstances extérieures au milieu desquelles elle peut naître, qui se propage et se multiplie par la génération.

» Je ferai voir que le *tubercule est le caractère anatomique de cette variété de l'espèce humaine, celui qui donne une nature identique à toutes les autres maladies scrofuleuses avec lesquelles il coïncide le plus ordinairement.* »

V. Ces dernières lignes résument ou *formulent*, en quelque sorte, toute la doctrine de M. Lugol sur l'affection scrofuleuse considérée de la manière la plus générale ou la plus abstraite possible. Or, c'est précisément pour avoir trop *généralisé* un fait d'une immense valeur dans l'histoire des affections diverses auxquelles on a donné le nom *commun* de scrofules, que M. Lugol a, si je ne me trompe moi-même, commis une erreur grave dans sa *formule* de l'état scrofuleux, j'ai presque dit de la *scrofulisation*.

En s'en tenant à la lettre de la formule dont il s'agit, cette *scrofulisation*, on le voit, ne serait autre chose que la *tuberculisation* elle-même et la cachexie qu'elle entraîne à sa suite, telle que nous l'avons décrite en nous occupant des inflammations suppuratives du système lymphatique. Mais une pareille doctrine tombe évidemment en présence des faits journaliers qui se présentent à l'observation de tous les praticiens. Quel praticien pourrait ignorer, en effet, que la diathèse scrofuleuse existe souvent pendant de longues années, parfois pendant la vie entière, quelque prolongée qu'elle soit, indépendamment de tout travail tuberculisateur? D'un autre côté, quel praticien pourrait ignorer encore que, chez certains sujets parfaitement exempts de ce que M. Lugol appelle le *vice scrofuleux*, un travail tuberculisateur se manifeste accidentellement dans tel ou tel des organes susceptibles d'en être le siége?

Si M. Lugol n'accepte pas cette dernière proposition, il ne saurait du moins refuser la première, puisqu'il reconnaît, en termes exprès, l'existence d'*une complexion scrofuleuse originaire, de laquelle dérivent ensuite les tubercules qui peuvent envahir tous les tissus*. Il résulte clairement de cette opinion de M. Lugol, que la complexion scrofuleuse est distincte des tubercules eux-mêmes, puisqu'elle leur est antérieure, puisqu'elle est d'ailleurs toujours *générale*, selon lui, tandis que le travail tuberculisateur est assez souvent local, etc., etc.

Qu'est-ce donc que cette complexion scrofuleuse considérée en elle-même, et en l'absence de toute tuberculisation? Voilà précisément le problème qu'il s'agit de résoudre, et pour la solution exacte et complète duquel tant de données, comme on va le voir ci-dessous, nous manquent encore aujourd'hui.

§ II. Caractères de la complexion ou de la constitution dite scrofuleuse.

I. La complexion scrofuleuse a été récemment décrite par M. Lugol, avec de nouveaux développements. Sous le rapport des caractères extérieurs de cette constitution, la description de M. Lugol est des plus satisfaisantes. Mais on regrette que les conditions des liquides en général, et particulièrement celles du sang et de la lymphe, n'aient pas trouvé place dans cette description. C'est une grave lacune sur laquelle on ne saurait trop vivement appeler l'attention des observateurs, en leur recommandant de ne procéder à l'étude dont il s'agit qu'à l'aide de ces méthodes physiques et chimiques d'exploration, sans lesquelles il n'est plus de connaissance complète de la plupart des états morbides, soit locaux, soit généraux.

II. Il importe de bien faire ressortir les grands traits au moyen desquels on peut distinguer la constitution scrofuleuse de quelques autres qui s'en rapprochent, sous certains rapports, comme, par exemple, les constitutions anémique et chloro-anémique. Assurément, ces derniers états constitutionnels ne doivent pas être assimilés à celui qui mérite essentiellement le nom de scrofuleux, et cependant on pourrait appliquer aux sujets qui nous offrent les caractères de ces états, ce que dit M. Lugol au commencement de son tableau de la complexion scrofuleuse : « On reconnaît, dit-il, les familles scrofuleuses à une empreinte générale de débilité dont sont frappés tous les enfants ; la complexion scrofuleuse comporte tout au plus un état de santé négatif pour quelques uns, et elle est exclusive pour tous des attributs de la force et d'une bonne organisation (1). »

III. Nous pensons, avec Richerand et beaucoup d'autres,

(1) Ouvrage cité, p. 10, 12.

que, sous l'un de ses rapports, la constitution scrofuleuse n'est qu'une sorte d'exagération du système lymphatique. Mais ce n'est pas là tout : il y a dans la constitution scrofuleuse quelque chose de plus général, et qui ne consiste pas seulement en un excès de développement d'un système quelconque ; il y a une altération intime, chimique, du liquide si compliqué qui fournit à toute l'économie les matériaux de son développement et de sa nutrition, du sang en un mot, altération primitive, fondamentale, et réellement *spéciale*.

Jusqu'à ce que des observations plus précises et des analyses exactes nous aient fourni le complément de ce que nous savons sur les caractères du sang, que j'appellerai *scrofuleux*, et sur *l'état scrofuleux* en général, ce n'est guère que par des comparaisons que l'on peut se faire une idée de cet état. Or, la comparaison la plus naturelle est celle qui le rapproche de l'*étiolement* des végétaux. Cette comparaison est d'autant plus légitime, que le défaut de l'action de la lumière solaire et l'humidité, qui jouent un rôle si important dans la production de l'*étiolement*, sont également au premier rang des causes extérieures, propres à donner naissance à l'état scrofuleux, ou du moins à l'entretenir et à l'aggraver, lorsque, ce qui est le cas le plus ordinaire, les enfants en ont hérité de leurs parents. La constitution des scrofuleux est, si j'ose ainsi parler, une constitution qui n'a pas été suffisamment *mûrie*.

IV. Il serait à souhaiter que de nouvelles recherches, faites avec tout le soin nécessaire, nous apprissent ce qu'il faut définitivement penser de la doctrine d'après laquelle un excès d'acide (*phosphorique* ou autre) existerait dans les humeurs et notamment dans le sang des scrofuleux. Il est une particularité qui porterait à croire que cette doctrine n'est pas dénuée de toute probabilité, je veux dire la présence d'une quantité notable de sucre chez un assez bon nombre de sujets considérés comme scrofuleux. Cette particularité ne serait toutefois favorable à la doctrine dont il s'agit, que si, comme quelques auteurs l'enseignent aujourd'hui, l'exès d'acidité du sang constituait la véritable cause de la présence du sucre dans les urines.

V. Quoi qu'il en soit, traçons en abrégé le tableau et, si je puis ainsi dire, le *signalement* de l'état scrofuleux.

Les sujets scrofuleux sont généralement pâles; ils ont la peau blanche, mince, fine, translucide, les chairs *molles*, flasques, le visage un peu bouffi, les lèvres grosses; comme les os participent de la mollesse des autres tissus en général, on observe assez souvent chez les sujets scrofuleux diverses incurvations ou déviations des os, de ceux du rachis en particulier, d'où est venu le nom de rachitisme.

La circulation sanguine est en général peu active chez les individus d'une complexion scrofuleuse *pure*, et les artères font souvent entendre les souffles et sifflements variés de l'anémie et de l'hydrémie, phénomène qui concourt bien à prouver que le sang scrofuleux n'offre pas une densité suffisante.

Les sujets scrofuleux sont en quelque sorte *mous et phlegmatiques*, comme on le dit, au moral ainsi qu'au physique : ils sont apathiques, lents dans l'exercice de leurs diverses fonctions morales et intellectuelles.

Au nombre des caractères par lesquels se distinguent encore les sujets scrofuleux, on doit placer la facilité avec laquelle surviennent chez eux les gonflements des ganglions lymphatiques, des extrémités articulaires, certaines phlegmasies, telles que les engelures, les affections catarrhales, et la facilité non moins grande avec laquelle leurs phlegmasies se prolongent, deviennent *chroniques*, et se terminent par l'ulcération, la suppuration, la tuberculisation, l'induration.

Finissons par quelques réflexions sur cette circonstance si remarquable, savoir : la disposition des scrofuleux au travail tuberculisateur. Malheur, on le sait, aux sujets ainsi appelés, chez lesquels un catarrhe bronchique ou intestinal est *négligé*, se prolonge et passe à l'état *chronique!* En effet, des tubercules pulmonaires et mésentériques en sont la conséquence à peu près inévitable. Remarquez bien, d'ailleurs, que les phlegmasies extérieures, également *négligées* chez les scrofuleux, entraînent à leur suite la tuberculisation des ganglions voisins, et que les phlegmons lents, si communs chez ces mêmes scrofuleux, fournissent une suppuration *tuberculeuse*.

En présence de ces faits incontestables, sur lesquels j'ai déjà fortement insisté en traitant des inflammations du système lymphatique, est-il permis de méconnaître le rôle que joue l'inflammation dans le développement du sécrétum anormal connu sous le nom de matière tuberculeuse, et de faire de la *tuberculisation* un acte essentiellement différent de celui de la suppuration de certains tissus? Non, évidemment non. Mais il faut en même temps convenir hautement qu'il existe une disposition générale de l'économie, une composition spéciale du sang, et peut-être aussi de la lymphe, qui prédispose singulièrement à cette forme de *suppuration*, et c'est précisément cet état spécial de l'économie que l'on connaît sous le nom d'*état scrofuleux*.

§ III. Causes et mode de développement.

I. Tous les auteurs reconnaissent que le tempérament lymphatique est une prédisposition à l'état scrofuleux, et que cette affection est essentiellement héréditaire (1). La

(1) « Les scrofules, dit Pinel, attaquent plus particulièrement les personnes d'un tempérament lymphatique. Cette maladie est héréditaire; elle peut épargner la première génération et ne se manifester qu'à la seconde. » (Cette dernière assertion a été combattue par M. Lugol.)

Après avoir noté que le sexe féminin et l'enfance prédisposent aux scrofules, Richerand ajoute que cela s'explique par la prédominance naturelle du système lymphatique chez la femme et dans l'enfance. Mille

doctrine de l'hérédité, ainsi généralement adoptée, a été développée de la manière la plus approfondie par M. Lugol, auquel il est permis de reprocher peut-être quelque exagération en cette matière.

Voici, d'ailleurs, le résumé de la doctrine de cet auteur. « Il est au moins permis de douter que des causes extérieures soient pleinement génératrices de la scrofule, et la cause la plus commune, la plus évidente de cette maladie, c'est l'hérédité. Cette dernière cause est si générale, qu'on peut aller jusqu'à dire qu'elle existe alors même qu'elle ne peut être formellement reconnue ; car, dans les cas de cette espèce, il est encore plus difficile de trouver une autre cause productrice dans les agents extérieurs, que de leur assigner une origine héréditaire. »

M. Lugol convient que l'hérédité ou la transmission de la scrofule des parents à leurs enfants est un fait trop général pour n'avoir pas été aperçu de tout temps. Mais il pense qu'avant lui, la loi de cette transmission n'avait pas encore été trouvée, les auteurs n'ayant envisagé l'hérédité que par rapport aux parents ascendants, tandis qu'il lui assigne d'autres origines, dont l'étude particulière lui paraît indispensable pour connaître la portée des causes héréditaires. (*Ouvr. cit.*, pag. 2 et 3.)

« Quand on remonte à l'origine des maladies scrofuleuses, dit encore M. Lugol, on découvre qu'elles sont toutes héréditaires. L'hérédité est effectivement la cause générale des maladies scrofuleuses ; cette cause est la seule que nous ayons pu reconnaître et constater. Les études aux-

exemples attestent, dit le même auteur, que les enfants nés d'un père et d'une mère *écrouelleux* ont apporté en naissant la disposition aux scrofules, lors même que les parents étaient guéris au moment de leur mariage.

Broussais, comme nous l'avons montré plus haut, insiste aussi sur la prédominance du système lymphatique, et déclare que le tempérament particulier qui favorise le développement des scrofules *se transmet de génération en génération*.

quelles nous nous sommes livré sur les causes dites pathologiques, et sur les causes extérieures occasionnelles, nous
ont démontré qu'elles étaient vaines et controuvées, tandis que nos recherches sur la santé des parents qui engendrent des enfants scrofuleux nous ont donné des résultats constamment les mêmes. Le premier fait, le fait le
plus saillant que l'on rencontre dans l'étude des maladies
scrofuleuses, *c'est la généralité de la maladie dans la famille.* »

Sous le rapport de leur santé, M. Lugol distingue en
deux catégories les parents qui engendrent des enfants
scrofuleux, savoir, 1° les parents originairement scrofuleux; 2° les parents syphilitiques, les parents qui ont
abusé des plaisirs vénériens, les parents trop jeunes, les
parents trop âgés, les parents dont l'âge est dispropor-
tionné, l'homme qui n'a point la force relative de son sexe,
les paralytiques, les épileptiques, les aliénés.

Cette distinction, bonne en soi, n'est pas cependant à
l'abri de toute objection. En effet, on ne saurait admettre
que les paralytiques, les épileptiques et les aliénés, s'ils
ne sont pas eux-mêmes scrofuleux, engendrent nécessairement des enfants scrofuleux.

Ajoutons maintenant que, selon M. Lugol, dont l'opinion nous paraît conforme à la saine observation, les nour-
rices scrofuleuses transmettent une disposition ou complexion scrofuleuse à des enfants dont les parents n'étaient
pas scrofuleux.

Telle est la doctrine de M. Lugol sur l'étiologie de l'état
scrofuleux. Elle ne pèche, à notre avis, que par un caractère trop absolu. Nous admettons volontiers que cet
état est le plus souvent une sorte de *vice originel;* mais
nous croyons qu'il se rencontre quelques cas dans lesquels l'état scrofuleux est *acquis* et *non congénital.*

II. Les principales conditions hygiéniques sous l'influence desquelles peut se développer l'état scrofuleux

non-congénital sont : l'habitation dans des lieux bas, humides, froids, où la lumière du soleil ne pénètre pas avec assez d'abondance, et une alimentation plus végétale qu'animale. Le défaut d'exercice, la tristesse, les chagrins, secondent, jusqu'à un certain point, l'action des causes précédentes (1).

Sans doute, les causes que nous venons d'indiquer, agissant sur des sujets primitivement doués d'une constitution saine, bien trempée, vigoureuse, ne produisent pas des effets aussi tranchés que si elles s'exercent sur cette constitution chétive, qui n'est elle-même qu'un véritable état scrofuleux rudimentaire. Mais, *à la longue*, elles auront pour résultat d'imprimer au sang, cette matière première de la nutrition générale, et par suite à tous les organes, les modifications, les caractères auxquels on reconnaît l'état scrofuleux.

La manière d'agir des causes ci-dessus énoncées dépose à l'appui de la doctrine que nous avons précédemment esquissée relativement à la nature de la *diathèse* scrofuleuse. On sait, en effet, à n'en pas douter, que l'excès d'humidité et le défaut de lumière nuisent, au premier chef, à l'accomplissement des actes dont se compose l'hématose normale ou la formation d'un sang propre à nourrir, développer et exciter convenablement les divers organes, et de là, si l'on peut ainsi dire, un véritable *étiolement animal* (2).

(1) Quelques auteurs, Richerand entre autres, placent certains agents toxiques, le mercure, par exemple, au rang des causes propres à produire l'état scrofuleux. En supposant qu'il en fût ainsi, il faudrait faire une espèce à part de l'état scrofuleux d'une telle origine.

(2) C'est ici le lieu de rappeler les belles *Recherches* de W. Edwards *sur les agents physiques*, et de citer le passage suivant du *Traité de l'art de formuler*, par M. Mialhe :

« L'ensemble des fonctions organiques s'effectue à l'aide d'une suite non interrompue de réactions chimiques. Tout ce qui maintient ou active ces réactions entretient la santé, active la vitalité. C'est ainsi qu'agit la

Quoi qu'il en soit, il y a donc, à rigoureusement parler, une *diathèse* scrofuleuse *originelle*, *héréditaire*, *innée* ou *congénitale*, et une *diathèse* scrofuleuse *acquise*, *accidentelle* ou non *congénitale*. On pourrait même établir une espèce mixte, savoir, une *diathèse* scrofuleuse à la fois originelle ou héréditaire et acquise ou accidentelle.

La diathèse et la cachexie scrofuleuses ne se communiquent point par voie de contagion, comme quelques uns se l'étaient imaginé. La diathèse ne se communique, ainsi qu'il vient d'être dit, que par voie de génération.

§ IV. Pronostic.

La *diathèse* scrofuleuse n'est point, par elle-même, une cause directe et prochaine de mort, mais elle influe singulièrement sur la durée de la vie, et en raison de la puissante prédisposition qu'elle constitue à certaines maladies, aux affections tuberculeuses spécialement, cette *diathèse* est évidemment une des choses les plus graves et les plus déplorables. Ecoutons, à ce sujet, M. Lugol : « La mort moissonne, dit-il, la moitié des enfants scrofuleux dans les premières années de la vie. On voit beaucoup de familles dans lesquelles il ne reste qu'un ou deux enfants sur huit

lumière solaire sur les êtres organisés; c'est en accélérant leurs réactions interviscérales qu'elle les vivifie. Les végétaux privés de lumière s'étiolent; les œufs de grenouille ne se développent pas hors de la lumière; les enfants élevés dans les lieux bas et obscurs deviennent scrofuleux. Tous ces faits reconnaissent une seule et unique cause : ils sont dus à des réactions chimiques anormales, produites par défaut de présence des rayons chimiques de la lumière, rayons chimiques que l'on pourrait aussi nommer, à juste titre, *rayons vivificateurs.* »

Je n'ai pas besoin de dire que, tout en reconnaissant l'importance de l'intervention des puissances chimiques dans les phénomènes de la vie, je reconnais également, autant que qui que ce soit, la nécessité de ne pas *exagérer* cette intervention. Comme je l'ai dit bien souvent, on ne saurait trop s'appliquer désormais à ne rien admettre, en médecine, qui ne soit démontré de la manière la plus claire et la plus irrésistible. C'est avouer assez explicitement que dans les théories dont les scrofules ont été l'objet, il est plusieurs choses que nous ne devons pas encore admettre.

ou dix, quelquefois sur un plus grand nombre, et ceux qui survivent quelque temps à leurs frères et sœurs sont scrofuleux; la fin de ces derniers n'est même trop souvent différée que de quelques années, car il n'est pas rare que des parents qui ont eu beaucoup d'enfants ne puissent en élever aucun. »

En mettant de côté ce qu'il peut y avoir de tant soit peu exagéré dans le passage ci-dessus, on voit quelles sont les tristes chances des malheureux enfants nés de parents scrofuleux, d'enfants qui ont puisé dans le sein maternel les premiers rudiments de l'état scrofuleux, qui, pendant toute la gestation, ont pour ainsi dire vécu d'un sang scrofuleux, pour sucer, quelquefois, après la naissance, le lait scrofuleux d'une nourrice étrangère.

§ V. Traitement.

I. *Traitement curatif.* — Il dérive tout naturellement de ce qui a été dit du fond même ou des conditions essentielles des scrofules. Nous ne pouvons rien contre la disposition originelle à l'état scrofuleux; mais il n'en est pas de même des influences hygiéniques, sans le concours desquelles, dans un très grand nombre de cas, cette disposition resterait, en quelque sorte, comme non avenue. Il importe donc de soustraire les sujets nés de parents scrofuleux à l'action des influences *scrofulisantes*, et de les soumettre, au contraire, à l'action d'influences opposées, telles que le séjour dans des lieux salubres, bien éclairés, une alimentation saine, substantielle, dans laquelle prédominent les aliments tirés du règne animal, l'usage modéré du bon vin vieux, des exercices en plein air, des bains salés (ceux de mer en particulier), aromatiques, etc.

Aux moyens hygiéniques dont il vient d'être question, on associera les médicaments toniques amers, tels que l'infusion de houblon, les sirops et les vins de gentiane et de quinquina, le sirop dit *antiscorbutique*, ou *antiscrofu-*

leux, les préparations ferrugineuses et autres agents analogues.

On a généralement préconisé contre l'état scrofuleux l'emploi des médicaments qu'on appelle *fondants*, *altérants*, *fluidifiants*, les alcalins particulièrement, ordinairement associés aux toniques. Ce *mélange des substances fortifiantes et des irritants alcalins établit*, selon la remarque de Richerand, *une différence remarquable entre les antiscrofuleux et les antiscorbutiques.* « Parcourez, ajoute l'auteur que nous venons de citer, parcourez la longue liste des remèdes préconisés à diverses époques pour le traitement des écrouelles, et regardés comme spécifiques, vous y trouverez les préparations savonneuses, les boissons aiguisées par l'ammoniaque, la potasse ou la soude, et tous les sels alcalins. Parmi ces sels on doit placer le muriate calcaire, dont Fourcroy a obtenu d'heureux effets dans l'atrophie mésentérique, en l'administrant à la dose de douze à vingt-quatre grains, n'en donnant jamais plus d'un gros aux adultes; le muriate de baryte, conseillé par Hufeland (1), et que les expériences faites par M. le professeur Pinel placent au nombre des meilleurs *stimulants* du système lymphatique...

» Cette efficacité des alcalins unis aux toniques avait fait penser que la cause des scrofules pourrait bien être un acide coagulant la lymphe à laquelle les alcalins rendaient sa fluidité. Sans admettre cette hypothèse chimique, contredite par l'impossibilité de démontrer l'existence d'un acide particulier dans les humeurs d'un scrofuleux, et dans laquelle on ne tient d'ailleurs aucun compte de l'action vitale, on ne peut s'empêcher d'avouer que les *stimulants alcalins paraissent agir spécialement sur le système des vaisseaux et des glandes lymphatiques* (2). Leur efficacité

(1) *Traité des maladies scrofuleuses.* Paris, 1821, in-8.

(2) Les médicaments que Richerand appelle des *stimulants* alcalins, introduits dans le sang par voie d'absorption, agissent d'abord sur ce

dans les écrouelles achèverait de prouver, s'il était besoin de preuves, que c'est dans l'inertie de ce système que consiste essentiellement l'affection scrofuleuse (1). »

Dans ces derniers temps, les fondants ou fluidifiants anciennement employés ont été remplacés par l'iode et plusieurs de ses combinaisons, dont un grand nombre de praticiens ont constaté les effets avantageux (2).

Les eaux sulfureuses en boissons, en bains, etc., ont été également mises en usage avec succès dans certaines formes des affections dites strumeuses ou scrofuleuses.

La plupart des moyens ci-dessus proposés ne convien-

liquide, et par suite sur les autres humeurs émanées du sang : ils constituent réellement des médicaments *fluidifiants* (voy. les recherches de M. Mialhe). C'est à ce dernier titre que, à une certaine période et dans certaines formes des affections dites scrofules, ils peuvent satisfaire à une indication importante, celle de rendre aux parties affectées leur consistance ou fluidité normale, ou de saturer les acides en excès. Mais cela n'empêche pas de *tenir compte de l'action vitale*, qu'il ne faut, en effet, jamais perdre de vue. Combien d'actions vitales, d'ailleurs, ne sont-elles pas des actions chimiques !

(1) D'après la note précédente, on voit que l'efficacité des alcalis ne prouverait en rien la théorie adoptée par Richerand, lequel, par une erreur contraire à celle dont il accuse, à bon droit, ceux qui ne voient dans les scrofules rien autre chose qu'une coagulation de la lymphe, ne considère ici que l'élément *vital* ou *dynamique* de ces affections. Il faut savoir distinguer et apprécier ce double élément.

(2) Les préparations mercurielles ont joui d'une certaine vogue dans le traitement des affections scrofuleuses. Il y a, sans doute, beaucoup à rabattre des éloges qui leur ont été donnés, et, sous certains rapports, on doit applaudir aux réflexions suivantes de Richerand, auteur que je cite souvent, parce qu'il pratiquait sur un théâtre (l'hôpital Saint-Louis), où pullulent en quelque sorte les affections scrofuleuses, maladies sur lesquelles il s'était proposé de publier un ouvrage *ex professo*. Bien loin de pouvoir être classé parmi les remèdes efficaces contre les écrouelles, dit le chirurgien de l'hôpital Saint-Louis, le mercure doit être rangé parmi les causes de cette maladie. Richerand explique même l'*excessive multiplication* des affections scrofuleuses, en affirmant que les neuf dixièmes des hommes, à Paris du moins, deviennent pères après avoir subi un ou plusieurs traitements mercuriels, et transmettent à leurs enfants la *débilité du système lymphatique* qui résulte de ce traitement. Il termine en rapportant

nent que pour le traitement de diverses affections spéciales dont la constitution scrofuleuse favorise le développement, et ne s'adressent pas à cette constitution elle-même. Or, c'est particulièrement celle-ci que nous avons en vue en ce moment, renvoyant, pour le traitement des maladies qui surviennent chez les scrofuleux, aux différents articles de cette *Nosographie*, où il a été question de ces maladies. Toutefois, nous devons rappeler ici que la constitution scrofuleuse est une condition, une donnée qui doit être prise en très sérieuse considération, quand il s'agit du traitement des diverses maladies, notamment des phlegmasies, qui peuvent se rencontrer chez les sujets dits scrofuleux. Heureux les praticiens qui, sachant éviter en tout les écueils opposés, ou les exagérations systématiques en sens inverse, ne méconnaissent pas le génie inflammatoire de certaines affections greffées en quelque sorte sur un fond scrofuleux! Combien de maladies des os et des articulations, des yeux, des poumons, des intestins, etc., sont considérées tous les jours comme de pures affections scrofuleuses, c'est-à-dire des affections essentiellement *atoniques* et *anti-inflammatoires*, qui comptent cependant au nombre de leurs éléments constitutifs un travail inflammatoire, ordinairement *lent ou chronique!* Or, dans le traitement de ces affections morbides mixtes ou complexes, celui-là mérite seul le nom de vrai praticien qui, pesant avec sagesse chacun de leurs éléments, et calculant pour ainsi dire leur valeur, accommode les instruments de la thérapeutique à ces divers éléments morbi-

l'exemple d'un homme adulte, chez lequel l'usage des mercuriaux aurait développé *un état scrofuleux bien décidé.*

Il ne faut adopter que dans une certaine mesure les idées de Richerand sur l'action du mercure, et se garder de confondre la cachexie mercurielle avec l'état scrofuleux proprement dit. Au reste, je renvoie aux travaux intéressants de M. Mialhe ceux de mes lecteurs qui voudront approfondir l'action organico-chimique des différentes préparations mercurielles.

des, et combine les puissances de la matière médicale de manière à remplir toutes les indications, et à faire face à tous les accidents, à l'accessoire comme au principal.

II. *Traitement préservatif.* Il consiste à éloigner les causes sous l'influence desquelles se développe la diathèse scrofuleuse, ce qui n'est assurément pas aussi facile qu'on pourrait le croire au premier abord. Nous savons, en effet, que l'état scrofuleux le plus ordinaire est un funeste héritage de famille, et que sous ce rapport, comme l'a très bien dit M. le docteur Lugol, il existe une véritable *race de scrofuleux.* Or, comment parvenir à faire disparaître cette race en quelque sorte inférieure et disgraciée de l'espèce humaine ? Qu'on lise dans l'ouvrage de M. Lugol les diverses particularités qui se rattachent à l'*hérédité scrofuleuse*, et qu'on nous dise ensuite s'il est aisé de préserver complétement le genre humain de la présence de sujets scrofuleux de cette catégorie.

Quant aux états scrofuleux de la seconde catégorie, savoir, ceux qui surviennent après la naissance, il est évident que l'on pourrait, à la rigueur, en prévenir le développement par un heureux et habile emploi des moyens hygiéniques. En effet, que tous les habitans d'un pays convenablement situé puissent se bien loger, respirer un air salubre, se bien vétir et se bien nourrir, et les scrofules acquises ou accidentelles auront disparu du sein de ce pays privilégié. Mais où trouver aujourd'hui cette sorte de pays-modèle, cet *Eldorado* de la civilisation? Décidément, nous aurons donc longtemps encore des scrofuleux au milieu de nous.

ARTICLE II.

DIATHÈSE ET CACHEXIES CANCÉREUSES.

Nous n'avons pas à nous occuper longuement ici de la diathèse et de la cachexie cancéreuses, attendu que nous avons dû nécessairement étudier la question de cette diathèse et de cette cachexie, à l'article consacré aux productions dites cancéreuses que l'inflammation de divers organes peut entraîner à sa suite.

Il ne s'agit donc maintenant que de compléter en quelque sorte la doctrine que nous avons émise alors sur le siége, la nature, etc., de ce que l'on a désigné sous le nom de cancer, doctrine dont nous allons offrir un résumé général.

I. Après avoir dit que, malgré les progrès récents dont elle a droit de s'enorgueillir, la chimie *vitale*, *physiologique* ou *organique*, secondée par la méthode microscopique, n'est pas encore parvenue à nous révéler tous les mystères de la formation et de l'évolution des parties solides et liquides, soit normales, soit *anormales*, nous faisions remarquer que, sous les noms de *matière squirrheuse et encéphaloïde*, on avait confondu les productions provenant d'un travail purement hypertrophique avec celles qui doivent leur origine à un travail inflammatoire, celles qui ont pour point de départ un *secretum* anormal, et celles qui ne sont autre chose qu'une transformation, une dégénérescence de l'un ou de plusieurs des principes des liquides de l'économie, du sang en particulier.

Nous rappelions aussi que des concrétions fibrineuses altérées avaient été prises pour des masses *cancéreuses*, *encéphaloïdes*. Nous regardions enfin comme probable que le *squirrhe* proprement dit a son siége dans le tissu cellulo-fibreux, et le produit *encéphaloïde* dans le tissu cellulo-graisseux, adipeux, ou du moins dans les parties à la composition desquelles concourent les matières grasses.

En parlant des *provenances* de l'inflammation du tissu cellulo-graisseux en général et du tissu adipeux sous-péritonéal en particulier, nous écrivions ce qui suit :

« Quelques unes de ces transformations constituent, pour ainsi dire, des maladies des produits *primitivement* sécrétés, et le meilleur moyen de répandre quelque lumière sur *l'anatomie et la physiologie pathologiques* de ces produits, c'est de soumettre ceux-ci à des recherches physiques et chimiques exactes, suffisamment répétées. *Il est probable que dans ces dépôts sécrétés au sein du tissu cellulo-adipeux, il s'opère des réactions plus ou moins analogues à celles que M. Chevreul a signalées dans ses belles recherches sur les corps gras d'origine animale.* »

Le cancer étant une production anormale, il est évident que, pour en pénétrer la nature, il faudrait d'abord savoir le mécanisme des productions organiques normales ; mais, dans l'état actuel de la physiologie, nous n'avons aucune donnée positive sur ce genre d'opération de chimie *vivante*. Il suit de là que la nature intime du cancer ne saurait être actuellement expliquée.

Les caractères anatomiques d'une maladie étant dans un rapport nécessaire avec la nature de celle-ci, on remonte en quelque sorte par eux à cette nature, comme on remonte des effets à leur cause. Tel est le rapport qui existe entre la nature des maladies et les caractères anatomiques par lesquels ces maladies se révèlent, que des caractères anatomiques différents nous conduisent nécessairement à reconnaître des maladies de nature différente. Ainsi, par exemple, nous affirmons que la nature de la lésion physiologique qui donne lieu à la formation de la matière encéphaloïde, n'est pas absolument la même que celle qui produit le pus d'un phlegmon, par cela seul que cette matière encéphaloïde diffère beaucoup du pus phlegmoneux ; mais il est de fait que nous ignorons la nature intime de la lésion qui produit le pus et celle de l'autre lésion qui produit la matière cancéreuse. Il en est de même de presque toutes les actions moléculaires qui s'opèrent au sein de la matière vivante, soit à l'état normal, soit à l'état anormal.

En faisant intervenir l'état pathologique désigné sous le nom d'*inflammation chronique* dans le développement des productions cancéreuses, nous ne prétendons pas en expliquer la nature, puisque rien n'est encore plus obscur que le mécanisme intime de cette inflammation chronique. La seule chose que nous nous proposions d'établir, c'est que parmi les produits qui peuvent se manifester dans une partie où a existé une inflammation dite chronique, on aurait tort de ne jamais compter ces végétations anormales connues sous le nom de *squirrhe* ou de *matière encéphaloïde*. Quant au travail inflammatoire lui-même, il est évident que ses produits doivent varier selon son intensité, selon les diverses périodes de son évolution et suivant la structure ou les conditions des parties qui en sont le siége. C'est ainsi que les produits du travail physiologique connu sous le nom de *nutrition* diffèrent selon qu'on les examine dans tel ou tel organe, ou dans telle ou telle des phases à travers lesquelles les divers organes arrivent à leur plein développement.

Lorsque les productions cancéreuses deviennent le siége d'un travail de ramollissement, d'ulcération, de suppuration, par l'effet d'une *inflammation* qui s'est emparée d'elles, ou par l'effet de quelque *réaction chimico-vitale* encore peu connue, aux phénomènes locaux s'ajoutent des phénomènes généraux, à l'ensemble desquels on a donné le nom de *cachexie cancéreuse* (1).

(1) Qu'il me soit permis de remettre sous les yeux du lecteur les réflexions suivantes, extraites du paragraphe consacré à l'exposition des symptômes et des effets des productions qu'on appelle *cancéreuses*. « L'infection cancéreuse, bien que réellement distincte de toute autre et *spécifique*, mérite cependant d'être rapprochée, jusqu'à un certain point, de l'infection purulente ordinaire. Le pus cancéreux, sorte de *virus* ou de poison *sui generis*, en infectant la masse entière du sang, déterminerait-il dans la plupart des organes des états morbides analogues à celui qui a été la source première de ce virus, comme, selon quelques auteurs, le pus résorbé au sein d'un foyer de suppuration, après avoir infecté la masse du sang, donne lieu à des foyers de suppuration dans un nombre plus ou moins considérable d'organes. Abcès *multiples*, tubercules *multiples*, cancers *multiples*, etc., voilà ce que l'on rencontre dans les états

Telle est en substance la doctrine que nous avons développée dans une autre partie de cette *Nosographie* (1).

Depuis que cette doctrine a été émise, des recherches microscopiques intéressantes ont été faites sur les productions dites squirrheuses et cancéreuses. Ces recherches ne lui ont porté aucune atteinte. Dans un ouvrage récemment publié (2), on a, je le sais, soutenu de nouveau, contrairement à la doctrine dont il s'agit, que les productions cancéreuses n'étaient pas une des suites de certaines inflammations. Mais que peuvent des assertions sans preuves contre les faits exactement observés sur lesquels nous avons fondé notre manière de voir? Que le microscope nous montre des globules, des nucléoles, etc., propres aux produits dits cancéreux, cela ne fait que confirmer les recherches d'anatomie pathologique ordinaire, lesquelles nous avaient appris, en effet, que ces produits se distinguaient par des caractères spéciaux, et de là, comme nous l'avons établi plus haut, la nécessité d'en faire un genre spécial dans la grande classe des productions dites accidentelles. Mais toutes les recherches microscopiques de M. Lebert n'empêcheront pas que, dans certains cas semblables à ceux que nous avons consignés ailleurs, de véritables productions cancéreuses ne se forment à la suite

désignés sous les noms d'infections purulente, tuberculeuse, cancéreuse. Mais la répétition, la repullulation du mal provient-elle réellement de la résorption des matières purulente, tuberculeuse, cancéreuse, et du dépôt de ces matières dans divers organes, ou cette répétition, cette repullulation s'opère-t-elle par tout autre mécanisme, et par une sorte de germination d'une nature spéciale? C'est là un problème pour la solution duquel il nous manque plusieurs données. Quoi qu'il en soit, comme on a dit que *le pus engendre le pus*, on peut dire, avec la même raison, que *le cancer engendre le cancer*, que *le tubercule engendre le tubercule*. » (T. IV de cette *Nosogr.*, p. 279.)

(1) Voy. les généralités sur l'inflammation (article *suppuration* et article réaction par *voie d'infection*), les articles angio-cardite, phlébite, etc., etc.

(2) *Physiologie pathologique*, Paris, 1845, t. II, p. 241 et suiv.

d'un travail inflammatoire dont l'évidence frappe tous les yeux.

Cette vérité étant désormais acquise à la science, il reste, sans doute, à déterminer, par l'emploi des rigoureuses méthodes d'observation et d'investigation, quels sont les changements qui surviennent dans les parties solides et liquides, au sein desquelles s'engendrent les productions dites cancéreuses, et à formuler ensuite la théorie des opérations intimes et moléculaires qui président à la naissance et à l'évolution de ces produits. Nous applaudissons de toutes nos forces aux recherches microscopiques propres à concourir à la solution d'un aussi difficile problème, et si nous regrettons quelque chose, c'est que les recherches jusqu'ici tentées n'aient pas été suivies de résultats plus satisfaisants.

Ce qui nous manque surtout, ce sont des analyses exactes des principes solides et liquides des matériaux constituants des productions dites cancéreuses. Ces analyses doivent être faites aux différentes périodes de l'évolution de ces productions. Car les transformations, les métamorphoses des productions cancéreuses, actions morbides *spéciales*, ne peuvent avoir lieu sans qu'il ne s'opère des modifications dans l'état chimique de ces productions.

Étudions donc toutes les réactions chimico-vitales et leurs produits, au lieu de nous disputer sur les mots de *squirrhe*, de *cancer* et autres, et remplaçons ensuite ces mots métaphoriques, sans en excepter, si l'on veut, celui d'inflammation, par des dénominations vraiment scientifiques.

II. Cela bien entendu, il ne nous reste plus que quelques mots à dire sur l'état morbide auquel les auteurs ont donné le nom de diathèse cancéreuse.

Or, autant il est facile de démontrer l'existence de la diathèse ou disposition organique favorable au développement de certaines affections désignées sous le nom de scrofuleuses, la tuberculisation entre autres, autant il est difficile, au contraire, de tracer les caractères formels et positifs d'une disposition ou diathèse *spéciale* sous l'influence et par le concours de laquelle se produiraient les affections ou dégénérescences dites cancéreuses. Il est néanmoins indubitable que les mêmes causes occasionnelles ou déterminantes pourront produire ces affections chez certains sujets, et ne pas les produire chez d'autres, ce qui suppose nécessairement une différence primordiale entre ces deux catégories de sujets, et chez les uns l'existence d'une *prédisposition* qui est absente chez les autres.

Cette diathèse a été invoquée par Bayle et M. Cayol, dans leur article CANCER du *Dictionnaire des sciences médicales*. « Il existe, disent-ils, une disposition intérieure qui suffit, dans certains cas, pour donner lieu au cancer. Sans chercher à expliquer ni à définir cette disposition intérieure qui est et sera peut-être toujours inconnue dans son essence, nous la désignons par le nom de *diathèse cancéreuse*. C'est cette diathèse qui est la véritable et l'unique cause de la récidive du cancer après l'extirpation ; c'est à elle qu'est dû le développement simultané ou successif de plusieurs maladies cancéreuses dans divers organes, souvent très éloignés les uns des autres. »

Suivant Bayle et M. Cayol, la diathèse cancéreuse peut exister longtemps, et même toute la vie, sans se manifester par aucun signe extérieur et sans produire aucune maladie cancéreuse. Ils se demandent ensuite si la diathèse cancéreuse est antérieure à la naissance ou si elle survient à une certaine époque de la vie, et ils déclarent que cette question est insoluble à l'époque où ils écrivent.

C'est à cette diathèse que, selon Bayle et Cayol, des cancers doivent la propriété de se reproduire plus de vingt ans après l'extirpation, malgré toutes les apparences d'une santé parfaite. Et c'est encore à cette diathèse qu'ils attribuent l'incurabilité des maladies cancéreuses, incurabilité qui, selon eux, est *le caractère le plus constant, le plus général de ces maladies* (1).

La disposition au cancer, telle qu'elle existe réellement, ne peut consister, comme toute autre disposition à une maladie quelconque, qu'en un certain état *spécial* de l'organisation, et cet état *spécial* ne suffit pas à lui seul pour que la maladie à laquelle il prédispose puisse se manifester. Le concours des causes déterminantes est indispensable, à un degré plus ou moins prononcé, selon que la diathèse est plus ou moins prononcée elle-même.

L'hérédité paraît bien constatée. Aux cas si nombreux qui viennent à l'appui de cette doctrine, on a voulu en ajouter un fameux, celui de l'empereur Napoléon, qui, comme son père, mourut d'un cancer gastrique.

Les expériences d'Alibert, Biett et Dupuytren, prouvent que le cancer lui-même, une fois bien développé, n'est pas susceptible de se transmettre par contagion. Il serait absurde de supposer que la simple diathèse cancéreuse pût se communiquer par une telle voie (2).

ARTICLE III.

SCORBUT OU CACHEXIE SCORBUTIQUE.

§ Ier. Idée générale et caractères anatomiques.

I. Les écoles les plus solidistes n'ont pu s'empêcher de reconnaître que le scorbut était une affection essentiellement humorale. Broussais lui-même, dans le plan d'études qu'il a tracé à la fin de son *Examen des doctrines* (1re édit.), reconnaît que le scorbut consiste en une élaboration vi-

____

(1) Ces auteurs affirment que les cancers extérieurs eux-mêmes, fussent-ils traités dans leur principe, et n'eussent-ils que la grosseur d'un pois, ne sont pas guérissables.

(2) La présence de productions cancéreuses dans un grand nombre d'organes à la fois ne prouve absolument rien en faveur de la contagion proprement dite. Nous avons tâché d'expliquer ailleurs ce fait important, sur lequel nous ne devons pas par conséquent nous appesantir ici.

cieuse du sang, et c'est même le seul vice des fluides dont il fasse une mention *expresse* (1).

De son côté, M. Roche déclare formellement que « le scorbut est une maladie générale, ayant pour cause directe et appréciable une altération du sang, qui résulte elle-même du concours de circonstances diverses et plus ou moins multipliées (2). » Le même auteur, à l'occasion des hémorrhagies et autres symptômes scorbutiques, dit : « Ces symptômes indiquent un état d'altération du sang qui, *privé de sa fibrine en grande partie*, et ayant par conséquent moins de consistance, pénètre des parties du système vasculaire qui ne lui sont point perméables dans l'état de santé, et diminuant la densité naturelle des tissus, les dispose à l'infiltration sanguine, à l'hémorrhagie et aux ulcérations. »

II. Jusqu'ici, malheureusement, on n'a fait que des recherches trop incomplètes sur l'état du sang dans le scorbut, sur le sang scorbutique, et ces recherches ont quelquefois fourni des résultats contradictoires. C'est ainsi que Fourcroy ne trouva pas de fibrine dans le sang des gencives d'un scorbutique, tandis que, chez trois scorbutiques, Parmentier et Deyeux, au contraire, prétendent avoir trouvé des caillots aussi consistants et aussi riches

____

(1) Voici le passage entier consacré par Broussais *aux vices des fluides :* « A la suite des obstacles à la circulation, je crois qu'il faut placer cette *élaboration vicieuse du sang qui constitue le scorbut.* Il en est de cette affection comme de la précédente (obstacle au cours du sang) ; on retrouve souvent une partie de ses causes dans les maladies *d'irritation.* D'ailleurs la complication inflammatoire qui se présente assez souvent dans la *cacochymie scorbutique* ne peut être expliquée et traitée avec fruit qu'en étudiant cette maladie à la suite des autres. »

Tout en assignant au scorbut une place parmi les *vices des fluides*, Broussais ne sachant trop où le placer, veut qu'on l'étudie à la suite des *obstacles* à la circulation, et ne s'explique point catégoriquement sur sa nature. Plus tard, dans son *Cours de pathologie et de thérapeutique générales*, Broussais a placé le scorbut entre les *hémorrhagies* et les *hydropisies.*

(2) Article SCORBUT *du Dictionn. de méd. et de chir. pratiq.*

en fibrine que les caillots ordinaires, et une couenne sur l'un des trois caillots qu'ils examinèrent. C'est sans doute pour n'avoir pas opéré dans des circonstances tout-à-fait semblables que Fourcroy d'une part, Parmentier et Deyeux d'autre part, ont obtenu des résultats si différents.

Ces deux derniers chimistes ajoutent que le sang scorbutique examiné par eux répandait une odeur toute différente de celle que répand le sang des individus en santé, et que le sérum était difficilement coagulable par la chaleur. Ce fait ne saurait être admis comme constant et comme exclusivement propre au scorbut qu'autant qu'il aurait été confirmé par de nouvelles expériences.

Suivant M. Andral (1), dans le scorbut, la fibrine a diminué de quantité, les globules pouvant avoir conservé leur chiffre normal. Dans un cas qu'il rapporte, il a trouvé le sang fourni par une saignée composé de 119 en globules, 86 en matériaux solides du sérum, et seulement 1,6 en fibrine. (Le pouls était à 60, la respiration à 20, et la température de l'aisselle à 37° ; *aucun bruit de souffle n'existait aux carotides.*)

Le malade dont il s'agit dans ce cas sortit de l'hôpital, éprouva une rechute, et y rentra cinq ou six jours après sa sortie. Le sang fourni par les gencives contenait la même quantité de fibrine que la première fois ; les globules étaient descendus à 111 ; les matériaux solides du sérum étaient restés à 86, dont 73 en albumine et 9 en autres matières organiques.

III. C'est à cela que se réduisent nos connaissances physico-chimiques sur le sang des scorbutiques. Elles sont, comme on le voit, bien imparfaites. De nouvelles analyses nous en apprendront sans doute davantage sur cette importante matière, et, si je ne me trompe, elles établiront qu'il ne s'agit pas seulement de lésions de proportion dans les éléments du sang, mais aussi d'altération dans les élé-

(1) *Hématologie*, art. *Sang dans les hémorrhagies.*

ments plastiques de ce liquide, altération dont une trop grande *fluidité*, une sorte de dissolution du sang, est le caractère anatomique.

Au reste, ce n'est pas uniquement sur le sang que doivent porter les travaux des observateurs. Soit qu'elles ne constituent que des effets purs et simples de celles du sang, soit qu'elles aient une existence jusqu'à un certain point indépendante, les altérations des organes proprement dits, chez les scorbutiques, méritent une attention spéciale, et ce que nous en savons dès aujourd'hui prouve d'ailleurs qu'elles sont en quelque sorte les analogues de celles du sang lui-même, puisque le *ramollissement* en constitue le caractère essentiel (1).

Ainsi donc, considéré dans ses caractères anatomiques, matériels, le scorbut est une maladie essentiellement *ramollissante*, *fluidifiante* ou *dissolvante*; et si sous le nom d'*organomalaxies* on constituait une classe spéciale de maladies, il devrait y former un genre des plus importants.

§ II. Symptômes.

I. Ramollissement des tissus en général et des gencives en particulier, avec hémorrhagies multipliées, et en même temps affaiblissement général, abattement, répugnance pour tous les exercices musculaires, avec oppression, palpitations aux moindres efforts, tels sont les symptômes caractéristiques du scorbut. Ces symptômes sont d'ailleurs plus ou moins prononcés, selon les divers degrés d'intensité de la maladie.

Les hémorrhagies s'opèrent principalement par les membranes muqueuses buccale, nasale, intestinale et par le tissu cellulaire sous-cutané ou inter-musculaire. Mais dans le scorbut porté au plus haut degré, le sang s'échappe à travers presque tous les tissus.

(1) Les altérations que peuvent présenter, dans le scorbut, les liquides autres que le sang, n'ont pas encore été bien étudiées.

A ce degré de l'affection, l'état des malades est vraiment déplorable. M. Roche a décrit cet état dans les termes suivants: « Les forces physiques et morales diminuent de jour en jour; la pâleur augmente et devient terreuse et livide ; les gencives s'altèrent de plus en plus et abandonnent les dents, qui deviennent vacillantes; les hémorrhagies par les surfaces malades se multiplient; enfin, des escarres et des fongosités rendent l'haleine plus fétide encore, provoquent une sécrétion abondante de salive et de mucus, et ajoutent aux souffrances des malades. L'infiltration sanguine de la peau suit une marche toute semblable; aux ecchymoses succèdent d'autres ecchymoses que la moindre pression fait développer instantanément ; les ulcérations s'établissent avec une telle facilité, qu'il suffit au malade de se gratter pour produire un ulcère dont les bords deviennent presque immédiatement saillants et durs, et dont la surface est fongueuse et saignante. Les progrès rapides de ces ulcères mettent à découvert les os sous-jacents, et, en détruisant les vaisseaux, donnent encore lieu à des pertes de sang infiniment débilitantes. Et ce n'est pas seulement par les surfaces ulcérées que le sang s'écoule; toutes les membranes muqueuses laissent échapper l'espèce de sanie circulante que renferment les vaisseaux, et qui est désormais insuffisante pour stimuler physiologiquement les tissus organiques. Alors se manifestent des douleurs ostéocopes, des crampes et des contractions dans les muscles, une gêne toujours croissante de la respiration, des battements irréguliers du cœur, des palpitations, des syncopes. Déjà les digestions se sont perverties, et les évacuations de sérosité sanguignolente qui ont lieu à chaque instant achèvent d'épuiser les malheureux qu'emporte une syncope ou une hémorrhagie plus abondante que les autres. Il y a bien là, en effet, de quoi mourir : cependant il existe de ces constitutions vigoureuses et énergiques qui n'abandonnent la vie qu'après une lutte prolongée : c'est chez ces sujets qu'on observe les phénomènes précédemment indiqués poussés jusqu'à l'extrême. L'abattement est complet et va jusqu'au désespoir ; les hémorrhagies ont lieu par toutes les voies ; les gencives tombent par lambeaux ; les ulcères se multiplient, les cicatrices se rouvrent ; les systèmes osseux, cartilagineux et musculaire s'altèrent de toutes les façons possibles ; les cavités séreuses et le tissu cellulaire se remplissent d'eau, la gêne de la respiration augmente de jour en jour, les syncopes se renouvellent sans cesse, la fièvre consume le malade ; tandis qu'au milieu de ces scènes de destruction, l'intelligence reste intacte et que le malade se regarde mourir, entouré qu'il est souvent de malheureux destinés au même sort. »

II. La fièvre et les autres symptômes inflammatoires dont il est question dans la plupart des descriptions que les auteurs nous ont tracées d'une espèce particulière de scorbut (*scorbut chaud, scorbut aigu*, etc.), n'appartiennent point en propre à cette affection. Ces symptômes tiennent essentiellement à des complications phlegmasiques. Alors l'état des malades offre beaucoup de rapports avec celui des individus atteints de ce qu'on appelle une fièvre putride, adynamique ou typhoïde, et comme l'a très bien fait remarquer M. Andral, cette fièvre elle-même avait été assez justement appelée par Borden un *scorbut aigu*. Certains cas de la maladie désignée sous le nom de *purpura hemorrhagicum* me paraissent aussi se rapprocher beaucoup de l'espèce de scorbut dont il vient d'être question.

§ III. Causes.

I. Les aliments avariés, trop alcalinisés et trop salés, secondés par l'influence de l'humidité, sont les principales causes du scorbut : aussi cette maladie, autrefois si fréquente à bord des navires, ne s'y développe t-elle presque jamais aujourd'hui que le régime des marins, sous tous les rapports, a été singulièrement amélioré.

Le scorbut de terre, essentiellement le même que celui de mer, se produit dans des circonstances analogues à celles qui donnaient lieu à ce dernier. Une mauvaise nourriture et un air sombre et humide, telles sont réellement les seules influences *hygiéniques* importantes à noter, chez les rares individus qui nous présentent encore aujourd'hui les symptômes du scorbut sporadique. C'est ainsi que le malade dont M. Andral a recueilli l'observation assez récente (1841), était un journalier de 41 ans, qui, depuis trois ans, *s'épuisait* à faire tourner chaque jour une manivelle dans un lieu obscur et humide, le dos appuyé à un mur d'où l'eau découlait sans cesse (1). Un homme affecté d'un léger scorbut (toute la peau était parsemée de taches scorbutiques), placé cette année (1845) dans notre service, se nourrissait mal, et depuis longtemps travaillait dans une sorte de caveau humide et frais.

II. On voit qu'il existe quelques traits d'analogie entre les circonstances au milieu desquelles se produisent et la scrofule et le scorbut : cependant il s'en faut bien que ces circonstances soient exactement les mêmes. Le genre de vice d'alimentation qui constitue la principale cause du scorbut diffère essentiellement de celui qui préside en quelque sorte au développement de la scrofule. Remarquez d'ailleurs que le scorbut est toujours une maladie accidentelle, tandis que le plus souvent, comme nous l'avons vu, la scrofule est innée, originelle. Nous ne comparons donc

______

(1) M. Andral n'indique pas le régime habituel de son malade ; mais il note que cet homme, toutes les trois semaines environ, faisait un excès de vin au point de s'enivrer, et il ajoute qu'il couchait avec sept camarades dans une chambre petite, mal éclairée et encore plus mal aérée.

ici au scorbut que l'état scrofuleux accidentel ; et si l'humidité, l'air sombre, sont des causes qui agissent dans la production de l'une et de l'autre affection, chacune d'elles au moins suppose l'intervention d'un *vice* d'alimentation *spécial*, et de là aussi la *spécialité* de chacune d'elles (1).

§ IV. Traitement.

I. Un bon régime, composé d'aliments bien choisis, parmi lesquels doivent entrer les végétaux frais, en une proportion d'ailleurs modérée ; l'usage de bon vin vieux, celui de Bordeaux en particulier, convenablement coupé d'eau ; un air pur, celui de la campagne surtout ; des vêtements qui préservent le corps de tout refroidissement et de toute humidité, voilà quels sont les agents hygiéniques au moyen desquels on peut combattre avec succès les affections scorbutiques.

On secondera les effets de ces moyens par l'emploi des médicaments toniques, amers, astringents, *plastifiants* ou *coagulants*. On sait que les acides végétaux, les fruits acidules, ont été vantés dans le traitement du scorbut, et que l'expérience s'est prononcée en leur faveur. La théorie nous permet aujourd'hui de nous faire une idée assez claire de leur mode d'action : ils tendent évidemment à donner au sang plus de consistance et de plasticité, et agissent par conséquent en sens inverse des agents producteurs de la maladie. Tous les modificateurs du même genre, dirigés avec habileté, peuvent être avantageusement employés dans l'*affection* qui nous occupe, cette véritable *fluidification* ou *dissolution* du sang, qui tire sa spécificité des conditions hygiéniques au milieu desquelles elle se développe.

II. M. Andral professe que le scorbut né sous l'influence

(1) Cette *spécialité* est un fait incontestable, et l'une des preuves les plus évidentes qu'on en puisse donner, c'est que des sujets déjà scrofuleux peuvent être frappés du scorbut.

de causes extérieures cède en général avec facilité dès que cette influence n'existe plus, mais que celui qui naît spontanément (1) résiste souvent à tous les moyens qu'on lui oppose. « J'ai vu sans doute, ajoute-t-il, quelques scorbutiques guérir; mais j'en ai vu un plus grand nombre chez lesquels la maladie, tout en paraissant s'amender par intervalles, ne cessait jamais complétement, et finissait tôt ou tard par s'aggraver au point d'amener une terminaison funeste (2). »

ARTICLE IV.

CACHEXIE DIABÉTIQUE (DIABÈTE SUCRÉ OU GLUCOSURIE, ET DIABÈTE NON SUCRÉ OU PSEUDO-DIABÈTE).

Je range la maladie désignée sous le nom de diabète sucré, de *glucogénie* ou de glucosurie parmi les affections cachectiques générales ou constitutionnelles, et non parmi les maladies idiopathiques de l'appareil urinaire. Cette classification est, en effet, la seule qui soit en rapport avec les précieuses recherches dont s'est enrichie dans ces derniers temps l'histoire de la curieuse maladie qui va nous occuper. La présence du sucre dans les urines n'est ici qu'un des phénomènes d'une lésion qui porte plus spécialement sur le sang et les opérations diverses de la sanguification.

I. Diabète sucré.

Comme la théorie du diabète sucré se lie étroitement à celle de la digestion et de l'assimilation, nous allons consigner dans notre premier paragraphe les résultats des recherches récentes de MM. Bernard, Barreswil et Mialhe sur ces importantes fonctions. Malgré ces travaux et ceux de MM. Bouchardat et Sandras (3), tous les phénomènes

(1) Il est à regretter que M. Andral n'ait pas défini nettement le *scorbut qui naît spontanément.*

(2) *Hématologie*, p. 132.

(3) Les recherches de MM. Bouchardat et Sandras, lues à l'Académie royale des sciences, ont été publiées dans l'*Annuaire de thérapeutique* du premier de ces auteurs pour l'année 1843.

chimico-vitaux de la digestion et de l'assimilation ne sont pas, assurément, connus, et il faudra consacrer encore bien du temps à leur étude expérimentale avant d'en avoir fini avec un tel sujet.

§ I⁻ʳ. Exposé succinct de quelques recherches récentes sur la digestion et l'assimilation.

I. Voici d'abord les résultats des expériences de MM. Bernard et Barreswil sur les phénomènes chimiques de la digestion (1).

Les principes nécessaires du suc gastrique sont un acide et un ferment particulier. L'acide n'est autre que l'acide lactique (2). Si l'on vient à le saturer, le suc gastrique perd sa propriété spéciale, qui est de dissoudre la viande. Si l'on coagule le ferment par la chaleur, le suc gastrique devient tout-à-fait inactif. Rendu alcalin, le suc gastrique cesse d'agir sur la viande, mais devient apte à dissoudre l'amidon, tandis qu'il ne le modifie en rien lorsqu'il est acide (3).

On n'a pu encore isoler le ferment gastrique et le soumettre à l'analyse.

M. le docteur Bernard et M. Barreswil ont injecté dans le sang des chyles *artificiels* (4), et ils enseignent que si ces chyles sont réellement assimilables, ils disparaissent en entier dans le sang, de telle sorte qu'on n'en découvre aucune trace dans les excrétions. Tel est le cas du sucre et de l'albumine, qui s'*assimilent* entièrement quand on les administre avec du suc gastrique, tandis que les mêmes

(1) *Comptes-rendus de l'Acad. des sciences* (séance du 21 juillet 1845).

(2) C'est de l'acide chlorhydrique, selon MM. Bouchardat et Sandras.

(3) MM. Bernard et Barreswil ont ainsi donné au suc gastrique les propriétés du suc pancréatique et de la salive, et ont fait en quelque sorte une salive et un suc pancréatique *artificiels*. Par une expérience inverse, ils ont fait un suc gastrique artificiel avec de la salive et du suc pancréatique rendus acides.

(4) La fabrication de ces chyles artificiels consiste à faire dissoudre une substance alimentaire, connue et dosée, dans du suc gastrique.

matières se trouvent en nature dans les urines, sans avoir subi aucune modification, quand on les injecte comparativement à la même dose, mais seulement dissoutes dans de l'eau simple. Les substances non assimilables, au contraire, ne disparaissent jamais dans le sang et se trouvent toujours en nature dans les excrétions. C'est ainsi, par exemple, que le *prussiate de potasse est toujours éliminé par les urines.*

II. Voyons maintenant les objections de M. Mialhe aux théories de MM. Bernard et Barreswil et ses propres théories. Si, dit-il, l'albumine, la fibrine, le gluten et le sucre de canne lui-même ont réellement besoin d'être chimiquement modifiés par le suc gastrique, afin d'être assimilés (1), la dextrine, la lactine et la glucose repoussent, au contraire, toute intervention du suc gastrique, et reçoivent des alcalis du sang la condition assimilatrice.

C'est en raison de ce dernier phénomène que le sucre ne peut être digéré par les diabétiques ; chez ces malades, les alcalis nécessaires à l'assimilation du sucre ne sont pas en proportion suffisante, tandis que l'excès d'acidité des humeurs et du suc gastrique favorise singulièrement la digestion d'autres substances alimentaires.

Les sels de cuivre, dissous dans le suc gastrique et absorbés, séjournent dans l'économie, et ne peuvent cependant être rangés parmi les substances alimentaires.

D'un autre côté, certaines substances, le lait, par exemple, d'après les expériences de M. Donné, s'assimile quand il est injecté dans les veines sans avoir été préalablement dissous dans le suc gastrique (2).

M. Mialhe s'élève avec raison contre cette assertion de M. Bernard, savoir, que l'*action puissante du fluide gas-*

---

(1) L'influence du suc gastrique fait passer le sucre de canne à l'état de glucose ou de sucre de raisin.

(2) Ces expériences de M. Donné n'auraient-elles pas besoin d'être répétées ?

trique est capable d'anéantir les affinités chimiques naturelles; et de l'interprétation qu'il donne de l'expérience capitale sur laquelle M. Bernard s'est appuyé, M. Mialhe conclut que cet expérimentateur a commis une erreur (1).

M. Mialhe présente enfin les propositions suivantes sur les humeurs des voies digestives, propositions dont quelques unes avaient déjà cours dans la science.

Suc gastrique. — Son acidité est augmentée dans la gas-

(1) Voici l'expérience de M. Bernard et les objections de M. Mialhe : On sait que l'émulsine et l'amygdaline sont deux substances innocentes quand elles sont administrées isolément, mais qu'elles développent, entre autres corps, de l'acide cyanhydrique et de l'essence d'amandes amères, et deviennent un poison violent lorsqu'on vient à les mettre en contact. Ayant pris deux chiens adultes dans les mêmes conditions et à jeun, M. Bernard opéra la résection des nerfs pneumo-gastriques sur l'un d'eux, puis dans l'estomac de chacun fut ingérée une même dose d'émulsine, et, une demi-heure après, on administra de l'amygdaline aux deux animaux. Le chien qui avait les pneumo-gastriques coupés mourut un quart d'heure après, avec les symptômes de l'empoisonnement par l'acide cyanhydrique, tandis que l'autre chien survécut sans éprouver d'accident sensible.

Or, selon M. Bernard, chez l'un des chiens soumis à l'expérience ci-dessus, l'émulsine, modifiée par le suc gastrique, avait perdu la propriété de réagir sur l'amygdaline. Chez l'autre, au contraire, l'émulsine, déposée dans un estomac privé de ses nerfs, et par suite du fluide gastrique, est restée intacte : aussi avait-elle conservé la propriété de réagir sur l'amygdaline; l'empoisonnement de l'animal en est la preuve évidente.

Mais le fait que M. Bernard *explique* par une cause *physiologique* n'est, d'après M. Mialhe, que la conséquence naturelle d'une réaction chimique. En effet, depuis les belles recherches de MM. Liébig et Wœhler sur les amandes amères, nous savons que, parmi les réactifs chimiques capables d'annihiler l'action de l'émulsine sur l'amygdaline, les acides tiennent le premier rang. Or, il est incontestable que, dans le cas qui nous occupe, la différence observée par M. Bernard doit être rapportée à l'action des acides du suc gastrique sur l'émulsine, laquelle, modifiée par eux, n'a pu réagir sur l'amygdaline alors que cette dernière a été ingérée dans l'estomac. Ce n'est donc point parce que le fluide gastrique est doué d'un pouvoir *sui generis* capable d'intervertir l'ordre des réactions chimiques que l'empoisonnement naturel n'a pas eu lieu, mais parce que les réactions moléculaires qui se sont effectuées dans la cavité de l'estomac ont été telles que la chimie indique qu'elles devaient être.

trite, le diabète, etc. D'autres fois elle est diminuée, ou ce suc est même neutre. Nos connaissances sont à cet égard presque nulles.

Suc intestinal. — Il peut être neutre ou même acide, comme on l'observe chez les personnes qui vivent d'aliments ayant pour buses les matières grasses, chez les diabétiques surtout.

On ne connait pas les cas dans lesquels son alcalinité augmente. Il est permis de soupçonner, par analogie, que cela doit arriver par l'effet d'une alimentation qui a pour base principale les végétaux herbacés. (On sait que les animaux herbivores ont très alcalines, non seulement leurs excrétions intestinales, mais même leurs excrétions rénales.)

§ II. Symptômes, caractères des diabètes sucrés (1).

1° *État des urines.* — *a.* D'après les auteurs, le phénomène *caractéristique* du diabète sucré est la présence dans les urines du sucre de l'espèce connue sous le nom de *sucre de raisin*, présence qui les rend aptes à éprouver la fermentation alcoolique, soit spontanément, soit par l'addition de levûre. La quantité de sucre est plus ou moins considérable. M. Bouchardat a vu des urines qui

(1) On a divisé le diabète sucré en diabète *insipide* et en diabète *sapide*; mais, comme l'a dit M. Bouchardat, cette division est de peu d'importance, puisque les urines d'un seul et même diabétique peuvent contenir successivement du sucre sapide et du sucre insipide.

L'identité du sucre *diabétique* avec le sucre de raisin a été démontrée par les expériences de M. Chevreul, que celles de Prout ont ensuite confirmées. Toutefois, il restait encore quelques recherches à faire sur la nature du sucre *insipide* découvert par M. Thénard et Dupuytren. Voici le résultat de celles tentées par M. Bouchardat. « Le *sucre urinaire insipide* cristallise absolument comme le sucre sapide et comme le sucre de raisin; il n'en diffère que par sa complète *insipidité*, soit qu'on le goûte à l'état cristallisé, soit qu'on le goûte à l'état de dissolution, dernier état sous lequel, comme on sait, la saveur du sucre de raisin est beaucoup plus sensible. Mis en contact avec du ferment, il subit la fermentation alcoolique absolument comme le sucre de raisin, et fournit la

n'en contenaient qu'un douzième de leur poids, et d'autres qui n'en contenaient pas moins d'un septième.

b. Les urines *diabétiques* offrent les caractères *physiques* suivants : elles sont, en général, beaucoup moins colorées que les urines normales ; leur odeur est presque nulle, ou se rapproche de celle du petit-lait ; leur saveur est douce, sucrée ; leur densité est beaucoup plus considérable qu'à l'état normal. (Dans les nombreuses expériences de M. Bouchardat, elle a varié de 1,030 à 1,074, à la température de 12° cent.)

La quantité des urines rendues en vingt-quatre heures est de six, dix, douze, quinze litres et même plus.

c. La potasse colore en noir les urines sucrées ou diabétiques.

d. M. Biot a, dans ces derniers temps, par une *méthode* qu'il appelle *optique*, reconnu dans les urines diabétiques des caractères qu'il recommande à l'étude des médecins des hôpitaux. Voici, du reste, comment ce savant physicien s'exprime à ce sujet, dans un travail lu à l'Institut (séance du 28 décembre 1840) : « Ces caractères » (ceux que procure la *méthode optique*, et qui consistent

même quantité d'alcool et d'acide carbonique. Traité par une solution alcaline légère, comme le sucre de raisin, il se colore très fortement, et se transforme en une masse noirâtre, insipide, surtout à l'aide de la chaleur. Il se transforme en sucre sapide sous l'influence des acides.

» La composition du sucre diabétique insipide est la même que celle du sucre diabétique sapide et du sucre de raisin : ce sont deux corps isomériques, isomérie qui ne porte que sur la saveur, tandis que les autres cas d'isomérie connus ne portaient que sur la forme. »

« C'est un fait curieux, ajoute M. Bouchardat, que ce corps intermédiaire qui se rapproche de la dextrine par son insipidité, par la propriété de se transformer en sucre sapide sous l'influence des acides, par son origine, et qui s'en éloigne par la propriété qu'il possède de cristalliser, de se dissoudre dans l'alcool, et de pouvoir éprouver immédiatement la fermentation alcoolique. C'est un corps que nous ne sommes point encore parvenus à imiter dans nos laboratoires, et qui, jusqu'ici, ne se produit que sous l'influence de l'organisation. »

» dans la propriété que possèdent les urines diabétiques
» de *polariser la lumière*) fourniront un diagnostic sûr,
» exact et facile pour constater en un moment l'état diabé-
» tique des sécrétions urinaires, reconnaître les premiers
» indices de la maladie, en discerner immédiatement les
» diverses particularités, la suivre dans toutes ses phases,
» connaître instantanément les effets bons ou mauvais du
» régime auquel on soumet les malades, ainsi que les
» spécifiques qu'on pourrait vouloir essayer sur eux (1). »

e. On a pendant longtemps admis que l'urine diabétique
ne contenait pas d'urée. Les expériences de Mac Grégor,
du docteur Henri, de M. Kane, et surtout celles de M. Bouchardat, plus précises que toutes les autres, ont démontré
que cette assertion était erronée. Toutefois il est difficile
de déterminer rigoureusement la quantité de ce principe.
De très nombreuses analyses autorisent M. Bouchardat à
établir que, chez les diabétiques comme chez les sujets
bien portants, la quantité d'urée contenue dans l'urine
est proportionnelle à la quantité d'aliments azotés qu'ils
prennent. Que si, dans le diabète, la proportion d'urée
est ordinairement très faible, cela dépend de ce que la
proportion d'aliments azotés que les malades consomment
est très faible relativement à la quantité d'urine rendue.

f. Les urines diabétiques sont presque toujours très
sensiblement acides, et, selon M. Bouchardat, leur acidité
tient particulièrement à l'acide lactique libre qu'elles contiennent (2).

(1) Dans ses dernières recherches sur la *glucosurie*, M. Bouchardat
déclare que « les caractères optiques, comme moyen de diagnostic immédiat des diabètes, sont de la plus grande importance. »

(2) Une jeune personne de dix-huit ans, affectée d'un diabète sucré
parfaitement caractérisé, étant en plein traitement par la méthode alcaline, rendait des urines qui rougissaient encore très fortement le papier
bleu de tournesol. La quantité des urines avait déjà considérablement
diminué ainsi que la soif, et la quantité de sucre dans les urines devait

Voici le résultat de deux analyses d'urines diabétiques, par M. Bouchardat.

La première porte sur 15 litres d'urines, qui avaient été rendues en vingt-quatre heures par un diabétique placé dans mon service, en juin 1836 (à son entrée, la maladie datait de quatorze mois et demi).

Je copie textuellement la note qui me fut remise par M. Bouchardat :

« L'urine était assez limpide; elle avait une légère odeur d'urine, et une saveur très sucrée, et à la fois salée. Évaporée lentement, elle m'a 'fourni un sirop qui a très bien cristallisé et a donné 3 livres moins un quart de sucre de raisin, qu'il a été facile d'obtenir blanc en le faisant dissoudre dans l'eau, le filtrant sur un filtre garni de noir animal, laissant évaporer et lavant à l'alcool le sucre cristallisé.

« L'urine, chauffée jusqu'à 100°, formait un coagulum albumineux assez abondant.

« Abandonnée à elle-même, elle passait spontanément à la fermentation alcoolique.

» Outre le sucre et l'albumine, l'urine contenait une quantité notable de matières extractiformes, une petite proportion d'urée et tous les sels de l'urine normale dans leurs proportions accoutumées.

» Je n'y ai trouvé aucune trace d'acide urique.

» La proportion si remarquable de sucre correspond à peu près à la quantité de pain mangée dans un jour par le malade (cette quantité était de 3 livres par jour). »

être réduite à peu de chose, car elles changèrent à peine de couleur lorsque nous les traitâmes par la potasse.

Cette jeune malade était encore dans un état d'émaciation extrême; sa peau était sèche, aride, et sa langue d'un rouge vif (il était survenu, dans les derniers temps, une stomatite diphthéritique...).

Je vis cette malade, le 28 août 1845, en consultation avec M. le docteur Fiévée.

La seconde analyse donna les résultats suivants :

Eau 835,33
Sucre de raisin. 134,42
Urée. 8,27
Albumine. 1,40
Mucus. 0,24
Acide lactique. . . . .)
Lactate d'ammoniaque . . . . } 6,38
Matière extractive de l'urine, soluble dans l'alcool.)
Matière extractive de l'urine, soluble dans l'alcool,
　　insoluble dans l'eau. 5,27
Sels 8,69
　　　　　　　　　　　　　　　　　　　　　　　————
　　　　　　　　　　　　　　　　　　　　　　　1000,00

2° *État des fonctions digestives et de leurs produits.* —
a. Une soif immodérée, et ordinairement un appétit vorace, constituent deux des symptômes caractéristiques du
diabète sucré.

Suivant M. Bouchardat, la soif des diabétiques est en
raison directe des aliments sucrés ou féculents qu'ils
prennent. Il a observé que, pour une quantité d'aliments
représentant une livre de fécule, ils boivent ordinairement 7 litres d'eau environ, et rendent à peu près 8
livres d'urine. Si l'on diminue ou si l'on supprime les aliments sucrés ou féculents, la soif diminue ou cesse (1).

M. Bouchardat dit avoir vu un jeune homme qui,
depuis trois ans, ne pouvait aller dans aucune réunion,
parce qu'il était continuellement tourmenté par la soif et
le besoin d'uriner.

(1) Un diabétique placé dans la salle Saint-Landry, à l'Hôtel-Dieu,
prenait chaque jour des aliments féculents équivalents à une livre de
fécule, buvait sept livres environ d'eau, et rendait huit livres d'urine,
contenant à peu près une livre de sucre. On prescrivit deux grains d'é-
métique, dans le but d'expulser les matières contenues dans l'estomac
pour les soumettre ensuite à l'examen. L'émétique ne produisit point de
vomissement. Le malade resta pendant vingt-quatre heures à une diète
absolue, prit dans la journée quatre livres d'eau seulement, et ne rendit
qu'une livre dix onces d'urines qui ne contenaient pas la moindre proportion de sucre. (M. Bouchardat.)

b. Mac-Grégor assure avoir constaté l'existence du sucre dans la salive des diabétiques.

M. Bouchardat, ayant examiné la salive sous le rapport de son état acide ou alcalin chez trois diabétiques, a constaté qu'elle était acide chez tous les trois. Cette acidité est quelquefois telle, que les dents en sont attaquées.

Suivant M. Mialhe, les diabétiques ont acides toutes les humeurs du tube digestif, et même la sécrétion buccale, et c'est pour cela, ajoute cet observateur, qu'ils peuvent ingérer une très forte dose de magnésie calcinée sans que leurs selles soient pour cela blanchâtres. Cet excès d'acidité favorise singulièrement, selon M. Mialhe, la digestion de certaines substances, telles que la fibrine, le gluten, etc.; mais il n'en est pas ainsi de la dextrine, de la lactine et de la glucose, lesquelles reçoivent des alcalis du sang la condition assimilatrice. Comme nous l'avons déjà dit précédemment, toujours d'après M. Mialhe, c'est en raison de ce dernier phénomène que le sucre ne peut être digéré par les diabétiques; chez ces malades, les alcalis nécessaires à l'assimilation du sucre ne sont pas en proportion suffisante.

3° *État de la circulation et du sang.* — *a.* Aucun trouble notable de la circulation n'accompagne le diabète sucré, dégagé de toute complication. C'est une maladie essentiellement *apyrétique*.

b. Des opinions contradictoires ont été émises au sujet de la présence du sucre dans le sang des diabétiques. Ces contradictions tiennent, selon M. Bouchardat, à ce que les expérimentateurs se sont placés dans des conditions différentes quand ils ont recherché le sucre: les uns opérant sur le sang des diabétiques qui n'avaient pas mangé depuis dix, douze heures et plus; les autres opérant sur le sang de diabétiques tiré quelques heures après le repas. Dans le premier cas, M. Bouchardat pense que le sang ne contient plus de sucre, tandis que l'inverse a lieu dans le second. A l'appui de cette doctrine, il rapporte les deux faits suivants. Il fit l'analyse du sang d'un diabétique saigné le matin à neuf heures, et dont le dernier repas avait eu lieu la veille à cinq heures du soir. Il ne put découvrir la moindre trace de sucre dans ce sang. Une autre fois, M. Bouchardat ayant analysé le sang d'un diabétique saigné deux heures après un déjeuner léger, il obtint des signes non équivoques de la présence du sucre dans le sang (1).

c. Le sang *diabétique*, d'après les expériences de Nicolas et Gueudeville, de MM. Soubeiran et Henry, de M. Bouchardat, contient plus de sérum, moins de caillot et moins de fibrine qu'à l'état normal.

d. M. Mialhe pense que les alcalis ne sont pas en proportion suffisante dans le sang diabétique.

4° *État de la peau et de la transpiration cutanée.* — La peau présente, en général, un état de sécheresse sur lequel les auteurs ont beaucoup insisté. Cependant il est des cas dans lesquels les malades transpirent jusqu'à production de sueurs. Chez un diabétique placé dans notre service, en juin et juillet 1836, nous constatâmes, en l'absence de toute complication fébrile, non seulement des sueurs, mais encore des sudamina.

M. Bouchardat, ainsi que nous le verrons plus bas, a considéré la complète et subite interruption de la sécrétion acide de la peau comme une des grandes causes de la production du diabète sucré.

5° *État de la nutrition.* — Les diabétiques maigrissent, fondent pour ainsi dire, et si la maladie se prolonge pendant un temps considérable (un, deux, trois ans et plus), ils finissent par mourir d'épuisement, dévorés jusqu'au

---

(1) M. Bouchardat ajoute qu'il ne put produire avec le sang dont il s'agit une quantité appréciable d'alcool ; mais il attribue ce résultat à ce que la quantité de sang sur laquelle il expérimenta était très faible, et à ce que le repas du malade avait été très léger.

dernier moment de deux besoins qu'ils sont condamnés à ne pouvoir jamais satisfaire sans retour, savoir : le besoin de boire et celui d'uriner, à moins toutefois que les conditions de leur régime ou des maladies intercurrentes ne viennent interrompre momentanément la marche du diabète (1).

§ III. Résultats des ouvertures cadavériques.

I. De toutes les lésions que les reins ont présentées à l'ouverture des diabétiques, l'hypertrophie de ces organes serait, d'après les auteurs, la plus fréquente (2). Mais cette lésion n'est rien moins que constante, et, d'ailleurs, on ne voit réellement pas comment une simple hypertrophie des reins pourrait donner lieu à la présence du sucre dans l'urine. D'un autre côté, combien de fois n'a-t-on pas rencontré une hypertrophie des reins chez des individus qui n'avaient point de diabète sucré !

II. Voici les résultats de l'examen cadavérique d'un diabétique (c'était un homme de 36 ans) qui succomba, après quinze à seize mois de diabète, à une pneumonie intercurrente. Nous laisserons de côté les altérations relatives à la maladie intercurrente qui fit périr le malade (3).

Les deux reins occupaient leur place accoutumée, le gauche descendant d'un pouce plus bas que le droit.

---

(1) Dans un cas de diabète intense (les urines contenaient environ un septième de sucre en poids), cas que j'ai rapporté dans ma *Clinique médicale*, une pneumonie intercurrente, pendant quatre à cinq jours qu'elle dura, réduisit la quantité des urines à rien ou presque rien (le malade passait une nuit entière sans uriner). Il survint des sueurs abondantes et des sudamina.

Le malade ayant succombé, on goûta l'urine contenue dans la vessie, et on lui trouva une *saveur cuivreuse*, au lieu de la saveur très sucrée qu'elle avait avant la pneumonie. (Voy. plus bas les résultats de l'aut. cadav.)

(2) Andral, *Précis d'anat. pathol.*, t. II, p. 617. Dezeimeris, *Mém. de la Soc méd. d'émul.*, Paris, 1826, t. IX, pag, 211.

3) M. Rayer assistait à l'autopsie cadavérique.

Le volume du rein gauche était d'un quart plus considérable que celui du droit, et cependant, chose assez singulière, ce même rein gauche ne pesait que 168 grammes, tandis que le droit en pesait 190. Ajoutons que le tissu de ce dernier était plus pâle que celui du premier. Les deux reins offraient à leur surface de petits kystes remplis d'un liquide transparent. A l'incision, le rein gauche offrait un aspect moins étoilé que le droit; la substance corticale avait environ 4 lignes d'épaisseur. L'intervalle qui séparait les cônes ou tubes urinifères était moindre dans le rein droit que dans le gauche; point d'injection notable de la substance rénale (il existait plutôt un état anémique du rein droit), de sorte qu'il nous *sembla* que la substance corticale était *sensiblement* hypertrophiée, mais sans injection.

La membrane capsulaire des reins n'offrait aucune altération notable.

La membrane interne des bassinets et des calices était d'un blanc mat, un peu épaissie en quelques points.

L'urine contenue dans la vessie, mise de côté pour être analysée par MM. Rayer et Richard, offrait une saveur de cuivre au lieu de son ancienne saveur sucrée. Rien à noter pour la vessie, sinon une légère ecchymose de son col.

Foie volumineux; vésicule distendue par une bile épaisse, d'une consistance sirupeuse.

L'estomac n'était pas plus volumineux qu'à son état normal; sa membrane interne était mamelonnée, et offrait des replis très prononcés, assez analogues par leur disposition sinueuse aux circonvolutions du cerveau; elle n'était point ramollie, *et on n'apercevait pas la différence ordinaire entre sa portion œsophagienne et sa portion pylorique.* Les fibres de la couche musculeuse formaient des faisceaux assez épais, le tissu cellulaire sous-muqueux était d'un blanc nacré.

La masse intestinale avait son volume normal. La membrane interne de l'intestin grêle, colorée par la bile, n'offrait aucune injection notable, non plus que celle du gros intestin (celui-ci contenait des matières à demi liquides comme de la moutarde).

La veine cave abdominale, les veines intestinales, les veines et les artères rénales, splénique et spermatiques, offraient un volume considérable, comme si elles eussent été distendues par une injection.

§ IV. Causes occasionnelles et prédisposantes.

L'étiologie du diabète sucré n'est pas aujourd'hui la partie la plus avancée de son histoire. On doit même convenir que de toutes les causes, depuis l'action de l'humidité, des boissons alcooliques, jusqu'aux chagrins profonds (Pinel), auxquelles les auteurs ont attribué le développement du diabète, il n'en est aucune qui supporte impunément l'épreuve d'une discussion exacte et sérieuse. Nous savons seulement qu'il est certaines conditions de régime sans lesquelles la formation du sucre ne saurait avoir lieu, et ces conditions sont aujourd'hui aussi parfaitement connues que celles sous l'influence desquelles se produisent, dans un bon nombre de cas, les calculs d'acide urique. Mais pourquoi ces conditions de régime étant posées, le diabète ne se manifeste-t-il que chez un certain nombre d'individus, nombre heureusement très restreint, et non chez les autres? Dans l'état présent de la science, la solution de ce problème ne saurait être donnée.

Au reste, quelles que soient les causes *déterminantes* extérieures du diabète, elles resteraient le plus souvent sans effet, si elles n'étaient secondées par une prédisposition constitutionnelle encore inconnue.

§ V. Théorie de la glucogénie ou du diabète sucré.

I. A la théorie de Rollo (1) et à celle deProut (2), M. Bouchardat en a substitué une d'après laquelle le sucre de raisin des urines diabétiques proviendrait de la transformation de la fécule en sucre de raisin, telle qu'on peut l'effectuer dans les laboratoires de chimie. Cette transformation s'opérerait sous l'influence d'un *principe* de l'économie qui exerce sur l'amidon une action toute semblable à celle de la diastase (3).

Quoi qu'il en soit, M. Bouchardat a constamment observé que la quantité de sucre des urines des diabétiques était en raison directe de la quantité de pain ou d'aliments féculents ou sucrés qu'ils avaient pris dans les vingt-quatre heures, de telle sorte qu'en supprimant l'usage de ces aliments, les urines reviennent peu à peu à leur quantité et à leur composition normales (4).

(1) Rollo, auteur d'un ouvrage important sur le diabète, pensait que, dans cette affection, *les humeurs animales étaient suroxigénées*, et il avait accommodé le traitement de la maladie à cette donnée.

(2) Prout, considérant qu'il existait entre l'urée et le sucre un rapport tel, que ces deux corps contiennent la même quantité d'hydrogène, et que l'azote de l'urée peut être remplacé dans le sucre par un nombre double d'atomes de carbone et d'oxigène, qui équivaut, à très peu de chose près, au poids de l'azote, supposait que le sucre remplaçait l'urée sous l'influence d'un autre arrangement des atomes. Mais cette théorie, fort ingénieuse d'ailleurs, n'était soutenable qu'à une époque où l'on croyait que l'urée manquait dans l'urine diabétique, ce qui n'est pas exact.

(3) Ce principe est aujourd'hui assimilé à la diastase elle-même : c'est la *diastase animale* de M. Mialhe, qui a fait des recherches très remarquables sur le diabète. Il se rencontre dans le suc pancréatique et dans la salive, laquelle a d'ailleurs beaucoup d'autres traits d'analogie avec le suc pancréatique.

D'un autre côté, des expériences ont démontré à M. Bouchardat que, dans de certaines conditions d'*altération*, le ferment, le gluten, l'albumine, la fibrine, pouvaient exercer sur l'amidon une action tout-à-fait comparable à celle de la diastase, et ces substances se rencontrent avec l'amidon dans l'estomac des diabétiques.

(4) « Un diabétique, dit M. Bouchardat, était émerveillé de voir sa soif

Ainsi que nous l'avons vu, M. Bouchardat enseigne que l'intensité de la soif est proportionnelle à la quantité d'aliments sucrés ou féculents que les malades prennent. Ce phénomène, à son avis, trouve une explication satisfaisante dans ce fait, savoir : que pour être complète, la transformation de l'amidon en sucre exige que la fécule soit dissoute dans environ sept fois son poids d'eau. Puisqu'il en est ainsi, M. Bouchardat trouve tout simple que les diabétiques soient tourmentés par la soif, jusqu'à ce qu'ils aient ingéré sept parties d'eau pour transformer en sucre une livre d'amidon.

Le rein, selon M. Bouchardat, n'est, dans le diabète sucré, qu'un organe d'élimination : son rôle dans le diabétisme se borne à éliminer le sucre du sang, comme dans l'état de santé il élimine l'urée.

M. Bouchardat croit que la subite et complète interruption de la sécrétion *acide* de la peau joue un grand rôle dans la production du diabète sucré. C'est à cette interruption qu'il attribue les modifications des sucs gastro-intestinaux en vertu desquelles la fécule des aliments serait convertie en sucre. Nous verrons tout-à-l'heure que le traitement du diabète proposé par M. Bouchardat repose tout entier sur les deux circonstances qui viennent d'être signalées.

II. M. Mialhe a récemment émis une théorie de la glucosurie qui diffère de celle de M. Bouchardat. Selon lui, la conversion de la fécule en sucre par les sucs digestifs (salive, suc pancréatique) est un fait normal et non un fait pathologique. De là par conséquent ne dérive pas la maladie. Mais le sucre ainsi formé, une fois introduit dans

---

ardente complétement cessée depuis qu'il ne prenait plus d'aliments sucrés ou féculents, et qu'il mangeait, au contraire, du bœuf rôti et du jambon salé, phénomène si contraire aux idées populaires sur le genre d'alimentation propre à calmer la soif. Pour faire pénétrer une entière conviction dans son esprit, il fallut lui faire prendre un jour une quantité d'aliments féculents ou sucrés égale à celle dont il usait autrefois, et faire ainsi reparaître la soif ardente et le besoin continuel d'uriner qui, pendant trois ans, avaient fait le désespoir de sa vie. »

le sang, n'y trouve pas la quantité d'alcalis nécessaire à sa décomposition, et passe en nature dans les urines. C'est donc dans ce défaut d'alcalinité du sang que consiste la cause première du diabète sucré, et c'est en vertu de la théorie ci-dessus que nous verrons plus loin M. Mialhe conseiller les alcalins dans le traitement de la maladie qui nous occupe (1).

Ainsi, selon M. Mialhe, nous serions tous diabétiques, si les alcalis du sang ne décomposaient pas le sucre et ne le transformaient pas en principes destinés à la nutrition; tandis que, dans la doctrine de M. Bouchardat, la présence du sucre dans le sang est le résultat d'une assimilation vicieuse au sein des organes digestifs.

III. Je ne me permettrai pas de décider des questions sur lesquelles mon expérience personnelle ne s'est point exercée. J'oserai seulement dire que le moment n'est pas encore arrivé où l'on puisse nous formuler une théorie du diabète qui ne laisse rien à désirer. Je crois que la recherche attentive des diverses causes qui favorisent son développement est un des points dont il importe le plus de s'occuper. Il faut poursuivre en même temps les précieux travaux chimiques auxquels se sont livrés MM. Bouchardat et Mialhe, et l'on finira, je n'en doute pas, par dissiper les incertitudes dont le mécanisme du diabète sucré est encore environné.

§ VI. Traitement.

I. Après avoir montré les rapports qui existent entre

(1) Voici textuellement ce que nous lisons dans le *Traité de l'art de formuler* : « L'acidité du suc gastrique est augmentée dans le diabète. Les diabétiques ont acides toutes les humeurs du tube digestif (le suc intestinal est normalement alcalin), et même la sécrétion buccale (la salive est normalement alcaline) : aussi peuvent-ils ingérer une très forte dose de magnésie calcinée sans que leurs selles soient pour cela blanchâtres, etc.

» Chez les diabétiques, l'absence dans le sang des alcalis libres ou des carbonates en lesquels réside la cause de l'assimilation des matières saccharoïdes, rend possible la présence du sucre dans tous les liquides excrémentitiels ou autres. »

l'usage des aliments féculents et la production du sucre dans le diabète sucré ou glucosurie, M. Bouchardat s'est appliqué à poser, ainsi qu'il suit, les bases du traitement de cette maladie, qui, jusqu'ici, avait été le désespoir de la médecine.

Deux points l'ont vivement préoccupé, savoir : 1° *trouver un aliment qui pourrait remplacer le pain sans avoir ses inconvénients pour les diabétiques ; 2° rétablir l'économie diabétique dans l'état normal.* Voici les conseils qu'il a formulés dans un travail qu'il a lu à l'Institut, le 15 novembre 1841. Nous reproduirons textuellement cette partie de son important travail.

« Éclairé par les expériences si intéressantes de la com- » mission dite de la gélatine sur les propriétés essentielle- » ment nutritives du gluten, je pensai immédiatement à » faire préparer avec ce principe un aliment susceptible » de remplacer le pain. C'est le problème précisément » inverse à celui que nous avons cherché à résoudre, il y » a bientôt dix ans, M. le duc de Luynes et moi. Nous » voulions jadis faire entrer la plus grande quantité pos » sible de fécule dans le pain ; je désirerais aujourd'hui en » obtenir un contenant la moindre proportion possible de » ce produit. La difficulté de la préparation du gluten » pour un usage de tous les jours était un obstacle à la » réalisation de mes projets, lorsque je pensai que la So- » ciété d'encouragement avait accordé une récompense à » M. E. Martin pour avoir isolé le gluten dans sa prépara- » tion de l'amidon. Je m'adressai à ce fabricant distingué ; » il s'empressa de me faire préparer du pain de gluten ; » mais, quoi qu'il pût faire, l'addition d'un cinquième de » farine fut toujours nécessaire pour obtenir ainsi un pain » très léger, ayant une saveur agréable.

» Ce n'est point encore là un résultat radical, car notre » pain contient encore un sixième de fécule ; mais c'est » une grande amélioration, car 200 grammes de ce pain

» avec une bonne alimentation animale peuvent suffire,
» et la proportion de fécule ingérée dans un jour se trouve
» réduite à 35 grammes environ, ce qui, en définitive, est
» fort peu de chose   et ce qui rend l'alimentation des dia-
» bétiques extrêmement facile.

» La série de questions que je cherchais à aborder offrait
» des difficultés beaucoup plus sérieuses. En effet, pour
» rétablir l'économie diabétique dans l'état normal, il faut
» ou une de ces heureuses inspirations qu'on a bien rare-
» ment, ou une connaissance exacte de la nature de la
» maladie. Dans ce cas particulier, cette connaissance
» peut suffire, car il ne s'agit point ici de ces affections
» qui entraînent à leur suite des lésions irréparables. Aucun
» organe essentiel à la vie n'est primitivement affecté;
» c'est plutôt une aberration des fonctions, mais une
» aberration rebelle. Les lésions d'organes, les tubercules
» pulmonaires, par exemple, sont consécutifs. L'affection
» primitive doit guérir; si on n'a pas réussi jusqu'à présent,
» c'est que la vraie cause de la maladie a échappé à nos
» investigations.

» Voici les considérations qui m'ont guidé. La sécrétion
» acide de la peau est subitement et complétement inter-
» rompue dans le diabète : voilà une cause profonde de
» perturbation; les muqueuses et les glandes de l'appareil
» digestif fournissent des liquides dont la composition
» chimique se trouve modifiée par suite de cette suppres-
» sion, la production alcaline se trouve presque complé-
» tement remplacée par la production acide.

» Peut-on conclure que ces acides, qui se trouvent en
» quantité plus considérable dans l'appareil digestif, réa-
» gissent sur la fécule pour la transformer en sucre?
» Évidemment non; car j'ai vérifié que les acides, ou mi-
» néraux ou organiques, n'avaient aucune influence pour
» transformer la fécule en sucre à la température où la
» digestion s'effectue. Mais il est une remarque qui ne

» doit point nous échapper : partout où ces acides orga-
» niques existent en proportion notable, on rencontre à
» côté cette modification de l'albumine qui agit en trans-
» formant la fécule en sucre : voilà ce qui s'observe dans
» la maturation des fruits. La même coïncidence doit se
» présenter dans l'économie diabétique, et le point de
» départ de la maladie serait la suppression de la sueur et
» la perversion de sécrétion des muqueuses et des glandes
» de l'appareil digestif.

» Si on admet cette hypothèse, et l'observation et l'ex-
» périence m'ont nettement démontré cette perversion de
» sécrétion, il s'agira donc de diriger tous les efforts du
» traitement rationnel vers le rétablissement des fonc-
» tions de la peau. Voici les moyens de rétablir les
» fonctions de la peau qui m'ont paru efficaces dans la
» glucosurie : 1° vêtement de laine en quantité suffisante
» pour provoquer une diaphorèse constante; 2° les ammo-
» niacaux et les opiacés administrés à l'intérieur (1). »

Quatre observations sont rapportées à l'appui de la
doctrine de M. Bouchardat. Dans tous ces cas, le pain de
gluten, les opiacés, les ammoniacaux ont été administrés,
et cependant, dans deux cas seulement, l'urine est revenue
à l'état normal. Pourquoi n'en a-t-il pas été ainsi dans les
autres? Selon M. Bouchardat, «c'est uniquement parce que,
dans ces derniers, les vêtements de flanelle n'ont pas été
employés comme dans les deux autres. L'urine des uns,
sous l'influence du carbonate d'ammoniaque, est devenue
alcaline, en sorte que ce sel ayant été éliminé par les
urines, son influence diaphorétique est demeurée nulle.

(1) « Je dois l'avouer (c'est toujours M. Bouchardat qui parle), bien
» des tentatives infructueuses ont été faites dans cette direction. Ainsi
» les bains de vapeur, vantés par Oribase, Bardsley et tant d'autres, ne
» m'ont jamais paru avoir une influence curative bien évidente. Il en est
» de même des bains sulfureux conseillés par beaucoup de médecins,
» ainsi que de l'hydrosulfate d'ammoniaque préconisé par Rollo, dont la
« pratique a eu de si nombreux imitateurs. »

L'urine des autres est restée constamment acide, et la peau, excitée par les vêtements de laine, a fait activement ses fonctions. »

II. Tout récemment, M. Mialhe a fortement recommandé l'emploi des alcalis contre le diabète sucré, agents qui, en décomposant le sucre introduit dans la masse sanguine, empêchent son élimination par la voie des urines (1). Cette doctrine thérapeutique est fondée sur la doctrine que M. Mialhe a proposée touchant la nature du diabète. D'après cette doctrine, en effet, l'économie étant sursaturée d'acides, et le sucre introduit dans le torrent sanguin n'y trouvant pas les alcalis nécessaires à sa décomposition, à son assimilation, il est éliminé par les urines.

III. Les méthodes thérapeutiques nouvelles n'ont pas encore reçu la sanction d'une expérience exacte assez multipliée; mais elles sont basées sur des principes vrais, car il n'est plus permis de méconnaître que dans une saine théorie chimique du diabète réside le point de départ de toute méthode curative rationnelle de cette maladie. Telle n'était pas la pensée de Pinel, lorsqu'il terminait l'article : *Traitement du diabète sucré* par la proposition suivante : « C'est le rétablissement des *forces vitales*, et non des combinaisons chimiques, qui procure dans ce cas, comme dans beaucoup d'autres, une guérison solide. »

Dans ce cas, comme dans beaucoup d'autres, on serait fort embarrassé de définir les *forces vitales* qu'il s'agit de rétablir, si par ce nom l'on désigne des forces essentiellement différentes de celles qui président aux *combinaisons chimiques*, qu'il s'agit aussi de rétablir.

II. Faux diabètes, ou diabètes non sucrés.

I. M. Bouchardat n'a point trouvé de sucre dans l'urine

(1) M. Mialhe a communiqué (juillet 1844) à l'Académie des sciences et à l'Académie royale de médecine une observation de diabète guéri par l'emploi des alcalis et des sudorifiques. (*Bulletin de l'Académie royale de médecine*, t. IX, pag. 975.)

de quatre hommes présumés diabétiques parce qu'ils étaient tourmentés d'une soif plus ou moins ardente et qu'ils rendaient de 5 à 20 litres d'urine dans les vingt-quatre heures.

II. Dans un cas, l'urine ne contenait pas d'urée (1), mais dans les trois autres ce principe existait (2). Dans le cas où l'urine ne contenait pas d'urée, M. Bouchardat a noté qu'elle rougissait sensiblement le papier de tournesol.

L'urine dépourvue d'urée ne contenait guère que le tiers des substances fixes que renferment ordinairement les urines normales. Mais comme le malade rendait en vingt-quatre heures 15 litres environ d'urine, on voit que la perte *absolue* des matières fixes était beaucoup plus considérable que dans l'état de santé.

(1 Elle contenait, pour un kilogramme :

Acide lactique. . . . .)	
Lactate d'ammoniaque. . . . . }	13,21
Extrait de viande soluble dans l'alcool à 85° cent. .)	
Matières extractives solubles dans l'eau, insolubles	
dans l'alcool à 85° cent.	4,27
Acide urique.	0,24
Mucus avec phosphate de chaux	0,12
Sels de l'urine.	5,24
Eau.	976,92
	————
	1000,00

(2) Dans un de ces cas, l'analyse fournit les résultats suivants :

Urée	14,31
Acide lactique . . . .)	
Lactate d'ammoniaque. . . . . }	
Matière extractive de l'urine soluble dans l'alcool à {	18,37
85° cent.)	
Matière extractive de l'urine insoluble dans l'alcool à	
85° cent.	5,48
Acide urique.	0,64
Mucus vésical	0,36
Sels de l'urine.	9,27
Eau.	951,57
	————
	1000,00

La matière extractive, soluble dans l'eau et insoluble dans l'alcool, offrit à M. Bouchardat les principaux caractères de la gomme, et il la prit d'abord pour de la *dextrine*; mais un examen plus attentif lui démontra que telle n'était pas la nature de cette matière.

III. Dans les trois cas où l'urine contenait de l'urée, la maladie, selon M. Bouchardat, n'*avait aucune ressemblance avec le diabète* car la composition de l'urine se rapprochait beaucoup de celle de l'homme en santé.

Alors, dit-il, la maladie paraît tenir plus spécialement à une suractivité des reins, et peut-être aussi à un mode particulier de digestion, qui fait que les quantités d'urée ou de matières extractives de l'urine contenues dans le sang sont plus considérables qu'à l'état de santé; car la somme d'urine était six fois plus forte qu'à l'état normal, et la proportion de son urée et de sa matière extractive de très peu inférieure à celle de ce même état normal.

CHAPITRE II.

CACHEXIES CONSTITUTIONNELLES DÉVELOPPÉES SOUS L'INFLUENCE DE CERTAINS AGENTS TOXIQUES.

Ainsi qu'il a été dit, les cachexies ou altérations chimiques produites par certains poisons étant du ressort d'une branche spéciale des sciences médicales, notre intention n'est point de les étudier toutes dans cet ouvrage(1). Nous

(1) En plaçant dans le sang les principales altérations produites par certains poisons, et en désignant sous le nom de *chimiques* ces altérations, je me trouve d'accord avec M. Mialhe, lequel termine ainsi ses considérations générales sur l'action des médicaments et des poisons :

« En résumé, les médicaments et les poisons agissent toujours immédiatement, et souvent même uniquement sur le sang; c'est en imprimant à ce liquide organique, à ce véhicule de la vie, des modifications chimiques plus ou moins profondes, que leur action thérapeutique et toxique est produite. » (*Traité de l'art de formuler.*)

M Mialhe range les préparations saturnines parmi les poisons qu'il appelle *coagulants ou plastifiants.* Les poisons que cet auteur appelle

avons cru devoir faire une seule exception portant sur les préparations saturnines, exception fondée sur cette raison, savoir que, chaque jour, des exemples de l'état cachectique produit par ces préparations se présentent dans nos hôpitaux.

ARTICLE UNIQUE.

CACHEXIE OU INTOXICATION SATURNINE.

Définition et division du sujet.

I. Dans ses considérations générales sur l'empoisonnement saturnin, M. le docteur Tanquerel des Planches, auteur d'un ouvrage remarquable sur les maladies saturnines (1), définit et divise son sujet de la manière suivante :

« Lorsque le plomb (par cette expression, il faut entendre toutes les préparations saturnines), réduit à l'état de division extrême, est absorbé, l'économie éprouve une atteinte délétère plus ou moins profonde et *suî generis.*

» Les troubles que ressentent alors les deux grandes divisions du système nerveux sont différents et même opposés. Pour le système nerveux de la vie intérieure, on n'observe que l'exaltation de l'action nerveuse; pour le système nerveux de la vie de relation, au contraire, les phénomènes de sensibilité et de motilité peuvent être tantôt exaltés, tantôt abolis. Ainsi, quand c'est sur les viscères contenus dans l'abdomen que le plomb a porté son influence pernicieuse, la colique se montre avec toutes ses variétés. Si c'est l'appareil nerveux rachidien qui se trouve atteint, alors peuvent apparaître

ainsi *produisent*, dit-il, *avec les éléments protéiques de l'économie animale (l'albumine, la fibrine et la caséine du sang et des tissus vivants), des combinaisons insolubles plus ou moins plastiques et plus ou moins stables.*

(1) *Traité des maladies de plomb ou saturnines,* par H. Tanquerel des Planches, D. M. P. Paris, 1839, 2 vol. in-8.

dans les organes de la vie de relation ces douleurs vives qui caractérisent l'arthralgie, ou cette perte, soit du mouvement, soit du sentiment, qui signale la paralysie ou l'anesthésie saturnines. Est-ce l'encéphale qui est affecté : du délire, des convulsions ou du coma caractérisant l'*encéphalopathie* saturnine (1). »

Les formes admises par M. Tanquerel ne sont pas également fréquentes. D'après un relevé statistique de cet auteur, sur quatorze individus atteints de maladies saturnines, douze à peu près seraient affectés de colique, huit d'arthralgie, deux de paralysie, un d'encéphalopathie (2).

Ces diverses formes se combinent souvent entre elles; elles peuvent néanmoins se montrer chacune isolément.

Des maladies de plomb semblables ou fort différentes peuvent, à diverses époques, se montrer chez le même individu, et, comme l'a dit M. Tanquerel, l'espèce d'affection saturnine antérieure ne décide rien sur la forme de celle qui pourra se déclarer plus tard. Mais, selon le même auteur, c'est une chose fort remarquable que chez certains individus, en petit nombre il est vrai, le plomb

(1) M. Tanquerel des Planches ne nous paraît pas avoir donné des preuves satisfaisantes de son assertion. En effet, les viscères abdominaux ne sont pas tous dépourvus de nerfs de la vie de relation; et tels sont, en particulier, l'estomac et le gros intestin, qui reçoivent des nerfs de la moelle épinière, nerfs qui jouent le principal rôle dans la colique dont parle M. Tanquerel, tandis que les nerfs de la vie intérieure ou *organique* (Bichat) y paraissent entièrement étrangers. L'exemple de la *colique* n'est donc pas heureusement choisi, et comme il est le seul sur lequel s'appuie l'assertion de M. Tanquerel, on voit que cette assertion reste au moins encore à démontrer.

(2) Le tableau suivant, qui comprend toutes les observations que M. Tanquerel a pu recueillir, a servi de base à ce que nous venons de dire.

Colique. . . . . 1,217 cas.
Arthralgie. 0,755
Paralysie 0,127
Encéphalopathie . . . 0,072

développe toujours la même forme morbide, et que, d'un autre côté, sur cent individus placés en contact avec le plomb, dans des circonstances en apparence les mêmes, les uns soient pris de colique, les autres d'arthralgie ; ceux-ci de paralysie, ceux-là d'encéphalopathie saturnines. Des dispositions individuelles encore indéterminées sont, à n'en pas douter, une des causes des particularités signalées ici. Mais d'autres causes ne se joignent-elles pas à celle-ci, et si elles existent, quelles sont-elles? On l'ignore.

II. Les formes morbides ci-dessus énumérées sont bien loin de nous donner une idée complète de cette action *délétère* et *sui generis* que les préparations saturnines exercent sur l'économie. En première ligne des éléments de cette action, il faut placer la lésion du sang, produite par l'introduction des préparations saturnines au sein du système où circule ce liquide, d'où elles passent dans d'autres liquides de l'économie.

L'altération saturnine du sang ou l'hémocachexie saturnine, que M. Tanquerel n'a point placée parmi les formes de l'intoxication saturnine, est précisément l'altération fondamentale de l'état que cet auteur a décrit sous le nom d'*intoxication saturnine primitive*, intoxication dont les phénomènes sont, selon lui, les prodromes de toutes les formes qu'il a établies.

Ayant étudié dans d'autres endroits de cette nosographie les affections du système nerveux dont les préparations de plomb constituent une des causes *spécifiques*, je pourrais à la rigueur me dispenser de revenir ici sur ces affections, d'autant plus qu'elles diffèrent essentiellement de celles qui nous occupent dans cette partie de notre ouvrage. Néanmoins, en raison de l'importance du sujet, j'ai pensé qu'il était utile de placer à la suite de la cachexie saturnine proprement dite les affections saturnines du système nerveux.

I. Cachexie saturnine.

§ Ier. Symptômes.

I. Voici, d'après M. Tanquerel, quels sont les phénomènes caractéristiques de l'action primitive du plomb sur l'économie : *la coloration ardoisée des gencives, de la membrane muqueuse buccale et des dents, avec saveur saturnine de la salive, de l'haleine et des gaz provenant des voies digestives, la teinte plombée ou mieux l'ictère saturnin de la peau, l'amaigrissement saturnin, et un certain ralentissement de la circulation.*

Donnons quelques détails sur chacun de ces phénomènes, pour l'étude complète desquels nous ne saurions mieux faire que de renvoyer le lecteur à l'ouvrage même auquel nous les empruntons, phénomènes que nous avons d'ailleurs constatés un très grand nombre de fois.

1° Le premier et le plus fréquent phénomène qui apparaisse comme signe de la présence du plomb dans l'économie, c'est une coloration toute particulière des gencives et des dents. La portion des gencives la plus voisine des dents, dans une étendue de 2 à 3 millimètres, acquiert ordinairement une teinte d'un gris ardoisé; cette teinte envahit quelquefois toute la surface des gencives, et peut même s'étendre à toute la muqueuse buccale, plus souvent sur une partie seulement de cette dernière, où elle se présente alors sous forme de lignes et de traînées (1).

Assez souvent la portion des gencives ainsi colorée s'amincit, s'atrophie et disparaît à la longue, en sorte que les dents sont, comme on dit, *déchaussées.* Chez un très petit nombre d'ouvriers, M. Tanquerel a observé que les gencives ardoisées étaient congestionnées et saignantes au moindre attouchement. Une seule fois, il a constaté une ulcération du *bord alvéolaire supérieur des gencives des deux mâchoires.*

(1) A l'aide de lotions répétées avec de l'eau aiguisée d'acide sulfurique ou d'acide chlorhydrique, on finit par faire disparaître complétement cette coloration.

Le plus ordinairement, dans les cas de coloration saturnine des gencives, les dents présentent, à leur collet, une coloration brunâtre très foncée, qui diminue à mesure qu'on s'éloigne de ce point, et ces dents ne tardent pas à se détériorer (elles deviennent fragiles, se cassent, se carient et tombent prématurément).

Il résulte clairement des expériences chimiques rapportées par M. Tanquerel, que la matière colorante des gencives et des dents, dans les cas ci-dessus, n'est autre que du sulfure de plomb (1).

2° Les sujets chez lesquels on constate une coloration très marquée des gencives, etc., par le sulfure de plomb, accusent ordinairement un goût sucré, styptique, astringent, absolument semblable à celui que produirait une préparation saturnine déposée sur la membrane muqueuse buccale. La salive est plutôt diminuée qu'augmentée.

L'haleine exhale une odeur *sui generis*. On ne peut se faire une idée exacte de cette haleine saturnine qu'en la flairant. On reconnaît alors que sa fétidité rappelle celle qu'on ressent quand on séjourne pendant un certain temps dans une atmosphère chargée de molécules saturnines. La saveur et l'odeur saturnines ne tiennent pas uniquement à l'*infection* saturnine du sang, mais à la présence même de particules saturnines à la surface des membranes mu queuses des fosses nasales, des bronches et de la bouche;

(1) La coloration indiquée n'a jamais été observée par M. Tanquerel que chez les individus dont la membrane muqueuse buccale s'est trouvée en contact avec des particules de plomb. Il a examiné la bouche de 785 individus qui n'avaient pas travaillé les préparations saturnines, ou qui n'en avaient avalé d'une manière quelconque : chez aucun d'eux il n'a pu découvrir la moindre trace de la coloration spéciale produite par le sulfure de plomb. D'où il suit que ce phénomène est un excellent indice pour reconnaitre sur-le-champ qu'un individu a avalé ou respiré des particules de plomb.

on peut reconnaître quelquefois ces particules, mêlées soit aux crachats, soit aux mucosités nasales des personnes qui sont exposées aux émanations saturnines.

3° On a donné le nom d'ictère *saturnin* à la coloration des solides et des liquides produite par l'action du plomb sur l'économie. Il faut néanmoins convenir que cette coloration diffère notablement de celle qui caractérise l'ictère proprement dit, soit qu'on l'étudie à la peau, soit qu'on l'étudie dans l'urine, la sérosité du sang, etc. Cette coloration pâle, anémique, tire quelquefois un peu sur le jaune, mais non sur le vert ou le jaune verdâtre, comme celle qui a lieu dans l'ictère proprement dit. Enfin l'urine et la sérosité du sang soumises aux réactifs, et spécialement à l'acide nitrique, ne se comportent pas de la même manière dans les deux espèces d'ictères dont il s'agit (1).

Au reste, l'ictère dit *saturnin* ne se manifeste à son plus haut degré que dans les cas où l'absorption a fait pénétrer dans le sang d'abord, et par suite dans l'économie tout entière, une grande quantité de molécules de plomb.

4° L'amaigrissement *saturnin* ne survient qu'à la longue, postérieurement aux accidents ci-dessus décrits, et lorsque les molécules saturnines *saturent* en quelque sorte toute l'économie : aussi ne l'observe-t-on, en général, que chez les ouvriers qui travaillent le plomb en grand, et qui se trouvent presque sans cesse au milieu d'une atmosphère surchargée d'émanations saturnines (cérusiers, ouvriers de fabriques de minium, de litharge, etc.). Cet amaigrissement coïncide avec une dimi-

---

(1) M. Tanquerel dit avoir rencontré, après la mort, une teinte jaune terreuse de presque tous les organes de l'économie : le cerveau, les poumons, le cœur, les intestins, l'estomac, le foie, les reins et la vessie. Il n'indique pas le nombre des sujets atteints d'affection saturnine chez lesquels il a fait cette observation.

nution plus ou moins considérable des forces : c'est un des éléments les plus graves de la *cachexie* ou *infection saturnine*.

5° La circulation est plutôt ralentie qu'accélérée par l'influence de l'intoxication saturnine (1). Ainsi que l'a fait remarquer M. Tanquerel, c'est à tort que Stoll a signalé la *tension*, la *plénitude*, la *dureté*, la *vibration du pouls* chez les ouvriers en plomb, qui se portent bien d'ailleurs. Lorsque surviennent l'*anémie*, la cachexie saturnine et l'amaigrissement, le pouls devient petit, grêle, chétif ; il conserve sa régularité dans les diverses phases de l'infection saturnine.

M. Tanquerel dit n'avoir *pas noté une seule fois les bruits de souffle, de diable, dans les grosses artères et le cœur, à moins de maladies du cœur tout-à-fait étrangères au plomb.* Je suis vraiment étonné de cette assertion de la part d'un observateur tel que M. Tanquerel des Planches. En effet, je puis affirmer, de la manière la plus positive, que j'ai constaté cent et cent fois, et fait constater à un grand nombre de personnes, les divers souffles artériels caractéristiques de l'anémie et de la chloro-anémie chez les individus qui, après un long maniement de préparations saturnines, offraient à un haut degré les phénomènes de l'intoxication saturnine, lesquels ne sont, au fond, que ceux d'une *cachexie et d'une anémie spéciales.*

II. Suivant M. Tanquerel, «l'intoxication primitive, c'est-à-dire l'intoxication spéciale du sang, peut précéder le développement des maladies saturnines *locales*, depuis quelques heures jusqu'à des années entières. » Il n'est pas rare de voir des individus qui, toute leur vie, portent quelques traces de la présence du plomb dans leur économie, sans que pour cela ils soient jamais atteints par les maladies

(1) « Le pouls bat 40, 45, 50, 55 fois par minute chez l'ouvrier qui, avant de manier le plomb, avait un pouls de 60 à 70 pulsations. » (M. Tanquerel.)

saturnines locales. Mais lorsque tous les traits caractéristiques de l'infection saturnine primitive existent chez un individu, il peut être presque assuré d'éprouver bientôt les atteintes des maladies saturnines locales, pour peu qu'il continue à se trouver au milieu des circonstances qui ont permis l'accumulation du plomb dans son économie. Si cet individu s'éloigne, au contraire, du contact des préparations saturnines, quelquefois il ne subira point plus tard les attaques de la colique et des autres maladies saturnines locales, et le poison sortira insensiblement de l'économie.

Il est très rare que les maladies locales produites par le plomb ne soient pas précédées du développement des phénomènes caractéristiques de l'intoxication saturnine générale ou sanguine.

§ II. Conditions dans lesquelles se produisent la cachexie et les autres affections saturnines.

I. Tous les individus qui respirent ou avalent des molécules saturnines peuvent présenter les signes des *affections saturnines*, lesquelles se manifestent plus ou moins promptement, selon que ces individus se trouvent au milieu de circonstances plus ou moins favorables à l'introduction des préparations saturnines dans l'économie (1). Ainsi on les observe très promptement chez grand nombre d'ouvriers vivant au milieu d'une atmosphère de poussière et de vapeurs saturnines (ouvriers des fabriques de céruse, de litharge, des mines de plomb, etc., etc.). Chez les ouvriers, au contraire, qui travaillent au milieu d'une atmosphère peu chargée d'é-

(1) Ajoutons cependant qu'en vertu de certaines conditions individuelles ou *prédispositions organiques*, il est des individus qui, les circonstances de contact de plomb étant les mêmes, contractent plus promptement et plus complétement que d'autres la cachexie saturnine. Conformément à une théorie que nous indiquerons plus loin, M. Mialhe avance que, toutes choses étant égales d'ailleurs, les grands mangeurs de sel marin doivent être plus sujets aux accidents causés par l'ingestion des préparations saturnines.

manations de plomb, ou qui ne s'y trouvent que très rarement (peintres en bâtiments, fondeurs de caractères d'imprimerie, potiers de terre, etc.), ce n'est qu'au bout d'un
temps fort long que se développent tous les effets dont
l'ensemble constitue l'intoxication saturnine. On ne rencontre point ces effets généraux chez les individus qui
manient le plomb à l'état fixe, et qui ne se trouvent jamais
sous l'influence des particules saturnines disséminées
dans l'air (lamineurs, teinturiers, etc.).

Quelquefois les préparations saturnines, employées à
titre de médicaments pendant un temps suffisamment
prolongé, peuvent développer les phénomènes de l'intoxication saturnine (il est rare cependant que tous les
phénomènes de cette intoxication apparaissent chez la
même personne).

Comme l'absorption ne peut s'opérer que sur des corps
très divisés, les préparations saturnines, avant de pénétrer dans l'économie, ont besoin d'être préalablement
dissoutes dans un liquide, ou bien d'être réduites, soit à
l'état de molécules solides très ténues, soit à l'état de vapeur (émanations saturnines).

Voici, d'après M. Tanquerel, la liste des substances susceptibles de produire l'intoxication saturnine : le plomb
métallique (1), les oxides de plomb (sous-oxide de Berzélius,

(1) Quelques auteurs ont refusé au plomb métallique la faculté de
donner naissance aux maladies saturnines. M. Tanquerel ne partage pas
cette opinion, spécialement en ce qui concerne la colique saturnine,
laquelle n'épargne pas toujours les polisseurs de caractères d'imprimerie,
les lapidaires, etc. Si le plomb métallique n'occasionne qu'assez rarement cette colique, cela tient, dit-il, à ce que, dans les divers travaux
qu'on lui fait subir, il se trouve bien moins souvent que ses composés
réduit en émanations ou particules disséminées dans l'air. Il ajoute :
« Quoique le plomb pénètre quelquefois dans l'économie à l'état métallique, peut-être cependant, avant d'être absorbé, est-il transformé à la
surface des muqueuses en oxide, sel, etc., en un mot, en un corps soluble; car il ne paraît pas pouvoir être dissous par les liquides de l'économie à l'état métallique. En général, lorsqu'un oxide ou sel soluble,

protoxide pulvérulent ou massicot, protoxide fondu ou litharge, protoxide et bi-oxide ou minium); les sels de plomb (borate, sous-carbonate ou blanc de céruse, blanc de plomb, blanc d'argent, etc., carbonate neutre, phosphate, chromate, nitrate ou azotate, nitrate neutre ou sel de saturne, sucre de saturne, sucre de plomb, sous-acétate ou extrait de saturne, eau blanche, eau végéto-minérale, eau de Goulard, hydrocyanate, silicate, sulfure de plomb ou plomb noir, mine de plomb sulfureuse, alquifoux, chlorure ou plomb corné, hydrochlorate de plomb), alliages de plomb et d'étain (soudure des plombiers, potée d'étain); alliages de plomb et d'antimoine, de plomb et de cuivre, de plomb et d'argent, de plomb et d'or.

II. Il est rare d'observer l'intoxication saturnine générale et les affections saturnines locales chez des individus autres que ceux employés aux préparations saturnines. Néanmoins la chose arrive quelquefois, ainsi qu'on peut s'en assurer en lisant l'article de l'ouvrage de M. Tanquerel, intitulé : *Voies d'absorption du plomb chez les individus étrangers aux professions saturnines*. Mais le plus ordinairement, les individus qui contractent la cachexie saturnine et les affections saturnines locales sont les ouvriers qui travaillent aux préparations saturnines pour les besoins des arts. Voici, d'après M. Tanquerel, l'indication des professions qui exposent à ce genre de maladies : ouvriers des fabriques de blanc de céruse (406 sur 1213 individus affectés de colique de plomb observés par

mais à base métallique insoluble, a produit un empoisonnement, si on peut précipiter la base, c'est-à-dire le métal, on neutralise les effets du poison; ce qui donnerait à croire que certains métaux, tels que le cuivre, etc., ne seraient point des poisons, mais que leurs composés seuls posséderaient des propriétés délétères. Telles sont les raisons qui doivent faire penser que le plomb métallique, avant d'être absorbé, pour donner naissance à la colique, est préalablement transformé en oxide ou en sel à la surface des muqueuses avec lesquelles il est en contact, aux dépens des humeurs qui les lubrifient. »

M. Tanquerel, de 1831 à 1839); ouvriers des fabriques de minium (63 sur les 1213) ; ouvriers des fabriques de mine orange (12 sur les 1213); peintres en bâtiment (305 sur les 1213); peintres en voiture (47 sur les 1213); peintres de décors, de lettres et d'attributs (33); peintres sur porcelaine (3); doreur sur bois (1); peintres ou vernisseurs sur métaux (2); fabricants de papiers peints (2); broyeurs de couleurs (68); fabricants de cartes d'Allemagne (13); fabricants de cartes glacées (6); ceinturonniers (2); parfumeurs (2); potiers de terre (54); faïenciers (7); affineurs (25); fondeurs de plomb (14); étameurs (8); fabricants de potée d'étain (4); ferblantiers (4); joaillers, orfèvres, bijoutiers (4); fondeurs dits de cuivre (4); fondeur de bronze (1); ouvriers des fonderies de caractères (52); imprimeurs (12); ouvriers des fabriques de plomb de chasse (11); lapidaires (35); tailleurs et polisseurs de cristaux (3); ouvriers des manufactures de glaces (2); ouvriers des fabriques d'acétate de plomb (4); ouvriers des fabriques de nitrate de plomb (3) ; ouvriers des fabriques de chromate de plomb (3).

Telles sont les professions qui ont fourni à M. Tanquerel les 1213 cas indiqués. Les autres professions qui peuvent aussi produire les maladies saturnines sont les suivantes : ouvriers des mines de plomb, des fabriques de litharge, ouvriers chauffeurs des bateaux à vapeur, vitriers, porcelainiers, verriers, fabricants d'émaux, pharmaciens (1).

§ III. Voies d'absorption et mode d'action chimique des préparations saturnines.

I. L'absorption des préparations saturnines s'opère à la surface des membranes muqueuses digestive, respiratoire

---

(1) Probablement, selon M. Tanquerel, il existe encore d'autres professions qui, très rarement, donnent naissance à la colique de plomb (et autres affections saturnines); mais malgré tous ses moyens d'investigation, il n'a pu les découvrir, soit à Paris, soit dans d'autres pays.

et oculaire. On trouvera dans l'ouvrage de M. Tanquerel les faits et les raisonnements sur lesquels repose cette proposition, dont la complète démonstration laisse pourtant encore peut-être quelque chose à désirer. L'absorption par la mem-brane muqueuse oculaire en particulier est admise, par M. Tanquerel, plutôt comme possible que comme prouvée. « La muqueuse oculaire, dit-il, à raison de sa petite étendue, ne peut contribuer grandement à l'absorption des émanations saturnines. Cependant il ne nous paraît pas impossible que des molécules saturnines, sans cesse en contact avec la conjonctive, ne puissent donner naissance à un empoisonnement, chez les ouvriers dont la bouche et les narines seraient, à l'aide de masques, préservées de l'introduction d'un air chargé d'émanations saturnines. »

L'absorption saturnine peut-elle avoir lieu par la peau? Chez les individus exerçant des professions où les préparations saturnines sont travaillées à l'état fixe (teinturiers, imprimeurs sur étoffes, perruquiers, laminiers, etc.), M. Tanquerel assure n'avoir jamais rencontré un seul individu atteint d'affection saturnine. Si cependant, ajoute-t-il, ces individus venaient, en mangeant avec leurs mains recouvertes d'une grande quantité de molécules de plomb, à charger leurs aliments de ce poison, ils pourraient alors contracter la colique saturnine; mais dans ce cas, l'affection toxique se déclarerait à la suite de l'absorption du plomb mis en contact avec les voies digestives, et non avec la peau munie de son épiderme (1). Dans les professions où plusieurs opérations saturnines s'exécutent, celle dans laquelle l'ouvrier manie le plomb à l'état fixe ne produit point la colique, tandis que celle où l'ouvrier réduit le plomb en parcelles qui se répandent dans l'atmosphère,

(1) Il résulte de quelques faits rapportés par M. Tanquerel que, mises en contact avec la peau dépouillée de son épiderme, les préparations saturnines peuvent donner lieu aux maladies de ce nom.

donne facilement naissance à cette affection (compositeurs et frotteurs de caractères d'imprimerie, etc.).

La peau des ouvriers travaillant au milieu d'une atmosphère saturnine se trouve souvent recouverte, dans une grande étendue, d'un nombre plus ou moins considérable de molécules de plomb. Ces molécules peuvent-elles être absorbées par le tissu cutané, et donner naissance à une affection saturnine? M. Tanquerel répond qu'aucun fait positif ne le prouve. Dans les premières années où cet observateur commença ses recherches sur les maladies saturnines, il croyait, comme la plupart des praticiens, que l'absorption du plomb pouvait s'effectuer par la peau, et produire ainsi la colique et les autres formes diverses de l'empoisonnement saturnin. Mais des expériences et des observations ultérieures détruisirent bientôt les idées que la *théorie* lui avait suggérées. En dernière analyse, M. Tanquerel établit que la peau seule ne peut absorber une quantité de molécules saturnines capables de donner naissance à l'empoisonnement saturnin, et que chez les personnes qui manient les préparations saturnines ou chez celles auxquelles on administrerait ces préparations, des phénomènes d'empoisonnement ne se développent qu'à la suite de l'absorption par les membranes muqueuses des organes de la respiration, de la digestion, de la vision et de la génération: aussi les substances saturnines les plus facilement réductibles en poussière disséminable, ou en vapeur, telles que la céruse, le minium et la litharge, sont-elles précisément celles qui, toutes choses égales d'ailleurs, occasionnent le plus souvent et le plus promptement l'empoisonnement saturnin sous ses formes diverses.

Mais est-il absolument nécessaire que les préparations saturnines soient absorbées, pour qu'il se développe une ou plusieurs des affections locales que l'on rapporte à l'action du plomb, la colique entre autres? Selon M. Tanquerel, M. Mérat soutiendrait seul, à notre époque, que les particules de plomb n'ont pas besoin de pénétrer dans l'économie humaine, pour qu'il y ait production de la colique saturnine. Contrairement à M. Mérat, M. Tanquerel, ainsi que nous l'avons vu, affirme que les ouvriers qui travaillent le plomb sans autre préparation que de le battre (lamineurs, etc.), ne sont jamais attaqués de la colique de plomb. Quant à l'*arome*, qui, d'après M. Mérat, suffit pour donner naissance à la colique de plomb, M. Tanquerel ne le nie pas; mais il pense que cet arome lui-même n'est autre chose qu'un composé de molécules de plomb, et qu'il n'agit qu'après avoir été absorbé.

M. Tanquerel ajoute qu'il ne faut point conclure, avec M. Mérat, que le poison saturnin n'a pas pénétré dans les solides et les liquides de l'économie par cela seul que, soumis à l'analyse chimique, ceux-ci n'ont fourni aucune particule de plomb. En effet, dit-il, un grand nombre de poisons minéraux, etc., après avoir été absorbés et introduits dans l'économie, produisent une série d'accidents particuliers, et cependant l'analyse chimique n'a pu encore constater la présence de ces substances dans les solides et dans les liquides de l'organisme. Cette raison ne nous paraît pas décisive. Peut-être vaudrait-il mieux dire que les recherches chimiques faites jusqu'ici pour constater le plomb et d'autres substances n'ont pas encore été assez répétées et faites avec assez d'exactitude. On sait que, dans ces derniers temps, on a retrouvé dans le sang, dans les organes et dans les liquides excrétés, l'urine en particulier, des poisons qui, jusque là, avaient échappé aux recherches des observateurs. Peut-être en sera-t-il un jour de même des préparations saturnines.

Quoi qu'il en soit, tout ce qu'il nous est permis de savoir, selon M. Tanquerel, c'est que les composés saturnins une fois absorbés, doivent être entraînés dans le torrent général de la circulation, puis dirigés sur les organes qui seront atteints. « Il serait curieux, dit-il, de connaître le mode d'action intime du plomb sur les tissus de l'économie (1). Mais tous les efforts des anciens et des modernes n'ont abouti qu'à nous faire avouer qu'elle échappe complétement à nos sens. Le plomb, après avoir été absorbé, va de préférence faire sentir son influence délétère sur les organes digestifs et urinaires, en vertu d'une attraction ou sympathie qu'il nous est impossible de pénétrer. Savons-nous davantage la raison pour laquelle l'opium fait sentir principalement son action sur le cerveau ? »

M. Tanquerel termine ses considérations sur le sujet qui nous occupe par les remarques suivantes : « Le plus ordinairement, la colique saturnine se manifeste chez l'homme pendant qu'il se trouve au milieu des circonstances d'absorption qui la font naître ; dans quelques cas, l'action toxique ne se révèle que lorsqu'il a cessé d'y être exposé depuis un temps plus ou moins long, ce qui prouve que les effets morbides du plomb ne se font pas toujours sentir immédiatement après son introduction dans notre économie, et qu'il peut y séjourner sans causer la colique. Nous avons même vu plusieurs individus qui, n'étant plus depuis longues années en contact avec le plomb, ont cependant contracté la colique et les autres formes de l'empoisonnement saturnin. Mais chez eux existaient toujours un ou plusieurs des traits caractéristiques de l'*intoxication saturnine primitive* (2). »

II. Depuis la rédaction de ce qui précède concernant l'absorption et le mode d'action des préparations saturnines, d'importantes recherches ont été faites sur ce sujet par divers auteurs, entre autres par MM. Orfila et Mialhe.

---

(1) Pourquoi les tissus seulement ? Certes, il ne serait pas moins curieux, et j'ajoute moins utile, de connaître le mode de réaction des diverses préparations saturnines sur le sang et les autres liquides. Nous avons déjà dit quelle était, d'après M. Mialhe, l'action des préparations saturnines sur le sang.

(2) Nous verrons plus bas l'explication que donne M. Mialhe du fait signalé ici par M. Tanquerel.

a. Les expériences de M. Orfila (1) et de quelques autres habiles expérimentateurs ont irrévocablement établi que les liquides de l'économie animale contenaient du plomb, après l'ingestion d'une préparation plombique quelconque. Et parmi les liquides qui en contiennent, il faut placer en particulier, d'après les expériences de M. Châtain, les *humeurs alvines* elles-mêmes.

b. Donnons maintenant un aperçu des recherches de M. Mialhe, et laissons parler cet ingénieux observateur :

« Il résulte, dit-il, de mes recherches chimiques que toutes les préparations de plomb, et le plomb lui-même, mais ce dernier seulement avec le concours de l'air, en réagissant avec les chlorures alcalins que nos humeurs renferment, se transforment en tout ou en partie en chlorure de plomb, et en un nouveau composé alcalin. Il résulte de plus de mes expériences que le chlorure de plomb une fois formé se combine avec l'excès de chlorure basique, et constitue un chlorure double, en lequel résident les propriétés médicales et toxiques de tous les composés chimiques dont le plomb est la base.

» Ce chloro-plombate alcalin jouit de plusieurs propriétés très importantes à signaler, au point de vue de l'action physiologique des préparations saturnines : ainsi il est plus soluble que le chlorure simple ; il demande un grand excès d'iodure de potassium pour être décomposé, et enfin il n'est *nullement précipité par l'eau albumineuse*. Bien plus, le précipité blanc que forme l'albumine dans les sels de plomb est instantanément redissous par les dissolutions des chlorures alcalins (2).

(1) *Annales d'hygiène et de médecine légale*, t. XXI, pag. 149.

(2) Selon M. Mialhe, la propriété que possède le chloro-plombate alcalin, de ne pas être précipité par l'albumine, donne précisément la clef de la présence du plomb dans les liquides de l'économie animale après l'ingestion d'une préparation plombique quelconque, présence qui, comme nous l'avons dit, a été constatée par M. Orfila et d'autres.

Les expériences de M. Mialhe, confirmées par celles de M. Châtain,

» Comme l'effet physiologique auquel donnent lieu les composés plombiques est toujours dû à un même composé chimique, le chlorure, il en résulte que l'ingestion dans l'économie d'une préparation saturnine quelconque doit se traduire par des symptômes identiquement semblables à l'intensité près : or, c'est précisément ce qui arrive.

» Toutes les préparations de plomb ne sont pas également vénéneuses : elles le sont, au contraire, à des degrés très divers, et tout-à-fait en rapport avec la proportion de chlorure double auquel leur décomposition donne naissance : ainsi les composés solubles sont en général plus énergiques que les composés insolubles (1).

» Lorsqu'un composé plombique insoluble pénètre dans l'économie animale, il est transformé en chlorure à la faveur des chlorures alcalins seuls ou avec le concours de l'acide chlorhydrique, et aussi, pour le plomb métal-

ont démontré l'existence du plomb dans la sueur des individus atteints de cachexie saturnine. Cette circonstance explique, dit M. Mialhe, le fait suivant, bien connu de tous ceux qui ont observé et traité un grand nombre d'affections saturnines, et signalé spécialement par M. Legroux. Lorsqu'un cérusier atteint de colique de plomb sort d'un bain savonneux, la peau, antérieurement noircie par l'effet d'un bain sulfureux, paraît complétement nettoyée ; mais elle peut, quelques jours après, noircir dans un bain sulfureux.

Voici, d'après M. Mialhe, la théorie de ce phénomène : « Du plomb existe dans les humeurs du malade, et il existe en combinaison avec les chlorures alcalins. Or, la sueur contient des chlorures alcalins; donc la sueur du sujet sur lequel on expérimente doit contenir du plomb, et par suite on peut, après quelques jours d'immersion, retrouver de nouveau du plomb à la périphérie du corps. »

(1) Contrairement à l'opinion de certains thérapeutistes, M. Mialhe affirme que la céruse est certainement plus active que le minium. Il dit, à cette occasion, que l'on considère à tort la céruse comme étant insoluble dans l'eau, qu'elle est très sensiblement soluble dans ce véhicule, qu'il en est de même de la litharge et du minium ; mais que cette propriété n'est pas inhérente à leur nature intime, et qu'ils la doivent à la faible proportion de carbonate plombique qui les accompagne toujours

lique, de l'oxigène; mais le chlorure plombique n'est pas plus tôt formé qu'il contracte avec l'excès de chlorure alcalin réagissant une combinaison bien plus soluble que le chlorure simple : or, comme il a été dit, c'est à ce chloro-plombate alcalin que l'action dynamique du plomb doit être rapportée. Mais comme la réaction chimique en laquelle réside la cause de l'absorption du plomb est lente à s'effectuer, il en résulte que l'effet toxique des préparations de plomb insolubles est moins prompt à se manifester que celui des préparations mercurielles correspondantes pour la composition et l'insolubilité.

» Quant aux préparations solubles, elles commencent, en général , par contracter avec les éléments albumineux des tissus vivants une combinaison insoluble, car elles font presque toutes partie des coagulants (aussi les a-t-on de tout temps comprises dans la classe des astringents). Ainsi donc la plupart des composés plombiques solubles ne sont pas immédiatement absorbables. Néanmoins leur absorption a plus tôt lieu que celle des composés insolubles, attendu que le coagulum qu'ils produisent d'abord est peu à peu dissous par les chlorures, et emporté par eux dans le torrent de la circulation.

» Au total , l'absorption des préparations saturnines est peu active à cause du peu de solubilité du chlorure plombique : aussi peuvent-elles donner lieu à des *accumulations de matière active* dans l'économie , dont les effets fàcheux peuvent quelquefois ne se manifester que plusieurs jours après l'ingestion du composé qui leur a donné naissance. »

§ IV. Traitement.

Le traitement de la cachexie saturnine sera exposé plus bas , en même temps que celui de la colique du même nom affection dont nous allons maintenant nous occuper.

II. Colique de plomb.

§ I⁰ʳ. Symptômes.

I. Pour cette espèce de colique, comme pour toutes les autres, la *douleur*, qui en est le signe essentiel et caractéristique, peut offrir divers degrés d'intensité, et de là les trois variétés admises par M. Tanquerel sous les noms de *colique légère*, *colique modérée* et *colique violente*.

A côté de ces trois variétés, l'auteur que nous venons de citer en a établi d'autres suivant le siége de la douleur: *colique ombilicale*, *colique épigastrique*, *colique hypogastrique* et *colique rénale*. Cette dernière variété n'est pas suffisamment motivée, si tant est que M. Tanquerel pense qu'il existe une colique de plomb dont le siége soit dans les reins et leur appareil excréteur (1).

Enfin, M. Tanquerel admet encore deux autres variétés sous les titres de *colique aiguë* et de *colique chronique*, expressions qui n'ont pas besoin de commentaires.

La douleur de l'affection dite *colique de plomb* est le plus ordinairement accompagnée de la sensation d'un tortillement. Selon quelques malades, c'est un sentiment de dilacération, d'arrachement, d'élancements, de brûlure, de térébration; selon d'autres, c'est le sentiment d'une simple constriction ou compression produite par un poids qui pèserait sur le ventre. Cette douleur n'augmente pas à la pression, du moins dans les cas les plus ordinaires. Elle offre des alternatives d'augmentation et de diminution, ou mieux une suite d'*accès* séparés par des rémis-

(1) Le mot *colique* devrait être réservé pour les douleurs qui ont lieu dans le *colon* lui-même. En le détournant, comme on ne l'a malheureusement que trop fait, de son acception propre, on ne saurait manquer de jeter de la confusion dans la science. M. Tanquerel dit, il est vrai, qu'il n'a *jamais vu la douleur de colique suivre exactement et complétement le trajet de l'intestin colon*. S'il en était ainsi, il faudrait alors admettre que la douleur n'a pas son siége dans le colon, par conséquent lui refuser le nom de *colique* et lui en donner un qui indiquât son siége réel.

sions plus ou moins prolongées, ou même par des *inter-missions* réelles.

Dans les accès de colique de plomb violente, on observe tous les signes qui caractérisent les autres douleurs éga lement violentes, modifiés seulement par le siége de la douleur : les traits sont grippés, la physionomie altérée, décomposée, et plusieurs malades poussent des gémisse-ments ou des cris déchirants, s'agitent dans tous les sens, se couchent alternativement à plat ventre et sur le dos ou sur les côtés, se lèvent, se promènent, se recouchent, se roulent, se pelotonnent, se mettent en double, etc., etc. M. Tanquerel cite le cas d'un nommé Poulain, qui était si exaspéré par l'acuité de la colique, qu'il voulait se cou-per la gorge avec un rasoir ou se jeter par la fenétre.

II. La *constipation* est un des signes qui distinguent le plus la colique de plomb de quelques autres espèces de colique. On peut même établir, en règle générale, que l'intensité de l'une est en rapport avec la violence de l'autre. A moins de complication, la constipation paraît étre un ac-compagnement en quelque sorte obligé de la colique de plomb (1).

(1) Toutefois nous devons ajouter que, selon M. Tanquerel, dont nous ne pouvons ici partager l'opinion, il peut, en l'absence de toute complication, exister du dévoiement au lieu de constipation chez quel-ques individus atteints de colique saturnine. Sur les 1,217 malades dont il a fait le relevé, 1,140 étaient constipés, 33 allaient régulière-ment à la selle, 25 avaient eu du dévoiement pendant les deux premiers jours de la maladie, et 19 en eurent pendant toute la durée de la maladie. « On pourrait croire, dit M. Tanquerel, que les individus qui avaient le dévoiement étaient tous atteints d'une colique de plomb com-*pliquée;* il n'en est rien pour 31 d'entre eux, chez lesquels on n'observa que les autres symptômes caractéristiques, concomitants de cette forme de l'empoisonnement saturnin. »

Quant au rapport qui existe entre l'intensité de la constipation et la violence de la douleur, il parait étre soumis à quelques exceptions, et M. Tanquerel cite l'observation d'un peintre chez lequel la *colique* de plomb, d'une violence exemplaire, est cependant toujours accompagnée

III. Une *rétraction* plus ou moins marquée du ventre coïncide assez souvent avec la coliqne et la constipation. Néanmoins il est un grand nombre de malades chez lesquels on la cherche vainement ainsi que la *dureté de l'abdomen* également signalée par la plupart des auteurs.

IV. L'accumulation des matières fécales et des gaz dans telle ou telle portion des intestins se reconnaît aux signes physiques dont nous avons parlé ailleurs.

Des *nausées*, des *éructations*, des *hoquets*, des *vomissements*, se rencontrent chez un grand nombre d'individus (M. Tanquerel a observé les vomissements 412 fois chez les 1,217 malades dont il a fait le relevé, et les nausées 908 fois).

Les vomissements surviennent soit pendant les accès de colique, soit pendant la rémission, ce qui serait le plus commun, d'après M. Tanquerel.

Les matières vomies sont d'un vert porracé, d'une amertume extrême, d'une odeur très fétide, *sui generis*. Quelques malades, après avoir, avec de grands efforts, vomi une grande quantité de la matière bilieuse ci-dessus indiquée, finissent, ainsi que l'a noté M. Tanquerel, par rendre une matière sanguinolente, un mucus strié de sang (1).

Les gaz rejetés par les éructations plus ou moins répétées des malades ont une odeur et une saveur analogues à celles de la matière des vomissements. M. Tanquerel fait remarquer que, au dire de certains malades, les éructations produisaient dans la bouche la même sensation qu'un corps sucré, circonstance fort raree, déjà noté par M. Orfila.

V. Aucune réaction fébrile n'accompagne la colique de plomb. Il est même très digne d'attention que, dans

de dévoiement, circonstance qui, pour le dire en passant, n'empêche pas que la maladie à laquelle ce peintre est chaque année en proie ne soit guérie par les purgatifs drastiques.

(1) Les boissons prescrites aux malades sont quelquefois mêlées aux matières dont nous venons de parler, et d'autres fois constituent seules ou presque seules les matières des vomissements.

cette maladie, le pouls est plutôt ralenti qu'accéléré. Sur les 1,217 malades de M. Tanquerel, 678 ont présenté un pouls battant de 30 à 60 fois par minute, 376 ont offert 65 à 70 pulsations; enfin, chez 125 de ces malades, on a compté de 80 à 100 battements par minute, quoiqu'il n'y eût aucune complication inflammatoire, ni de lésions organiques concomitantes (1). Chez 38 malades, des complications inflammatoires et autres ont rendu compte de l'accélération de la circulation.

VI. Les divers phénomènes qui constituent l'intoxication saturnine se rencontrent, à un degré plus ou moins élevé, chez les individus atteints de colique de plomb. Nous devons nous borner à rappeler ici ce fait sur lequel nous avons insisté ailleurs. Les autres affections saturnines locales peuvent coexister avec la colique de plomb.

VII. Le diagnostic de la colique saturnine est, en général, facile. La connaissance de la cause *spéciale* de la maladie est l'élément fondamental de ce diagnostic. La coïncidence de la constipation avec une violente colique, l'absence de la fièvre, l'état constitutionnel du sujet, etc., sont autant de circonstances qui, bien considérées, permettent d'ailleurs de distinguer la colique *saturnine* de toutes les autres.

§ II. Marche et durée.

I. M. Tanquerel admet pour cette maladie plusieurs périodes, savoir : une période d'invasion, une période d'augmentation ou d'état, et une période de déclin. Mais il ajoute, avec beaucoup de raison, que ces diverses phases de la maladie n'ont point une marche invariable, à gradations successives et régulières, ni une

(1) Cette dernière assertion de M. Tanquerel mérite un examen sérieux. Cent pulsations, *à l'état de calme*, chez un individu atteint de colique de plomb, sans aucune complication inflammatoire ou autre, voilà, certes, un phénomène trop exceptionnel pour qu'il n'importe pas d'en rechercher la cause.

durée dont on puisse toujours fixer l'étendue. « La colique de plomb, dit-il, ne marche point d'un pas régulier et uniforme, d'une manière toujours progressive, puis dé croissante; elle procède le plus ordinairement par bonds et par sauts pour arriver à son plus haut degré d'acuité, comme pour parvenir à sa terminaison. La durée totale de la colique varie suivant une infinité de circonstances, marche, traitement, etc. Lorsque les individus qui ont contracté la maladie peuvent encore, en raison de sa bénignité, continuer leur profession, l'affection dure indéfi niment, si on ne lui oppose aucun traitement. Si les malades abandonnent les travaux, cause de leur colique, et que celle-ci soit abandonnée aux seuls efforts de la nature, le plus ordinairement elle subsiste, douze, quinze jours, des mois, des années entières, ou indéfiniment. Lorsque les malades sont soumis à l'emploi des drastiques répété journellement, la colique ne dure ordinairement que trois à quatre jours, à partir du moment où la médication a été employée..... Le plus souvent, lorsqu'on fait usage de ce traitement héroïque, on peut juguler la maladie, lorsqu'elle est à son début, à ses prodromes. Dans des cas moins nombreux, la colique parcourt sa carrière sans être arrêtée par la médication. »

II. Il n'est pas besoin d'ajouter que la combinaison de la colique de plomb avec une ou plusieurs des autres maladies saturnines locales, ou bien avec d'autres affections non saturnines, que le degré variable de l'intoxication saturnine générale, etc., etc., sont autant de circonstances dont il faut tenir un compte sérieux, quand il s'agit d'évaluer la durée et de déterminer la marche des cas qui ont été désignés sous le simple nom de *colique de plomb*.

§ III. Pronostic.

Quelque douloureuse que soit la colique de plomb, elle ne constitue pas par elle-même une maladie grave et qui compromette la vie des malades. Depuis 14 ans que chaque année j'ai soigné un assez bon nombre de cas de cette affection, aucun de ceux où elle a été simple ne s'est terminé par la mort. Ce résultat est d'ailleurs conforme à ceux obtenus par MM. Andral, Tanquerel, etc. Sur 4,809 individus atteints de colique de plomb, dont ce dernier auteur a fait le relevé, 111 ont succombé. Mais chez tous ces derniers, un seul excepté, la mort avait été le résultat d'une complication d'*encéphalopathie* saturnine, de paralysie saturnine, ou d'autres maladies étrangères au plomb.

Le seul cas de colique de plomb, simple et légitime, terminé par la mort, a été recueilli par M. le docteur Tanquerel, et publié dans le numéro 28 du *Journal hebdomadaire* pour l'année 1836. J'avoue que ce cas laisse quelque doute dans mon esprit.

§ IV. Altérations anatomiques.

I. Voici le résumé raisonné de 49 nécropsies de colique saturnine rapportées dans l'ouvrage de M. Tanquerel, et empruntées à divers auteurs «versés, dit M. Tanquerel, dans le diagnostic et l'anatomie pathologique (1). Dans 20 cas, on n'a trouvé dans le tube digestif aucune altération, ou seulement quelques traces de congestion, telles qu'on en rencontre chez la plupart des sujets dont on fait l'autopsie, et chez lesquels, pendant la vie, on n'a constaté aucune lésion fonctionnelle des voies digestives. Dans 5 cas, on a rencontré des ramollissements partiels, sans autre altération dans les parties les plus déclives du tube digestif. Ce sont encore de ces lésions cadavériques qu'on observe chez une infinité de sujets. On peut donc dire que dans ces 25 autopsies, on n'a rencontré aucune lésion anatomique

(1) Cette condition est de rigueur : si elle n'eût manqué à certains auteurs anciens, et à Bordeu lui-même, nous sommes fâché de le dire, ils ne nous eussent pas parlé d'intestins *enflammés, rouges, livides, meurtris, gangrenés, troués,* etc., chez des individus atteints de simple colique de plomb.

en rapport avec les symptômes observés pendant la vie. 6 fois le tube digestif a été trouvé épaissi, partiellement ou dans toute son étendue. C'est encore une lésion anatomique qu'on rencontre fréquemment dans toute espèce d'autopsie. L'hypertrophie ou le développement considérable des glandes de Brunner a été observé dans 7 cas. Cette altération se rencontrant dans des maladies autres que la colique de plomb et manquant d'ailleurs dans la majorité des cas de colique de plomb, on ne saurait la considérer comme le *caractère anatomique* de cette maladie. 16 fois on a noté un tassement ou un retrait du paquet intestinal, phénomène que De Haen, Leroux et M. Mérat ont attribué à une contracture des parois de cet intestin.» L'interprétation ci-dessus indiquée a été combattue par M. Tanquerel, mais son objection ne nous paraît pas victorieuse. Cette objection est fondée sur ce que des tractions légères ou des insufflations peuvent faire disparaître cette diminution du calibre de l'intestin. Or, en supposant que cette diminution de calibre eût été le résultat d'une contracture des parois intestinales, on ne voit pas pourquoi, *après la mort*, c'est-à-dire quand le principe actif de cette contracture n'existe plus, on ne voit pas pourquoi, dis-je, des tractions légères ou des insufflations ne pourraient pas faire disparaître la diminution du calibre de l'intestin. Au reste, M. Tanquerel lui-même regarde cet état du paquet intestinal comme un des caractères anatomiques de la colique de plomb; car, dit-il, il ne l'a trouvé aussi prononcé dans aucune autre maladie. Que si néanmoins on ne l'a trouvé que dans le tiers des autopsies, c'est que, à son avis, il n'est qu'un des effets de la colique et non la cause des accidents observés pendant la vie. Cette explication n'est pas entièrement satisfaisante. Personne assurément ne considérera une lésion purement anatomique comme la cause d'accidents essentiellement vitaux, tels que ceux de la colique de plomb. Mais reste toujours à rechercher pourquoi cette lésion, en tant qu'effet de la colique de plomb, ne se rencontre que dans le tiers des cas dans lesquels l'autopsie a pu être pratiquée.

Dans 4 cas, M. Tanquerel a rencontré la muqueuse intestinale tapissée par une couche de mucus épais, comme coagulé, qui tenait adhérentes les matières fécales du gros intestin. Il ne regarde cette lésion de sécrétion que comme un effet de la maladie et non comme sa cause anatomique. Nous répéterons ici que la cause d'une maladie telle que la colique de plomb ne saurait être essentiellement anatomique, et que ce n'est pas sur le cadavre qu'on doit chercher la *cause première* d'une maladie vitale. Mais s'il est vrai que cet état du mucus soit un effet de la maladie, il reste à rechercher pourquoi il ne s'est rencontré que dans un si petit nombre de cas.

Une seule fois, M. Tanquerel a constaté le développement plus considérable des ganglions du grand sympathique, et, fidèle à la philosophie que nous venons de discuter plus haut, il considère cette lésion comme un effet et non comme cause anatomique des phénomènes observés pendant la vie. A notre avis, et jusqu'à ce que d'autres observations soient venues à l'appui de celle dont il s'agit, le développement des ganglions du grand sympathique n'est pas plus l'*effet* de la colique de plomb qu'il n'en est la *cause* anatomique. Il est probable que, dans le cas cité, l'état des ganglions du grand sympathique n'avait aucun rapport de ce genre avec la colique de plomb, et qu'il constituait une simple coïncidence.

II. Quoi qu'il en soit, d'après toutes les observations analysées par lui, M. Tanquerel conclut que *ce ne sont point des altérations anatomiques, appréciables à nos sens, qui donnent naissance à tous les phénomènes pathologiques de la colique de plomb, et que les altérations matérielles que l'on peut rencontrer ne sont que des effets et non des causes des accidents observés pendant la vie.*

Par les raisons que nous avons exposées plus haut, nous conclurons, nous, dans les termes suivants : *Dans l'état actuel de la science, l'anatomie pathologique de la colique de plomb, en tant que relative aux lésions du tube digestif, se réduit à peu près à zéro.* Mais, ainsi que nous l'avons rappelé plus haut, M. Châtain dit avoir trouvé du plomb dans les *humeurs alvines.*

III. Il était difficile d'arriver à quelque chose de plus en procédant ainsi qu'on a fait. La colique, considérée en elle-même et isolément, est une maladie des nerfs *sensitifs* du gros intestin. Or, il n'est pas un seul cas dans lequel on ait fait quelques recherches sur l'état de ces nerfs. Je veux bien que les recherches que l'on pourra faire ultérieurement ne nous fassent découvrir aucune lésion anatomique des nerfs indiqués, mais toujours est-il qu'on a jusqu'ici cherché les effets *matériels* de la maladie là où on ne pouvait pas les trouver.

Quant aux lésions qui pourraient avoir quelque rapport avec la constipation qui accompagne la colique, nous ne trouvons rien dans les auteurs qui puisse nous éclairer sur cet objet.

§ V. Recherches chimiques.

I. M. Mérat (1) est le premier qui, avec Barruel, ait essayé de découvrir le plomb chez les individus atteints de quelque affection saturnine et de colique spécialement. Les recherches chimiques faites par eux sur les urines et les excréments d'un homme atteint de colique saturnine ne leur ont fait constater aucune trace de plomb (2).

(1) *Traité de la colique métallique.* Paris, 1812, in-8.

(2) Avant les recherches chimiques de ces auteurs et de quelques autres, divers médecins, entre autres Wilson *et* Dubois, avaient avancé qu'on apercevait dans le canal intestinal des traces de poussière saturnine. Mais c'est là, selon M. Tanquerel, une assertion purement gratuite et en opposition avec les résultats négatifs obtenus par tous les observateurs modernes qui ont examiné avec attention les voies digestives. M. Tanquerel ajoute qu'en effet on ne devait point rencontrer de trace de poussière de plomb sur la muqueuse digestive, attendu que cette ma-

Le 19 juin 1835, M. Tanquerel remit à M. Chevallier deux bocaux contenant du sang extrait de la veine cave inférieure et du cœur droit d'une part, et de l'autre de la *veine porte inférieure* du nommé Béchet, mort la veille, atteint d'une colique et d'une encéphalopathie saturnine. Ce chimiste n'y reconnut aucune trace de plomb.

M. Tanquerel, avec les conseils de M. Guibourt, a vainement tenté de découvrir le plomb dans les urines et la salive de douze malades atteints de colique légère ou violente.

II. M. Devergie paraît avoir été plus heureux que ses prédécesseurs. En effet, d'une analyse qu'il a faite de matières provenant d'un sujet mort de colique, d'arthralgie et d'encéphalopathie saturnines, et qui lui furent remises par M. Tanquerel, il conclut qu'il y a de fortes raisons de croire que la TRÈS GRANDE PROPORTION *de plomb retrouvée par lui dans le tube intestinal provenait de l'ingestion du plomb dans l'économie, pendant le travail journalier auquel se livrait cet individu.*

ladie n'est pas produite par le contact immédiat du plomb sur la muqueuse digestive, et que pour son développement il est nécessaire que le plomb ait été absorbé.

Spangenberg prétend avoir observé des globules de matière fécale recouverts de litharge chez des individus atteints de colique de plomb. M. Tanquerel répond que « *évidemment* il y a encore ici confusion de l'empoisonnement de plomb *par absorption* avec l'empoisonnement *par irritation*. Certainement, dit-il, si l'on faisait avaler à un chien une grande quantité de litharge, on pourrait peut-être reconnaître le poison dans les vomissements et les selles, parce qu'il aurait traversé en partie le canal alimentaire sans être absorbé, mais, par cela même, sans avoir pu donner naissance à la colique saturnine. » Des expériences directes, faites récemment par M. Orfila, ont prouvé que l'on pouvait, en effet, apercevoir sur la muqueuse de l'estomac les préparations saturnines que l'on y avait introduites comme poison, et qui y avaient séjourné trop peu de temps (deux heures) pour qu'elles eussent pu être absorbées. Les préparations de plomb n'étaient plus visibles lorsque ce poison, par un séjour assez prolongé dans l'estomac, avait pu y être absorbé et produire un empoisonnement par absorption. (*Annales d'hyg. et de méd. légale. Paris*, 1839, t. XXI, pag. 149.

Les parties soumises à l'analyse étaient les suivantes : estomac, intestins, matières fécales, vésicule biliaire contenant une certaine quantité de bile, reins, vessie, poumons, 5oo grammes du cerveau, autant de chair musculaire, 220 grammes environ de sang, et enfin une portion de la matière noire que l'on observe sur le collet des dents chez les individus qui sont en contact avec les émanations saturnines, laquelle portion avait un poids qu'on évalua à 1 décigramme environ.

M. Tanquerel considère cette unique analyse comme suffisante pour démontrer la présence du plomb dans les organes présumés le siége de la colique saturnine (1).

III. Avant de terminer, nous rapporterons ici ce que nous lisons dans M. Tanquerel sur la nature saturnine de la matière colorante des gencives et sur le mode de formation de ce sulfure de plomb, chez les individus qui manient les préparations saturnines. « Cette matière colorante des gencives et des dents n'est autre chose que du sulfure de plomb. De l'eau oxigénée, mise en contact avec ces parties, donne naissance à une traînée blanchâtre de sulfate de plomb. Nous avons mis digérer dans du gaz hydrogène sulfuré dissous les gencives et les dents d'un broyeur de couleur, mort d'encéphalopathie saturnine, et au bout de vingt-quatre heures, une grande partie des gencives qui ne se trouvait point manifestement recouverte par cette coloration bleuâtre devint d'un bleu foncé (2).

» Comment expliquer la formation du sulfure de plomb dont les précédentes expériences démontrent l'existence ?

(1) Voici ses expressions : « Il était certainement très important de pouvoir constater matériellement la présence du plomb dans les organes présumés le siége de la colique saturnine, et cependant, *avant cette découverte*, nous étions aussi assuré de sa présence dans le ventre que nous le sommes maintenant. »

(2) Ces expériences, conseillées à M. Tanquerel par M. Félix d'Arcet, ont été faites en présence de M. Frémy, préparateur de chimie au Collége de France.

On sait que les aliments broyés par la mastication laissent quelques unes de leurs parcelles dans la bouche, où elles s'interposent entre les dents. Au milieu de ces résidus, qui contiennent toujours un peu de soufre et ne tardent pas à s'altérer, se forme du gaz hydrogène sulfuré. Mais ce gaz et les particules saturnines qui passent par la bouche des individus qui respirent ou avalent du plomb, viennent à se trouver en contact. Il y a alors, par suite des affinités chimiques, décomposition de ces substances et formation du sulfure de plomb, qui se dépose sur les gencives et les dents, là où précisément s'est formé l'hydrogène sulfuré. »

C'est par le même mécanisme, à peu près, que se développe la coloration de certaines portions de la peau et des ongles, surtout à leur racine, chez les individus atteints d'affection saturnine auxquels on fait prendre des bains de Baréges.

§ VI. Siége et nature.

I. Suivant M. Tanquerel, « la colique de plomb est caractérisée par des altérations fonctionnelles de tous les organes auxquels se distribue le nerf grand sympathique. Tous les symptômes pathognomoniques de la colique saturnine se réduisent à une exaltation de la sensibilité, et à une perversion de la contractilité et des sécrétions des organes du ventre : or, c'est le système nerveux ganglionnaire qui leur porte le sentiment et le mouvement. C'est donc une lésion du grand sympathique; et l'étude des symptômes, de la marche, de la durée, des terminaisons et du traitement, nous prouve que cette affection est de nature névralgique. Nous pouvons donc conclure que la colique de plomb est une névralgie du grand sympathique. »

Après avoir dit que *son opinion sur le siége de la nature de la colique saturnine est partagée par la plupart des observateurs modernes; que* MM. Andral, Ranque, etc., placent le siége de la colique dans le grand sympathique, et qu'ils pensent aussi qu'elle est de nature névralgique, M. Tanquerel combat l'opinion *additionnelle* de ces auteurs, savoir, que le prolongement rachidien est intéressé dans cette affection (1).

Je ne reviendrai pas sur les objections que j'ai déjà opposées à la doctrine de M. Tanquerel, et sur les raisons d'après lesquelles j'ai conclu que dans la colique saturnine comme dans toute autre colique, les douleurs *intestinales* avaient pour siége les nerfs rachidiens du gros intestin.

II. Il serait aujourd'hui plus que superflu de combattre l'erreur de ceux qui avaient considéré la colique de plomb comme une véritable phlegmasie de la membrane muqueuse gastro-intestinale.

§ VII. Traitement de la colique saturnine en particulier et de l'intoxication saturnine en général.

A. Traitement préservatif, ou moyens à employer pour se préserver des maladies saturnines.

Voici, d'après M. Tanquerel, quels sont les *moyens préservatifs généraux*, soit *hygiéniques*, soit *médicaux*.

a. Moyens hygiéniques. — 1° Des moyens de ventilation seront disposés de telle sorte que les ouvriers employés aux préparations saturnines ne respirent ni n'avalent les molécules ou émanations de plomb.

2° L'eau est un excellent moyen pour empêcher la dissémination des particules de plomb, et les ouvriers qui peuvent manier le plomb sous l'eau sont par cela même préservés des maladies saturnines.

3° *Un appareil d'éponges* humides convenablement appliqué au-devant de la bouche et des fosses nasales, des masques de cuir, peuvent aussi s'opposer à l'introduction de l'air dans les systèmes respiratoire et digestif.

4° Les ouvriers se nettoieront la bouche, matin et soir,

(1) Astruc, Sauvages, et plus récemment Laënnec, MM. Barbier d'Amiens et Serres, ont placé dans la moelle épinière le point de départ de la colique de plomb.

avec du charbon pulvérisé, et ils feront bien de prendre leurs repas hors des ateliers, après avoir eu soin de se laver les mains (quand les lavages d'eau simple ne suffiront pas pour détacher les molécules saturnines adhérentes à l'épiderme, il faudra se servir d'eau seconde ou de sulfure de potasse).

5° M. Paulin (1) a proposé un appareil de vêtements propre à préserver l'absorption par la peau. M. Rouard, de Clichy, l'a employé avec succès chez ses ouvriers.

b. Moyens médicaux. — 1° Les limonades d'acide sulfurique, d'hydrogène sulfuré et d'acide nitrique, vantées par certains médecins, sont regardées par M. Tanquerel plutôt comme des moyens propres à exercer une action fâcheuse sur l'économie des ouvriers que comme des médicaments préservatifs. Telle n'est pas l'opinion de M. Mialhe en ce qui concerne les boissons hydrosulfureuses. En effet, selon lui, les personnes exposées à contracter la colique de plomb doivent s'astreindre aux règles hygiéniques suivantes : boissons hydrosulfureuses à l'intérieur; lotions fréquentes à l'extérieur; éviter, autant que possible, l'usage du sel de cuisine.

2° D'après M. Tanquerel, le tabac, conseillé par Henkel et Hofmann comme préservatif de la colique de plomb, paraît, quand il est chiqué ou fumé, s'opposer un peu à l'absorption du plomb par la partie supérieure des voies digestives et respiratoires (M. Tanquerel n'a pas remarqué que l'usage du tabac prisé fût utile aux ouvriers).

3° Souvent M. Tanquerel a conseillé, à des ouvriers, etc., de faire usage de temps en temps, tous les quinze ou huit jours, etc., d'un purgatif, tel que l'eau de Sedlitz, le jalap en poudre, à la dose de 2 grammes, l'huile de croton tiglium à la dose d'une goutte, et il a vu plusieurs fois cette pratique couronnée de succès. Il dit qu'il ne saurait trop en recommander l'usage.

(1) *Ann. d'hygiène et de médecine légale*, t. I, p. 430; t. XV, p. 68.

Que si, malgré ces moyens préservatifs, l'ouvrier venait à absorber des molécules de plomb, il faudrait, aussitôt que les signes d'absorption du poison se manifestent, l'éloigner immédiatement de ses travaux, et recourir aux moyens curatifs indiqués plus haut (1).

Quant aux *moyens préservatifs particuliers à chaque profession*, ce serait évidemment sortir du cadre de cette *Nosographie* que de les énumérer et de les détailler ici. Nous renvoyons donc à l'ouvrage de M. Tanquerel ceux de nos lecteurs qui désireraient connaître tout ce que l'on sait à ce sujet.

B. Traitement curatif.

a. Traitement dit chimique.

I. MM. Chevallier et Rayer avaient imaginé que l'acide hydrosulfurique et les eaux minérales qui en contiennent pourraient être opposés avantageusement à la colique de plomb, le sulfure de plomb qu'ils supposaient devoir se former alors n'exerçant aucune influence délétère sur l'organisme (2). Mais, à ce que M. Tanquerel rapporte, M. Rayer, après quelques essais qui ne répondirent pas à son attente, crut devoir renoncer à cette médication.

La limonade sulfurique, au moyen de laquelle on se proposait de transformer en sulfate de plomb insoluble les préparations saturnines introduites dans l'économie animale, ne mérite pas, d'après les recherches de M. Tanquerel, les éloges qu'elle avait reçus.

(1) M. Tanquerel voudrait qu'un *médecin-inspecteur* fût, dans tous les grands établissements consacrés aux préparations saturnines, préposé à la stricte exécution des préceptes dont il vient d'être question. Cette mesure, déjà depuis longtemps en vigueur en Allemagne, commence à être appliquée en France. (M. Tanquerel nous apprend, en effet, que, dans une grande partie des fabriques et des mines de plomb de la France, un médecin a été chargé de veiller à la santé des ouvriers.)

(2) C'est ici le lieu de rappeler que Lalouette avait déjà autrefois avancé que l'on pouvait retirer de grands avantages du foie de soufre, ainsi que des eaux minérales de Barèges, de Bonnes, dans le traitement de la colique de plomb.

II. Tout récemment, M. Mialhe (1) a exprimé son opinion sur l'emploi des préparations hydrosulfureuses et de l'acide sulfurique. Comme ses expériences lui ont appris que tous les sels de plomb, et le *sulfate lui-même*, sont transformés, en tout ou en partie, en chlorure par les chlorures alcalins contenus dans les liquides de l'économie animale, la spécificité de l'acide sulfurique contre la colique saturnine lui paraît pour le moins très douteuse.

Les expériences de M. Mialhe le *portent à croire, avec MM. Chevallier, Rayer et autres, que les préparations hydrosulfureuses constituent, dans ce cas, l'agent prophylactique par excellence* (2).

b. Traitement dit de la Charité.

Les purgatifs, associés aux opiacés, constituent, comme tout le monde le sait, la base de la fameuse méthode connue sous le nom de *méthode de la Charité*. La formule de cette méthode est aujourd'hui généralement abandonnée, mais la méthode elle-même a été conservée. Les purgatifs les plus généralement usités aujourd'hui sont l'huile de croton tiglium, l'huile de ricin, et l'eau de Sedlitz. Il faut, en général, administrer les purgatifs à trois

(1) *Traité de l'art de formuler.*

(2) Chez presque tous les malades atteints de colique saturnine que j'ai traités depuis plusieurs années, j'ai employé les bains sulfureux, et je n'ai eu qu'à me louer de leur emploi ; mais je les ai toujours employés concurremment avec les purgatifs. Depuis quelque temps, j'associe à ces moyens l'usage intérieur des eaux d'Enghien.

Le meilleur de tous les contre-poisons des sels plombiques est, d'après M. Mialhe, le protosulfure de fer hydraté, attendu qu'il transforme immédiatement tous ces sels en sulfure plombique, composé insoluble et inactif. M. Mialhe le place au-dessus des sulfates de soude et de magnésie proposés par M. Orfila, parce que, dit-il, le sulfate de plomb n'est pas aussi inoffensif qu'on le suppose. Mais il reconnaît qu'en l'absence du sulfure de fer, les sulfates alcalins doivent être administrés ; car si le sulfate plombique est apte à produire l'empoisonnement saturnin lent (colique de plomb), M. Mialhe est persuadé que ce composé est inhabile à déterminer un empoisonnement aigu, qui est, ajoute-t-il, le seul accident que l'on ait à redouter en cette circonstance.

ou quatre reprises, et quelquefois même plus, pour obtenir un soulagement marqué.

Secondés par les boissons hydrosulfureuses, les bains de même nature et les opiacés, les purgatifs constituent une sorte de spécifique de la colique et de l'intoxication saturnines (1).

III. Arthralgie (arthronévralgie) saturnine.

§ Ier. Définition et symptômes.

I. L'expression d'*arthralgie* ne donne pas une idée complète de la maladie qu'elle sert à désigner. En effet, M. Tanquerel, qui l'emploie pour désigner des *douleurs névralgiques* des membres, dit, à l'article des symptômes de cette affection, que presque toutes les régions des membres, *du tronc et de la tête*, peuvent devenir le siége de la douleur. Il assimile d'ailleurs l'arthralgie saturnine à la colique de même nom, déclarant qu'il ignore complétement le mode d'action intime que le plomb doit exercer sur le système nerveux rachidien, pour qu'il y ait production de la névralgie spécifique dont il s'agit. Citons le passage suivant de cet auteur, en y ajoutant quelques notes qui nous ont paru nécessaires : « Si l'on compare la colique et l'arthralgie saturnines, on trouve entre ces deux affections la plus grande ressemblance ; la seule différence qui existe entre elles, c'est le siége. L'arthralgie est aux organes de la vie de relation ce qu'est la colique aux organes de la vie intérieure (2). L'une est l'image parfaite de l'autre : causes,

(1) Le traitement de la colique de plomb par l'alun, par la noix vomique, par les vésicatoires, à la manière de M. Ranque, etc., ne compte plus aujourd'hui de partisans sérieux.

(2) Nous avons déjà fait remarquer ailleurs qu'en plaçant le siége de la colique saturnine dans les nerfs provenant du grand sympathique, M. Tanquerel était en opposition avec tout ce que nous apprennent les faits positifs sur les fonctions de ces nerfs. Ainsi donc, la colique, comme l'arthralgie, a son siége dans des nerfs émanant du cordon rachidien ; mais chaque ordre de nerfs affecté dans ces deux maladies jouit d'une sensibilité particulière.

exaltation de la sensibilité, perversion de la contractilité et des fonctions des organes malades, marche, durée, terminaison, pronostic, tout est semblable. Si vous voulez vous représenter ce qui se passe dans les organes du ventre d'un individu affecté de colique de plomb violente, observez un cas d'arthralgie saturnine d'une égale violence (1). »

II. La description de l'arthralgie par M. Tanquerel lui-même prouve que sous cette dénomination il comprend autre chose qu'une douleur des membres. En voici les traits principaux.

Au premier rang des parties le plus souvent affectées de la douleur saturnine, on peut mettre les membres inférieurs; viennent ensuite les membres supérieurs, les lombes, les parois thoraciques, le dos et la tête.

Rien n'est plus variable d'ailleurs que les limites de la douleur; elle peut occuper un ou plusieurs des points indiqués ; d'autres fois, mais beaucoup plus rarement, elle s'empare de toute la longueur d'un membre et même de plusieurs.

Le plus souvent la douleur est dilacérante, contusive, ou bien composée d'élancements , qui se produisent brusques et rapides comme des secousses électriques. Quel que soit d'ailleurs son caractère particulier, la douleur est susceptible de plusieurs degrés d'intensité : elle est violente, modérée ou légère.

La douleur s'accompagne de quelques symptômes locaux qui dépendent du trouble des fonctions des organes endoloris.

(1) On voit par ces paroles que, sous les noms de *colique* et d'*arthralgie* saturnines, M. Tanquerel entend autre chose que de simples douleurs, ce qui jette malheureusement quelque confusion dans l'esprit. En effet, le mot *névralgie* a une signification tellement déterminée, qu'il n'est guère permis de l'employer pour indiquer une lésion de mouvement et une lésion de sécrétion, ainsi que le fait M. Tanquerel. En somme, les affections dites arthralgie et colique saturnines sont complexes, et mériteraient qu'on leur donnât une dénomination également complexe.

Les muscles sont affectés de spasmes, de contractions ou de crampes, de rigidité, d'une espèce d'état tétanique plus ou moins apparent. Quelquefois la maladie se borne presque à des crampes; dans leur intervalle, le malade ne souffre point. Dans certains cas, les muscles sont agités d'un tremblement ou frémissement plus ou moins intense... Le plus ordinairement, dans le cas d'arthralgie violente, lorsque la partie douloureuse est affectée de contractions involontaires, spasmodiques, son mouvement est incertain, incomplet, irrégulier. Mais il ne faut pas confondre ce phénomène avec la paralysie ou perte de tout mouvement par défaut de contractilité due au relâchement des muscles..... Les malades dont la face est sillonnée par des névralgies saturnines font des grimaces involontaires, et leurs traits sont grippés. La sécrétion du mucus nasal se supprime, etc. (M. TANQUEREL.)

On n'observe ni chaleur, ni rougeur, ni gonflement morbides dans les parties affectées d'arthralgie saturnine.

Le sommeil est parfois empêché par la violence des douleurs.

Il n'existe point de fièvre dans les cas d'arthralgie non compliquée.

III. La connaissance de la cause qui l'a produite est réellement le seul signe propre à distinguer la douleur qui nous occupe de plusieurs autres espèces de douleur (1).

§ II. Altérations anatomiques et chimiques.

M. Tanquerel déclare que, malgré les investigations les

(1) « Les ouvriers des fabriques de minium sont, dit M. Tanquerel, beaucoup plus sujets à l'arthralgie qu'à la colique, puisque 63 de ces ouvriers avaient été atteints de cette dernière, tandis que 104 l'avaient été de la première. Notons aussi que, sur les 201 malades attaqués d'arthralgie saturnine simple, 68 travaillaient le minium. Si l'on se rappelle maintenant que le nombre des ouvriers des fabriques de minium de Paris et de ses environs ne s'élève pas au-delà de 20, on est de plus en plus convaincu que cette substance occasionne beaucoup plus aisément l'arthralgie que toutes les autres préparations saturnines. » (Ouvr. cit., t. Ier, page 499.)

plus minutieuses chez les individus qui ont succombé pendant qu'ils étaient atteints d'arthralgie saturnine, il n'a trouvé aucune lésion appréciable dans les organes malades et dans le centre nerveux rachidien.

M. Devergie dit avoir découvert une notable quantité de plomb dans les muscles du mollet chez un des malades de M. Tanquerel, malade qui fut enlevé par une encéphalopathie saturnine, étant en même temps atteint d'arthralgie.

§ III. Traitement.

Il résulte des travaux et des expériences consignés dans l'ouvrage de M. Tanquerel, que de tous les moyens employés jusqu'ici contre les arthralgies saturnines, les bains sulfureux ont été les plus efficaces (1). Notre expérience est ici d'accord avec celle de M. Tanquerel. Nous avons associé avec avantage à ces bains les agents calmants, sédatifs, et entre autres les opiacés, soit à l'intérieur, soit à l'extérieur (dans ces derniers cas, les vésicatoires pansés avec le chlorhydrate de morphine nous ont bien réussi).

Les diverses complications réclament les moyens qui leur sont propres.

IV. Paralysie saturnine.

Elle peut affecter les nerfs musculaires ou bien les nerfs sensitifs. De là deux espèces de paralysie saturnine, l'une relative au mouvement (*adynamie saturnine*), l'autre au sentiment (*anesthésie saturnine*). La première espèce est bien plus fréquente que la seconde, et c'est par elle que nous commencerons.

(1) L'usage de ces bains, chez les sujets dont la peau est imprégnée de molécules saturnines, produit sur cette membrane, ainsi qu'il a été dit plus haut, la formation d'une plus ou moins grande quantité de sulfure de plomb.

A. Paralysie musculaire saturnine (1).

§ I⁻ʳ. Symptômes.

I. Cette affection consistant dans la paralysie des muscles, il est clair que l'abolition des mouvements propres à
la partie qu'elle occupe en est le symptôme caractéristique. Les parties dans lesquelles on a étudié cette paralysie sont : 1° les membres supérieurs , les membres inférieurs, soit ensemble, soit séparément, soit en totalité,
soit en partie (paralysie de l'épaule , du bras , de l'avant-
bras , du poignet et des doigts ; paralysie de la cuisse ,
de la jambe, du cou-de-pied et des orteils) ; 2° le tronc
(paralysie de la poitrine ou des muscles intercostaux , du
larynx ou des muscles qui concourent à la production de
la voix et de la parole).

Telles sont les espèces et les variétés de paralysie saturnine indiquées et décrites par M. Tanquerel. Ce ne
sont probablement pas les seules qui existent , mais leur
connaissance emporte en quelque sorte celle des autres.

C'est une circonstance bien remarquable que , pour
les membres , ce sont les muscles destinés à l'extension
qui , par une préférence inexpliquée, sont presque toujours le siége de la paralysie saturnine.

L'affection qui nous occupe est susceptible de plusieurs
degrés, depuis le simple tremblotement des parties jus
qu'à la complète abolition du mouvement de celles-ci.

Les membres qui sont restés longtemps frappés de paralysie saturnine s'amaigrissent et s'atrophient comme
dans toute autre paralysie.

(1) Il ne s'agit ici que de la paralysie des muscles soumis à l'empire de
la volonté. Nos connaissances sont presque nulles sur celle dont les muscles de la vie organique pourraient être le siége. Il est assez vraisemblable
que cette dernière paralysie n'est pas étrangère à quelques uns des phénomènes des maladies saturnines des organes pourvus de ce genre de
muscles, et, par exemple , à la constipation qui accompagne la colique ,
de plomb.

II. La paralysie des muscles respirateurs, qui n'avait pas été signalée par les auteurs antérieurs à M. Tanquerel, est heureusement très rare. Elle ne s'est présentée que deux fois à l'observation de ce médecin. En attendant de nouveaux faits sur cette importante variété de paralysie saturnine, consignons ici la description que M. Tanquerel nous en a donnée, et qu'il modifiera peut-être plus ou moins par la suite.

« Tout-à-coup, sans lésion physique préalable des organes intérieurs de la poitrine, il arrive que chez un individu affecté de colique ou de paralysie saturnine des membres, la respiration costale vient à s'exécuter avec la plus grande difficulté (1). Les côtes paraissent presque entièrement immobiles. Lorsqu'on commande au malade de faire un grand effort d'inspiration, les clavicules sont soulevées manifestement, le reste des parois thoraciques suit ce mouvement de totalité, mais les côtes ne se soulèvent ni ne s'écartent séparément. Les parois thoraciques sont considérablement affaissées. *L'action du diaphragme, au contraire, est exagérée, et, dans ses contractions alternatives, il bombe le ventre d'une manière extraordinaire.* La respiration devient bruyante et l'expectoration difficile. En effet, les liquides sécrétés s'accumulent dans les bronches, la sérosité devenue écumeuse met obstacle à l'entrée de l'air; le sang ne s'hématose plus, le poumon se congestionne, et la mort survient par asphyxie. Pendant toute

---

(1) M. Tanquerel suppose que la paralysie est bornée aux muscles intercostaux, et la désigne sous la dénomination de *paralysie de la poitrine, ou paralysie des muscles intercostaux.* Nous avons cru devoir substituer à cette dénomination celle plus générale de *paralysie des muscles respirateurs.* Il nous a semblé qu'une paralysie isolée des muscles intercostaux n'amènerait pas tous les accidents énumérés par M. Tanquerel. Mais nous avouons que nous avons quelque peine à comprendre comment la *para-lysie de la poitrine peut coïncider avec cette action exagérée du dia-phragme* que M. Tanquerel, comme on le verra plus bas, place au nombre des symptômes de la paralysie qui nous occupe.

cette scène, le pouls irrégulier acquiert une fréquence et une petitesse extrêmes, la peau est fraîche et la face anxieuse; les yeux sont largement ouverts et les narines écartées. Du reste, l'intelligence est nette, *la parole est brève, précipitée, et il y a aphonie;* les autres fonctions n'éprouvent pas de changement remarquable (1). »

III. Le diagnostic différentiel de la paralysie musculaire saturnine se fonde sur la connaissance de la cause.

§ II. Marche, durée et terminaison.

I. La marche de la paralysie saturnine est, en général, lente et progressive : elle peut mettre, selon M. Tanquerel, depuis quelques heures jusqu'à quinze jours à se

---

(1) La fréquence des différentes variétés de paralysie saturnine est loin d'être la même, ainsi qu'on peut s'en convaincre par le tableau suivant, emprunté à l'ouvrage de M. Tanquerel.

Paralysie des membres supérieurs.		*Paralysie des membres inférieurs.*	
1° Paralysie générale des membres supérieurs . . .	5 cas.	1° Paralysie générale des membres inférieurs . . .	1 cas.
2° Paralysie de l'épaule . .	7	2°	
3° Paralysie du bras. . . .	1	3° Paralysie de la cuisse . .	5
4° Paralysie du bras, de l'avant-bras, du poignet et des doigts	4	4° Paralysie de la cuisse, de la jambe, des pieds, des orteils.	2
5° Paralysie de l'avant-bras, du poignet et des doigts.	14	5°	
6° Paralysie du poignet et des doigts.	26	6° Paralysie du pied et des orteils.	3
7° Paralysie du poignet . .	10	7° Paralysie du pied	2
8° Paralysie des doigts. . .	30	8° Paralysie des orteils. . .	2
	97		**15**

Paralysie du tronc.		*Paralysie de l'appareil vocal.*	
1° Paralysie des muscles intercostaux.	2 cas.	1° Aphonie	16 cas.
2° Paralysie des muscles grand dorsal, pectoraux et sterno-cléido-mastoïdiens.	1	2° Bégaiement.	15
	3		**31**

bien dessiner; puis, selon la méthode de traitement, elle reste plus ou moins longtemps stationnaire, et finit ensuite par diminuer graduellement jusqu'à sa complète disparition. En somme, elle doit être classée parmi les maladies chroniques. Il y a des exceptions qui tiennent au siége de la maladie. Ainsi, par exemple, ajoute M. Tanquerel, la paralysie des muscles respirateurs marche en quelque sorte d'une manière aiguë.

II. La paralysie saturnine peut durer depuis quelques jours jusqu'à des années entières ou même toute la vie des malades. Cette durée est d'ailleurs subordonnée aux conditions de traitement.

III. La terminaison par la santé est le cas le plus ordinaire. La terminaison par la mort n'a lieu que dans les cas de paralysie des muscles respirateurs ou de complication des autres espèces de paralysie avec des maladies plus graves qu'elles.

§ III. Conditions de développement et mode d'action du plomb considéré comme cause de paralysie musculaire.

I. La paralysie musculaire saturnine apparaît dans les mêmes conditions que la colique et l'arthralgie saturnines. Comme celles-ci, elle suppose l'absorption d'une certaine dose de substances saturnines. On avait prétendu que la paralysie saturnine était produite par une combinaison d'une couche d'oxide ou de carbonate de plomb avec l'épiderme, et que par conséquent les ouvriers auxquels on administrerait des bains sulfureux ou des lotions de limonade sulfurique ne devraient pas être atteints de cette affection, le plomb se trouvant ainsi transformé en sulfure insoluble, et par conséquent sans action sur l'économie animale. Mais M. Tanquerel assure que ces moyens ne préviennent point la paralysie, et qu'il ne connaît pas un seul cas bien observé de cette maladie qui ait été produit par l'application des préparations de plomb sur la peau ayant conservé son épiderme.

II. L'action stupéfiante du plomb ne se fait pas toujours sentir presque aussitôt après son introduction dans l'organisme. Nous ne possédons encore que des données fort incomplètes sur le temps nécessaire pour que les émanations saturnines produisent, dans des cas bien déterminés, l'affection dont il s'agit. M. Tanquerel a dressé un tableau indicatif du temps pendant lequel 102 malades avaient été exposés au contact du plomb avant d'être atteints de paralysie. On y verra que ce temps a varié de 8 jours à 52 ans. De tels extrêmes n'offrent rien de bien satisfaisant à l'esprit : c'est ici une nouvelle question qui réclame de nouvelles et longues études.

III. Il est bien rare que la paralysie saturnine n'ait pas été précédée d'une ou de plusieurs atteintes de la colique de même espèce. Les auteurs anciens et modernes citent néanmoins quelques cas où cela n'a pas eu lieu. MM. Andral, Trousseau et Tanquerel sont au nombre de ces auteurs.

IV. Passant sous silence les hypothèses plus ou moins ingénieuses qui ont été proposées par ses prédécesseurs sur la manière dont le plomb produit la paralysie, M. Tanquerel se borne à dire, *en s'appuyant sur les lois de la physiologie, que de quelque manière que les particules de plomb aient pénétré dans notre économie, à l'état de vapeur, de pulvérisation ou liquides, soit qu'elles y aient été introduites par inhalation pulmonaire, ou bien par les voies digestives, après que la matière morbide a été mêlée, et pour ainsi dire vivifiée avec le sang, elle est déposée par son intermède sur les organes doués de motilité, dont elle doit anéantir le principe de la vie.*

Le fait est que nous ignorons entièrement le véritable mécanisme d'après lequel le plomb donne naissance à la paralysie musculaire. M. Tanquerel en convient lui-même, lorsque, à l'article *Siége et nature* de la paralysie musculaire saturnine, après avoir rappelé les opinions surannées de quelques uns de ses prédécesseurs, ainsi que les recherches des modernes sur les fonctions de la moelle épinière et des nerfs qu'elle fournit, il conclut en ces termes : *Un point de l'axe nerveux spinal est altéré dans la paralysie de plomb ; mais cette lésion ne nous étant démontrée que par les symptômes et nullement par l'anatomie, il nous est impossible de dire comment le poison agit ici sur la moelle pour déterminer ce trouble dans la production de l'agent moteur. Cette action intime nous est aussi inconnue, mais tout aussi démontrée, que celle de la strychnine.*

Quant à la nature de cette maladie, sa cause, les phénomènes qui la signalent, les circonstances qui influent sur sa marche, l'altération du centre nerveux qu'on peut supposer, et le traitement qu'elle exige, la font placer au nombre des maladies nerveuses occasionnées par le plomb, et la mettent dans la classe des empoisonnements.

§ IV. Altérations anatomiques.

Ce que nous savons à cet égard se réduit à bien peu de chose. Quelques auteurs, tels que MM. G. Kiston, Serres et autres, ont signalé des altérations de la moelle épinière et de ses enveloppes. Mais il est douteux que les sujets chez lesquels on a trouvé ces lésions fussent atteints d'une simple paralysie saturnine. Chez deux individus de cette catégorie, dont les observations ont été rapportées par M. Andral (*Clinique médicale*), on ne rencontra aucune lésion notable des centres nerveux. Il en fut de même dans six autres cas observés par M. Tanquerel (1).

(1) Voici un extrait des recherches microscopiques faites par M. le docteur Gluge chez un des malades de M. Tanquerel :

1° La moelle épinière, quoique plus ramollie que le cerveau, offre les tubes découverts par Ehrenberg parfaitement intacts; 2° les nerfs qui se distribuent aux muscles paralysés offraient, sous le microscope, leur structure ordinaire; 3° les muscles paralysés qui sont décolorés offrent, sous le microscope, les faisceaux avec les stries transversales qu'on leur connaît, comme à l'ordinaire, seulement décolorés.

§ V. Pronostic.

Ainsi que nous l'avons dit à l'article *Terminaison*, à moins de complications ou à moins qu'elle n'affecte les muscles respirateurs, la paralysie saturnine n'est point par elle-même une maladie mortelle. Mais elle constitue cependant un des plus graves accidents causés par le plomb, attendu que, dans certains cas, elle se montre rebelle aux moyens de l'art, et que les malades, ainsi privés de l'usage de leurs membres ou de quelque autre partie, peuvent être dans l'impossibilité de subvenir à leur existence. Au reste, les variétés établies plus haut seront prises en considération sérieuse quand il s'agira d'établir un pronostic exact et bien motivé.

§ VI. Traitement.

I. Les médications les plus diverses, depuis les saignées, conseillées et employées d'abord par Astruc et Bordeu, sur la foi des théories les plus erronées, jusqu'aux toniques et aux excitants de tout genre (quinquina, eaux minérales ferrugineuses, ammoniaque, alcool camphré, etc., etc.), ont été proposées contre la paralysie saturnine.

Il serait trop long d'énumérer ici tous ces moyens, pour la plupart généralement abandonnés aujourd'hui, et sur lesquels on trouvera d'ailleurs des détails assez étendus dans l'ouvrage de M. Tanquerel.

II. Les vésicatoires volants ou fixes, appliqués successivement sur le trajet des nerfs qui apportent le principe du mouvement aux muscles des parties paralysées, la noix vomique ou la strychnine, soit à l'intérieur, soit à l'extérieur, et les bains sulfureux constituent les agents les plus efficaces que nous possédions actuellement contre les paralysies saturnines. Depuis quatorze ans passés que j'ai commencé à traiter dans un service clinique les affections dont il s'agit, la plupart des cas nombreux que nous en avons reçus ont cédé à ce système de traitement, administré avec la persévérance et dans la mesure convenables. Au reste, mon expérience personnelle s'accorde avec celle des autres praticiens dont les résultats ont été consignés dans l'ouvrage de M. Tanquerel.

V. Anesthésie saturnine.

I. La paralysie peut affecter, à la fois ou séparément, non seulement les nerfs du sentiment proprement dit ou de la sensibilité générale, mais aussi les nerfs des sensations spéciales, telles que la vue, l'ouïe, etc.

II. Cette espèce de paralysie est bien moins fréquente que la paralysie musculaire. M. Tanquerel a observé cent deux cas de cette dernière contre vingt-trois de la première. « Dans ces vingt-trois cas, la maladie occupait quatre fois la profondeur des organes dans la région desquels elle siégeait; sept fois la peau exclusivement, et douze fois l'œil. Dans les onze cas d'anesthésie superficielle et profonde, trois fois il y eut paralysie des muscles placés dans les régions privées du sentiment, et quatre fois paralysie de muscles éloignés des parties privées du sentiment (dans les quatre autres cas, l'anesthésie existait seule). »

III. M. Tanquerel, l'auteur le plus complet que nous possédions sur l'espèce de paralysie qui nous occupe, laisse néanmoins quelque chose à désirer. En attendant de nouvelles recherches sur ce sujet intéressant, nous renvoyons à l'ouvrage de cet auteur.

Nous ajouterons seulement que la cause du mal ayant été éloignée, si la paralysie persiste, elle réclame au fond les mêmes moyens que les paralysies produites par d'autres causes.

VI. Encéphalopathie saturnine (1).

§ Ier. Définition, division, symptômes et diagnostic.

I. Voici la définition que nous donne M. Tanquerel de

(1) Le vague de cette expression n'a pas besoin d'être signalé. Que d'affections peuvent être désignées sous une telle dénomination !

l'encéphalopathie saturnine : « lorsque les préparations saturnines ont été introduites dans l'économie, elles peuvent porter directement leur influence délétère sur l'encéphale. L'empoisonnement qui en résulte se traduit par divers phénomènes morbides ; ce sont du délire, du coma, des convulsions accompagnées ou non de la perte d'un ou plusieurs sens. Cette affection saturnine se trouve donc caractérisée par une exaltation ou une abolition de la sensibilité générale et spéciale, ainsi que des mouvements volontaires... Chacune de ces lésions fonctionnelles peut traduire isolément l'encéphalopathie saturnine ; toutes peuvent aussi se montrer réunies comme expression de cette affection (1). Il est difficile de pouvoir embrasser dans une seule définition la diversité des formes sous lesquelles se révèle l'influence morbide du plomb sur l'encéphale. Il faudrait, pour ainsi dire, définir séparément chacune des formes de cette maladie cérébrale ; la description que nous en ferons par la suite sera la meilleure définition que nous puissions en donner.

» Nous dirons cependant ici, d'une manière générale, que l'encéphalopathie saturnine est une névrose de l'encéphale apyrétique, à physionomie si mobile, que du matin au soir, du jour au lendemain, les symptômes qui décèlent son existence changent complétement d'aspect ou de forme (2). Son apparition et sa disparition brusques, instantanées, doivent aussi être signalées comme un de ses caractères principaux.

(1) Il faudrait cependant excepter de cette réunion les phénomènes opposés et contradictoires, tels que l'abolition et l'exaltation de la sensibilité ou de la motilité.

(2) On conviendra qu'il est, en effet, bien difficile de définir une affection pareille. La chose est même impossible, si l'on veut définir une maladie simple et déterminée. En effet, et M. Tanquerel le déclare lui-même plus bas, ce qu'il désigne sous le nom vague d'encéphalopathie saturnine n'est point une maladie *unique*, *spéciale*, *déterminée*, mais une collection de plusieurs affections différentes. Or, avant tout, pour bien définir une

» Ainsi, de même qu'on désigne par les expressions d'*aliénation mentale* toutes les formes de la folie, telles que la manie, la monomanie et la démence; de même aussi nous comprenons sous le nom collectif d'*encéphalopathie saturnine*, la réunion de tous les désordres fonctionnels qui nous révèlent l'action délétère des particules de plomb sur le cerveau, lesquels désordres se présentent constamment sous une ou plusieurs formes déterminées. »

II. Les diverses formes établies par M. Tanquerel sont les suivantes :

A. FORME DÉLIRANTE, qui comprend deux variétés, savoir : 1° *délire tranquille;* 2° *délire furieux.*

B. FORME COMATEUSE, avec les deux variétés suivantes : 1° *coma;* 2° *coma délirant.*

C. FORME CONVULSIVE, comprenant cinq variétés: 1° *convulsions partielles;* 2° *convulsions générales;* 3° *épilepsie;* 4° *convulsions ou mouvements épileptiformes;* 5° *catalepsie ou convulsions cataleptiformes.*

D. M. Tanquerel admet ensuite une nouvelle forme, qui consiste dans la réunion des trois précédentes, et qui, selon lui, est le type de l'encéphalopathie, en même temps qu'elle en est la forme la plus fréquente.

III. On n'attend pas de nous une description de chacune des formes dont il s'agit. Ce serait répéter ce que nous avons dit ailleurs des diverses névroses dont elles portent le nom. Nous nous contenterons de consigner ici le passage suivant de l'article de M. Tanquerel, relatif à la forme la plus fréquente de l'encéphalopathie saturnine, laquelle est caractérisée par la réunion des formes qu'il a désignées sous les noms de *délirante, comateuse* et *convulsive.*

maladie, il faut la *spécialiser,* la séparer de toute autre. Chacune des affections comprises sous une dénomination collective étant ainsi mise à part et pour ainsi dire *analysée,* sa définition peut alors être donnée d'une manière satisfaisante

« Le cas le plus ordinaire et le plus régulier, dit cet auteur, est celui-ci : Le malade est d'abord pris d'un délire, quelquefois si léger que le médecin ne le reconnaît pas ; au bout de quelques heures, et même quelquefois d'un ou deux jours, une attaque d'épilepsie survient, à la suite de laquelle le malade tombe assoupi quelques minutes ; puis il semble se réveiller pour babiller à tort et à travers toute la journée. Le délire, tranquille ou furieux, est alors plus prononcé qu'avant l'accès de convulsions. Le même jour, la nuit suivante ou le lendemain, une ou plusieurs attaques d'épilepsie surviennent de nouveau ; après chaque accès, l'assoupissement est plus profond et plus long. Il n'est interrompu par instants que par un demi-réveil de quelques minutes, pendant lequel le malade marmotte quelques mots, pour se rendormir de nouveau. Si les accès d'épilepsie se renouvellent fréquemment, le coma devient très profond : alors la mort arrive. Dans le cas contraire, le malade semble sortir tout-à-coup de son assoupissement au bout de quelques heures, d'un jour. On est étonné de lui trouver toute ou presque toute sa raison ; mais un penchant irrésistible l'entraîne au sommeil. Enfin, le quatrième jour, il se sent brisé et converse bien. Pendant quelques jours il ressemble un peu à un homme récemment éveillé.

» Dans quelques cas de cette forme d'encéphalopathie saturnine, le délire est prédominant ; dans d'autres, c'est le coma ; enfin, on voit fréquemment des cas où l'épilepsie est le symptôme culminant. En général, on remarque que le délire devient plus prononcé, le coma plus profond, et l'épilepsie plus violente à mesure qu'on s'éloigne du commencement de la maladie, et que ces accidents se répètent plus fréquemment (1). »

(1) La colique de plomb accompagne souvent l'encéphalopathie, à laquelle elle préexiste ordinairement. La paralysie ou l'arthralgie saturnines en sont aussi quelquefois les compagnes. Presque toujours la cachexie

IV. Le diagnostic se fonde bien moins sur la forme même des accidents qui caractérisent l'encéphalopathie saturnine, que sur la connaissance du fait que les malades ont été pendant plus ou moins longtemps soumis à l'influence des émanations saturnines. Sans doute, cette cause spécifique imprime aux *formes symptomatiques* précédemment énumérées un cachet particulier ; mais, sans la donnée étiologique dont il vient d'être question, le diagnostic ne saurait réellement être établi d'une manière positive et avec toute la certitude désirable. Les dissertations plus ou moins savantes auxquelles plusieurs auteurs se sont livrés pour distinguer le délire, les convulsions, le coma, l'épilepsie d'origine saturnine, du délire, des convulsions, de l'épilepsie, du coma que l'on observe sous l'influence d'autres causes, ne reposent que sur des bases fragiles, et nous ne croyons pas nécessaire de les soumettre ici à une discussion approfondie. Toutefois, nous engageons le lecteur à parcourir les considérations de M. Tanquerel sur ce point.

§ II. Conditions de développement.

L'encéphalopathie saturnine se développe dans les mêmes conditions essentielles que les autres affections saturnines ; mais elle est heureusement beaucoup plus rare que celles-ci (1). D'où vient cette différence ? Nous ne trouvons rien de satisfaisant sur cette question dans aucun des auteurs qui ont écrit *ex professo* sur les maladies saturnines. On ne sait pas encore quelles sont les préparations saturnines qui pourraient plus particulièrement provoquer le développement de cette forme si grave

saturnine générale coïncide avec l'encéphalopathie, et la précède le plus souvent d'un intervalle de temps variable.

(1) M. Tanquerel a eu l'occasion de l'observer 72 fois, et on se rappelle que le nombre des cas de coliques saturnines qu'il a recueillis s'élève à 1,217. Cette proportion est assez forte.

de l'empoisonnement saturnin (1). Nous ne sommes pas plus avancés sur la connaissance des prédispositions individuelles. Il faut attendre de nouvelles recherches pour résoudre une foule de difficultés qui se rattachent à l'étiologie de chacune des formes principales de l'intoxication saturnine.

§ III. Altérations anatomiques.

I. On lit dans l'ouvrage de M. Tanquerel : « Si nous ve-
» nons à résumer tous les faits (*ceux relatifs aux résultats*
» *fournis par l'examen cadavérique*), nous voyons, d'une
» part, en réunissant toutes les observations des auteurs
» et les nôtres : 1° vingt et un cas où on trouve un apla-
» tissement, un tassement des circonvolutions cérébrales,
» avec augmentation ou diminution de cohésion de la
» pulpe cérébrale, augmentation ou diminution du vo-
» lume de l'encéphale ; 2° dix-neuf cas dans lesquels on a
» trouvé une coloration jaune de la substance cérébrale.
» Tels sont les faits d'encéphalopathie saturnine dont on
» a essayé de trouver l'altération anatomique dans les lé-
» sions ci-mentionnées.

» D'un autre côté, trente-deux faits d'encéphalopathie
» saturnine, dont l'autopsie n'a révélé aucune lésion no-
» table du système nerveux, doivent être opposés aux
» observations de la première catégorie. Dans ces trente-
» deux cas, on a noté seulement quelquefois une légère
» infiltration séreuse, une injection sanguine des mé-
» ninges, une diminution de consistance, surtout de la
» substance blanche cérébrale, sans changement de cou-
» leur, ou bien enfin une décoloration de la substance
» cérébrale. »

(1) Des 72 individus observés par M. Tanquerel, 25 étaient ouvriers des fabriques de céruse ; 5, ouvriers des fabriques de minium ; 20, peintres en bâtiment ; 3, broyeurs de couleurs ; 3, fabricants de cartes et de papiers peints ; 2, potiers de terre ; 2, affineurs ; 3, plombiers ; 1, ferblantier ; 2, ouvriers des fonderies en caractères ; 3, lapidaires ; 2, ouvriers des fabriques de plomb de chasse ; 1, imprimeur.

II. Après avoir rappelé qu'il a réfuté l'opinion de ceux qui ont vu dans l'encéphalopathie saturnine une encéphalite ou une méningite, M. Tanquerel poursuit ainsi :

« Quant au tassement, à l'aplatissement des circonvo-
» lutions cérébrales, etc., ces lésions méritent un sérieux
» examen, car elles ont été signalées par de nombreux et
» d'habiles observateurs; par conséquent elles sont dignes
» de toute notre croyance. La première question qui se
» présente est celle-ci : le tassement, l'aplatissement des
» circonvolutions cérébrales constitue-t-il l'hypertrophie
» du cerveau? L'idée d'hypertrophie d'un organe suggère
» une augmentation du nombre des molécules et une in-
» duration de ces mêmes molécules. Or, nous avons vu
» que dans certains cas de tassement des circonvolutions
» cérébrales, il y avait augmentation de volume et de con-
» sistance de l'encéphale. Ici on peut affirmer qu'il y a
» hypertrophie. Mais lorsque l'aplatissement des circon-
» volutions cérébrales coïncide avec une diminution de
» volume de l'encéphale, on ne peut plus dire qu'il y a
» hypertrophie; loin de là, il semble qu'il y a atrophie,
» ou du moins simple retrait de la masse cérébrale sur
» elle-même, ce qui fait que ces circonvolutions sont for-
» tement serrées les unes contre les autres. Dans le cas
» d'augmentation de volume et de diminution de la con-
» sistance de la pulpe cérébrale, on ne peut dire non plus
» qu'il y ait hypertrophie : ainsi le tassement des circon-
» volutions cérébrales peut exister dans des conditions
» anatomiques fort différentes. Mais ces altérations céré-
» brales sont-elles secondaires ou accidentelles? Si l'hy-
» pertrophie de l'encéphale précédait l'encéphalopathie et
» donnait naissance à ses phénomènes, on observerait né-
» cessairement longtemps à l'avance des signes avant-
» coureurs de cette maladie, qui toujours affecterait une
» marche chronique; car l'idée d'hypertrophie nous sug-
» gère l'idée d'une affection qui marche lentement. Tel est

» d'ailleurs le résultat des observations de Dance, dont le
» mémoire sur l'hypertrophie du cerveau ne fournit que
» deux exemples de forme aiguë qui ont eu lieu précisément
» chez deux peintres, déjà atteints, à plusieurs reprises,
» de coliques, et dont les symptômes nous ont convaincu
» que c'était à une maladie cérébrale saturnine qu'on avait
» eu affaire. Une fois les accidents développés, dans les
» cas d'hypertrophie franche du cerveau, jamais les ma-
» lades ne succombent dans quelques heures, dans quel-
» ques jours, comme dans l'encéphalopathie. Comment
» supposer aussi que la même altération anatomique
» puisse donner tour à tour, d'un moment à l'autre, nais-
» sance à l'exaltation, puis à l'abolition du sentiment, du
» mouvement?... Si l'hypertrophie précédait l'arrivée de
» l'encéphalopathie saturnine, tous les accidents pour-
» raient-ils disparaître dans l'espace de quelques heures,
» de quelques jours, et le malade revenir à la santé? Ce
» que nous venons de dire de l'hypertrophie s'applique
» à la simple augmentation de volume de l'encéphale ou à
» son retrait... Ensuite, dans trente-deux cas de maladie
» cérébrale saturnine, des observateurs du plus grand
» mérite, et nous-même, n'avons point trouvé d'altération
» de volume, de consistance et de configuration des cen-
» tres nerveux... Or, si les symptômes étaient produits par
» ces lésions anatomiques, celles-ci devraient constam-
» ment se rencontrer.

« L'hypertrophie et les autres altérations cérébrales,
» rencontrées dans les cas d'encéphalopathie saturnine
» que nous venons de passer en revue, ne peuvent donc
» être qu'une lésion secondaire, accidentelle. »

III. Considérant la rapidité avec laquelle la maladie se
déclare et poursuit sa marche, M. Tanquerel admet que
l'augmentation de volume du cerveau constitue moins une
augmentation du nombre des molécules, qu'une sorte
de turgescence ou de boursouflement, *qui peut très bien*

s'expliquer par l'organisation même du tissu cérébral, et la violence des symptômes qui jette une perturbation générale dans cet organe (1).

IV. M. Tanquerel pense que la coloration jaune terreuse, sale, de la substance du cerveau, ne peut être regardée que comme un accident lié à un des phénomènes caractéristiques de l'intoxication saturnine qu'il appelle primitive, l'ictère saturnin, et elle dénote la présence du plomb dans le cerveau.

V. En somme, suivant l'auteur cité, « souvent on ne peut rencontrer aucune lésion appréciable dans le système nerveux des individus qui ont succombé à la maladie cérébrale-saturnine, et dans certains cas on a observé quelques altérations consécutives qui sont produites par les symptômes de cette maladie, et insuffisantes d'ailleurs pour rendre raison des phénomènes observés pendant la vie. »

§ IV. Recherches chimiques et microscopiques.

I. Chez deux sujets morts d'encéphalopathie saturnine, le cerveau a présenté à MM. Devergie et Guibourt une quantité notable de plomb (2). Comme l'analyse chimique du cerveau sain n'y a point démontré l'existence du plomb, de ces deux faits M. Tanquerel conclut qu'on peut penser, à juste droit, que le plomb trouvé dans

(1) Ce n'est pas là, M. Tanquerel voudra bien nous permettre de le dire, ce n'est pas là une explication satisfaisante. Il reste, en effet, à expliquer comment, dans les cas en question, *l'organisation même du tissu cérébral et la perturbation générale de cet organe ont produit le phénomène* qui nous occupe, c'est-à-dire qu'il reste à expliquer l'explication. Dire encore, avec M. Tanquerel, que dans l'épilepsie ordinaire, comme dans l'épilepsie saturnine, on rencontre aussi quelquefois l'hypertrophie du cerveau, ou du moins la lésion désignée sous ce nom, ce n'est que reculer la difficulté, et non la résoudre.

(2) M. Tanquerel a recueilli l'histoire de ces deux malades (voy. les observ. XI et XXVI de son article *Encéphalopathie saturnine*, où se trouvent indiqués les procédés employés pour découvrir le plomb).

l'encéphale par MM. Devergie et Guibourt avait été absorbé pendant la vie, et avait occasionné les accidents de l'encéphalopathie saturnine.

II. M. Gluge ayant soumis à l'examen microscopique une portion du cerveau analysé par M. Guibourt, a constaté ce qui suit : dans plusieurs endroits de la substance blanche du cerveau, non seulement à sa surface, mais encore dans l'intérieur, les tubes découverts par Ehrenberg paraissent comme rétrécis ; dans d'autres points ces tubes sont bien conservés.

Du reste, comme c'était la première fois que M. Gluge examinait le cerveau dans l'empoisonnement de plomb, il avoue *qu'il ne saurait attacher une trop grande importance à cette circonstance.*

§ V. Pronostic.

I. Lorsque les accidents cérébraux produits par les émanations saturnines se présentent avec un haut degré d'intensité, ils se terminent presque constamment par la mort. C'est là une grande différence entre eux et les accidents analogues qui se développent indépendamment de ce genre d'intoxication ou de tout autre, et sous forme purement nerveuse (épilepsie, catalepsie ordinaires, etc.). Au reste, l'espèce d'accidents cérébraux d'origine saturnine doit être prise en considération sérieuse quand il s'agit d'établir le pronostic. D'après M. Tanquerel, voici ce qui résulterait « de l'analyse de toutes les observations d'encéphalopathie saturnine publiées jusqu'à ce jour : la forme délirante est la moins grave de toutes celles indiquées précédemment ; puis vient la forme comateuse, qui, elle-même, entraîne beaucoup moins de dangers que la forme convulsive, ou plutôt épileptique ; car les convulsions partielles et générales, non épileptiformes, se terminent toujours heureusement. Enfin la réunion du délire, du coma et des convulsions annonce le plus souvent une fin mortelle. »

II. M. Tanquerel a dressé le tableau comparatif suivant des cas de guérison et de mort des diverses formes de l'encéphalopathie saturnine.

Observations des auteurs.

	Nomb. des guérisons.	Nomb. des morts.
1° Forme délirante	14	15
2° — comateuse	2	5
3° — convulsive. { Convulsions . . . . . . 4 } { Épilepsie . . . . 3 } 7		25
4° Réunion des trois formes. 5		16
	28	61

Observations de l'auteur (M. Tanquerel).

	Nomb. des guérisons.	Nomb. des morts.
1° Forme délirante. 16		2
2° — comateuse 3		3
3° — convulsive. { Convulsions . . . . . . 5 } { Épilepsie. . . . . 7 } 12		2
4° Réunion des trois formes 25		9
	56	16

« Ainsi, dit M. Tanquerel, d'après le rapprochement des observations des auteurs, *la mort est la règle*, et la *guérison l'exception*, résultat tout-à-fait opposé à ce que nous avons observé (1). La différence de mortalité qui existe entre ces deux résumés tient *probablement* au mode de traitement employé, et *peut-être* aussi à ce que les auteurs étant surtout frappés de la promptitude de la mort, qui arrive assez souvent d'une manière imprévue, leur attention n'a pas été suffisamment fixée par les symptômes de l'encéphalopathie, lorsqu'elle se terminait par le retour à la santé. Dans ce dernier cas, ils n'ont point recueilli, pour nous les transmettre, les observations de maladie céré-

(1) Pour s'exprimer plus exactement, il faudrait dire que, dans les cas rapportés par les auteurs, le nombre des morts est un peu plus que double de celui des guéris, tandis que dans les cas propres à M. Tanquerel, le nombre des morts ne s'élève pas tout-à-fait au tiers de celui des guéris. Dans la première catégorie, les morts sont en majorité ; ils sont en minorité dans la seconde.

brale saturnine à terminaison heureuse; car peut-on attribuer cette différence de mortalité au hasard? Nous ne le pensons pas. »

§ VI. Traitement.

1. Après avoir dit que des médications variées à l'infini (opium, saignée, révulsifs, glace sur la téte, purgatifs, limonade sulfurique, sulfate de quinine, affusions froides, etc.) ont été vainement employées contre l'encéphalopathie saturnine, M. le doctenr Tanquerel termine ainsi son article *Traitement* : « Jusqu'à présent, les meilleurs moyens de prévenir l'issue funeste de l'encéphalopathie, c'est la méthode expectante. Certainement, le médecin qui est témoin de si violents accidents du côté du cerveau résiste difficilement au désir de prescrire quelques médications, dans l'espoir qu'elles ne pourront nuire, et que peut-être elles préviendront une catastrophe funeste; il est pénible pour lui de se croiser les bras devant le mal : mais enfin l'expérience est le plus grand des maîtres; les faits que nous avons rapportés sont assez concluants pour persuader à tout praticien que le meilleur mode de traitement à opposer à une des plus formidables maladies dont l'homme puisse être affecté, l'encéphalopathie saturnine, est celui dont nous avons suivi les effets à l'hôpital de la Charité, dans le service de M. Rayer, c'est-à-dire la méthode expectante, dont la diète et les boissons délayantes font la base (1). »

(1) Voici l'analyse rapide des faits concluants allégués ici par M. Tanquerel. Chez 34 malades, dont 8 affectés de la forme délirante, 2 de la forme comateuse, et 24 de toutes les formes réunies, M. Rayer n'a opposé aucun traitement actif à l'affection encéphalique (*), et cependant, parmi tous ces individus affectés d'accidents si violents, un seul a succombé. Sur 6 malades atteints de la forme délirante, traités par

(*) M. Tanquerel fait remarquer qu'il n'appelle pas un traitement actif, quelques lavements purgatifs rejetés presque aussitôt qu'ils sont administrés, l'application de vésicatoires volants aux membres inférieurs, quelques ventouses scarifiées à la base de la poitrine, qu'on a proscrits à quelques uns de ces malades seulement.

II. On aimerait à penser que tel n'est pas le dernier mot de l'art; mais j'avoue que mon expérience personnelle ne m'a rien appris encore sur le point important de thérapeutique dont il s'agit.

SECONDE SECTION.

HÉTÉROCRINIES, OU ALTÉRATIONS DES SÉCRÉTIONS ET DE LEURS PRODUITS, D'ORIGINE NON INFLAMMATOIRE.

I. Dans la précédente section, où nous avons étudié les altérations de nutrition (*hétérotrophies*), d'origine non inflammatoire, les lecteurs ont pu voir que ces altérations coexistaient avec des altérations des liquides sécrétés, de l'urine en particulier, altérations dont la glucosurie et l'albuminurie sont d'éclatants exemples. Cette coexistence ne surprendra pas ceux qui ont bien réfléchi que les plus intimes connexions rattachent la nutrition ou l'assimilation aux fonctions sécrétoires, et que le sang est la source commune de ces deux ordres de fonctions. Telles sont même ces connexions, qu'il est difficile de comprendre l'existence d'altérations des produits sécrétés ou d'hétérocrinies, survenues en l'absence de tout état inflammatoire des organes sécréteurs, qui ne coïncident pas avec des altérations de l'hématose et de l'assimilation. Cette assimilation elle-même est-elle d'ailleurs autre chose qu'une

l'opium, dont on vante les merveilleux effets dans une autre espèce d'encéphalopathie, le *délire des ivrognes*, 4 ont succombé. Dans 4 cas de forme convulsive, le même médicament administré à haute dose n'a point eu de succès, et 2 malades ont succombé; dans 4 cas, M. Tanquerel dit avoir vu la saignée être suivie d'un redoublement des accidents cérébraux. Sur 4 malades chez lesquels on a essayé de larges vésicatoires sur le cuir chevelu et des applications de glace, 2 ont succombé. Chez 21 malades, les divers traitements de la colique de plomb ont été employés sans avantage, et 6 sont morts. Dans un cas, le sulfate de quinine a échoué; dans un autre, la mort est arrivée malgré l'usage de la valériane. De 3 malades soumis aux affusions froides, un a succombé, et les deux autres n'ont guéri que plusieurs jours après la cessation de l'administration de cette médication.

sécrétion d'une espèce particulière, qu'une sécrétion *nutritive*, *plastique* ou *formative?*

Quoi qu'il en soit, il s'agit donc maintenant des altérations des sécrétions proprement dites. Or, la science n'est point encore assez avancée pour qu'on puisse, dans un ouvrage élémentaire, consacrer un article spécial aux hétérocrinies, d'origine non inflammatoire, de chacun des organes sécréteurs. En conséquence, nous ne nous occuperons spécialement, pour le présent, que de celles des organes sécréteurs de l'urine et de la bile. Nous espérons que plus tard nous posséderons assez de matériaux pour combler le vide que présente cette partie de notre Nosographie (1).

II. Il est dans notre économie des substances gazeuses que certains auteurs ont considérées comme des produits de *sécrétion*. Je crois que cette dernière expression ne s'applique pas strictement au mode de formation des substances dont il s'agit. Néanmoins, comme il se développe anormalement des gaz dans nos organes, nous avons cru devoir nous occuper de ce genre de *produits accidentels*, à la suite des altérations, d'origine non inflammatoire, relatives aux liquides sécrétés, tels que l'urine, la bile, etc. Nous examinerons alors quelles sont les conditions au milieu desquelles se développent ainsi les gaz de nouvelle formation. Nous parlerons subsidiairement, à cette occasion : 1° des cas dans lesquels on rencontre des gaz au sein des parties qui n'en contiennent pas normalement, lésion provenant, soit d'une communication anormale de ces parties avec les organes qui renferment normalement des gaz, soit d'une communi-

---

(1) Les hétérocrinies sur lesquelles nous appelons plus particulièrement les recherches des observateurs sont celles relatives aux sécrétions du lait, de la salive, du suc pancréatique, des sucs gastrique et intestinaux, du sperme et de la sueur. Déjà MM. Donné (*Cours de microscopie*, Paris, 1844, in-8), Quevenne, Bouchardat et Sandras, Mialhe, Bernard et Barreswil, etc., ont publié d'intéressants travaux sur quelques unes des altérations dont il s'agit.

cation anormale de ces mêmes parties avec l'air extérieur (1); 2° des cas dans lesquels, par une cause quelconque, les gaz que contiennent naturellement certains organes se sont accumulés de manière à devenir une cause d'accidents. Nous conserverons le nom commun de *pneumatoses*, sous lequel les auteurs ont décrit le triple genre de cas que nous venons de signaler.

Nous devons rappeler ici que, dans son *Précis d'anatomie pathologique*, M. le professeur Andral a consacré aux *sécrétions gazeuses* le chapitre IV de la section qui renferme les *lésions de sécrétion*. Notre savant collègue a successivement étudié *les altérations des sécrétions gazeuses de l'état normal et la production de nouvelles sécrétions gazeuses*.

CHAPITRE Ier.

HÉTÉROCRINIES PROPREMENT DITES, D'ORIGINE NON INFLAMMATOIRE.

I. Altérations de la sécrétion urinaire, d'origine non inflammatoire.

En traitant des diverses inflammations des reins, nous avons vu que du pus, du muco-pus, de l'albumine, des sédiments variés dans l'urine, étaient au nombre des effets que déterminent ces maladies. Cependant comme certaines de ces substances, telles que l'albumine et divers sédiments ou précipités, peuvent se rencontrer dans l'urine de sujets qui n'ont point été affectés d'inflammation de l'appareil rénal, il en sera question encore ici, dans les termes que comporte le titre de ce chapitre.

Les altérations chimiques de la sécrétion rénale nous sont révélées, soit par un changement dans les proportions des éléments dont l'urine est composée (2), soit par

______

(1) Nous avons cru pouvoir nous dispenser de traiter ici de l'introduction *artificielle* de gaz divers dans diverses parties de l'économie vivante.

(2) L'urine, à l'état normal, chez l'homme adulte, est un liquide *acide* composé, d'après M. Berzélius, des éléments suivants : eau, urée, acide urique, acide lactique, lactate d'ammoniaque, extrait de viande soluble dans l'alcool, matières extractives solubles dans l'eau, mucus,

la présence de principes accidentels dans ce liquide (1).

A l'étude de ces altérations se rattache celle de la gravelle et des calculs urinaires qui sera l'objet d'un article spécial.

ARTICLE PREMIER.

ALTÉRATIONS PROVENANT DES VARIATIONS DANS LES PROPORTIONS DES ÉLÉMENTS CONSTITUANTS DE L'URINE.

§ Ier. Variation dans la proportion de l'eau.

a. Degrés de cette variation. — Les degrés dans la variation de la proportion de l'eau de l'urine n'ont pas encore été suffisamment déterminés par des procédés *exacts*.

Cette proportion peut augmenter ou diminuer. Quand

sulfate de potasse, sulfate de soude, phosphate de soude, phosphate d'ammoniaque, chlorure de sodium, chlorhydrate d'ammoniaque, phosphate de chaux et phosphate de magnésie, silice. Voici, d'après le même chimiste, la proportion de chacun de ces éléments dans 1,000 parties d'urine.

	Eau.	933,00
	Urée.	30,10
	Acide urique	1,00
Matières organiques.	Acide lactique. / Lactate d'ammoniaque, extrait de viande soluble dans l'alcool / Matières extractives solubles dans l'eau	27,14
	Mucus.	0,32
	Sulfate de potasse.	3,71
	Sulfate de soude	3,16
Matières inorganiques.	Phosphate de soude	2,94
	Phosphate d'ammoniaque	1,65
	Chlorure de sodium	4,45
	Chlorhydrate d'ammoniaque.	1,50
	Phosphate de chaux et phosphate de magnésie.	1,00
	Silice.	0,03
		1000,00

Est-il besoin de dire qu'il serait à désirer que l'analyse de l'urine normale fût répétée un grand nombre de fois, aux différents âges de la vie ? Ce n'est pas en une seule expérience qu'on parvient à la vérité tout entière, quand il s'agit d'analyses aussi délicates et aussi compliquées.

(1) Cette division a été adoptée par M. Rayer, dans l'article qu'il a consacré aux altérations chimiques de l'urine. (Voyez son *Traité des maladies des reins*, Paris, 1839, t. I.)

l'urine contient une proportion plus que normale d'eau, elle est claire, peu colorée, peu acide, et ressemble au premier aspect à de l'eau, d'où le nom d'urine *aqueuse* qui lui a été donné.

Dans les cas où l'urine, au contraire, contient une proportion moins que normale d'eau, elle est plus colorée, plus épaisse, plus acide qu'à l'état sain, et dépose souvent par le refroidissement.

b. Causes. La proportion d'eau augmente dans un bon nombre de circonstances, telles que la suppression de la transpiration cutanée et pulmonaire, l'ingestion d'une grande quantité de boissons aqueuses, etc. Certaines affections nerveuses, l'hystérie entre autres, produisent également l'effet que nous signalons. La diminution de la proportion de l'eau de l'urine se rencontre dans tous les cas où des pertes abondantes de sérosité se sont opérées, soit par la voie de la peau, soit par celle des membranes séreuses, soit par celle des membranes muqueuses. On sait que les maladies fébriles, avec copieuse diaphorèse, donnent ordinairement lieu à des urines peu abondantes, foncées en couleur, promptes à déposer. On sait aussi que c'est particulièrement quand les maladies fébriles sont parvenues à leur *maturité*, qu'elles ont atteint leur apogée ou bien qu'elles entrent dans leur mouvement de décroissement, de *solution*, que l'on observe le phénomène indiqué. On a longtemps désigné, et aujourd'hui quelques médecins désignent encore sous le nom d'urine *critique*, l'urine ainsi modifiée. Cette dénomination manque de rigueur, puisque, comme nous venons de le dire, ce n'est pas seulement à la période de *solution*, de *jugement* ou de *crise* des maladies, mais au plus fort même de ces maladies, qu'on rencontre l'urine appelée *critique*. Néanmoins l'observation démontre chaque jour que l'urine dite *critique* coïncide, en effet, très souvent avec la période de déclin, de résolution ou de crise de diverses maladies aiguës.

Au reste, dans la plupart des cas signalés ici, ce n'est

pas uniquement à la diminution de la proportion d'eau, mais aussi à l'augmentation de la proportion d'acide urique ou d'urate d'ammoniaque, qu'il faut rapporter les phénomènes indiqués.

c. Traitement. On diminue la proportion d'eau de l'urine, en rétablissant la transpiration cutanée, si elle a été suspendue, en diminuant la quantité des boissons aqueuses, etc.

C'est par des moyens contraires qu'on augmente la proportion d'eau de l'urine, c'est-à-dire en diminuant les évacuations séreuses, en administrant les boissons aqueuses à large dose, etc.

§ II. Variation dans la proportion de l'urée (1).

I. D'après un assez grand nombre d'expériences qu'il a faites, M. Rayer enseigne que les cas dans lesquels l'urée est en excès sont très rares, tandis que ceux dans lesquels elle est en moins sont très fréquents (dernière circonstance qui tient peut-être autant, dit-il, à l'influence de l'abstinence qu'à celle des maladies elles-mêmes).

L'excès de l'urée paraît avoir été constaté par MM. Prout et Bostock dans le diabète insipide, et par M. O. Henry dans un cas de rhumatisme (on ne dit pas l'espèce de rhumatisme). Suivant M. Prout, lorsqu'elle a des phosphates, l'urine des enfants contient fréquemment un excès d'urée.

La *diminution de l'urée* a été constatée dans la *fièvre nerveuse* (qu'est-ce que cette fièvre?), par Frommherz et Gugert, dans *les affections hystériques ou convulsives* (expressions bien vagues) par Cruikshank. MM. Rose, Henry (de Manchester), Prévost et Dumas, disent avoir trouvé une diminution de l'urée dans l'hépatite, tandis que M. Prout, au contraire, assure que dans ce cas il y

(1) Pour les procédés au moyen desquels on peut déterminer les diverses proportions d'urée dans l'urine, voyez l'ouvrage de M. Rayer, *Traité des mal. des reins.* — C.-F. Burdach, *Traité de physiologie*, Paris, 1837, t. VIII, p. 212.

a plutôt excès que défaut d'urée. M. Rayer, de son côté, déclare avoir obtenu une masse abondante de nitrate d'urée chez des individus atteints d'hépatite chronique, de cirrhose avec ascite, sans ictère, lorsque, après avoir évaporé l'urine en consistance sirupeuse, on la traitait par l'acide nitrique. M. Berzélius assure que la diminution de l'urée a été observée dans l'inflammation chronique du foie, dans les *dyspepsies*, à la fin de toutes les *maladies* de *consomption*, au dernier terme de toutes les *fièvres hecti-ques;* et dans ce cas, selon lui, la disparition de l'urée coïncide avec l'apparition de l'albumine. Les recherches de M. Rayer ne sont pas complétement d'accord avec celles de l'illustre chimiste suédois. En effet, il affirme que, dans les gastrites chroniques, les cancers de l'esto-mac, la phthisie pulmonaire, on observe fréquemment la diminution de l'urée sans rencontrer d'albumine dans l'urine. Toutefois il insiste sur ce point, que, dans ce qu'il appelle la *néphrite* albumineuse, la diminution de l'urée conïncide réellement avec la présence de l'albumine dans l'urine.

« Lorsque l'urine est retenue dans le bassinet ou dans la vessie, l'urée éprouve le plus souvent une décom-position, et il en résulte la formation d'une certaine quan-tité de carbonate d'ammoniaque dont il faut tenir compte dans l'évaluation de la proportion primitive de l'urée. Il est possible que l'urée se décompose dans d'autres con-ditions morbides (1). Toutes les fois donc qu'une urine sera alcaline au moment de l'émission, indépendamment de l'action des médicaments qui auraient pu la rendre telle, la quantité d'urée obtenue par l'analyse ne repré-

(1) Après avoir montré comment, en les soumettant à une tempéra-ture convenable, l'urée se transforme en acide cyanique et en carbonate d'ammoniaque, et l'acide urique en urée et en acide cyanique, M. Wœhler émet l'opinion que cette transformation ou décomposition *peut* quelque-fois s'opérer dans le corps humain, et donner lieu à des dépôts parti-culiers.

sentera peut-être pas toujours la quantité primitivement
sécrétée. » (M. Rayer.)

II. Il résulte de ce qui précède que nos connaissances
sur l'*excès* ou le *défaut* d'urée dans l'urine ne sont pas encore très avancées. Pour épuiser cette matière, il importe
de multiplier les expériences précises, et de bien déterminer toutes les conditions des cas complexes dans lesquels les variations de la proportion de l'urée auront été
constatées. Qu'on n'oublie jamais que l'exactitude en médecine est au prix des travaux les plus longs et les plus
répétés.

§ III. Variation dans la proportion de l'acide urique, principe de l'acidité de l'urine (1).

I. Il est des cas dans lesquels l'urine rougit le papier
bleu de tournesol beaucoup plus fortement qu'à l'état
normal, et il en est d'autres où c'est l'inverse qu'on observe. Ces différences tiennent ordinairement à la proportion plus ou moins considérable de l'acide urique, soit
libre, soit combiné (voy. la note ci-dessous). Lorsque la
quantité de l'acide urique, pur ou combiné, est augmentée à un degré notable, les urines se troublent presque
aussitôt après leur émission , et l'acide urique se dépose
sous la forme de petits grains cristallisés , ou sous l'apparence d'un sédiment pulvérulent jaune ou briqueté, semblable au sédiment ordinaire de l'urine , et principalement

(1) Dans la pratique ordinaire, on détermine les degrés d'acidité ou
d'alcalinité de l'urine au moyen du papier bleu de tournesol, et de ce
même papier rougi par un acide. Cette détermination n'est qu'approxima-
tive. On possède des moyens de déterminer exactement les degrés dont il
s'agit; mais leur application exige trop de temps pour qu'on puisse les
employer au moment où l'on visite les malades de l'hôpital.

La plupart des chimistes (MM. Berzélius, Thénard, etc.) nous enseignent que l'acide urique est à l'état libre dans l'urine normale.
M. Prout a combattu cette opinion, et croit avoir prouvé que l'acide
urique y existe combiné avec l'ammoniaque (urate d'ammoniaque), sel
beaucoup plus soluble que cet acide.

composé d'urate d'ammoniaque. (Il est bon de noter en passant qu'on observe quelquefois des dépôts d'acide urique sans que la quantité de celui-ci soit notablement augmentée, comme, par exemple, dans des cas où il se trouve dans l'urine quelque autre acide qui précipite l'acide urique sous forme de cristaux rhomboïdaux. M. Prout pense que la précipitation de l'acide urique peut être effectuée naturellement par la présence de l'acide phosphorique en excès, ou par celle des acides sulfurique, nitrique ou carbonique, lesquels, selon lui, se rencontrent quelquefois à l'état libre, dans l'urine.) Dans certaines maladies, notamment la *gravelle* et la goutte, on rencontre l'acide urique libre et cristallisé.

Toutes les fois que l'acide nitrique précipite instantanément d'une urine l'acide urique, elle contient une quantité considérable de cet acide à l'état de combinaison saline. (Lorsque l'urine ne contient qu'une très petite quantité d'acide urique, sa précipitation complète n'a lieu quelquefois que dans l'espace de vingt-quatre à quarante-huit heures, sous forme de petits cristaux prismatiques et rhomboïdaux, successivement déposés sur les parois du vase.)

II. « L'excès de l'acide urique, selon M. Rayer, se lie à plusieurs conditions morbides, spécialement à la *diathèse goutteuse*, à la *diathèse urique* (*gravelle urique*), aux *néphrites rhumatismales ou arthritiques*, au *rhumatisme articulaire aigu* (1). » Dans la péritonite, dans la pneumonie, dans la scarlatine, et dans plusieurs autres maladies inflammatoires, M. Rayer a vu l'urine donner par l'acide nitrique

____

(1) Il est à regretter que M. Rayer ne se soit pas *expliqué* sur le mécanisme d'après lequel se produit l'excès d'acide urique dans les divers états morbides qu'il énumère ici. Je crois que dans ces cas l'altération de sécrétion rentre assez souvent dans la catégorie de celles qui dépendent d'un état inflammatoire plus ou moins prononcé des reins. Nous verrons plus tard, en traitant de la gravelle, quelle est l'influence du régime alimentaire sur les diverses espèces de cette affection.

un précipité abondant composé d'acide urique et d'urate
d'ammoniaque soluble par la chaleur et par un excès
d'acide. Nous avons fait la même remarque que M. Rayer,
et, dans les cas dont il s'agit, nous avons vu l'urine déposer
spontanément une quantité considérable des substances
indiquées. Comme M. Rayer aussi, nous avons vu diminuer ces dépôts naturels ou *artificiels* sous l'influence des
saignées abondantes pratiquées pour combattre le rhumatisme articulaire aigu, etc. (1).

Après avoir dit qu'*il avait constaté un grand nombre de
fois que l'urine était acide dans la fièvre typhoïde, et qu'elle
donnait quelquefois un dépôt d'acide urique, le plus souvent
d'urate d'ammoniaque, mélangé ou non d'acide urique et de
phosphate de chaux,* M. Rayer ajoute que *ce n'est pas sans
étonnement qu'il a entendu plusieurs médecins assurer qu'elle
était ordinairement alcaline dans cette maladie.*

Dans le premier volume de ma *Clinique médicale*, j'ai
montré que l'urine est loin d'être la même à toutes les
périodes de la maladie dite fièvre typhoïde, et que par
conséquent pour discuter sur l'alcalinité ou la non-alca-
linité de l'urine dans cette maladie, il faut commencer par
distinguer la période à laquelle a été recueillie l'urine.
Or, il résulte d'expériences répétées par moi cent et cent
fois que l'urine est, règle générale, plus ou moins acide
dans la première période de la maladie ; qu'elle l'est souvent aussi dans la dernière période, mais que néanmoins
dans celle-ci, quand les phénomènes septiques sont portés
à un haut degré, elle est quelquefois neutre ou même alcaline *au moment où elle est expulsée.* (Il n'est pas nécessaire
pour cela que l'urine ait séjourné trop longtemps dans

____

(1) M. Rayer ajoute que, quand on traite par l'acide nitrique et par la
chaleur les urines dont il était question tout-à-l'heure, elles prennent
souvent une teinte rose ou purpurine qu'elles conservent après le refroidissement, et qu'on remarque alors des grains cristallisés d'acide urique
au fond et sur les parois du tube qui sert à l'expérience.

la vessie, circonstance qui, d'ailleurs , est favorable à la production du phénomène.)

On a prétendu que certains médicaments augmentaient la proportion d'acide urique ; tel serait, entre autres, d'après M. Chélius, le colchique administré par lui dans les affections arthritiques. Malheureusement, les faits sur lesquels il s'appuie sont dénués de toute précision, et peuvent être considérés comme non avenus. M. Rayer dit avoir souvent employé la teinture de colchique dans le rhumatisme articulaire aigu , mais presque toujours concurremment avec les émissions sanguines , et, dans le plus grand nombre de cas , sous l'influence de cette médication , lorsqu'elle a été prolongée pendant plusieurs jours , l'état fébrile et l'acidité de l'urine ont plutôt diminué qu'augmenté. Le même observateur avoue n'*avoir pas fait d'expériences assez suivies dans la gout e non fébrile pour savoir si réellement dans cette maladie la sécrétion morbide de l'acide urique est augmentée par le colchique.*

II. *La diminution de l'acide urique* a été constatée dans un grand nombre de maladies , telles que l'hystérie , les fièvres intermittentes à leur premier stade , etc. M. Barruel avait avancé qu'il n'existait pas d'acide urique dans l'urine des diabétiques : cependant M. Rayer a constaté qu'elle en renfermait, dans plusieurs cas, une assez notable quantité.

§ IV. Variation dans la proportion de l'urate d'ammoniaque (1).

I. L'excès de ce sel se rencontre dans plusieurs maladies inflammatoires avec réaction fébrile , telles que le rhumatisme articulaire entre autres , et c'est en raison de

---

(1) Suivant M. Berzélius, l'urate d'ammoniaque se formerait à la surface de l'urine abandonnée à elle-même et dans un état assez avancé de décomposition. D'après M. Prout, au contraire , dont M. Rayer adopte l'opinion, l'urate d'ammoniaque existe tout formé dans l'urine, et, comme nous l'avons déjà dit, constitue le principal élément des sédiments pulvérulents des urines acides, et de l'urine normale en particulier.

cette circonstance que par le refroidissement l'urine devient trouble et jumenteuse. Lorsqu'on expose cette urine à l'action de la chaleur, elle devient transparente, l'urate d'ammoniaque étant plus soluble à chaud qu'à froid. Que si, comme il arrive quelquefois, il existe en même temps de l'albumine dans l'urine, celle-ci, après s'être d'abord éclaircie sous l'influence de la chaleur, se trouble de nouveau dans l'ébullition ; mais ce phénomène tient alors à la coagulation de l'albumine (1).

Dans les calculs urinaires, l'urate d'ammoniaque se trouve le plus souvent mêlé à l'acide urique. C'est ainsi que sur 33o calculs de la collection de Norwich, 2o seulement étaient formés d'urate d'ammoniaque, et 37 d'acide urique et d'urate d'ammoniaque.

§ V. Variation dans la proportion des urates de soude, de chaux, de potasse, des acides sulfurique, chlorhydrique et du chlorure de sodium.

On ne sait rien de bien important et dont la pratique puisse tirer parti sur l'*excès* ou le *defaut* de ces substances dans l'urine.

---

(1) Lorsqu'une urine acide, transparente au moment de l'émission, est devenue trouble, jumenteuse, après son refroidissement, si elle contient en même temps de l'urate d'ammoniaque et de l'albumine, elle reprendra momentanément sa transparence par l'addition de l'acide acétique, qui jouit de la propriété de dissoudre l'urate d'ammoniaque sans précipiter l'albumine. L'addition de l'acide nitrique, au contraire, précipitant l'albumine, ne rend point à l'urine sa transparence parfaite. Néanmoins cette urine s'éclaircira sensiblement dans le cas où la proportion d'albumine sera très faible, et celle de l'urate d'ammoniaque très forte. Lorsque, au moment même de son émission, cette urine est traitée par l'acide nitrique, elle se trouble fortement par l'action des premières gouttes, puis, si l'on verse de l'acide en excès, l'urate d'ammoniaque se redissout, et il se précipite des grumeaux d'albumine, reconnaissables à l'œil nu et au microscope. Si l'urine ne contient qu'un excès d'urate d'ammoniaque, elle se trouble, au moment de son émission, par l'effet d'une petite quantité d'acide nitrique, puis le précipité se redissout dans un excès d'acide, ou donne lieu ensuite à une précipitation d'acide urique.

§ **VI.** **Variation dans la proportion de l'acide phosphorique et des phosphates.**

I. Dans l'urine normale, l'acide phosphorique paraît exister principalement en combinaison avec la potasse, la soude et l'ammoniaque, et en partie aussi avec la chaux et la magnésie (1).

Lorsque les bases terreuses (chaux et magnésie) se trouvent dans l'urine en plus grande abondance qu'à l'ordinaire, elles forment avec l'acide phosphorique des sels insolubles, et donnent naissance à une variété de gravelle ou de calcul.

Le *phosphate de chaux*, tenu en dissolution dans l'urine par l'acide libre de ce liquide, se précipite lorsque, par une cause quelconque, l'urine est devenue alcaline, et, suivant l'abondance du précipité, on peut juger approximativement de la proportion du sel dont il est question (2).

Le *phosphate d'ammoniaque et le phosphate de magnésie* sont tenus en dissolution dans l'urine normale, parce qu'ils s'y trouvent à l'état de sels avec excès d'acide. Mais si, par une circonstance quelconque, leurs bases se trouvent en trop forte proportion dans l'urine, il se forme des sels neutres ou même des sels avec *excès* de bases, lesquels étant insolubles ou à peine solubles, se précipitent sous forme de cristaux. La combinaison de l'acide phosphorique avec l'ammoniaque et la magnésie réunies (*phosphate ammoniaco-magnésien*) peut exister à l'état neutre

(1) Selon M. Rayer, « on reconnaît dans l'urine la présence de l'acide phosphorique libre ou combiné, en traitant ce liquide par le nitrate de baryte, lequel y déterminera un précipité soluble dans l'acide nitrique, d'où il peut être précipité par l'ammoniaque. »

(2) Voici les caractères du précipité : vu au microscope, il offre l'apparence d'une poudre amorphe; traité par l'acide chlorhydrique étendu d'un tiers d'eau, il se dissout complétement sans laisser précipiter de cristaux d'acide urique, et il se précipite de nouveau en poudre amorphe par l'addition de l'ammoniaque.

ou bien avec *excès* des bases. Le phosphate ammoniaco-magnésien neutre est le seul que M. Rayer ait rencontré dans les urines alcalines au moment de l'émission (1). Mais cet observateur ajoute qu'il n'est pas rare de trouver le phosphate ammoniaco-magnésien bibasique dans les urines très alcalines ou putrifiées (2). La formation de ce dernier sel paraît être favorisée par la présence d'un excès d'urée, circonstance propre à faire passer promptement l'urine à l'état alcalin. Au reste, le phosphate ammoniaco-magnésien se formant par suite du développement de l'ammoniaque, ce sel se produit lentement dans les urines très acides, promptement dans les urines neutres au moment de l'émission, et surtout dans celles qui contiennent du pus, du mucus, du sperme ou d'autres matières animales qui se décomposent rapidement.

Les urines avec excès de phosphates sont souvent troubles au moment de leur émission, neutres ou alcalines; elles déposent un sédiment qui est généralement blanc, d'apparence terreuse ou crayeuse, et cristallin s'il est uniquement formé de phosphate ammoniaco-magnésien.

II. Les cas dans lesquels l'excès de phosphates a été observé n'ont pas encore été rigoureusement déterminés. L'influence que certains régimes alimentaires peuvent exercer sur cet état anormal, mérite de nouvelles recherches. Nous avons vu que, d'après certains auteurs, il existait chez les rachitiques un excès de phosphates (3).

(1) Le phosphate ammoniaco-magnésien neutre (Berzélius) se présente, au microscope, sous la forme de cristaux parfaitement réguliers, qui peuvent être ramenés au prisme rectangulaire droit. Ces cristaux présentent d'ailleurs des variétés sur lesquelles nous ne croyons pas devoir insister ici.

(2) Le phosphate ammoniaco-magnésien bibasique, examiné au microscope, se montre sous forme de cristaux aiguillés, disposés et groupés de manière à figurer les nervures d'une feuille *pennée* ou *bipennée*, ou les *feuilles de fougère*. On peut produire artificiellement ce sel, en ajoutant tout-à-coup à une urine acide une quantité considérable d'ammoniaque.

(3) Fourcroy, *Mémoire sur la nature des altérations qu'éprouvent quelques humeurs animales par l'effet des maladies et par l'effet des remèdes.*

Or, il est bien certain que le *rachitisme*, forme de l'affection dite scrofuleuse, compte au nombre de ses causes occasionnelles un vice d'alimentation que nous avons essayé de préciser ailleurs.

§ VII. Variation dans la proportion de la soude, de la potasse et de l'ammoniaque.

A l'état normal, ces bases existent dans l'urine ainsi que dans le sang, en combinaison avec les acides chlorhydrique, sulfurique et lactique (1).

I. L'*excès* des alcalis, soit qu'il dépende de leur administration à titre de médicaments, soit qu'il provienne d'une altération vraiment pathologique des urines, la décomposition de l'urée, par exemple, au passage anormal du sérum du sang dans l'urine, rend cette dernière *neutre* ou *alcaline*, selon la plus ou moins grande proportion des alcalis (2).

En général, les urines alcalines sont peu colorées, pâles (elles sont troubles au moment de leur émission, quand elles contiennent une proportion considérable de phosphate); dans quelques cas néanmoins, l'alcalinité des urines peut coïncider avec une teinte assez foncée de ce liquide. C'est ce qui arrive, par exemple, quand, par une cause quelconque, les urines ne sont expulsées qu'après avoir longtemps séjourné dans la vessie.

Il importe de ne rien négliger pour s'assurer si l'alcalinité de l'urine existait au moment même de son émission et par l'effet d'un véritable état morbide, ou si, au

(1) Les bases ci-dessus indiquées peuvent aussi se trouver dans l'urine à l'état de *carbonates*, mais seulement par l'effet d'une médication alcaline ou d'une altération grave de l'urine (la décomposition de l'urée, entre autres).

(2) Je n'ai pas besoin d'insister sur les divers moyens de reconnaitre l'alcalinité de l'urine. Dans la *pratique*, il suffit du papier de tournesol, qu'elle ramène au bleu quand il a été rougi par un acide. Quand l'alcalinité tient à la présence de l'ammoniaque, on reconnait celle-ci à son odeur caractéristique.

contraire, elle tenait à une décomposition putride de l'urine survenue plus ou moins promptement après son émission.

II. L'alcalinité peut coïncider avec certaines autres altérations de l'urine dont nous avons parlé déjà ou dont nous parlerons plus loin.

III. L'alcalinité de l'urine se rencontre dans un bon nombre de cas, mais principalement dans les maladies des voies urinaires avec suppuration, et dans ces états généraux de l'économie caractérisés par la *septicité* ou la *putridité*. J'ai déjà dit que, dans la dernière période de la *fièvre typhoïde*, l'urine devenait quelquefois alcaline. Je sais qu'en cela mes recherches ne s'accordent pas complétement avec celles de M. Rayer (1). Le temps et des expériences nouvelles, faites avec toute la précision convenable, jugeront cette question. Lorsque les urines de la dernière période de la fièvre typhoïde, ne sont pas alcalines au moment de leur émission, elles le deviennent dans le vase plus promptement que les urines normales, ce qui tient à ce qu'elles se putréfient plus rapidement (2).

Il est bien démontré qu'un trop long séjour des urines

(1) « On a annoncé, dit M. Rayer, que l'urine était *souvent* alcaline chez les sujets atteints de typhus, de fièvre typhoïde ou de fièvre putride... Quant à la fièvre typhoïde, je crois pouvoir avancer, d'après de très nombreuses expériences, que l'urine n'est presque jamais alcaline dans cette maladie, *même dans ses périodes et ses formes les plus graves*. Sur cinquante cas, je n'ai trouvé, dans la période la plus caractérisée de cette maladie, l'urine alcaline que deux fois, et pendant trois jours seulement. Dans la fièvre typhoïde avec rétention d'urine, elle est même presque constamment acide. »

(2) Le docteur Graves (*Journ. de chim. médic.*, t. I, 2ᵉ série, p. 242) dit avoir constaté la présence du carbonate d'ammoniaque dans l'urine d'un jeune homme atteint d'*une fièvre continue avec pétéchies*, et la disparition de ce sel lorsqu'il y eut amélioration dans l'état du malade.

Les circonstances ne m'ont pas encore permis de déterminer à quel *principe* était positivement due l'alcalinité de certaines urines *typhoïdes* que j'ai examinées d'ailleurs avec le plus grand soin; mais j'affirme que, le plus souvent, elles n'exhalaient pas notablement l'odeur ammoniacale.

dans la vessie favorise leur décomposition et par suite leur alcalinité. Par conséquent dans tous les cas où ce caractère est constaté, il est important de noter si les urines ont ou n'ont pas trop longtemps séjourné dans leur réservoir naturel. La présence d'une matière fermentescible, telle que du pus, du mucus puriforme, etc., est une condition éminemment favorable à la décomposition dont nous parlons. Ajoutons que M. Guibourt a constaté que, dans les cas de trop long séjour dans la vessie, l'alcalinité des urines au moment de l'émission coïncidait avec une diminution dans la proportion normale de l'urée, ce qui porterait à croire qu'alors la décomposition s'est opérée par un mécanisme analogue à celui qui préside à la décomposition de l'urine après sa sortie de la vessie et au contact avec l'air.

Il me paraît très vraisemblable que c'est à sa *rétention* trop prolongée dans la vessie que l'urine a dû son *alcalinité*, dans un certain nombre de maladies signalées par divers auteurs, entre autres les graves lésions de la moelle épinière.

§ **VIII**. **Variation dans la proportion du mucus.**

Le mucus a été mis à tort au nombre des éléments essentiels de l'urine ou du liquide sécrété par les reins. Il provient évidemment d'une sécrétion spéciale, dont le produit se mêle à celui de la sécrétion rénale ; je n'ai donc point à m'occuper ici de l'excès, du défaut ou des altérations chimiques de ce mucus (1).

(1) Ce que je dis du mucus rencontré dans les urines s'applique à l'épithélium que celles-ci peuvent contenir. On trouvera d'ailleurs dans l'ouvrage de M. Rayer sur les maladies des reins, de nombreux détails relatifs au sujet dont il s'agit. C'est à l'occasion des simples irritations et des phlegmasies de la membrane muqueuse des voies urinaires qu'il convient d'étudier l'augmentation et certaines altérations du sécrétum normal de cette membrane.

ARTICLE II.

ALTÉRATIONS PROVENANT DE LA PRÉSENCE DE PRINCIPES ACCIDENTELS
DANS LES URINES.

I. Parmi les substances étrangères dont la présence peut être rapportée à une altération de la sécrétion urinaire, les deux principales sont, sans contredit, le sucre et l'albumine. Mais nous en avons déjà traité à l'occasion des maladies dont elles sont un des effets; il nous suffira par conséquent de les avoir mentionnées ici. Je ne dois pas m'occuper non plus, ni du pus, substance étrangère dont l'origine est essentiellement inflammatoire, ni du sang en nature, car il ne provient jamais d'une hétérocrinie proprement dite.

II. Mais je crois devoir revenir brièvement ici sur la présence de la matière colorante de la bile dans l'urine, état morbide que nous avons déjà signalé précédemment (1), et que nous aurons encore à signaler plus loin (2).

Les urines dans lesquelles existe une quantité notable de la matière colorante de la bile offrent une teinte jaune-verdâtre, jaune orangé, qui se reflète sur les parois du vase qui les contient, et elles exhalent ordinairement cette *odeur de boulangerie* que j'ai précédemment signalée. La coloration ci-dessus indiquée suffit à tout médecin, doué d'un coup d'œil exercé, pour faire reconnaître le mélange de la matière colorante de la bile avec l'urine. Mais l'acide nitrique, ainsi que nous l'avons vu ailleurs, est dans ce cas un réactif au moyen duquel le diagnostic acquiert une certitude en quelque sorte mathématique. M. Berzélius paraît être le premier qui ait fait usage de ce procédé d'exploration. Voici comment le célèbre chimiste a opéré : on mêle à l'urine un volume égal au sien d'acide nitrique ; le mélange devient d'abord verdâtre (composé de bleu et de jaune),

(1) Voyez les articles consacrés aux inflammations de l'appareil sécréteur et excréteur de la bile, et à l'ictère par suppression de la sécrétion biliaire.

(2) En traitant du rétrécissement et de l'oblitération des canaux qui transmettent la bile dans le duodénum.

puis d'un vert foncé, ensuite d'un rouge sale, et, au bout
de quelque temps, brun : cependant cette réaction cesse
d'être perceptible quand la quantité de matière colorante
est fort peu considérable (1).

Je ne connaissais pas l'expérience de M. Berzélius, lorsque je commençai, il y a déjà plus de douze ans, à faire
réagir l'acide nitrique sur les urines des ictériques. Je n'ai
jamais, d'ailleurs, fait l'expérience en me conformant au
précepte de mêler à l'urine un volume d'acide nitrique
égal au sien, mais en versant l'acide nitrique goutte à
goutte, en proportion variable, dans le bocal destiné à
recevoir l'urine des malades, comme on le fait quand
il s'agit de constater la présence de l'albumine dans l'u-
rine. Or, cette expérience que j'ai faite dans plus d'une
centaine de cas d'ictère, en la répétant le plus souvent
chaque matin, jusqu'à disparition de l'ictère, m'a constamment fourni un résultat semblable à celui signalé par
M. Berzélius. Quand l'urine est *ictérique* à un haut degré,
dès les premières gouttes d'acide nitrique versées dans le
vase qui la contient, il s'opère un précipité d'une matière
verte tout-à-fait semblable à la matière verte de la bile.
Ce précipité est plus ou moins abondant, plus ou moins
foncé, selon la proportion et selon la teinte plus ou
moins foncée de la bile chez les divers individus. Il
diminue à mesure que l'ictère de la peau diminue lui-
même, et il arrive un moment où l'urine ne précipite plus
et ne change même pas de couleur immédiatement après
l'expérience ; mais elle ne tarde pas à prendre une teinte
verdâtre, qui est assez foncée, dans certains cas, pour
que j'aie cru la comparer à celle de la pistache ou des
bouteilles ordinaires. Plus tard, lorsque l'ictère a complétement disparu, cette coloration verte plus ou moins foncée ne se manifeste plus.

(1) M. Berzélius conseille, dans ce cas, de traiter l'urine évaporée au
bain-marie par l'alcool anhydre, et, après la volatilisation de l'alcool,
d'ajouter au résidu de l'acide nitrique, qui produit alors d'une manière
très sensible les réactions de la matière colorante de la bile.

D'après les nombreuses expériences que j'ai faites en présence d'un grand nombre d'élèves et de plusieurs médecins, j'ose affirmer que l'acide nitrique n'est pas un réactif moins sûr et moins précieux quand il s'agit de démontrer l'existence de la matière colorante de la bile dans l'urine que quand il s'agit d'y constater l'existence de l'albumine. J'ai donc quelque peine à comprendre les doutes élevés par M. Rayer sur la valeur de ce moyen de *diagnostic*, auquel il va même jusqu'à préférer le procédé qui consiste à plonger un morceau de linge dans l'urine, qu'on en retire ordinairement teint en jaune.

« J'ai souvent répété, dit M. Rayer, l'expérience de M. Berzélius, *et elle a laissé des doutes* dans mon esprit; la réaction de l'acide nitrique sur l'acide urique et la matière colorante de l'urine modifiant plus ou moins les résultats à l'égard de la coloration de l'urine. Lorsqu'on fait cette expérience sous le microscope, les changements de couleur de l'urine bilieuse, par l'action de l'acide nitrique, sont plus sensibles. Toutefois je pense avec M. Prout qu'un des moyens les plus faciles et les plus sûrs de reconnaître la présence de la matière colorante de la bile dans l'urine d'individus qui ne font point usage de la rhubarbe, est de plonger un morceau de linge dans l'urine, qu'on en retire ordinairement teint en jaune. » (*Traité des maladies des reins*, tom. I, pag. 172-73.)

Je suis bien convaincu que de nouvelles expériences détermineront M. Rayer à reconnaître toute la fidélité de l'acide nitrique comme réactif dans le cas d'urine *bilieuse* ou *ictérique*.

III. Pour faire disparaître la matière colorante de la bile contenue dans les urines, il faut nécessairement guérir les maladies dont ce phénomène est l'*effet*. On obtient cette guérison par des moyens indiqués aux articles consacrés à ces maladies.

IV. Resterait à examiner les altérations de l'urine provenant de la présence d'un très grand nombre de médicaments et de poisons qui, après avoir été absorbés ou injectés dans le torrent circulatoire, sont, comme les matériaux naturels de l'urine, éliminés et pour ainsi dire *sécrétés*, en tout ou en partie, par la voie des reins. Mais nous ne pourrions traiter *in extenso* cette matière, si belle d'ailleurs et si importante, sans empiéter sur les champs de la toxicologie et de la pharmacologie proprement dites. Contentons-nous encore ici d'une simple mention, et hâtons-nous de passer au dernier article de ce chapitre, c'est-à-dire aux calculs urinaires, dans quelques uns desquels nous trouverons, d'ailleurs, des principes étrangers à l'urine normale (1).

ARTICLE III.

DE LA GRAVELLE ET DES CALCULS URINAIRES (2).

§ I⁰ʳ. Idée générale de la manière dont se forment la gravelle et les calculs urinaires (3).

I. La connaissance du mécanisme de la formation des diverses espèces de calculs urinaires rentre dans celle du

(1) Nous avons déjà noté plus haut, à l'occasion de la prédominance des principes alcalins de l'urine, que l'administration des carbonates alcalins ne tardait pas à rendre les urines alcalines ; et, plus bas, nous verrons que les eaux chargées de ces sels exercent une heureuse influence sur la dissolution de certains calculs.

Parmi les poisons du règne minéral dont on peut retrouver des traces dans les urines, nous citerons en particulier les préparations arsenicales et antimoniales. (On sait quel parti les expérimentateurs ont tiré de l'appareil de Marsh pour découvrir ces substances.)

On lira dans le *Traité de l'art de formuler*, de M. Mialhe, de précieuses recherches sur les conditions qui permettent ou qui empêchent l'élimination des médicaments et des poisons par la voie des urines.

(2) Le complément naturel de ce que nous allons dire se trouvera dans les traités de chirurgie, en particulier dans le *Traité de pathologie externe*, par M. Vidal (de Cassis), nouvelle édition, 1846. En commençant cet article, nous nous empressons de déclarer que pour sa composition nous avons souvent consulté l'art. GRAVELLE du *Dictionnaire de médecine et de chirurgie pratiques*, par M. Magendie.

(3) Les calculs des reins sont ceux dont nous nous occuperons spécialement, l'étude des calculs qui se développent dans la vessie étant du ressort particulier de la chirurgie.

mécanisme de la cristallisation en général. Toutes les conditions propres à opérer la cristallisation dans les dissolutions salines de nos laboratoires de chimie, sont également propres à déterminer la formation des concrétions, tranchons le mot, des *cristallisations* urinaires.

Les concrétions se forment donc par la *précipitation* (cristallisation confuse) ou la cristallisation régulière des substances que l'urine tient en dissolution à l'état normal. Cette précipitation, cette cristallisation, s'opèrent toutes les fois que l'urine ne renferme pas la proportion d'eau nécessaire à leur dissolution, quantité variable, d'ailleurs, selon la température de l'urine, et selon le plus ou moins de solubilité des substances concrescibles, précipitables ou cristallisables que l'urine contient. Des corps étrangers insolubles introduits dans les canaux ou les réservoirs de l'urine, comme une épingle, une aiguille, un morceau de bois, un noyau de fruit, un caillot de sang, une pseudo-membrane, etc., peuvent avoir été l'origine première d'un calcul urinaire.

C'est en modifiant la proportion des éléments constituants de l'urine, en donnant naissance à des produits insolubles, etc., que l'inflammation des organes sécréteurs et excréteurs de l'urine produit elle-même des concrétions urinaires.

La simple infiltration de l'urine dans le tissu de nos organes peut être suivie du développement de concrétions calculeuses. Le dépôt des matières cristallisables de l'urine s'opère alors d'autant plus facilement, que l'eau de cette humeur ne tarde pas à être absorbée.

II. L'observation démontre que les graviers peuvent se rencontrer dans la substance même des reins, dans les calices, dans le bassinet, dans les uretères.

Quel que soit le point dans lequel ils ont pris naissance, les graviers s'accroissent, à l'instar des cristallisations ordinaires, par la précipitation à leur surface de nouvelles substances solidifiables, qui forment des couches concentriques, parfaitement visibles à une coupe transversale de ces corps étrangers. Quand ils séjournent très longtemps, ils finissent ainsi par se transformer en véritables *calculs* ou *pierres*, de sorte que les pierres, les simples graviers et le sable ne sont, en dernière analyse, comme l'a très bien noté M. Magendie, que les degrés divers d'une seule et même maladie.

§ II. Composition chimique et espèces, caractères physiques.

I. L'acide urique est l'élément des concrétions graveleuses les plus fréquentes. Cette espèce de gravelle a été désignée par M. Magendie sous le nom de *gravelle rouge*, auquel on substituerait avec avantage la dénomination de *gravelle urique*.

Plusieurs concrétions sont formées des sels qui font normalement partie des urines, tels que le phosphate de chaux, le phosphate ammoniaco-magnésien, etc. (*gravelle blanche* et *gravelle grise* de M. Magendie).

Sous les noms de *gravelle pileuse*, de *gravelle jaune*, de *gravelle transparente*, M. Magendie a décrit des espèces de gravelle dont les matériaux ne se rencontrent pas dans l'urine normale. Ces matériaux sont des poils (gravelle pileuse), de l'oxalate de chaux (gravelle jaune), de l'oxide cystique (gravelle transparente).

Enfin, sous le nom de gravelle *multiple*, M. Magendie a établi une septième espèce dans laquelle on observe réunies un certain nombre des espèces précédentes.

II. Les graviers ont un volume très variable (ce volume peut égaler celui d'une noisette), et ils se présentent quelquefois sous forme d'une poudre plus ou moins fine.

La couleur varie, comme on vient de le voir, selon la nature des graviers.

La forme et la configuration sont en rapport avec celles des parties dans lesquelles ils se sont formés, et ont séjourné plus ou moins longtemps. Ils sont arrondis, sphériques, anguleux, fusiformes, quelquefois en grappe.

Voici comment M. Magendie a décrit la *singulière* espèce de gravelle qu'il appelle *pileuse*, et qui tire son nom de ce que la matière saline qui la forme est mélangée avec des poils plus ou moins longs et plus ou moins abondants : « Elle se présente, tantôt sous la forme d'une *poussière* blanchâtre avec laquelle sont confondus les poils, tantôt sous la forme de graviers de volumes variables, velus à leur surface, et quelquefois réunis en grappes les uns aux autres. Dans l'état pulvérulent, la gravelle pileuse est formée par une poudre blanche mêlée à une quantité de petits poils dont la longueur varie depuis une ligne jusqu'à un pouce et plus. Par des lotions dans l'eau on peut séparer les poils de la poussière blanche qui les environne ; on reconnait alors qu'ils diffèrent peu des poils ordinaires ; ils sont seulement plus fins et d'une couleur *gris cendré*. La matière saline elle même se dépose au fond du vase, et y forme une couche plus ou moins épaisse ; si on la laisse quelque temps en repos, elle se prend, pour ainsi dire, en masse, et on ne peut plus la détacher qu'en lames de plusieurs lignes d'étendue. Pour apercevoir les poils, il suffit de rompre ces lames, et les extrémités des poils reparaissent sur les bords de la cassure (1). Cette matière saline, analysée par Pelletier, a été trouvée composée en grande partie de phosphate de chaux, d'un peu de phosphate de magnésie et de quelques traces d'acide urique. »

§ III. Causes.

I. *Gravelle urique.* Les expériences et les observations

(1) « Dans une variété de gravelle pileuse dont un médecin anglais a envoyé plusieurs échantillons à M. Magendie, chaque poil est placé au centre d'une cristallisation circulaire semblable à celle qui a lieu sur les fils qui servent, dans les laboratoires de chimie, à favoriser la formation de cristaux dans les dissolutions salines ou autres. »

de M. Magendie, confirmés par celles de M. Chossat, ont démontré que la principale cause de cette espèce de gravelle consistait dans l'usage d'une alimentation où prédominent les substances animales très riches en azote (on sait que l'acide urique contient une proportion considérable d'azote). La plupart des sujets atteints de l'espèce de gravelle dont il s'agit, auxquels M. Magendie a donné des soins, étaient des gens du monde d'un embonpoint considérable, grands mangeurs de viande, de poisson, de gibier, de substances très azotées.

On doit placer, parmi les causes de la gravelle urique, toutes les circonstances propres à diminuer la proportion d'eau contenue dans l'urine ou à diminuer la température de ce liquide (l'acide urique est plus soluble à chaud qu'à froid, et c'est pour cette raison que certaines urines claires au moment de l'émissi n, se troublent plus ou moins en se refroidissant après cette émission, et déposent de l'acide urique). Aussi remarque-t-on que les individus dont nous venons de parler, les *grands mangeurs*, comme on les appelle, ne boivent qu'une petite quantité d'eau, ou n'en boivent d'autre que celle qui se trouve naturellement dans les vins généreux dont ils s'abreuvent plus ou moins largement.

II. M. Magendie pense que la gravelle de phosphate de chaux et de phosphate ammoniaco-magnésien se forme à peu près dans les mêmes circonstances que la gravelle urique.

III. Suivant le même auteur, la gravelle de carbonate de chaux « serait plutôt en rapport avec une nourriture exclusivement végétale. » Il se fonde sur ce que le carbonate de chaux, qui n'existe pas à l'état sain dans l'urine humaine, existe en proportion notable dans l'urine des animaux herbivores.

IV. « Quant à l'origine des poils qui constituent le caractère principal d'une espèce de gravelle, convenons franchement, dit avec raison M. Magendie, qu'il n'est pas possible, dans l'état présent de la science, d'en expliquer la formation ni la présence au milieu de la matière saline déposée par l'urine. »

V. Dans le seul cas de gravelle d'oxalate de chaux que M. Magendie ait rencontré, les renseignements qu'il se procura sur le genre de vie du malade qui était atteint de cette espèce de gravelle, lui apprirent qu'elle avait été le résultat de l'usage immodéré de l'oseille. Il s'agissait d'un homme d'État, grand ami de la table, lequel, à la suite d'un grand événement politique qui le fit rentrer dans la vie privée, voulut changer le régime *excitant* qu'il avait suivi jusque là en un régime *rafraîchissant*. « En conséquence, dit M. Magendie, il prend la ferme résolution de manger à lui seul, et tous les matins, un grand plat d'oseille, et tient parole pendant près d'un an. Au bout de ce temps, il éprouva de la douleur dans les reins et les uretères, et bientôt il rendit un gravier qui, analysé par M. Despretz, se trouva composé d'*oxalate de chaux presque pur*. »

Le chimiste Laugier a communiqué à l'Académie royale de médecine (1) un fait qui mérite d'être rapproché de celui observé par M. Magendie. Le père d'un célèbre artiste de Paris, atteint de la pierre dans la vessie, vint consulter Laugier pour savoir si la chimie ne possédait pas quelque remède certain contre cette maladie. Dans l'état où se trouvait le consultant, l'opération était le seul remède efficace, et Laugier la lui conseilla. Elle fut pratiquée et réussit. Dans la crainte d'une rechute, l'opéré revint consulter Laugier sur les moyens propres à prévenir le retour d'un calcul vésical. Pendant que celui-ci hésitait à lui répondre, le consultant tira de sa poche la pierre qui avait été extraite de sa vessie : c'était évidemment un calcul d'oxalate de chaux. Laugier questionna le consultant sur les mets dont il faisait le plus ordi-

____

(1) *Mémoires de l'Académie royale de méd.*, Paris, 1828, t. I, p. 400.

nairement usage. « Monsieur, lui répondit-il, je mange presque tous les jours de l'oseille que j'aime beaucoup. — N'en mangez plus, reprit Laugier, car cette plante renferme abondamment l'acide dont votre pierre est en partie formée. »

VI. La gravelle d'oxide cystique ou *transparente*, quant à son origine et à ses relations, ainsi que par sa nature chimique (1), se rapproche, selon M. Magendie, de la gravelle urique. Mais, comme elle est aussi rare que cette dernière est fréquente, il est vraisemblable que ce rapprochement est un peu forcé.

VII. M. Magendie reconnaît qu'il existe d'autres causes sur lesquelles il appelle l'attention des observateurs. Il résume d'ailleurs ainsi qu'il suit tout ce qui a rapport aux causes directes ou indirectes de la gravelle : 1° l'âge mûr et la vieillesse ; 2° un régime trop nutritif, principalement composé d'aliments contenant beaucoup d'azote ou de substances susceptibles de former dépôt dans les voies urinaires ; 3° le défaut d'exercice du corps, le travail de cabinet, le séjour au lit, etc.; 4° l'usage de boire peu, quelle que soit la nature des boissons ; 5° l'usage des vins généreux et des liqueurs fortes ; 6° la transpiration, les sueurs abondantes et toutes les évacuations séreuses sur-

(1) Un gravier d'oxide cystique, rencontré sur un chien et analysé par M. Lassaigne, était composé ainsi qu'il suit :

Carbone	36,2
Azote	34,0
Oxigène.	17,0
Hydrogène.	12,8
	100,0

Or, d'après M. Bérard, de Montpellier, l'acide urique serait composé, sur cent parties en poids, de :

Azote.	39,16
Carbone	33,62
Oxigène	18,89
Hydrogène.	8,34
	100,00

venant chez les personnes *d'ailleurs disposées à la gravelle ;*
7° l'habitude de garder longtemps l'urine dans la vessie;
8° *des causes particulières dont il est impossible de méconnaître les effets, mais dont on ne peut expliquer maintenant la manière d'agir* (1).

§ IV. Symptômes.

I. Souvent les graviers, lorsqu'ils sont en poudre ou du moins d'un très petit volume, sont évacués sans douleur, et ces évacuations ont lieu à des intervalles plus ou moins éloignés. Dans d'autres cas, la présence des graviers donne lieu à des accès de douleurs ou de névralgies connues sous le nom de *coliques néphrétiques.* Dans ces accès, les malades éprouvent une anxiété, quelquefois extrême et qui peut provoquer la syncope. Voici comment M. Magendie a décrit ces accès : « Les douleurs de rein prennent de l'accroissement, et sont par instants intolérables; souvent le malade a la conscience d'un corps étranger qui descend dans l'uretère, et qui signale sa progression par une sorte de déchirure du canal qu'il parcourt. Presque toujours ce symptôme est accompagné d'envies fréquentes d'uriner, de la rétraction du testicule, de crampes dans les membres inférieurs, de nausées et de vomissements. Il y a impossibilité pour le patient de garder longtemps la même position ; il ne saurait se tenir debout, et encore moins marcher, quelquefois même il ne peut supporter le mouvement d'une voiture bien suspendue. Ordinairement ces accidents durent trente-six à quarante-huit heures, puis ils cessent tout-à-coup. Enfin, au bout d'un temps plus ou moins long, le plus souvent dans la même journée, le malade s'aperçoit en urinant qu'il existe dans

(1) Il ne faut pas oublier que, comme nous l'avons vu en traitant des inflammations des organes sécréteurs et excréteurs de l'urine, ces maladies, par un mécanisme que nous avons essayé de développer plus haut, constituent de véritables causes occasionnelles de gravelle et de calculs urinaires.

l'urètre un corps solide qui gêne le cours de l'urine, et finit cependant par s'échapper et tomber avec elle dans le vase qui la reçoit. Ce corps solide, lancé quelquefois avec violence hors de l'urètre par la colonne d'urine qui le chasse devant elle, n'est autre chose qu'un calcul dont la marche douloureuse à travers les voies urinaires a été d'autant plus lente et plus difficile que son volume est plus considérable, sa forme plus irrégulière, et les canaux parcourus plus étroits. »

§ V. Traitement.

Il varie selon les espèces de concrétions urinaires.

I. GRAVELLE D'ACIDE URIQUE.

Quatre indications principales, dit M. Magendie, se présentent à remplir dans le traitement de la gravelle rouge ou d'acide urique, savoir : 1° diminuer la quantité d'acide urique que forment les reins ; 2° augmenter la sécrétion de l'urine ; 3° empêcher la solidification de l'acide urique en saturant cet acide ; 4° favoriser l'évacuation, et tenter la dissolution des graviers et des calculs déjà formés.

Voici les principaux moyens propres à remplir les indications ci-dessus établies.

a. Moyens propres à diminuer la quantité d'acide urique. L'abondance de l'acide urique dans l'urine étant proportionnée à la quantité de substances alimentaires *azotées* dont on fait usage, pour diminuer la quantité de cet acide, il suffit, en général, de diminuer la dose des aliments qui en fournissent les matériaux. Dans certains cas cependant, on peut être obligé de supprimer complétement l'usage de ces aliments. Il va sans dire que, en même temps, on ne boira aux repas qu'une quantité très modérée de vin, ou que l'on s'en abstiendra même complétement. Les avantages, l'efficacité de ce changement de régime, ont été clairement démontrés par les observations de M. Magendie. Mais cette méthode, toute-puissante quand l'affection graveleuse est à son premier degré et ne consiste que dans la présence d'une matière sablonneuse, doit être secondée par d'autres moyens quand il s'agit de graviers proprement dits ou même de calculs d'un certain volume.

b. Moyens propres à augmenter la sécrétion de l'urine. La méthode la plus simple pour rendre les urines plus abondantes, c'est de faire une grande consommation de boissons aqueuses, rendues, au besoin, plus actives par l'addition des substances diurétiques. Telles sont les décoctions de chiendent, de queue de cerise, d'uva-ursi, de pariétaire, de graine de lin, la solution de sirop d'orgeat, les eaux de Bussang, de Contrexeville, etc., toutes boissons auxquelles on peut ajouter une dose convenable de nitrate de potasse.

c. Moyens propres à saturer l'acide urique. Ce sont les carbonates alcalins où les bases sont en excès, ce qui permet à l'acide urique de se combiner avec cet excès de base, et de former des urates solubles (il suffit, comme on sait, d'une très petite quantité de ces bases pour saturer l'acide urique). Il faut avoir soin de faire parvenir les carbonates alcalins dans les voies urinaires en quantité suffisante pour que tous les acides de l'urine soient saturés, et qu'il reste encore une certaine dose de carbonate non décomposé. On reconnaîtra qu'il en est ainsi, quand les urines rendues par les malades, d'acides qu'elles sont normalement, seront devenues neutres ou même alcalines.

Comme l'expérience a démontré que l'acide carbonique favorise la dissolution des sels qui sont contenus dans l'urine, on emploie le bicarbonate de préférence, d'autant mieux qu'on peut en élever considérablement la dose sans irriter les voies urinaires. Les eaux minérales de

Vichy, qui contiennent une forte proportion de bicarbonate de soude , et qui rendent promptement l'urine alcaline, méritent par conséquent la réputation dont elles jouissent comme moyen curatif de la gravelle en général, et de la gravelle rouge ou d'acide urique en particulier. Des faits récents, dont le nombre est très considérable, ne laissent aucune espèce de doute à cet égard.

d. Moyens propres à favoriser l'expulsion ou à opérer la dissolution des graviers et des calculs. Ces moyens sont essentiellement les mêmes que ceux dont il a été question dans les paragraphes précédents. Mais lorsqu'il survient ces accès de colique néphrétique dont nous avons parlé plus haut, il est clair qu'il faut leur opposer des moyens spéciaux, tels que des bains et même des saignées générales et locales, si de la fièvre et autres phénomènes inflammatoires se manifestent.

Nous avons vu que les calculs auxquels sont dus les accidents qui nous occupent pouvaient, en quelque sorte spontanément, se frayer une issue au dehors. Les boissons aqueuses abondantes , des pressions exercées méthodiquement sur le trajet des canaux que les graviers doivent traverser, les secousses de la marche et de l'équitation , celles produites par le vomissement, etc., tels sont les moyens qui pourront favoriser l'expulsion des concrétions urinaires. Si leur emploi est infructueux, il importe de prévenir l'accroissement des calculs par l'usage du régime non azoté, et d'en tenter la dissolution par l'emploi des boissons alcalines précédemment indiquées.

II. GRAVELLE DE PHOSPHATE ET DE CARBONATE DE CHAUX, OU GRAVELLE BLANCHE.

1° M. Magendie pense que la gravelle de phosphate de chaux peut être avantageusement traitée par le régime et les boissons dissolvantes que nous avons indiquées à l'occasion de la gravelle d'acide urique. Il invoque son expérience à l'appui de cette assertion.

2° Quant à la gravelle de carbonate de chaux, comme elle est excessivement rare (M. Magendie lui-même déclare ne l'avoir jamais observée), l'expérience n'a pas encore prononcé sur la méthode spéciale qu'elle réclame. Si l'on parvenait à découvrir la cause qui a donné lieu à cette variété de gravelle, il faudrait aussitôt l'éloigner, et comme les carbonates sont solubles dans un excès d'acide carbonique, M. Magendie propose *théoriquement* l'emploi de boissons fortement chargées de cet acide.

III. GRAVELLE PILEUSE.

Ainsi que l'a dit M. Magendie, le traitement de cette espèce de gravelle, sous le rapport de son élément *caractéristique*, ne peut être que purement *empirique*, puisque, dans l'état présent de la science, l'origine de cet élément (les poils) nous échappe entièrement. Le médecin que nous venons de nommer a eu occasion de traiter trois cas de gravelle pileuse. Deux de ces cas cédèrent assez promptement au régime végétal et à l'usage des carbonates alcalins; le troisième, en raison de circonstances défavorables et accidentelles qui compliquaient la gravelle (il existait un rétrécissement de l'urètre qui forçait l'urine à séjourner dans la vessie), se montra plus rebelle, mais fut cependant très sensiblement amélioré (1).

(1) Ce cas est assez curieux pour mériter d'être consigné ici, tel qu'il a été décrit par le malade lui-même dans une lettre adressée à M. Magendie. Après avoir parlé des souffrances aiguës qu'il éprouvait, le malade, qui, depuis l'âge de dix ans, était atteint de gravelle, ajoutait : «Ce qui me frappa, comme une circonstance tout-à-fait nouvelle de mon état, c'est que mes urines, assez claires au moment où je les rendais, n'étaient pas plus tôt refroidies, qu'elles déposaient une quantité prodigieuse de matière calcaire qui, parvenue à un état de dessiccation, ne présentait plus qu'une couche assez épaisse d'un sédiment *gris-cendré* très friable, et dont les parties, quand on voulait les séparer, *paraissaient se tenir liées par une infinité de petits poils, comme de la filasse, par exemple.* »

M. Magendie fit analyser la *poudre pileuse* qui lui fut remise par ce graveleux, et on y constata du phosphate de chaux uni à une petite proportion de phosphate de magnésie.

IV. GRAVELLE DE PHOSPHATE AMMONIACO-MAGNÉSIEN, OU GRAVELLE GRISE.

Cette espèce de gravelle, très rare, et qui, selon M. Magendie, se *rencontre le plus souvent chez les gastronomes, comme triste compensation des plaisirs auxquels ils mettent tant de prix*, cette espèce de gravelle est susceptible d'une prompte guérison, par le simple régime et les boissons dissolvantes dont nous avons précédemment parlé. Après avoir signalé les bienfaits de cette méthode *pythagorique*, M. Magendie ajoute : « Ces moyens curatifs ne sont pas accueillis avec faveur par le genre de malades qu'affecte plus particulièrement la *gravelle grise*. Plusieurs m'ont déclaré hautement qu'ils préféraient les douleurs les plus aiguës, mais passagères, au régime sévère dont je leur soumettais le plan ; *c'était*, disaient-ils, *une mort anticipée*. Je dois en convenir, pour certaines personnes qui ne vivent réellement que pour manger, la transition est un peu brusque et doit se faire vivement sentir ; mais c'est un choix à faire, un parti à prendre : la guérison est d'un côté avec les privations, de l'autre la douleur, et inévitablement la pierre dans la vessie, et toutes les tortures qui l'accompagnent. »

Cette dernière perspective me parait propre à faire quelque impression sur l'esprit des *Lucullus* dont parle M. Magendie, et à les convertir au régime de Pythagore.

V. GRAVELLE D'OXALATE DE CHAUX, OU GRAVELLE JAUNE.

Cette espèce de gravelle, qui, comme la précédente, est très rare, dépendait, dans le cas qui a été observé par M. Magendie, de l'usage trop abondant de l'oseille. Alors il faut suivre le conseil donné par Laugier au malade qui le consultait sur les moyens de prévenir le retour d'un calcul vésical, et qui, lui aussi, avait mangé de l'oseille en trop forte proportion, c'est-à-dire recommander l'abstinence de cet aliment. C'est ce que fit M. Magendie chez le malade qui le consulta, et la seule suppression du plat d'oseille suffit pour amener une parfaite guérison.

VI. GRAVELLE D'OXIDE CYSTIQUE, OU GRAVELLE TRANSPARENTE.

Dans le seul cas de cette espèce de gravelle qu'il ait rencontré, M. Magendie eut recours, avec un plein succès, au régime végétal et à une décoction de chiendent avec addition de 2 grammes d'abord, puis de 4 grammes de bicarbonate de soude (1). Pour prescrire ce traitement, il se fonda sur la nature de l'oxide cystique, qui sur 100 parties contient 34 d'azote, et sur ce que cet acide est soluble à la fois dans les acides et dans les alcalis.

VII. GRAVELLES MULTIPLES.

Le traitement des gravelles multiples se déduit naturellement de celui qui convient à chacune des espèces simples dont ces gravelles *multiples* sont la réunion. M. Magendie s'exprime ainsi qu'il suit à ce sujet: « Le traitement d'une gravelle multiple qui serait formée d'acide urique, de phosphate de chaux, de phosphate ammoniaco-magnésien et d'oxide cystique, n'aurait rien d'embarrassant, puisque le régime non azoté pourrait, en attaquant la source des différents graviers, empêcher leur production. D'un autre côté, l'usage des alcalins étant indiqué pour combattre chaque espèce de gravier en particulier, il est fort probable que la maladie guérirait comme une gravelle simple.

» Le cas serait plus embarrassant si on avait affaire à une gravelle composée de graviers d'oxalate de chaux et de graviers d'acide urique, ou bien à des graviers de phosphate ammoniaco-magnésien et à des graviers de carbonate de chaux : heureusement cette combinaison ne s'est jamais rencontrée. Je ne connais que le fait cité par M. Proust, dans lequel il existait à la fois des graviers de phosphate de chaux et des graviers de carbonate de la

___

(1) On peut lire la relation détaillée de ce cas dans l'article GRAVELLE du *Dict. de méd. et de chir. pratiques*, relation faite par le malade lui-même, jeune étudiant attaché au service de M. Magendie.

même base. Dans pareille circonstance, il n'y aurait rien de mieux à indiquer que les boissons très abondantes, et surtout les eaux alcalines gazeuses, qui probablement dissoudraient les deux sortes de graviers. »

Ajoutons, avant de terminer, que dans les cas où des phlegmasies chroniques de l'appareil urinaire seraient le point de départ de certaines gravelles, il faudrait combattre ces phlegmasies par les moyens appropriés, tels que nous les avons formulés ailleurs.

II. Altérations de la sécrétion biliaire, d'origine non inflammatoire.

De toutes les altérations de cette catégorie, les seules sur lesquelles nous possédions aujourd'hui des connaissances suffisantes pour leur consacrer un article spécial, sont celles qui donnent naissance aux concrétions ou calculs biliaires.

A la suite de cet article, nous en consacrerons un très court aux concrétions ou calculs de l'estomac et des intestins (1).

ARTICLE PREMIER.

CONCRÉTIONS OU CALCULS BILIAIRES.

§ Ier. Mode de formation.

I. Le mode de formation des calculs biliaires doit être essentiellement soumis aux mêmes lois que celui des calculs urinaires. Mais la différence de nature ou de composition qui existe entre la bile (2) et l'urine exerce nécessaire-

(1) Si l'état de la science nous eût permis d'affecter un chapitre spécial aux altérations des produits de la digestion, c'est là que nous aurions placé l'espèce de concrétions ou de calculs que nous venons d'indiquer.

(2) La composition chimique de la bile a été l'objet de diverses recherches, parmi lesquelles se distinguent celles de M. Chevreul. Plus récemment, M. Demarçay s'est occupé de ce point de chimie organique, et a communiqué le résultat de ses expériences à l'Institut.

Une substance particulière, désignée, par M. Chevreul, sous le nom de *cholestérine*, constitue le principal élément de la bile.

ment une influence puissante sur le mécanisme des calculs qui se forment dans l'une et l'autre de ces humeurs. Les véritables conditions *chimiques*, qui président au développement des calculs biliaires, ne sont pas encore exactement connues.

II. Dans ces derniers temps, M. le professeur Bouisson a fait sur la bile des expériences microscopiques qui lui ont paru propres à éclairer le *mécanisme de la formation des calculs biliaires* (1). Voici le résumé de ces expériences, et l'application que l'auteur en a faite à la physiologie, ou, si l'on veut, à la pathogénie des concrétions biliaires.

« Le microscope fait découvrir trois sortes d'éléments : 1° des plaques de matière colorante d'un jaune légèrement verdâtre, de dimension variable, ordinairement irrégulières ; 2° des corpuscules à formes géométriques, d'apparence cristalline, en nombre moins considérable que les grumeaux de matière colorante avec lesquels ils sont quelquefois unis. Ces corpuscules sont de la cholestérine à l'état de suspension. Je m'en suis assuré en traitant par l'éther la bile dans laquelle on les découvrait ; ils disparaissaient sous l'influence de ce dissolvant. En ajoutant artificiellement à la bile de la cholestérine réduite en parcelles très ténues, et, en l'examinant au microscope, les nouveaux fragments cristallins présentaient un aspect identique avec celui des corpuscules déjà signalés ; 3° des globules en quantité variable, tantôt disposés en petites masses cohérentes, tantôt associés à des grumeaux de matière colorante auxquels ils semblaient servir de moyen d'union. Ces globules appartiennent au mucus de la vésicule biliaire ; on peut en dépouiller la bile en précipitant le mucus par de l'alcool. On observe alors à l'état d'isolement la cholestérine et la matière colorante.

(1) Les recherches de M. le professeur Bouisson ont été communiquées à l'Académie des sciences dans la séance du lundi 21 mars 1842, et font partie de son ouvrage intitulé : *De la bile, de ses variétés physiologiques, de ses altérations morbides*, Montpellier, 1843, in-8.

» Il résulte de ces observations que la matière colorante n'est pas entièrement dissoute dans la bile, mais qu'une partie est naturellement précipitée; que la cholestérine, qu'on croyait, d'après les observations de M. Chevreul, exister dans la bile à l'état de dissolution, y est à l'état de suspension; enfin, que le mucus facilite l'adhésion de ces deux éléments de la bile.

» *La constatation de la forme sous laquelle la matière colorante et la cholestérine existent dans ce liquide, rend la formation des calculs biliaires beaucoup plus facile à expliquer que les théories proposées jusqu'à ce jour.* Le plus grand nombre de ces calculs est composé des matières qui se trouvent dans la bile à l'état d'isolement, et dont l'agglomération peut être provoquée par des causes physiques très simples. Chaque sujet, dans l'état sain, porte une infinité de petits calculs biliaires. Les plus volumineux, et qui constituent un état pathologique, résultent de l'union de matériaux préexistants. »

§ II. Siége, composition et caractères physiques.

I. Les calculs biliaires peuvent se rencontrer dans les divers canaux excréteurs de la bile, dans la vésicule du foie et dans cet organe lui-même. Du point où ils se sont formés, ils peuvent passer dans le tube digestif, pour être ensuite éliminés au dehors. Chez quelques sujets enfin, ils peuvent se faire jour dans la cavité abdominale, ou bien dans quelque organe avec lequel la vésicule ou les canaux biliaires auraient contracté des adhérences, et dans ce cas, à la faveur d'abcès, se frayer quelquefois une issue au dehors.

II. Les calculs biliaires sont généralement formés d'un principe gras cristallisable auquel M. Chevreul a donné le nom de cholestérine, principe qui, le plus souvent, est coloré par la matière jaune ou verte de la bile (1).

(1) Ce n'est pas seulement dans les concrétions biliaires qu'on a trouvé

Quelquefois, a-t-on dit, les concrétions sont formées par la bile elle-même épaissie. Mais il n'est guère probable qu'il en soit réellement ainsi.

Le docteur Marcet est le seul qui ait signalé un calcul biliaire uniquement composé de carbonate de chaux teint par de la bile.

III. Les calculs de cholestérine sont légers, jaunâtres, verdâtres, fusibles au feu, et presque entièrement solubles dans l'alcool bouillant. Ce liquide, refroidi, laisse cristalliser la cholestérine (1).

Leur nombre est très variable (on en compte quelquefois 30, 40, 50 et plus). Il en est de même de leur forme et de leur grosseur. Quand ils sont réunis en très grand nombre, leurs facettes sont lisses et polies, tandis que s'il n'en existe qu'un seul, sa surface offre souvent des inégalités, des granulations, des aspérités, et sa forme est tantôt arrondie, tantôt moulée sur la partie des voies biliaires qui contenaient le calcul (c'est ainsi que j'en ai rencontré un qui, remplissant hermétiquement la vésicule biliaire, offrait comme elle un aspect piriforme).

Le nombre et le volume des calculs biliaires, toutes

de la cholestérine. Cette espèce de corps gras a été constaté dans d'autres concrétions, certaines concrétions cérébrales, entre autres.

(1) Un calcul de la vésicule biliaire, examiné par M. Orfila, se boursouflait sans s'enflammer sur des charbons ardents, et dégageait une odeur de corne brûlée. Il cédait à l'eau, et surtout à l'alcool, une petite quantité des principes de la bile ; mais la presque totalité de sa substance, insoluble dans ces deux menstrues, n'était que du mucus coloré en jaune.

Un autre calcul, provenant du canal cystique d'une jeune fille, offrit à M. Caventou les caractères suivants : il était d'un jaune rougeâtre, lisse et d'une forme octaédrique arrondie. Il était en partie soluble dans l'alcool, qui laissait cristalliser de la cholestérine et retenait de la bile en dissolution. Le résidu insoluble était rougeâtre et composé encore de cholestérine, de mucus animal et d'une matière noire contenant du fer.

On trouvera d'autres analyses de calculs biliaires dans les recueils de chimie, et spécialement dans le *Journal de chimie médicale*. Voyez le tome III de ce journal, p. 572.

choses égales d'ailleurs, sont en général proportionnés à l'étendue du point des voies excrétoires de la bile où ils ont leur siége. C'est donc dans la vésicule qu'on trouve les plus gros, et qu'il s'en forme en plus grand nombre. Je me rappelle deux cas où le nombre des calculs contenus dans cette vésicule qu'ils distendaient, s'élevait à plus de soixante : quelques uns avaient le volume d'un dé à jouer, d'une noisette ou d'une aveline; les autres, celui d'un pois, etc.

§ III. Symptômes.

I. Il est des sujets chez lesquels les calculs biliaires ne donnent lieu à aucun trouble fonctionnel notable. Cette innocuité se rencontre particulièrement dans les cas où les calculs occupent exclusivement la vésicule biliaire, et n'empêchent pas la bile de se rendre dans le duodénum.

Dans les cas où les calculs seraient très nombreux et distendraient la vésicule, au point de lui faire déborder le niveau des fausses côtes, la palpation et la percussion pourraient en faire reconnaître la présence (il est vraisemblable que dans ce cas la palpation en sens divers ferait percevoir une sorte de crépitation et de vibration, et qu'elle ferait entendre un bruit de cliquetis, bruit que la percussion déterminerait également).

II. Dans certains cas, les calculs biliaires constituent une des causes matérielles de l'ictère. Ces cas sont ceux où les calculs occupent les canaux hépatique ou cholédoque de manière à y intercepter le cours de la bile.

III. Il est une espèce de *coliques* qu'on a désignées sous le nom de *coliques hépatiques*, parce qu'elles ont leur siége dans la région où se développent les calculs biliaires et qu'elles se rattachent à la présence de ces calculs, comme on a donné le nom de *coliques néphrétiques* à des coliques ayant leur siége dans la région où peuvent se rencontrer les calculs rénaux, et dues à l'existence de ces calculs.

On ne saurait contester la vérité de cette double opinion, puisque les coliques signalées ci-dessus cessent de se faire sentir, quand il arrive aux personnes qui en sont tourmentées de rendre un ou plusieurs calculs biliaires dans un cas, un ou plusieurs calculs urinaires dans l'autre cas.

On a supposé que les douleurs dites coliques hépatiques provenaient du passage de quelque calcul, à surface probablement inégale, à travers les canaux excréteurs de la bile, ce qui ne peut avoir lieu sans irritation de quelques cordons nerveux sensitifs placés dans le voisinage. Cette hypothèse ne répugne point à la saine raison. Toutefois elle ne saurait être admise comme une chose démontrée.

Ces coliques sont quelquefois atroces, font pousser des cris aux patients, déterminent une anxiété des plus vives, qui peut aller jusqu'à produire des défaillances, des sueurs froides et même la syncope.

Les coliques hépatiques sont souvent accompagnées d'un ictère plus ou moins prononcé.

§ IV. Traitement.

1. *Traitement curatif.*

1° *Dissolvants.* — Pour dissoudre les calculs biliaires, Sœmmering a conseillé les solutions de chlorhydrate d'ammoniaque, de soude, de potasse, d'acétate de potasse et de savon. Plus récemment, sous le titre de remède de *Durande*, on a employé un mélange de trois parties d'éther sulfurique et de deux parties d'essence de térébenthine, que l'on administre à la dose de deux scrupules (environ 2 grammes) tous les matins.

Les effets de ces dissolvants n'ont pas encore été constatés par des observations suffisamment exactes et suffisamment nombreuses.

2° *Agents d'expulsion.* — Les calculs biliaires sont quelquefois expulsés par *les seuls efforts de la nature*, c'est-à-dire par la pression exercée sur eux de la part des canaux ou de la vésicule biliaire et de la part de la réaction élastique ou des contractions des parois abdominales. La bile qui continue à couler derrière ceux qui sont contenus dans les canaux hépatiques et cholédoque constitue une sorte de *vis à tergo* qui concourt à les expulser du côté du duodénum.

On peut seconder les efforts ci-dessus indiqués en exerçant avec les mains une pression modérée et répétée sur la région du foie.

3° *Extraction*. — On a proposé d'extraire les calculs de la vésicule biliaire par une opération analogue à celle au moyen de laquelle on extrait les calculs de la vessie urinaire. Cette sorte de *cystotomie* biliaire a même été pratiquée par J.-L. Petit. Je ne saurais me prononcer, en dernier ressort, sur une telle opération; mais il me semble qu'à moins d'adhérences établies entre la vésicule biliaire et la région correspondante des parois abdominales, elle exposerait aux plus graves accidents, entre autres à une péritonite dont la terminaison serait probablement mortelle.

Il est malheureux que l'on ne puisse appliquer la *lithotritie* aux calculs biliaires.

4° Lorsque les malades sont en proie aux coliques hépatiques, on doit administrer les bains, soit simples, soit hydrosulfureux, les médicaments opiacés, etc. S'il se manifeste des accidents inflammatoires, il faut les combattre par le traitement spécial qui leur convient. J'ai récemment (octobre 1844) observé un cas de ce dernier genre (les coliques très violentes coïncidaient avec un ictère des plus prononcés), dans lequel les moyens ci-dessus proposés ne tardèrent pas à soulager le malade. Toutefois, comme ces moyens n'agissent pas directement sur la cause essentielle du mal, ils sont nécessairement très précaires.

II. *Moyens prophylactiques.*

Nous ne savons rien de positif et de précis sur ces moyens. Leur connaissance dérivera de celle des conditions favorables au développement des calculs biliaires de l'ordre qui nous occupe. Il est probable que certains genres d'aliments sont au nombre des causes propres à la production de ces calculs ; mais nous ignorons encore quels sont ces aliments. Si nous les connaissions comme nous connaissons ceux qui donnent naissance à quelques uns des calculs urinaires, nous préviendrions la formation de l'espèce des calculs biliaires dont il s'agit, comme nous prévenons celle des calculs urinaires d'une origine analogue, c'est-à-dire en supprimant ou du moins en diminuant les aliments qui constituent la cause essentielle du mal, et en en prescrivant d'une nature opposée.

ARTICLE II.

CALCULS DE L'ESTOMAC ET DES INTESTINS.

1° *Calculs gastriques.*

M. Braconnot en a décrit de fort extraordinaires. Ils furent rendus par une fille de trente-six ans, non réglée, et d'un aspect cachectique. Ils avaient la forme de pralines ou de noisettes, et présentèrent à M. Braconnot toutes les propriétés du ligneux. Leur substance était grenue, jaunâtre, brillante et cristalline, lorsqu'on la regardait au soleil. M. Braconnot paraît penser que *cette substance est un produit particulier de la sécrétion du tube digestif, qui s'est consolidé en se réunissant par suite d'une force attractive, et a donné naissance aux masses lapidiformes qu'il a observées.*

Je me borne à citer ce fait singulier sans le commenter. Au reste, rien ne prouve que les concrétions dont il s'agit aient été formées dans l'estomac lui-même. Leur ressemblance avec certaines concrétions intestinales porterait à croire qu'elles provenaient des intestins.

2.° *Calculs intestinaux* (1).

I. Ce sont de véritables bézoards formés par des couches concentriques de phosphate calcaire ou ammoniaco-magnésien, déposé sur des corps étrangers, tels que des noyaux de fruits, une aiguille, un excrément endurci, etc. Beaucoup plus rares chez l'homme que chez les animaux, ces calculs se rencontrent cependant quelquefois dans les intestins humains, et présentent même, dans quelques cas, un poids et un volume considérables.

II. Les calculs intestinaux sont le plus souvent éliminés par les agents ordinaires de l'expulsion des matières fécales. On pourrait seconder cette action par l'emploi des purgatifs et de certains moyens mécaniques, si les calculs étaient à portée de ces moyens.

Si les calculs étaient trop volumineux pour être expulsés par l'anus, faudrait-il, comme Meckel le propose, les extraire par l'incision des parois abdominales et intestinales, pratiquer, en un mot, une sorte de *cystotomie* intestinale? Il ne m'appartient pas de décider une si grave question. Heureusement que les cas dans lesquels on pourrait avoir à la décider sont *infiniment* rares.

(1) Il ne s'agit ici que des calculs qui ont pris naissance dans les intestins mêmes, comme précédemment, sous le nom de calculs gastriques, nous n'avons signalé que ceux formés aux dépens des sucs gastriques. On trouve quelquefois dans ces organes : 1.° des calculs qui se sont formés hors de leur cavité, des calculs biliaires, par exemple ; 2.° des concrétions formées par le feutrage ou la coagulation de diverses substances ingérées dans les voies digestives.

Les concrétions, dues à des corps étrangers venus du dehors, et dont quelques unes portent le nom d'*égagropiles*, ne doivent pas nous occuper. Cette sorte de gravelle *pileuse* intestinale est bien plus facile à expliquer que la gravelle pileuse proprement dite ou celle des voies urinaires. Il serait même, peut-être, très prudent et très *physiologique* de bien s'assurer si cette prétendue gravelle pileuse des voies urinaires existe réellement.

CHAPITRE II.

DES DIVERSES PNEUMATOSES (1) ET SPÉCIALEMENT DE CELLES QUI CONSIS-
TENT EN UNE PRODUCTION DE GAZ ACCIDENTELS OU ANORMAUX.

Avant de décrire en particulier les pneumatoses des divers organes, nous allons présenter quelques considérations générales sur l'ordre de maladies auxquelles on a donné cette dénomination.

ARTICLE PREMIER.

DES PNEUMATOSES EN GÉNÉRAL.

§ Ier. Définition et division.

I. Les maladies qu'on appelle *pneumatoses* sont, suivant M. Roche (2), « *certaines affections qui consistent dans l'introduction, le développement, l'accumulation ou l'exhalation de gaz dans nos organes.* » Cette définition de M. Roche a été modifiée ainsi qu'il suit par l'auteur de l'article *Pneumatoses* du *Dictionnaire des dictionnaires de médecine* : « On comprend sous le nom de pneumatoses les maladies occasionnées par l'accumulation de produits gazeux dans des parties qui, d'ordinaire, en contiennent, ou par la présence de gaz dans des organes qui, dans l'état normal, ne doivent pas en contenir. »

II. Ces définitions nous montrent bien clairement qu'on a désigné sous une seule et même dénomination des états morbides dont l'origine peut être essentiellement différente. En effet, cette dénomination s'applique également, et à l'augmentation des gaz normalement contenus dans certains organes, et à la formation de gaz en quelque sorte *accidentels*, et au passage des gaz que contiennent normalement certains organes dans d'autres organes, où ils jouent le rôle de véritables corps étrangers. Or, quoi de

---

(1) Ces maladies sont aussi désignées sous les noms de *pneumaties*, de *maladies venteuses*, etc.

(2) Article MALADIES VENTEUSES du *Dict. de méd. et de chir. pratiques*, t. XV, p. 610.

plus différent l'un de l'autre que la formation accidentelle de gaz, action tout-à-fait chimique, et le passage de gaz naturels dans des parties qui n'en doivent pas renfermer, phénomène purement physique ou mécanique?

III. Quoi qu'il en soit, l'histoire de la nouvelle série de maladies que nous étudions n'est encore pour ainsi dire qu'ébauchée, dans plusieurs de ses parties. C'est à des recherches physiques et chimiques ultérieures qu'il appartient de répandre de nouvelles lumières sur cette branche de la pathologie, à laquelle Combalusier a donné le nom de *pneumato-pathologie* (1).

IV. Avant d'aller plus loin, nous ferons remarquer une fois pour toutes que, après la mort, sous l'influence du travail de la putréfaction, il se forme des gaz divers dont l'étude ne doit pas nous occuper ici. Il importe beaucoup, on le conçoit à merveille, de ne pas confondre ces *pneumatoses cadavériques* ou *posthumes*, avec les pneumatoses développées pendant la vie, les seules qui doivent être l'objet de nos recherches.

§ II. Des divers gaz qui peuvent s'introduire ou se former accidentellement dans les organes.

I. Parmi les gaz dont on a constaté la présence accidentelle dans nos organes, il en est plusieurs qui n'ont point été soumis à l'analyse. Ceux que nous connaissons le mieux dans l'état actuel de la science sont : 1° l'air atmosphérique, composé, ainsi que tout le monde le sait,

(1) L'ouvrage de Combalusier, publié, en 1747, sous le titre de *Pneumo-pathologia*, a été traduit par Jault, en 1754, sous ce titre : *Pneumatologie, ou Traité des maladies venteuses*, 2 vol. in-2. — Voyez aussi P. Daumès, *Traité des maladies venteuses*, Paris, 1837, in-8.

Les pneumatoses ont été considérées par divers auteurs comme un simple genre de cette immense classe de maladies désignées sous le nom de *corps étrangers*. Mais tant de choses essentiellement différentes entre elles se trouvent comprises sous le titre de *Corps étrangeurs*, qu'elles ne sauraient, dans une nosologie vraiment *naturelle*, former une seule classe de maladies.

d'oxigène, d'azote et d'acide carbonique, dans des proportions déterminées; 2° les trois gaz ci-dessus, mais dans
des proportions autres que celles qui ont lieu dans la constitution de l'air atmosphérique; 3° l'hydrogène, soit pur,
soit combiné avec le carbone (hydrogène carboné), ou le
soufre (hydrogène sulfuré).

Des combinaisons ammoniacales ont été constatées
dans certains organes où s'était développé un travail de
putréfaction, la vessie, par exemple; mais je ne sache pas
qu'on ait rencontré du gaz ammoniac.

II. J'ai dit précédemment combien il était important de
ne pas confondre les gaz développés après la mort avec
ceux formés pendant la vie. Une observation précieuse,
communiquée il y a quelques années, par M. Bally, à l'Académie royale de médecine, mérite d'être citée à ce sujet.
Cette observation a pour sujet un individu à l'ouverture
duquel des gaz, dont quelques uns s'enflammèrent à l'ap-
proche d'une bougie allumée, furent trouvés dans diverses
parties, telles que le péritoine, le scrotum, etc. M. Bally
pense que le gaz inflammable ci-dessus n'était autre chose
que du gaz hydrogène proto-carboné, et il appuie cette
assertion sur ce que le gaz dont il s'agit brûlait en répan-
dant une flamme bleue et sans exhaler aucune odeur.

Quoi qu'il en soit, M. Bally part de ce fait pour établir que quelques combustions dites spontanées sont
le résultat de la formation anormale de gaz inflammable
dans l'intérieur de nos organes. Mais pour que le fait signalé tout-à-l'heure vînt à l'appui de cette ingénieuse
théorie de M. Bally, il aurait fallu que le gaz inflammable
eût été formé avant la mort. Or, la discussion dont l'observation de M. Bally fut l'objet à l'Académie royale de
médecine prouva, d'une manière à peu près irréfragable,
que les gaz développés chez le malade de cette observation provenaient d'un mouvement de putréfaction cadavérique, laquelle, il est vrai, avait été précédé d'un com-

mencement de putréfaction pendant le cours de la maladie qui avait causé la mort.

§ III. Mécanisme et causes occasionnelles.

I. Le mécanisme des pneumatoses qui tiennent uniquement à un simple passage des gaz extérieurs ou des gaz intérieurs dans des parties qui, à l'état normal, ne contiennent pas de gaz, est si simple qu'il ne mérite pas de longs développements. Ce passage s'opère sous l'influence d'une pression quelconque, dont nous ferons connaître l'espèce à l'occasion de chacune des diverses pneumatoses dont il s'agit en ce moment.

La formation accidentelle de gaz au sein des parties solides et liquides de l'économie s'opère sous l'influence des lois chimiques ordinaires qui président aux réactions de certains corps les uns sur les autres, ainsi qu'il arrive, par exemple, dans les opérations connues sous le nom de *fermentations*. Cette comparaison est d'autant plus légitime que c'est sous l'influence d'une fermentation putride que se développent le plus ordinairement les pneumatoses de la catégorie qui nous occupe actuellement. D'ailleurs, dans le corps vivant, le plus merveilleux et le plus compliqué de tous les laboratoires, comme dans nos laboratoires ordinaires, des réactions d'un autre ordre que celles désignées sous le nom de fermentations donnent naissance à divers gaz. A des réactions de ce nouvel ordre appartiennent certains gaz qui se produisent pendant le travail de la digestion, sorte de pneumatogénie naturelle ou normale dont nous aurons plus loin à signaler les anomalies.

Quelques auteurs, et Laënnec est de ce nombre, croient que nos tissus peuvent *sécréter*, en quelque sorte de toutes pièces, les gaz anormalement développés. Mais j'avoue qu'aucun fait concluant ne dépose en faveur de cette hypothèse, si par le mot *sécréter* on désigne un *acte vital* autre que les actes physico-chimiques.

Au reste, pour aborder avec tous les éléments nécessaires la théorie de la formation des gaz accidentels, il faudrait savoir exactement quels sont ces gaz et quelle est la composition chimique des parties solides et liquides au sein desquelles ils ont pris naissance, double connaissance sur laquelle nous ne possédons que des données très incomplètes.

II. D'après ce qui précède, on voit : 1° que toutes les lésions propres à faire communiquer des organes naturellement dépourvus de gaz, avec des réservoirs gazeux, soit extérieurs, soit intérieurs, sont autant de causes occasionnelles de pneumatoses de la première espèce, et 2° que toutes les affections dans lesquelles il survient un travail de décomposition putride sont autant de causes occasionnelles de pneumatoses de la seconde espèce, cela soit dit sans préjudice des autres causes auxquelles quelques unes des pneumatoses des auteurs pourraient devoir leur origine.

§ IV. Signes et effets.

I. L'augmentation de volume des parties dans lesquelles les gaz se forment ou s'introduisent, la résonnance tympanique qu'elles rendent à la percussion, la résistance élastique qu'elles offrent au doigt qui les presse (il va sans dire qu'il s'agit ici des parties molles), tels sont les signes physiques des pneumatoses en général.

Nous exposerons plus tard les signes physiques particuliers à chacune d'elles.

II. Les effets mécaniques produits par une accumulation de gaz sont : une compression plus ou moins considérable des organes voisins, le refoulement, le déplacement de ces organes, quand leur mobilité le permet.

Ces effets sont communs à toute espèce de gaz ; mais il est certains gaz qui exercent à la fois une action chimique et mécanique.

Les gaz qu'on appelle *irritants* enflamment les parties, etc.

Il en est d'autres qui jouissent d'une propriété septique,
et qui, lorsqu'ils sont absorbés, déterminent un état de
stupeur. Tous ces effets ont d'ailleurs été signalés lorsque,
dans les livres précédents de cet ouvrage, nous avons
étudié les inflammations , les gangrènes , etc.

§ V. Pronostic.

Le pronostic des pneumatoses varie singulièrement,
d'une part selon la quantité, les qualités des gaz introduits ou formés dans les organes, et d'autre part, selon
l'importance des fonctions de ces organes.

C'est ainsi que les gaz qu'on appelle délétères, tels que
l'ammoniaque, l'hydrogène sulfuré , etc., gaz facilement
absorbables , introduits dans les cavités des membranes
séreuses , produisent les accidents les plus graves et même
la mort , tandis que l'oxigène , l'azote, l'hydrogène , également introduits dans les cavités des membranes séreuses,
ne déterminent guère d'autres effets que ceux provenant
de la compression qu'ils exercent sur les organes voisins.
C'est encore ainsi que la même quantité d'un gaz donné
qui pourra produire des accidents très graves , et
même la mort, si ce gaz occupe les cavités du cœur, ne
donnera lieu à aucun accident sérieux , si le gaz est contenu dans la plèvre, le péritoine, la tunique vaginale, etc.

§ VI. Traitement.

I. L'indication fondamentale dans les pneumatoses considérées en elles-mêmes, c'est-à-dire indépendamment de
leur origine première, est de donner issue aux gaz. Cette
indication existe pour toute espèce de gaz ; mais elle devient
plus pressante quand ces gaz jouissent de propriétés délétères. Les moyens propres à remplir l'indication ci-dessus
varient d'ailleurs selon le siége des pneumatoses.

II. Quant aux lésions diverses dont les pneumatoses sont les effets, elles réclament des traitements que nous avons exposés dans les parties de cette nosographie consacrées à l'étude de ces lésions. Tant qu'elles persisteront, les gaz se reproduiront; et comme, malheureusement, dans bien des cas, elles sont au-dessus de nos ressources, il s'ensuit que la guérison radicale et définitive des pneumatoses elles-mêmes ne saurait alors être obtenue. Comment, par exemple, guérir le pneumothorax qui doit son origine à la rupture d'une vaste caverne tuberculeuse dans la plèvre, ou bien encore ces collections gazeuses qui se forment dans le tube digestif sous l'influence de lésions chroniques-organiques, cancéreuses ou autres, qui troublent si profondément l'acte chimico-vital de la digestion?

ARTICLE II.

DES PNEUMATOSES DES DIVERS ORGANES EN PARTICULIER.

I. Pneumatoses de l'appareil sanguin.

§ Ier. Pneumopéricarde, hydro-pneumopéricarde.

1. La formation d'une certaine quantité de gaz dans la cavité du péricarde est un sujet qui n'a pas encore été suffisamment étudié. La quantité et la qualité ou la nature chimique des gaz rencontrés dans le péricarde n'ont pas, jusqu'à présent, été indiquées d'une manière précise. Laënnec dit avoir rencontré le péricarde distendu par de l'*air*. Cependant, comme il ne s'agissait pas dans ce cas de communication du péricarde, soit avec l'air des poumons, soit avec l'air extérieur, il est probable que le gaz contenu dans le péricarde n'était pas de l'air proprement dit.

Les gaz contenus dans le péricarde ne sont pas toujours le résultat d'une nouvelle formation. Il peut arriver, par suite de quelque communication anormale avec d'autres organes contenant des gaz, que ceux-ci s'introduisent en quantité plus ou moins considérable dans le péricarde.

La décomposition de pus contenu dans le péricarde est une des causes du pneumopéricarde de la première espèce. J'en ai cité un exemple dans le *Traité des maladies du cœur* (ce fait avait été recueilli dans le service de M. Bricheteau).

Quelle qu'en soit l'espèce, le pneumopéricarde donne lieu à une distension plus ou moins considérable du péricarde, lequel résonne alors comme un ballon à la percussion. Si l'on incise le péricarde, les gaz qu'il contient s'en échappent avec sifflement.

Le pneumopéricarde *idiopathique* coïncide ordinairement avec un épanchement liquide (sérosité, pus, sang, etc.). Laënnec dit néanmoins avoir rencontré le péricarde distendu seulement par de l'*air* (nous avons cité ce cas plus haut, et nous avons dit que ce n'est pas probablement d'*air* qu'il s'agissait alors, mais d'un autre gaz).

II. On reconnaîtra le pneumopéricarde aux signes suivants : résonnance tympanique dans la région du cœur, résonnance dont l'étendue sera en rapport avec la quantité de gaz contenu dans le péricarde; voussure de la région précordiale; éloignement des bruits du cœur, dont les battements ne seront plus perceptibles à la main, etc.).

S'il existe un hydro-pneumopéricarde, un bruit de fluctuation se fera entendre dans la région du cœur pendant les battements de cet organe, ou lorsqu'on imprimera quelque secousse à l'épanchement hydro-pneumatique. Dans un cas d'hydro-pneumopéricarde observé par M. Bricheteau, on entendait, à la région précordiale, *un bruit qui ressemblait assez bien à celui que fait l'eau agitée par la roue d'un moulin.*

III. Rien encore n'a été fait sur le traitement du pneumopéricarde.

II. Pneumatoses du cœur et des vaisseaux.

I. La formation accidentelle de gaz dans les cavités du

cœur et des vaisseaux réclame de nouvelles recherches. En traitant des maladies septiques et gangréneuses, nous avons cité quelques cas dans lesquels ce
phénomène s'était opéré, et nous l'avons signalé comme
une des preuves qu'un travail de décomposition putride
pouvait, pendant la vie, s'accomplir au sein du système
sanguin.

II. Des gaz anormaux peuvent-ils se développer à l'intérieur du cœur et des vaisseaux sous l'influence d'actes autres
que celui de la fermentation septique? Nous ne possédons
pas les données positives nécessaires à la solution de ce problème. Morgagni, Hallé et Nysten, M. Villermé et quelques
autres observateurs citent, il est vrai, des exemples de la
lésion qui nous occupe dans des cas où il n'est pas fait
mention expresse d'un travail de putréfaction, mais ces cas
n'ont pas été rapportés avec tous les détails convenables.
Il me paraît vraisemblable que, dans les cas rapportés
par Morgagni, relatifs à la présence de gaz dans les vaisseaux du cerveau et de ses membranes, il n'existait pas,
chez tous les sujets du moins, un travail de putréfaction.
D'ailleurs, dans ces derniers temps, M. Lélut, en rendant compte de l'examen qu'il a fait des têtes de cinq individus guillotinés, rapporte avoir rencontré des gaz dans
les veines des méninges. Or, dans ces cas, il n'existait
aucune trace de fermentation putride à laquelle on pût
attribuer la présence des gaz. M. Lélut dit avoir également
ment trouvé une certaine quantité de gaz chez des lapins
qu'il a décapités. Est-ce que, dans les cas dont il s'agit,
l'air extérieur s'introduirait dans les veines coupées de la
tête, par un mécanisme analogue à celui qui fait pénétrer
le même gaz dans certaines autres veines, à la suite d'o-
pérations chirurgicales, cas sur lequel nous allons revenir
plus bas?

III. Si nos connaissances sont très peu avancées sur la
formation accidentelle de gaz dans le système sanguin,

il n'en est pas de même de l'introduction également accidentelle de ces gaz dans le système indiqué. Mais l'étude
de cette matière appartient spécialement à la physiologie
expérimentale et à la chirurgie. Cette dernière revendique
particulièrement l'étude de l'introduction, dite *spontanée*,
de l'air dans les veines, introduction qui constitue un des
plus graves accidents que l'on puisse voir survenir dans
la pratique de certaines opérations.

D'importantes expériences de M. Amussat ont, dans
ces derniers temps, éclairé d'une nouvelle lumière le sujet
dont il s'agit (1).

M. Amussat a répété ses expériences en présence
d'une commission nommée par l'Académie royale de médecine, et elles ont donné lieu à un rapport dont nous ne
consignerons ici que l'article final, lequel résume les in-
ductions que l'on peut tirer des expériences indiquées,
relativement à l'introduction de l'air dans les veines de
l'homme pendant le cours de certaines opérations chirurgicales (2). Voici ce résumé :

« Nous sommes autorisé, sur la foi des expériences
que nous avons rapportées, à conclure, par la plus pressante induction, que l'air peut s'introduire dans les grosses
veines, coupées pendant les opérations pratiquées chez
l'homme dans le voisinage de la partie supérieure de la
poitrine, et maintenues béantes, soit par l'effet d'une
disposition morbide des tissus, soit par toute autre cause
physique ou mécanique. Non seulement la chose est possible, mais elle ne s'est malheureusement que trop réalisée
déjà.....

(1) Voyez aussi les expériences antérieures de Nysten (*Recherches
de physiologie et de chimie pathol.*, Paris, 1811, in-8) et de M. Magendie
sur les effets de l'introduction de l'air et d'autres gaz dans les vaisseaux,

(2) La commission était composée de MM. Velpeau, Gerdy, Blandin,
Barthélemy, Adelon, Moreau et Bouillaud (rapporteur). Le rapport a été
publié dans le tome II du *Bulletin de l'Académie royale de médecine*, et
fut lu dans les séances des 21 et 28 novembre 1837.

» Quant à la rapidité et, pour ainsi dire, à l'*instanta-néité* de la mort chez certains opérés dans les veines desquels de l'air s'était, dit-on, introduit *spontanément*, nous sommes forcé de convenir que ce phénomène est difficile à expliquer par la seule présence de l'air, en réfléchissant que, chez les animaux, on voit l'air s'introduire dans les veines pendant dix minutes ou un quart d'heure, sinon tout-à-fait impunément, du moins sans que la vie de ces animaux soit encore sérieusement compromise. Pour l'intelligence d'une aussi grande différence dans ces deux ordres de cas, il faut admettre, ou que l'air agit d'une manière beaucoup plus délétère chez l'homme que chez les animaux, ce qui n'est rien moins que démontré, ou que l'état d'épuisement dans lequel se trouvent les opérés, soit par l'effet de la perte du sang, soit par la douleur et la réaction sur le système nerveux, seconde puissamment l'action nuisible de l'air, hypothèse qui ne répugne pas à la saine raison ; ou bien enfin que la position verticale des opérés constitue une circonstance qui, comme paraissent le prouver plusieurs de nos expériences, aggrave les accidents, soit par la facilité avec laquelle l'air peut monter vers le cerveau, soit d'une autre manière. Il ne faut pas oublier non plus que l'impression morale éprouvée par les opérés au moment où l'air s'introduit dans leur cœur est un élément qu'on ne doit pas négliger pour l'explication de la mort subite qui peut arriver alors. »

III. Pneumatoses de l'appareil lymphatique.

C'est un sujet sur lequel nous ne possédons encore aucuns matériaux.

IV. Pneumatoses de l'appareil de l'innervation.

Elles n'ont encore été l'objet d'aucune recherche digne d'attention. A l'occasion des pneumatoses de l'appareil sanguin, nous avons signalé les cas dans lesquels les vaisseaux du cerveau contenaient des bulles de gaz plus ou moins nombreuses.

V. Pneumatoses de l'appareil respiratoire.

On les a distinguées en celles qui ont lieu dans la cavité des plèvres, et en celles qui ont lieu dans le tissu cellulaire sous-pleural et dans le tissu cellulaire intervésiculaire des poumons.

Les premières constituent la maladie connue sous le nom de pneumothorax (1), soit simple, soit compliqué d'épanchement liquide (pneumo-hydrothorax).

Les secondes sont connues sous les noms d'emphysème du tissu cellulaire interlobulaire du poumon, et d'emphysème du tissu cellulaire sous-pleural.

§ Ier. Pneumothorax simple et hydro-pneumothorax.

a. Espèces et variétés ; caractères physiques.

I. Les gaz que l'on rencontre assez souvent dans la cavité des plèvres, tantôt seuls, tantôt associés à des liquides, peuvent s'y être développés directement ou y avoir été introduits, soit du dehors, soit des voies respiratoires. Jusqu'ici, les seuls cas bien connus dans lesquels des gaz se soient formés directement à l'intérieur de la cavité des plèvres, sont ceux relatifs à des épanchements pleuraux liquides dont les éléments ont éprouvé un travail de putréfaction.

Un observateur très distingué, M. le docteur Saussier (2), établit deux *espèces* principales de pneumothorax : la première espèce est le pneumothorax *traumatique ;* la seconde, le pneumothorax *non traumatique.*

La première *espèce* comprend les quatre variétés sui-

(1) L'expression de pleuropneumatose pourrait être également employée.

(2) Dissertation inaugurale intitulée : *Recherches sur le pneumothorax et les maladies qui le produisent.* (Thèses de la Faculté de médecine de Paris pour l'année 1841.) L'auteur de cette excellente monographie est aujourd'hui l'un des plus habiles praticiens de la ville de Troyes.

vantes : 1° *pneumothorax résultant de la division du poumon par une côte fracturée;* 2° *pneumothorax résultant d'une déchirure du poumon produite par une contusion de ce viscère;* 3° *pneumothorax résultant de la rupture des vésicules pulmonaires par suite d'une forte pression exercée sur la poitrine;* 4° *pneumothorax résultant d'une plaie pénétrante de poitrine, sans lésion du tissu pulmonaire.*

La seconde *espèce* (pneumothorax non traumatique), en ayant égard, comme pour la première, à ses causes, se divise en un grand nombre de variétés. M. Saussier a établi les variétés suivantes : 1° *pneumothorax pour rupture d'un tubercule ou d'une caverne dans la plèvre;* 2° *pneumothorax avec épanchement pleurétique, le gaz étant fourni par la plèvre;* 3° *pneumothorax avec épanchement pleurétique dont la décomposition produit le gaz contenu dans la plèvre;* 4° *pneumothorax sans épanchement ou avec pleurésie sèche, le gaz étant exhalé par la plèvre;* 5° *pneumothorax avec épanchement qui s'est fait jour dans les bronches, l'air extérieur pénétrant alors dans la cavité de la plèvre;* 6° *pneumothorax par décomposition d'un épanchement sanguin dans la plèvre;* 7° *pneumothorax avec gangrène pulmonaire, le gaz provenant du poumon perforé;* 8° *pneumothorax avec gangrène, le gaz étant fourni par la décomposition du tissu putrilagineux du poumon;* 9° *pneumothorax avec apoplexie pulmonaire terminée par perforation du poumon;* 10° *pneumothorax, avec rupture de vésicules emphysémateuses, la plèvre étant déchirée;* 11° *pneumothorax avec rupture de vésicules emphysémateuses, la plèvre étant intacte* (1); 12° *pneumothorax avec abcès du poumon terminé par perforation dans la plèvre;* 13° *pneumothorax par rupture d'hydatides du poumon, et communication de la cavité avec ses bronches;* 14° *pneumothorax avec hyda-*

(1) Dans cette variété, qui ne constitue pas, à proprement parler, un pneumothorax, l'air s'épanche entre le poumon et la plèvre. M. Saussier propose de désigner cette variété sous le nom de pneumothorax *extrapleural.*

*tides du foie ouvertes dans la plèvre et le poumon ; 15° pneumo-
thorax avec ouverture d'un abcès du foie dans la plèvre et le
poumon ; 16° pneumothorax par cancer ulcéré du poumon ;
17° pneumothorax avec un cancer d'estomac ayant ulcéré et
perforé le diaphragme et le poumon ; 18° pneumothorax avec
abcès des ganglions bronchiques suivi de perforation du poumon et des bronches ; 19° pneumothorax par perforation
simple des bronches, 20° pneumothorax avec un kyste cellulaire contenu dans la cavité pleurale ; 21° pneumothorax par
une rupture de l'œsophage dans la cavité pleurale ; 22° pneumothorax essentiel ou en l'absence de toutes les lésions précédentes* (1).

M. Saussier dit avoir quelque tendance à admettre cette
dernière variété, mais il ajoute qu'il n'a pas de fait qui
l'établisse d'une manière irréfragable. Il cite néanmoins
une observation rapportée par M. le docteur Legroux,
comme un exemple de cette variété (2). J'ai moi-même,
il y a quelques années, rencontré un cas de ce genre chez
un malade qui nous avait réunis en consultation, M. le
professeur Andral et moi. Il existait dans l'un des côtés
de la poitrine une résonnance tympanique avec absence
de toute respiration, et aucun signe n'annonçait la présence d'une lésion, soit des poumons, soit de la plèvre.
Le malade offrait toutes les apparences d'une excellente
santé, et n'éprouvait d'autre malaise qu'une dyspnée due

---

(1) Nous laisserons ici de côté la *variété* de pneumothorax résultant de
la *putréfaction cadavérique*.

(2) Voici l'observation de M. Legroux : « Un jeune homme de 20 ans
entra à l'hôpital le 26 avril 1823, pour une affection de poitrine caractérisée par de la toux et des palpitations. Au bout de quelque temps, il
éprouva de la dyspnée, de l'agitation, et mourut. A l'autopsie, on trouva
le poumon gauche comme un moignon, carnifié, vide d'air ; il n'y avait
pas de tubercules, pas d'épanchement de liquide, pas d'altération de la
plèvre. On n'entendit pas d'air s'échapper ; mais le vide qui existait dans
la plèvre n'avait pu être rempli que par un gaz. »

à la compression du poumon par le gaz épanché dans la cavité de l'une des plèvres (1).

La cause la plus fréquente du pneumothorax est la rupture d'une caverne tuberculeuse dans la cavité pleurale. Sur 147 cas de pneumothorax analysés par M. Saussier, 81, c'est-à-dire plus de la moitié, provenaient de la rupture d'un tubercule ou d'une excavation tuberculeuse dans la plèvre, et 29 étaient survenus dans le cours d'une pleurésie, au milieu des circonstances qui caractérisent plusieurs des variétés que nous avons signalées plus haut.

II. Lorsque la quantité des gaz contenus dans les plèvres est considérable, il en résulte une compression et un refoulement du poumon, avec distension plus ou moins marquée des parois pectorales et dilatation du côté. Le diaphragme est lui-même alors refoulé en bas, ainsi que les organes mobiles avec lesquels il se trouve en contact. Lorsque le pneumothorax ou l'hydro-pneumothorax occupent le côté gauche, le cœur est plus ou moins fortement refoulé dans le côté droit.

III. L'air est le gaz que l'on rencontre le plus souvent, et on le reconnaît aux caractères physiques et chimiques qui lui sont propres.

Nous manquons de recherches exactes sur les autres espèces de gaz qui peuvent se développer dans la cavité des plèvres.

b. Signes et diagnostic.

I. Les signes physiques caractéristiques du pneumothorax sont les suivants :

1° Résonnance plus que normale et comme tympanique du côté affecté ;

2° Dilatation plus ou moins prononcée de ce même côté ;

______

(1) Si ma mémoire ne me trompe pas, j'ai observé depuis un second exemple du genre de cas qui nous occupe.

3° Absence de la respiration vésiculaire dans le poumon comprimé par le gaz épanché.

A ces signes se joint une dyspnée plus ou moins considérable, et qui pourrait être portée jusqu'à la suffocation, dans le cas de pneumothorax double.

Je laisse de côté les signes et les symptômes propres aux diverses lésions qui peuvent coïncider avec le pneumo-thorax.

II. Voici maintenant les signes physiques caractéristiques de l'hydro-pneumo-thorax.

1° Dilatation plus ou moins considérable du côté affecté avec résonnance tympanique dans la région que les gaz occupent (région supérieure dans la position assise du malade, et matité dans la région où se trouve le liquide (région inférieure dans la position ci-dessus indiquée).

2° Si l'on secoue le malade par l'épaule, à la manière d'Hippocrate (succussion hippocratique), ou si l'on secoue la poitrine de toute autre manière, on entend aussitôt, et sans qu'il soit nécessaire d'appliquer immédiatement l'oreille sur la poitrine, un bruit de fluctuation, de glou-glou ou de gargouillement tout-à-fait semblable à celui que l'on produit en agitant une carafe contenant à la fois de l'air et un liquide.

3° Dans le cas où la cavité pleurale communique avec les bronches, l'oreille, appliquée sur la poitrine, fait entendre une respiration amphorique des plus distinctes, ou mieux un souffle tout-à-fait analogue à celui que l'on produit en soufflant dans le goulot d'une carafe vide, et un tintement métallique, qui devient un *tinnitus* beaucoup plus fort quand le malade parle ou tousse ; ce tinnitus se fait entendre aussi quand on ausculte la poitrine pendant les secousses au moyen desquelles on donne lieu au bruit de fluctuation.

Aux signes qui viennent d'être exposés, on ne saurait méconnaître l'hydro-pneumothorax. Il n'est réellement aucune maladie dont le diagnostic soit plus certain, et j'ajoute plus facile à établir par quiconque possède quelque habitude clinique. Si quelquefois, à l'ouverture des cadavres, on a rencontré des pneumo-hydrothorax, qui n'avaient pas été reconnus ni même soupçonnés du vivant des malades, c'est que l'on n'avait pas eu recours aux méthodes d'exploration propres à faire recueillir les signes exposés plus haut. Citons un fait à l'appui de ce qui précède. Dans le courant de cette année (1845), il y avait dans nos salles une phthisique dont nous n'avions pas exploré de nouveau la poitrine depuis assez longtemps. Elle se plaignait depuis quelques jours d'une douleur dans le côté, survenue brusquement, et sa respiration était devenue beaucoup plus accélérée. J'eus l'idée qu'une caverne tuberculeuse pouvait bien s'être rompue dans la plèvre, avoir déterminé un épanchement de matière tuberculeuse et d'air dans le côté, et causé en même temps un épanchement pleurétique. J'explorai la malade, et, en présence de nombreux élèves, je constatai tous les signes indiqués plus haut. Le bruit de fluctuation, le souffle amphorique et le tintement métallique étaient on ne peut plus évidents. La malade entendait elle-même le bruit de fluctuation ou de gargouillement, et il lui suffisait, pour le produire, d'agiter légèrement le tronc.

c. Traitement.

I. *Pneumothorax simple.* Le cas de pneumothorax simple est, selon Laënnec, celui où l'on pourrait se promettre le plus de succès de la ponction du thorax avec le trois-quarts ou de l'incision intercostale. « Au reste, ajoute-t-il, l'occasion de pratiquer l'une ou l'autre opération doit se présenter fort rarement; car, outre que le pneumothorax simple est une affection extrêmement rare, il me paraît probable que, dans la plupart des cas, elle ne doit pas être très grave, et que l'épanchement aériforme peut être plus facilement absorbé qu'un épanchement liquide. »

II. *Pneumothorax compliqué d'un épanchement liquide*, ou *pneumo-hydrothorax*. Nous avons dit ailleurs ce qu'il convenait de faire dans le cas d'hydrothorax. Nous y renvoyons nos lecteurs. Quant au pneumothorax qui coïncide avec l'hydrothorax, s'il est le résultat d'une communication fistuleuse de la cavité pleurale, soit avec l'extérieur, soit avec les bronches, on ne peut en obtenir la guérison qu'en faisant disparaître la communication fistuleuse par les moyens usités en pareil cas. Cette communication ayant cessé d'exister, l'air contenu dans la cavité pleurale ne se renouvellera plus pendant les mouvements respiratoires, et il pourra être résorbé ou bien éliminé par le procédé dont il a été question plus haut. Malheureusement, les maladies dans le cours desquelles on voit se produire le pneumo-hydrothorax le plus commun, telles que la phthisie pulmonaire, la gangrène de même nom, sont par elles-mêmes presque constamment mortelles, et l'accident dont il s'agit ne fait que hâter leur terminaison funeste (1).

On rencontre des cas dans lesquels un pneumo-hydrothorax se transforme en simple hydrothorax. J'ai observé deux cas de ce genre, l'un en 1840, et l'autre en 1841. La percussion, l'auscultation et la succussion nous permirent de constater la diminution graduelle de l'épanchement gazeux.

Dans le premier cas, au bout de trois mois, le bruit de fluctuation, la résonnance semi-tympanique, la respiration amphorique et le tintement métallique avaient

(1) On trouvera dans la thèse de M. Saussier des recherches intéressantes sur les résultats de l'opération de la paracenthèse du thorax dans les cas de pneumothorax. On y verra que Riolan, Combalusier, ont proposé cette opération avant Alexandre Monro, qui, selon Sprengel, l'aurait conseillée le premier en 1760. (L'ouvrage de Combalusier est de 1747.)

entièrement disparu. Alors l'épanchement liquide occupait tout le côté (c'était le droit), lequel, en avant comme en arrière, offrait une matité complète (point de respiration vésiculaire dans ce même côté). Le malade ayant succombé plus tard, on trouva au sommet du poumon droit une caverne qui ne communiquait point avec la cavité de la plèvre, tout ce sommet étant entouré de fausses membranes très épaisses.

Voici le second cas.

En décembre 1840, nous reçûmes un jeune homme de 26 ans, chez lequel, à la suite de la rupture d'une caverne tuberculeuse, nous reconnûmes d'abord un simple pneumothorax, puis un pneumo-hydrothorax gauche.

Sous l'influence des moyens employés, on vit diminuer la proportion de l'élément gazeux du pneumo-hydrothorax. Le bruit de fluctuation ou de gargouillement produit par la succussion ne se passait que dans un espace très étroit, et la respiration amphorique ainsi que le tintement métallique avaient disparu. Bientôt il n'existe plus que les signes de la caverne tuberculeuse et d'un épanchement liquide. Celui-ci diminue peu à peu lui-même, le côté qu'il occupe s'affaisse, se rétrécit, s'aplatit. Le malade se sent assez bien pour demander sa sortie. Il rentre cinq mois plus tard avec un nouvel épanchement pleurétique auquel il succombe. A l'ouverture, on rencontre un épanchement purulent qui remplit tout le côté gauche. Le poumon, réduit au volume du pancréas, était enveloppé de toutes parts de fausses membranes assez épaisses, et offrait à son sommet une caverne pouvant contenir un petit œuf de pigeon sans communication avec la cavité pleurale.

§ II. Emphysème du tissu cellulaire interlobulaire des poumons et du tissu cellulaire sous-pleural.

L'emphysème dont il s'agit ici, et qui résulte de la présence de l'air ou d'un autre gaz dans le tissu cellulaire des poumons et au-dessous de la plèvre, diffère essentiellement de l'*emphysème du poumon* lui-même, tel que l'a décrit Laënnec, et tel que nous le décrirons plus loin.

Comme l'emphysème du tissu cellulaire du poumon et du tissu cellulaire sous-pleural coïncide le plus souvent avec celui du tissu cellulaire extérieur, et que, d'ailleurs, il survient le plus ordinairement à la suite de plaies des poumons ou des bronches, il est d'usage de le décrire dans les traités de chirurgie ou de pathologie externe. Nous devons néanmoins nous en occuper ici; car il se rattache étroitement à diverses lésions dont l'étude appartient spécialement à la médecine proprement dite ou à la pathologie interne.

a. Mode de formation et espèces diverses.

I. L'infiltration de gaz dans le tissu cellulaire intervésiculaire des poumons et dans le tissu cellulaire du poumon la mieux connue, est celle qui se développe à la suite d'une solution de continuité quelconque des vésicules bronchiques ou des canaux ultimes des bronches.

II. Mais il se présente pourtant des cas dans lesquels on constate un emphysème sous-pleural ou intervésiculaire indépendant de toute cause mécanique. Certains auteurs ont admis encore ici que les gaz accidentellement développés étaient le produit d'une sécrétion anormale. J'ai déjà dit précédemment quelle était mon opinion sur cette doctrine. Je pense que les gaz infiltrés dans le tissu cellulaire sous-pleural ou intervésiculaire, en l'absence de toute déchirure des vésicules pulmonaires ou des derniers tuyaux bronchiques, proviennent d'un mouvement de décomposition putride, survenu soit avant soit après la mort. Les affections dans lesquelles l'emphysème de l'espèce dont il s'agit peut se produire avant la mort sont particulièrement : 1° la gangrène du poumon; 2° un abcès du même organe avec putréfaction du pus, etc. Je n'ai pas besoin de dire combien il importe, à l'examen des cadavres, de ne pas prendre pour un emphysème développé pendant la vie celui qui est le résultat de la décomposition cadavérique.

Quoi qu'il en soit, l'emphysème que nous allons étudier est particulièrement celui qui provient des solutions de continuité des vésicules et radicules bronchiques. Ces solutions de continuité peuvent être plus ou moins nombreuses et offrir quelques différences selon qu'elles sont produites par des corps vulnérants, par rupture ou par ulcération ; mais ces différences sont peu importantes, et nous n'y insisterons pas plus longtemps.

b. Caractères physiques et anatomiques.

I. Voici quels sont, d'après Laënnec, les caractères de l'emphysème ou infiltration d'air dans le tissu cellulaire intervésiculaire et sous-pleural que les solutions de continuité entraînent à leur suite. « Les cloisons infiltrées, au lieu de l'épaisseur presque inappréciable, de la blancheur et de l'opacité qui leur sont naturelles, présentent la largeur de 2 à 12, 14 et même quelquefois 28 millimètres. Elles forment à la surface du poumon, et principalement vers ses bords, des bandes transparentes et très exactement circonscrites, qui le traversent d'une face à l'autre ou pénètrent au moins profondément dans sa substance, et qui contrastent par leur transparence avec l'opacité du tissu pulmonaire. Le tissu cellulaire infiltré, formé de lames très minces et à demi desséchées, est devenu diaphane et incolore. Ces bandes, ordinairement plus larges vers le bord du poumon, se dirigent en s'amincissant vers le centre de l'organe, et on pourrait les comparer sous ce rapport à des segments d'orange qui contiendraient de l'air dans leurs cellules, au lieu du suc visqueux et sucré qu'elles renferment naturellement. Quelquefois plusieurs bandes semblables marchent parallèlement l'une à l'autre , séparées par des îlots de tissu pulmonaire tout-à-fait sain. Plus rarement, l'infiltration aérienne, en se propageant dans une intersection transversale, et par conséquent parallèle au bord du poumon, réunit entre elles deux bandes longitudinales , et isole ainsi un ou plusieurs lobules pulmonaires. Assez souvent on remarque le long des vaisseaux qui parcourent les poumons, et surtout de ceux qui rampent à leur surface, des bulles d'air infiltrées dans le tissu cellulaire ambiant, et qui figurent assez bien les grains d'un chapelet. On trouve, en outre, sous la plèvre des bulles d'air en beaucoup plus grand nombre et plus communément que dans l'emphysème pulmonaire proprement dit. Quand l'emphysème interlobulaire est voisin de la racine du poumon, il gagne promptement le médiastin, et de là le cou et le tissu cellulaire intermusculaire et sous-cutané de toutes les parties du corps. »

Les lobules compris entre les infiltrations aériennes des cloisons sont ordinairement dans un état d'intégrité parfaite. Laënnec ne voudrait cependant point affirmer que l'infiltration aérienne ne puisse les envahir quelquefois. Dans les cas graves, on serait tenté de le croire au premier abord. On voit, en effet, de semblables infiltrations qui ont deux ou trois doigts de largeur vers le bord du poumon, et il semble naturel de croire qu'une cloison cellulaire aussi mince ne puisse être distendue à ce point, et que les lobules pulmonaires existant entre deux cloisons infiltrées ont disparu dans l'infiltration. Mais si cela est, ajoute Laënnec, il n'a rien aperçu qui pût l'indiquer, et il n'a jamais vu un lobule infiltré d'air ni aucune cellule évidemment dilatée. Si des lobules ont réellement disparu dans ces grandes infiltrations aériennes, il faudrait supposer que l'air a pénétré dans les interstices des vésicules pulmonaires mêmes, et les a résolues en tissu cellulaire; car des coupes faites à un poumon insufflé et desséché dans les points emphysémateux n'ont jamais présenté à Laënnec rien qui ressemblât à des restes de tissu pulmonaire.

Pour compléter cette description anatomique de l'emphysème interlobulaire, nous ajouterons que les bulles aériennes observées alors peuvent être déplacées par la pression du doigt, ce qui n'a pas lieu pour les bulles de l'emphysème par simple dilatation des vésicules.

Notons aussi que la plèvre peut se rupturer par l'effort de l'air infiltré au-dessous d'elle, et que c'est là une des causes du pneumothorax.

Laënnec dit qu'on ne peut reconnaître les points où se sont faites les ruptures des vésicules pulmonaires sans lesquelles on ne saurait concevoir la formation de l'emphysème interlobulaire dont il s'agit ici. Il est cependant probable qu'en insufflant le poumon, on pourrait, au moyen d'une inspection attentive, distinguer les points dont il s'agit, comme nous l'avons fait dans le cas suivant par la relation duquel je terminerai ce paragraphe.

» II. Jacques Balot, âgé de 60 ans, fut apporté à l'hôpital Cochin, le 22 mars 1822. Il répondait si mal aux questions qu'il ne put même dire quel était son nom. On nous apprit qu'il avait fait une chute quelques jours avant son entrée. Sa voix était aiguë, enfantine. Son visage était violet, comme celui des individus atteints d'une maladie du cœur parvenue à son plus haut degré, et des grimaces l'agitaient quand on pressait le ventre ou qu'on explorait le côté gauche de la poitrine; toux, engouement des bronches, plaintes, abattement profond, accompagné d'une sorte d'agitation automatique des membres; langue sèche, brune; soif. (Gomme édulc., 3 bouillons.)

Le lendemain de l'entrée, je voulus examiner la poitrine, mais l'état d'abattement du malade ne me permit de le faire que fort incomplètement. La respiration s'entendait des deux côtés , en avant; les battements du cœur étaient profonds, peu sonores, l'agitation comme vermiculaire des membres persistait, et le malade poussait continuellement des soupirs analogues à ceux d'un enfant.

Il succomba à neuf heures du soir. (Aussitôt après la mort, le visage, qui était fortement violet, prit une teinte pâle extrêmement marquée.)

Autopsie cadavérique, 36 heures après la mort. Le ventre et la poitrine contenaient une assez abondante quantité d'une sérosité roussâtre et limpide. Des adhérences celluleuses fort anciennes unissaient les poumons aux parois de la poitrine; en incisant ceux-ci, il en ruisselait une énorme quantité de sérosité mêlée de sang. Le tissu pulmonaire était d'un brun violacé, mou, et se déchirait avec une extrême facilité. Ce tissu , ainsi pénétré de sang et de sérosité (œdème et apoplexie du poumon), était comme caverneux, déchiré et désorganisé en certains points. Cependant les deux poumons à leur partie antérieure crépitaient assez bien. Vers la base du poumon gauche existait un énorme kyste rempli d'un fluide gazeux; ce kyste était tellement volumineux qu'au premier abord je le pris pour l'estomac que j'aurais enlevé avec le poumon; ce n'était autre chose qu'une portion de la plèvre pulmonaire soulevée par une grande quantité d'air qui s'était échappé à la faveur de la rupture d'une ou de plusieurs cellules bronchiques. En quelques points, ce kyste était parsemé d'écailles calcaires ou ossiformes. Auprès de cette poche, en existait une autre du volume d'une vessie ordinaire. Un grand nombre d'autres vésicules moins considérables hérissaient la surface de ce poumon; en insufflant cet organe, on voyait l'air circuler à sa surface et gonfler les vésicules ci-dessus indiquées , et la pression faisait passer l'air des unes dans les autres. Une inspection attentive fit apercevoir un grand nombre d'autres vésicules moins volumineuses encore que les précédentes et dont on ne faisait pas sortir l'air par la pression : ces vésicules n'étaient, sans doute, autre chose que les cellules bronchiques dilatées.

Les bronches étaient gorgées d'un mucus ensanglanté. Cœur volumineux, d'un tissu facile à déchirer ; parois du ventricule gauche ayant environ 1 pouce d'épaisseur; grosses veines, gorgées de sang... Il serait inutile de parler ici des lésions rencontrées dans d'autres organes...

c. Signes de l'emphysème interlobulaire et sous-pleural.

I. Suivant Laënnec, cet emphysème se reconnaît à un signe tout-à-fait pathognomonique : c'est *le râle crépitant sec à grosses bulles, très manifeste et continuel ou à peu près.* Comme je reviendrai sur ce signe à l'occasion de l'emphysème pulmonaire proprement dit, lequel est quelquefois accompagné de l'emphysème interlobulaire, je me contenterai de l'avoir énoncé ici (1).

(1) Je crois seulement utile de consigner dans cette note les détails suivants empruntés à Laënnec, afin qu'on puisse les rapprocher de ceux que j'exposerai à l'article auquel je viens de renvoyer. Après avoir ainsi considéré le râle crépitant sec à grosses bulles comme le signe pathognomonique de l'emphysème interlobulaire, Laënnec ajoute: « On éprouve ordinairement en même temps la sensation d'un ou plusieurs corps qui montent et descendent en frottant le long des côtes pendant l'inspiration et l'expiration. Ces phénomènes présentent des variétés assez notables ; ils sont ordinairement réunis, ou bien l'un d'eux existe seul, ou ils ont lieu alternativement. Le frottement *ascendant* a lieu dans l'inspiration, et c'est dans ce moment aussi que se fait ordinairement entendre le râle crépitant sec à grosses bulles qui le masque souvent complétement. Le frottement *descendant*, qui accompagne l'expiration, s'entend par cela même beaucoup plus communément; il se fait quelquefois en un seul temps, d'autres fois en deux ou trois temps ou saccades successives; assez souvent il ne se fait entendre qu'immédiatement après l'expiration, ou lorsqu'elle est achevée; il semble alors que quelque chose descende pour se remettre à sa place. Le plus ordinairement, le frottement paraît se faire contre la plèvre costale ; d'autres fois, au contraire, il semble se faire profondément contre le diaphragme, contre le médiastin ou entre les lobes pulmonaires. Ces phénomènes sont quelquefois accompagnés d'une cré-

II. La résonnance de la poitrine est pour le moins aussi bonne qu'à l'état normal, plus forte même, dans les cas où l'emphysème interlobulaire coexiste avec l'emphysème vésiculaire. Il est évident aussi que dans le simple emphysème interlobulaire porté à un haut degré, la résonnance est augmentée dans les régions de la poitrine qui lui correspondent.

III. Pour que l'emphysème interlobulaire pur et simple pût déterminer une gêne très notable dans la respiration, il faudrait qu'il fût porté à un degré des plus graves, ainsi que cela avait lieu chez le malade dont on a lu l'observation un peu plus haut. Au reste, comme je n'ai point eu l'occasion de bien étudier cet emphysème isolé de l'emphysème vésiculaire, et que je ne connais aucun auteur qui ait publié des recherches satisfaisantes sur cet objet, je laisse à l'avenir le soin de combler les lacunes qui pourraient exister aujourd'hui sur le point de séméiologie qui vient de nous occuper.

IV. Il va sans dire que l'existence d'un emphysème extérieur coïncidant avec les phénomènes signalés précédemment, et qui se serait d'abord manifesté vers le tissu cellulaire du cou, constituerait une donnée de plus pour le diagnostic.

pitation sensible à la main, crépitation qu'on peut déterminer, dans certains cas, en pressant du doigt les espaces intercostaux correspondant au lieu affecté. »

Laënnec s'en tient à l'exposition qui précède, et ne cherche point à expliquer les phénomènes. Je crois que si une mort prématurée n'eût, bien malheureusement pour la science, interrompu le cours de ses recherches, ce profond et ingénieux observateur aurait apporté quelques modifications aux résultats de son observation sur le sujet qui vient de nous occuper, et qu'il aurait essayé de préciser les conditions physiques propres à produire les divers phénomènes observés par lui dans les cas d'emphysème interlobulaire.

Il est probable que l'entrée et la sortie de l'air à travers les vésicules déchirées ne sont pas étrangères à l'espèce de *crépitation sèche* dont il vient d'être question plus haut.

d. Causes occasionnelles.

I. Laissant de côté les causes traumatiques ou chirurgicales proprement dites, et renvoyant à celles que nous avons exposées à l'article *Emphysème vésiculaire*, pour l'explication de l'*emphysème interlobulaire* dont il peut être accompagné (1), il ne nous reste guère autre chose à dire, sinon que de violents et brusques efforts, tels que ceux qui ont lieu pendant de grandes quintes de toux, pendant l'accouchement, pendant les défécations très laborieuses, dans l'acte de soulever de lourds fardeaux, etc., sont la cause occasionnelle la plus connue de l'emphysème interlobulaire, dégagé de toute complication de lésion organique des bronches et du tissu pulmonaire.

II. Laënnec assure que les enfants y sont plus sujets que les adultes, et que cet emphysème a lieu fréquemment chez eux lorsqu'ils sont attaqués du *croup* ou d'un catarrhe aigu très intense dans lequel l'obstruction bronchique est très grande. Il pense que le catarrhe suffocant aigu en est, chez l'adulte, la cause la plus fréquente, lorsqu'il dure

(1) L'assertion suivante de Laënnec n'est pas tout-à-fait conforme à mon expérience personnelle. Il assure que dans les cas même où l'emphysème pulmonaire était le plus intense, il n'a vu d'autre infiltration aérienne que quelques bulles d'air dans le tissu cellulaire qui sépare la plèvre du poumon, *et jamais la réunion des deux emphysèmes.* Après avoir fait observer que cette circonstance peut paraître étonnante, il l'explique en disant que « l'emphysème pulmonaire étant une maladie chronique, elle doit amener à la longue un peu d'épaississement par hypertrophie des vésicules aériennes, et que d'ailleurs le tissu cellulaire interlobulaire des poumons est très dense. » Cette dernière raison pourrait être opposée à la formation de l'emphysème interlobulaire pur et simple comme à celle de ce même emphysème coexistant avec l'emphysème vésiculaire. Quant à l'épaississement hypertrophique des vésicules pulmonaires sur lequel j'aurai soin d'appeler moi-même toute l'attention du lecteur quand il sera question de l'emphysème vésiculaire, il n'existe pas toujours et dans toutes les vésicules à la fois, et ne suffit pas par conséquent pour expliquer, dans tous les cas, la circonstance qui nous occupe. Mais je reconnais très volontiers que c'est là réellement une des causes qui contribuent à rendre plus rare la complication de l'emphysème vésiculaire avec l'*emphysème interlobulaire.*

plusieurs jours, et surtout lorsqu'il est joint à une légère pneumonie.

e. Traitement.

Nous avons bien peu de chose à dire sur ce point. Nous ne possédons aucun moyen à l'aide duquel nous puissions agir directement sur la lésion. Quand l'emphysème du tissu cellulaire interlobulaire du poumon est compliqué d'un emphysème du tissu cellulaire extérieur, on peut, comme le propose Laënnec, pratiquer quelques mouchetures au bas du cou et dans les autres régions où l'infiltration aérienne serait la plus considérable. On sait, au reste, que l'air infiltré peut être résorbé par les seules forces de la nature, et que, par lui-même, cet emphysème n'entraîne point, ordinairement du moins, de graves accidents. Laënnec déclare qu'il n'a vu mourir personne de cette affection seule, et qu'il a vu guérir plus ou moins rapidement plusieurs sujets qui en présentaient les signes de la manière la plus évidente et dans une grande étendue.

On peut lire dans son ouvrage deux exemples de cette guérison.

VI. Pneumatoses de l'appareil digestif.

§ Ier. Pneumatose et hydro-pneumatose du péritoine (1).

a. Mode de formation et espèces.

I. La pneumatose du péritoine provenant d'une formation accidentelle de gaz pendant la vie n'est pas admise par tous les auteurs. « Beaucoup de médecins prétendent qu'elle est toujours un effet cadavérique. Cependant on cite quelques observations dans lesquelles on a trouvé de l'*air* dans le péritoine, sans aucune trace d'inflammation de cette membrane, ni d'épanchement de sérosité dans sa cavité, et sans perforation intestinale. Il faut bien admettre que, dans ces cas, les gaz avaient été exhalés par la membrane. Combalusier y croyait

(1) La pneumatose du péritoine est la tympanite abdominale de Combalusier. On pourrait donner à cette pneumatose le nom de *péritono-pneumatose.*

fermement (1). » L'exhalation ou la sécrétion de gaz par le péritoine, en prenant ces expressions dans leur rigoureuse acception, ne me paraît pas pouvoir être admise comme *certaine*. Mais des gaz peuvent se produire dans la cavité du péritoine, par l'effet du travail de putréfaction de diverses matières anormales contenues dans cette cavité, un épanchement purulent entre autres (je parle d'un travail de putréfaction survenue pendant la vie et non de la putréfaction cadavérique, laquelle donne également lieu à la pneumatose du péritoine et à plusieurs autres, ainsi que nous l'avons déjà précédemment noté).

II. La pneumatose du péritoine la plus commune est celle qui provient de la communication anormale de la cavité du péritoine avec les intestins ou l'estomac, comme il arrive à la suite d'une perforation de ces organes.

La présence de gaz dans la cavité du péritoine coïncide le plus ordinairement avec celle d'un épanchement liquide.

III. Quelle que soit l'origine des gaz contenus dans le péritoine, ils ont pour effet de distendre les parois abdominales, de comprimer les organes contenus dans l'abdomen, de les refouler, de déplacer ceux d'entre eux qui sont mobiles, etc.

Si les gaz sont doués de *propriétés irritantes*, ils donnent lieu à une inflammation du péritoine, etc.

b. Signes et diagnostic.

I. On reconnaît la pneumatose du péritoine : 1° à la distension plus ou moins considérable de l'abdomen, distension connue sous le nom de *ballonnement*, parce que le ventre, ainsi distendu, ressemble effectivement à un ballon; 2° à la résonnance claire, *tympanique*, de l'abdomen; 3° à la résistance élastique et vraiment *gazeuse* de cette cavité.

A ces signes, on *diagnostique* aisément la présence de gaz

(1) M. Roche, art. MALADIES VENTEUSES du *Dict. de médecine et de chirurgie pratiques*.

dans l'abdomen ; mais ils ne suffisent pas pour nous apprendre si les gaz sont contenus dans le péritoine lui-même, ou bien dans la cavité des voies digestives, de l'utérus, etc. Nous reviendrons sur ce diagnostic *différentiel*, en traitant de ces dernières pneumatoses.

La présence de gaz dans le péritoine gêne nécessairement les fonctions de tous les organes sur lesquels ces gaz exercent une compression plus ou moins prononcée.

Les perforations qui peuvent avoir donné lieu à la pneumatose du péritoine, la péritonite qui accompagne constamment cet accident, etc., etc., déterminent des symptômes que nous avons exposés en temps et lieu, et sur lesquels nous ne devons pas revenir.

II. Lorsque la présence de gaz dans la cavité du péritoine est accompagnée de celle d'un liquide, on reconnaît cette affection composée aux signes suivants : 1° résonnance tympanique dans la région correspondante aux gaz et matité dans la région correspondante au liquide ; 2° bruit de fluctuation à la succussion abdominale ; 3° le siége de la matité et de la résonnance tympanique varie selon les positions que l'on donne aux malades.

En tenant compte de toutes les circonstances antécédentes, et en s'aidant des signes fournis par les lésions fonctionnelles, on parviendra, sans trop de difficultés, à distinguer le cas qui nous occupe de celui dans lequel la présence de gaz et de liquides dans la cavité des voies digestives, donne également lieu au bruit de fluctuation et aux autres signes physiques indiqués tout-à-l'heure.

c. Traitement.

L'indication est de donner issue aux gaz contenus dans la cavité du péritoine, si la résorption n'a pu s'en opérer. Dans la pneumatose *simple* de l'abdomen, si tant est qu'il en existe réellement de telle, l'indication précédente une fois remplie, il ne resterait plus qu'à combattre la cause sous l'influence de laquelle se serait développée la collection gazeuse. Mais par quels moyens combattre une cause dont on ignore la nature?

Dans la pneumatose du péritoine, consécutive, soit à une péritonite avec travail de putréfaction commençante du pus, soit à une perforation des intestins ou de l'estomac, l'élimination des gaz par la paracentèse ou de toute autre manière ne serait qu'un moyen bien précaire. En effet, une mort à peu près inévitable est l'effet des maladies qui ont été la cause occasionnelle de la pneumatose du péritoine.

§ II. Pneumatoses de l'estomac et des intestins (1).

La physiologie nous apprend que, dans l'état normal, l'estomac et les intestins contiennent une certaine quantité de gaz.

On n'a point encore fait des recherches suffisantes sur la quantité normale et sur la nature de ces gaz. Relativement à leur nature, nous lisons dans la *Physiologie* de M. Magendie que ceux de l'estomac et des intestins grêles sont composés d'oxigène, d'azote, d'hydrogène et d'acide carbonique, et ceux du gros intestin, d'azote, d'acide carbonique, d'hydrogène carboné et d'hydrogène sulfuré. Les proportions normales de ces divers gaz n'ont pas été déterminées d'une manière satisfaisante.

Quoi qu'il en soit, pour que la présence de gaz dans le tube digestif constitue un état morbide, il faut donc de deux choses l'une, ou que ces gaz soient autres que ceux de

(1) Combalusier a désigné la pneumatose des intestins sous le nom de *tympanite intestinale.* (Nous avons vu que cet auteur avait donné le nom de *tympanite abdominale* à la pneumatose du péritoine.)

On pourrait appeler *entéropneumatose* la pneumatose des intestins, et *gastropneumatose* la pneumatose de l'estomac.

La description isolée de la pneumatose de l'estomac et des différentes portions du tube intestinal n'a pas encore été tracée. C'est un intéressant sujet de recherches.

Parmi les ouvrages récents que l'on peut consulter aujourd'hui avec le plus de fruit sur la matière qui nous occupe, nous citerons celui de Baumès, de Lyon, intitulé : *Traité des maladies venteuses* ou *Lettres sur les causes et les effets des gaz dans les voies gastriques.* Paris, 1837, in-8.

l'état normal, ou que les gaz normaux se soient développés en trop grande abondance (1).

Les états morbides connus sous le nom de pneumatoses des voies digestives, constituent les *maladies venteuses* par excellence des anciens auteurs, et, comme les affections vermineuses, elles jouent encore de nos jours un grand rôle dans la médecine du vulgaire, rôle qu'il importe de réduire à sa juste valeur.

Nous distinguerons les pneumatoses de l'estomac et des intestins en deux espèces, savoir : 1° celles qui consistent en une simple augmentation des gaz normaux que contiennent ces organes, ou *hyperpneumatoses gastro-intestinales*, et 2° celles qui résultent de la production de gaz anormaux, ou *hétéropneumatoses gastro-intestinales*.

A. *Hyperpneumatoses des voies digestives.*

a. **Causes occasionnelles et conditions de développement.**

I. Les causes les plus ordinaires de cette espèce de pneumatoses sont l'usage d'aliments de digestion difficile, de certains légumes, tels que les haricots, les choux, etc., et généralement toutes les circonstances capables d'entraver le travail de la digestion. Les personnes nerveuses, les sujets atteints d'hypochondrie ou d'hystérie, sont, comme on sait, remarquables par la facilité avec laquelle il se produit une abondante quantité de gaz dans leurs voies digestives.

II. A l'état normal, les gaz qui se forment dans le tube digestif, trouvant une issue libre, soit par la partie supérieure, soit par la partie inférieure de ce tube, s'en échappent, en produisant des bruits particuliers, connus de tout le monde, et dont nous épargnerons au lecteur une description plus détaillée. Ils ne s'accumulent à l'intérieur des organes digestifs que dans les cas où une maladie quel-

(1) Il serait bon aussi de rechercher s'il ne se rencontre point des cas dans lesquels les gaz normaux des voies digestives n'existent pas en quantité suffisante.

conque de ces organes s'oppose à leur libre issue. Il s'opère alors une collection gazeuse plus ou moins considérable, collection qui constitue une espèce particulière de tympanite ou de météorisme (*tympanite gastro-intestinale*).

La dilatation du tube digestif peut être portée au point que ses parois soient considérablement amincies, et menacent de se rupturer. Une rupture n'arrive guère cependant que dans les cas où il existerait quelque ulcération ou quelque point de ramollissement, et c'est, en général, pendant un effort que l'accident s'opère.

b. **Signes et diagnostic.**

I. Les hyperpneumatoses gastro-intestinales sont en général faciles à diagnostiquer. On reconnaît, en effet, cet état morbide à des émissions fréquentes et abondantes de gaz, soit par la bouche, soit par l'anus, émissions souvent fort incommodes, et dont l'odeur est en rapport avec la nature des gaz expulsés.

Tel est le cas dans lequel les gaz trouvent une libre issue au dehors. Que si, au contraire, les gaz sont retenus, on en reconnaît la présence aux signes suivants : distension, ballonnement du ventre, qui résonne comme un tambour à la percussion, et qui offre à la pression une résistance élastique tout-à-fait caractéristique.

En même temps, borborygmes plus ou moins bruyants (dans les cas, bien entendu, où il existe dans les voies digestives une quantité plus ou moins abondante de liquides mêlés aux gaz), douleurs dans le trajet du gros intestin, douleurs qui ont pour caractère spécial de se déplacer souvent comme les gaz eux-mêmes (*coliques venteuses*); les malades ont la sensation des contractions intestinales qui accompagnent les bruits appelés *borborygmes*, et la main appliquée sur l'abdomen fait constater ces contractions, ainsi que les bosselures et les dépressions intestinales auxquelles elles donnent lieu.

II. Ces derniers signes permettent de distinguer la tympanite intestinale de la tympanite péritonéale.

Ajoutons que, dans la tympanite intestinale, les malades parviennent, avec plus ou moins d'efforts, à expulser les gaz accumulés dans les voies digestives, et ils éprouvent alors un soulagement extrême, une sorte de jouissance particulière. Dans la tympanite péritonéale, une telle expulsion est physiquement impossible.

c. Traitement.

I. Quand les gaz gastro-intestinaux, formés en trop grande abondance, s'échappent librement, le traitement doit consister essentiellement à combattre par des moyens appropriés les affections sous l'influence desquelles l'hyperpneumatose s'est manifestée, ou à changer le régime alimentaire qui peut avoir présidé au développement de cette hyperpneumatose. Chez quelques personnes, la disposition à la formation hypernormale de gaz gastro-intestinaux est constitutionnelle, et pour ainsi dire innée. Dans ce cas, on ne pourrait obtenir la guérison qu'en changeant la constitution elle-même, ce qui n'est rien moins que facile.

II. Lorsque les gaz s'accumulent de manière à produire une tympanite gastro-intestinale plus ou moins considérable, il faut tâcher d'en obtenir l'expulsion par les moyens désignés sous le nom de *carminatifs*, tels que l'anis, la coriandre, la camomille, le fenouil, etc. Si ces moyens, d'une efficacité médiocre, ne réussissent pas, que la distension de l'abdomen soit portée très loin, et que les purgatifs, la pression abdominale, l'introduction d'une sonde dans le gros intestin, etc., aient également échoué (1), convient-il de pratiquer une ponction pour

(1) Dans des cas de tympanite intestinale rebelle, j'ai essayé empiriquement les vésicatoires, les embrocations avec l'huile camphrée, les frictions mercurielles sur l'abdomen, la poudre de charbon, les bains, etc., et je n'en ai obtenu aucun avantage bien marqué.

donner issue aux gaz? Cette question de thérapeutique n'est pas encore résolue (1). Sa solution n'est pas d'une médiocre importance. En effet, il est des cas, et j'en ai pour ma part observé un certain nombre, où la rétention opiniâtre d'une énorme quantité de gaz dans le tube digestif a déterminé les plus graves accidents, et même la mort, comme cela est arrivé dans le courant de cette année chez un malade auprès duquel M. le docteur Tournié me fit appeler en consultation. J'engageai mon honorable confrère et ami à faire venir M. le docteur Jobert (de Lamballe), et à examiner avec lui si, dans l'état presque désespéré où se trouvait le malade, il serait permis de pratiquer la ponction. Ils ne jugèrent pas à propos de tenter cette opération chez un malade déjà presque agonisant, et je partage entièrement leur opinion. Le malade succomba peu d'heures après la consultation.

B. *Hétéropneumatoses du tube digestif.*

I. Nos connaissances sur cette espèce de pneumatose se réduisent à bien peu de chose. Les gaz qui se développent sous l'influence d'un travail de décomposition putride développé à l'intérieur du tube digestif, comme il arrive dans beaucoup de cas de fièvre entéro-mésentérique (entéro mésentérite typhoïde), sont certainement, en partie du moins, d'une nature différente de ceux que renferment normalement les intestins.

Les effets physiques et mécaniques de ces gaz ne diffèrent point de ceux des gaz dont il a été question plus haut. Mais quels sont *positivement* leurs effets chimiques et physiologiques? Nous l'ignorons.

(1) Voici comment M. Roche s'exprime sur ce point : « On a conseillé de faire une petite ponction aux parois abdominales pour donner issue aux gaz; cette opération exposerait aux accidents les plus graves ; elle paraît cependant avoir été pratiquée un petit nombre de fois avec succès ; mais en général, il faut s'en abstenir.»(Article TYMPANITE du *Dictionnaire de médecine et de chirurgie pratiques.*)

On doit employer tous les moyens capables de provoquer l'expulsion des gaz hétérogènes ou anormaux. Mais il faut prendre garde de ne pas se servir de moyens qui, propres d'ailleurs à remplir cette indication, auraient l'inconvénient d'aggraver la maladie dont la production de ces gaz constituerait un des pernicieux effets, et tels seraient, par exemple, des purgatifs répétés dans les cas de météorisme intestinal coïncidant avec de nombreuses et profondes ulcérations intestinales.

II. Pourrait-on considérer comme appartenant à l'espèce de pneumatose qui nous occupe, celle qui résulte de la déglutition d'une quantité plus ou moins considérable d'air atmosphérique? Sans doute les gaz de l'estomac et des intestins grêles contiennent, comme l'air atmosphérique, de l'oxigène, de l'azote et de l'acide carbonique; mais les proportions de ces gaz ne sont pas les mêmes dans les deux cas. L'air atmosphérique introduit dans le tube gastro-intestinal est donc, jusqu'à un certain point, un gaz étranger, et partant cette pneumatose se rapproche de celles auxquelles le présent article est consacré.

VII. Pneumatoses des organes génito-urinaires.

§ Ier. PNEUMATOSES DES REINS.

Elles sont peu ou point connues.

§ II. PNEUMATOSES DE LA VESSIE.

Leur étude, comme celle des autres maladies de la vessie, appartient spécialement à la pathologie chirurgicale.

§ III. PNEUMATOSE DE L'UTÉRUS (UTÉRO-PNEUMATOSE), PHYSOMÉTRIE.

I. La formation de gaz dans la cavité de l'utérus a lieu dans les mêmes conditions que les autres pneumatoses, savoir : toutes celles propres à développer un travail de décomposition putride. Citons, à l'appui de cette assertion, l'expérience et l'autorité de Dugès, l'un des médecins dont la science doit le plus regretter la mort

prématurée. « Nous n'avons observé, dit-il, la physométrie que chez des femmes en couche, dont l'utérus contenait encore des caillots à la suite d'une hémorrhagie
considérable, et avait conservé un certain degré d'inertie,
ou bien conservait dans sa cavité des débris de fœtus ou
de placenta putréfiés : ce viscère faisait alors quelque
saillie dans l'hypogastre, et en le comprimant ou en portant le doigt dans son orifice, on faisait sortir du vagin
un gaz fétide. »

Après avoir signalé le cas dans lequel on a vu des
femmes, hors l'époque des couches, rendre un fluide
aériforme par le vagin, Dugès ajoute : « Le plus souvent
alors ce fluide était, comme chez les femmes en couche
dont il a été question plus haut, un produit de décomposition putride; c'est ainsi que la rétention de quelques caillots menstruels a donné lieu au ballonnement
de l'utérus; que plus souvent encore la distension de ce
viscère a été occasionnée par un mélange de gaz putride
et de l'ichor fourni par un ulcère cancéreux envahissant
les parois du corps de l'organe. A la même théorie doit
être rapportée la formation de gaz durant la grossesse ;
mais c'est évidemment hors des membranes du fœtus
qu'a dû siéger alors le foyer de putréfaction (1).»

On peut aussi rencontrer quelquefois dans l'utérus des
gaz qui ne s'y sont point formés, mais qui se sont introduits dans la cavité de cet organe, soit du dehors (2), soit
de certains organes voisins, du rectum particulièrement,
à la faveur d'une communication anormale entre la cavité
de ces organes et celle de l'utérus.

(1) Article PHYSOMÉTRIE du *Dictionnaire de médecine et de chirurgie
pratiques.*

(2) C'est d'après Dugès que nous mentionnons cette espèce de physométrie. « On a vu, selon cet observateur, des femmes chez lesquelles il
s'échappait de la vulve des fluides aériformes, mais sans odeur ; et ce rot
vaginal a pu être attribué, avec quelque apparence de raison, à la grande
laxité du vagin, qui pouvait, dans la variation du volume des organes

La quantité et la nature des gaz rencontrés dans l'utérus n'ont point encore été l'objet de recherches précises. Il en est de même des divers degrés de distension de la matrice, distension qui a pour effet la compression, le refoulement, le déplacement des parties voisines.

II. Les signes de la physométrie sont les suivants : distension, ballonnement plus ou moins considérable de la partie inférieure de l'abdomen, résonnance tympanique, résistance élastique de la même partie; expulsion de gaz par la vulve, quand on introduit le doigt dans l'orifice du col de l'utérus, surtout si, en même temps, on exerce une compression sur la région ballonnée de l'abdomen. (Ce *rot vaginal*, pour nous servir de l'expression de Dugès, s'opère aussi lorsque les malades font certains mouvements du corps; par exemple, quand elles se baissent.)

III. Les derniers signes qui viennent d'être indiqués et la connaissance des circonstances antécédentes au développement des gaz dont la partie inférieure de l'abdomen est distendue, ne permettent pas à un observateur attentif de confondre la physométrie avec les diverses espèces de tympanite dont nous avons précédemment traité.

Il serait plus difficile encore de prendre pour un état de grossesse la pneumatose de l'utérus. Cette méprise parait cependant avoir eu lieu. Dugès s'exprime ainsi qu'il suit à ce sujet : « La physométrie a été prise, dit on, pour une grossesse, et l'éruption des matières gazeuses a fait évanouir en un instant l'espérance ou les craintes d'une femme au cinquième mois de cette prétendue gestation ; mais il est clair qu'on tombera bien rarement dans une

---

voisins (vessie et rectum), *aspirer* en quelque sorte *de l'air atmosphérique*, bientôt expulsé, soit par suite de sa raréfaction par la chaleur, soit dans quelque mouvement du corps. »

Ce mode d'introduction de l'air dans l'utérus ne nous paraît pas suffisamment démontré.

telle erreur, si la femme se prête au moindre examen : la résonnance du ventre mettra d'abord sur la voie, et le *rot vaginal* fournira un autre caractère bien péremptoire s'il existe. Le doigt ou une canule portée dans l'orifice utérin amènerait du moins ce symptôme. »

Ce n'est pas, au reste, la pneumatose utérine, mais plus particulièrement encore la tympanite intestinale ou gastro-intestinale, qui, dans quelques cas, a pu donner lieu à la méprise que nous signalons, soit de la part de médecins peu attentifs, soit surtout de la part de quelques unes des femmes qui étaient atteintes des pneumatoses que nous étudions. Parmi ces femmes, il s'en est trouvé qui, sachant bien qu'elles n'étaient réellement pas grosses, ont cru pouvoir *simuler* la grossesse à la faveur d'une pneumatose intestinale (1).

IV. Le traitement est très simple. Si, sous l'influence des contractions abdominales, les malades ne peuvent pas expulser les gaz contenus dans l'utérus, il suffira, pour provoquer cette expulsion, d'introduire le doigt ou une sonde dans le col de l'utérus, et de presser, au besoin, la

---

(1) Dans le courant de cette année (1845), un cas fort curieux, qui se rattache à ceux que nous examinons, s'est présenté à l'hôpital de la Charité. Une femme, dont le ventre était fortement distendu et résonnait comme un ballon ou comme un tambour à la percussion, disait avoir éprouvé en vain, plus d'une année avant son entrée à l'hôpital, les premiers phénomènes de l'accouchement, et prétendait avoir un enfant dans le ventre. Par des contractions des parois abdominales, elle s'efforçait d'imiter les mouvements d'un fœtus, se plaignait, gémissait, et *poussait* même quelquefois, comme si elle eût ressenti les douleurs de l'enfantement. Le toucher et l'auscultation ne donnaient que des signes négatifs de grossesse.

Cette femme, par une sorte de monomanie d'un nouveau genre, croyait-elle avoir réellement un enfant dans l'abdomen, ou cherchait-elle seulement à nous en imposer? Pour moi, contrairement à quelques uns des nombreux médecins et élèves qui examinèrent la personne qui nous occupe, j'adopte volontiers la dernière supposition. Quoi qu'il en soit, après avoir gardé pendant quelque temps dans notre service le sujet de cette observation, nous le rendîmes à M. Rayer, dans les salles duquel il avait été d'abord placé.

région abdominale correspondante à l'utérus ballonné.

Mais il ne suffit pas de détruire l'effet, il faut aussi combattre par des moyens appropriés les états morbides qui ont été la cause occasionnelle de la physométrie.

SECTION TROISIÈME.

HÉTÉROGÉNIES, OU GÉNÉRATIONS D'ENTOZOAIRES.

J'ai cru devoir consacrer une section à part aux productions anormales ou accidentelles de l'homme qui se développent par voie de génération, et m'écarter en cela des auteurs qui les ont comprises parmi les produits provenant des lésions de sécrétions (hétérocrinies). La moindre réflexion fera comprendre, en effet, que ranger les entozoaires (c'est le nom que l'on donne aux productions anormales développées par voie de génération) parmi les concrétions calculeuses, les tissus fibreux, osseux, cancéreux, etc., ce n'est pas se conformer aux principes d'une classification vraiment *naturelle*. En pathologie, comme en physiologie, on ne saurait confondre en une seule et même chose la *génération* proprement dite d'une part, et les simples *sécrétions* d'autre part, bien que, tout le monde le sait, parmi les conditions nécessaires à l'acte complexe de la génération, figurent des sécrétions réelles, celle du sperme, entre autres.

Au reste, si l'on doit insister sur la non-identité des deux ordres de productions que nous avons indiquées, s'il importe d'en faire ressortir les différences, il n'est pas moins essentiel d'en signaler les rapports et les ressemblances. On peut donc, à la rigueur, former une seule classe de la grande et nombreuse famille des productions organiques accidentelles; mais comme le mode de formation ou de génération n'est pas exactement le même pour toutes, cette classe doit être divisée en un certain nombre d'ordres ou de genres, et c'est ce principe de classification que nous avons suivi dans cette Nosographie.

Les entozoaires se divisent en entozoaires proprement dits ou helminthes, et en *ectozoaires*, dénomination réservée pour les entozoaires qui habitent les parties extérieures du corps.

CHAPITRE Ier.

DES ENTOZOAIRES PROPREMENT DITS, OU DES HELMINTHES.

Véritables parasites, les entozoaires sont libres dans la cavité, naturelle ou accidentelle, où ils sont contenus, ce qui les distingue des kystes simples et des autres productions organisées, qui adhèrent, en tout ou en partie, aux organes au sein desquels ils ont pris naissance.

M. Cruveilhier les partage, d'après leur siége, en ceux qui se développent dans les cavités communiquant avec l'air extérieur, et en ceux qui se développent dans l'épaisseur même des organes (*vermes viscerales*). Il ajoute que les premiers se réduisent, à proprement parler, aux vers qui se forment dans les voies alimentaires (*vermes intestinales*), et que les autres appartiennent tous au tissu cellulaire, soit libre, soit destiné à servir de trame aux organes.

ARTICLE PREMIER.

DES ENTOZOAIRES DÉVELOPPÉS DANS L'INTÉRIEUR DES ORGANES (VERMES VISCERALES).

Ces helminthes sont : 1° le strongle des reins ; 2° la douve du foie ; 3° les hydatides.

De tous ces helminthes, ceux qui intéressent particulièrement la pathologie humaine, sont les hydatides ou vers vésiculaires, qu'on appelle aussi des vers cystiques, et qui comprennent plusieurs espèces distinctes. Toutefois, nous dirons quelques mots des vers, autres que les acéphalocystes, développés à l'intérieur des reins.

Après avoir décrit les hydatides en général, nous nous abstiendrons de les étudier en particulier dans chacun des organes où ils peuvent se développer. En effet, toutes les particularités des tumeurs hydatidifères, en ce qui concerne leur diagnostic et leur traitement, ne différant pas essentiellement de celles des kystes ordinaires, considérés sous les mêmes rapports, il nous suffit de renvoyer le lecteur à la partie de cette Nosographie où nous avons étudié ces derniers kystes. Cela nous suffit d'autant mieux que, pour certains organes, tels que le foie et les reins, nous avons eu soin d'étudier à la fois et leurs kystes simples et leurs kystes hydatidifères, les uns et les autres ayant quelquefois certaines communautés d'origine.

I. Des vers, autres que les acéphalocystes, développés à l'intérieur des reins.

I. Les espèces de ces derniers vers que les auteurs disent avoir rencontrées dans les reins sont le strongle géant (*strongylus gigas*), le *spiroptera hominis* et le *dactylius aculeatus* (il reste beaucoup d'incertitudes sur ces deux dernières espèces de vers).

Il faut bien se garder de croire à la lettre tout ce que de vieux observateurs ont écrit sur les vers des reins. Ce serait s'exposer à prendre pour de véritables entozoaires de simples concrétions fibrineuses, muqueuses, ou pseudo-membraneuses, etc., rendues avec les urines.

« D'anciens auteurs, dit M. Rayer, ont même publié de mauvaises figures de prétendus vers des organes urinaires, qui n'étaient autre chose que des larves d'insectes ou des cloportes qui s'étaient trouvés par hasard ou par supercherie dans le vase de nuit des malades. M. Lawrence a vu deux fois des larves d'insectes envoyées comme des vers rendus par la vessie. Des vers intestinaux, pénétrant, à la faveur de fistules, dans les reins ou les canaux excré-teurs de l'urine, ont dû être rendus par les urines; telle était probablement l'origine de ces ascarides que J. Aug. Christ Kühn dit s'être développés dans les reins d'un enfant, qui rendit ces entozoaires avec les urines, sans en rejeter par l'intestin. On sait aussi que, chez les femmes, les ascarides *vermiculaires* quittent quelquefois le rectum, gagnent les parties génitales, y entrent, peuvent être balayés par l'urine, et tomber avec elle dans le vase de nuit. »

Les strongles observés chez l'homme avaient, dit M. Rayer, plusieurs pouces de longueur. Quelques observateurs paraissent avoir confondu ces vers avec les lombrics dont ils se rapprochent par leur forme et leur dimension. Au reste, il faut que les strongles des reins de l'homme soient bien rares, puisque sur *plus de trois mille* de ces organes observés par M. Rayer, aucun d'eux ne lui a présenté un exemple de ces vers.

On reconnaît le strongle géant aux caractères suivants : corps *cylindrique*, élastique, atténué aux deux extrémités; queue du mâle terminée par une bourse, du milieu de laquelle sort une verge unique.

II. « Quant aux accidents déterminés par la présence des strongles dans les reins, ils ont la plus grande analogie avec ceux qu'occasionnent les calculs rénaux. Ce sont principalement des douleurs rénales, souvent des hématuries, parfois des rétentions d'urine dans le bassinet et les calices, et par suite le développement d'une tumeur à la région lombaire, laquelle peut s'ouvrir spontanément à l'extérieur. L'expulsion d'un ou de plusieurs strongles par l'ouverture naturelle ou artificielle des tumeurs indiquées ou par les urines, est le seul signe positif de la présence de ces vers dans les organes sécréteurs ou excréteurs des urines. » (M. Rayer.)

III. On ne connaît pas encore les remèdes qui pourraient provoquer l'expulsion des vers qui viennent de nous occuper.

II. Des vers vésiculaires en général.

§ Ier. Caractères zoologiques et anatomo-pathologiques.

I. L'histoire naturelle des entozoaires dont nous nous occupons est encore très imparfaite. Voici ce que M. le professeur Andral en a écrit dans son *Précis d'anatomie pathologique*.

« Les cystiques, ainsi appelés du mot κυστις, vessie, sont connus depuis longtemps sous le nom d'*hydatides*. Souvent aussi on les a désignés sous celui de *vers vésiculaires*. Ils offrent, en effet, comme caractère distinctif, une forme sphérique, avec ou sans appendices, qui représentent, suivant les espèces, des têtes, des trompes, des crochets ou des pores.

» Quelques uns de ces vers vésiculaires sont réunis en grappes, et vivent agrégés comme des polypes.

» Deux grandes divisions ont été établies parmi les vers vésiculaires; les uns représentent une simple vessie sans aucun appendice : ce sont les *acéphalocystes ;* les autres sont constitués par une vessie, d'où se détachent un ou plusieurs appendices : ce sont les *céphalocystes.*

A. « Le genre *acéphalocyste* a été créé par Laënnec qui a regardé comme des animaux ces productions qui, jusqu'à lui, avaient été considérées comme de simples kystes. Quelle que soit l'opinion que l'on adopte à cet égard, toujours faudra-t-il reconnaître que ces kystes ont cela de remarquable, qu'ils n'ont aucune espèce de connexion avec les tissus au sein desquels ils se sont développés, et que, libres de toute adhérence, ne recevant pas du reste du corps leurs matériaux de nutrition, ils nagent indépendants au milieu d'un liquide de nature variable, tandis que celui qu'ils contiennent dans leur intérieur est toujours identique.

» On dit avoir reconnu dans les acéphalocystes des mouvements spontanés : cette observation me paraît être du nombre de celles qui ont besoin d'être répétées, avant qu'on y accorde une entière confiance.

» Les acéphalocystes représentent exactement une sphère creuse à parois transparentes, dont le volume peut varier depuis celui d'une noisette jusqu'à celui d'une grosse orange. Rien de plus simple que leur structure. L'intérieur de la vessie qu'elles représentent est rempli par un liquide incolore, transparent, limpide comme de l'eau de roche la plus pure. Les parois de cette vessie sont constituées par une substance d'un blanc grisâtre, ordinairement transparente, mais quelquefois parsemée de taches blanches et opaques. On ne saurait mieux comparer cette substance qu'à ces lames qui se détachent de la cornée transparente, lorsque celle-ci est restée plusieurs jours en macération dans l'eau. On se ferait une idée très peu exacte de la nature des parois de l'acéphalocyste, si on les comparait à une membrane séreuse; elles en diffèrent notablement. Entre les doigts elles sont tremblotantes comme une gelée végétale ou animale; elles sont assez élastiques, et ont en même temps peu de cohésion, de telle sorte qu'on les déchire par une traction légère; la surface externe de ces parois est lisse, leur surface interne peut l'être également; mais d'autres fois on la trouve parsemée de petits corpuscules blancs ou gris, plus ou moins régulièrement arrondis. Tantôt peu nombreux, tantôt pressés les uns à côté des autres, ces corpuscules ont un volume qui varie depuis celui d'un très petit grain de millet jusqu'à celui d'une lentille ou d'un pois ordinaire. La nature de ces corpuscules est encore inconnue; quelques personnes les ont regardés comme des bourgeons, ou même comme des œufs destinés à devenir plus tard de nouvelles acéphalocystes. Ce qui a paru donner quelque poids à cette opinion, c'est que souvent, à l'intérieur d'une acéphalocyste d'un certain volume, on en trouve une autre qui y est comme emboîtée. Dans cette seconde, il arrive quelquefois qu'on en rencontre une troisième. On peut trouver ainsi jusqu'à quatre ou cinq acéphalocystes renfermées les unes dans les autres. On a expliqué ce singulier emboîtement en admettant que quelques uns des corpuscules ci-dessus décrits se transformaient en acéphalocystes, qui se trouvaient ainsi enfermées dans l'acéphalocyste même qui leur avait donné naissance; et comme il n'est pas rare de rencontrer à côté d'acéphalocystes intactes d'autres acéphalocystes plus grandes qu'elles qui sont déchirées, on a pensé qu'arrivées à un certain degré de développement, ces acéphalocystes, nouvellement formées, étaient la cause de cette déchirure; que c'étaient elles qui opéraient la rupture de celle même qui leur avait donné naissance, et qu'on a appelée l'*acéphalocyste-mère*. Toute cette théorie ne me semble être qu'une manière ingénieuse de lier ces curieux phénomènes, ou de les rappeler à l'esprit.

» Lorsque les acéphalocystes sont développées au sein d'un parenchyme, elles sont le plus ordinairement séparées de celui-ci par un liquide de nature variable, contenu dans un kyste, qui s'est formé autour de l'entozoaire, comme il se forme autour de tout corps qui, par sa présence, tend à irriter les parties avec lesquelles ce corps est en contact. Le liquide qui entoure l'acéphalocyste est souvent du pus; d'autres fois, c'est une matière séreuse ou sanguinolente, c'est du tubercule; ailleurs, une substance crétacée. En devenant de plus en plus considérables, ces diverses matières compriment l'acéphalocyste; elles peuvent en opérer la rupture, la destruction, et on ne la trouve plus qu'en débris qui nagent épars au milieu d'une de ces matières. Les parois du kyste produit autour de l'acéphalocyste sont ou simplement séreuses, ou fibreuses, ou quelquefois même osseuses, soit en partie, soit en totalité.

» Les tissus au sein desquels se développent des acéphalocystes peuvent rester très longtemps dans un état parfaitement sain : aussi n'est-il pas très rare de ne voir aucun accident grave, aucun trouble de la santé accompagner l'existence d'un kyste hydatifère, dans le cas même où, développé non loin des téguments, il vient faire saillie au-dessous de ceux-ci. D'autres fois les tissus environnants s'irritent, et de là peuvent résulter d'abord diverses lésions funestes à l'individu ; mais de là peut résulter aussi une solution de continuité qui permet aux acéphalocystes de se frayer une route au dehors, et qui devient de la sorte, dans quelques cas, un moyen de guérison. Les parties les plus dures peuvent, en pareille circonstance, se perforer pour livrer passage aux acéphalocystes.

» Sorties du point même où elles se sont développées , les acéphalocystes peuvent être transmises immédiatement hors de l'économie, à travers un trajet fistuleux plus ou moins long qui se termine à la peau. D'autres fois, elles parviennent sur une surface muqueuse, d'où ensuite elles peuvent être, comme dans le cas précédent, éliminées au dehors. C'est ainsi que l'on a vu sortir avec les urines des débris d'acéphalocystes développées dans les reins ; d'autres, produites dans le poumon ou même dans le foie, ont été expulsées par la voie de l'expectoration ; d'autres ont été vomies ou rendues par les selles. Enfin, il est des cas où ces acéphalocystes viennent tomber dans une cavité séreuse, et donnent lieu ainsi tout-à-coup aux plus graves accidents.

» B. Les *céphalocystes* diffèrent des entozoaires précédents, en ce que la vessie qui constitue la plus grande partie de leur corps est surmontée d'un ou plusieurs appendices que l'on appelle des *têtes*. Tantôt il n'y a qu'un de ces appendices, tantôt il y en a deux ou un plus grand nombre. De là la division de ces entozoaires en *monocéphalocystes* et en *polycéphalocystes*.

» Les monocéphalocystes comprennent une espèce d'entozoaire ordinairement désignée sous le nom de *cysti-*

cerque (vessie caudale). On les reconnaît aux caractères suivants : vessie habituellement peu volumineuse, semblable à celle des acéphalocystes, d'un point de laquelle surgit un petit appendice d'un blanc mat que tantôt l'on trouve sorti de la vessie, et qui tantôt y est rentré. Ce dernier cas est celui que l'on rencontre le plus communément. Le cysticerque ressemble alors à une petite acéphalocyste, à l'intérieur de laquelle existerait un point d'un blanc mat. On dit avoir reconnu dans ce cysticerque des mouvements spontanés ; on dit l'avoir vu faire alternativement sortir et entrer sa tête, de telle sorte que chez lui les caractères de l'animalité seraient moins douteux que chez l'acéphalocyste.

» Le cysticerque a été découvert dans les parties les plus différentes du corps de l'homme ou des animaux. Chez l'homme, on l'a vu dans la substance même du cerveau, dans les plexus choroïdes, où il ne faut pas le confondre avec les kystes séreux qui y sont si fréquents. Chez l'homme encore, on l'a vu dans le poumon et dans les muscles. Cet entozoaire est très commun dans l'épiploon des lapins ; on l'a trouvé dans le mouton et dans le bœuf. Enfin, dans la maladie des cochons désignée sous le nom de *ladrerie*, la lésion la plus générale et la plus constante qu'on observe, c'est l'existence simultanée d'un grand nombre de cysticerques dans la plupart des tissus. Le tissu cellulaire libre interposé entre les divers organes en est particulièrement rempli.

» Au nombre des polycéphalocystes sont compris : 1° le *ditrachycéros*, entozoaire qui a été rencontré dans l'intestin d'animaux, et quelquefois même de l'homme ; 2° le *polycéphale*, qui se développe spécialement dans le cerveau des moutons, et à la présence duquel on a attribué les phénomènes du tournis (1). »

II. Déjà, dans une autre partie de cette Nosographie,

(1) Le tournis ne se développe pas indifféremment, quel que soit le

il a été question des produits accidentels ou anormaux connus sous le nom d'hydatides ou d'acéphalocystes (1), et nous y avons consigné un cas remarquable de ces productions développées dans le foie, ainsi qu'une description générale de celles dont le rein peut être le siége. Cette description s'applique aussi aux acéphalocystes des autres organes (2).

Nous renvoyons le lecteur à cette partie de notre ouvrage, et nous terminons le présent article par la description suivante d'une tumeur hydatique du foie, description où l'on trouvera des recherches microscopiques intéressantes.

III. Un tailleur de pierres, âgé de 26 ans, fut, le 8 janvier 1843, admis dans nos salles de clinique pour y être traité d'une fièvre typhoïde. Il disait avoir eu en 1835 une *fièvre* qu'il ne put bien caractériser, dont il ne fut rétabli qu'au bout de six mois.

Il succomba le 29 janvier 1843. Pendant le cours de sa maladie, il ne se présenta aucun symptôme propre à nous faire soupçonner la principale des altérations que nous

siége du polycéphale dans la masse encéphalique du mouton, et ne constitue pas d'ailleurs l'unique cause de cette affection. Voyez *Bulletin de l'Académie royale de médecine*, t. III, p. 393.

(1) Tome IV, *Des produits de l'inflammation considérés en eux-mêmes.*

(2) Nous avons emprunté à l'ouvrage de M. Rayer la description des acéphalocystes du rein (elle peut être rapprochée de celle de M. Andral). Rappelons-en ici le passage suivant, relatif à quelques uns des caractères de la poche appelée *acéphalocyste-mère* :

« Parfois, à la face interne de cette poche, on observe de petites granulations ou de petits bourgeons (*gemmules*) opaques, d'un blanc laiteux, qui ont été considérés comme les germes de nouveaux acéphalocystes. Dans l'intérieur même de l'*hydatide-mère*, on en trouve ordinairement un grand nombre d'autres, dont plusieurs, pour la forme et le volume, ressemblent assez bien à des grains de raisin blanc, et qui flottent au milieu d'un liquide transparent, incolore. La matière qui remplit ces petits acéphalocystes, de même nature que celle contenue dans la grande poche, n'offre que des traces d'albumine et quelques sels. Tout porte à penser que la matière des acéphalocystes est de l'albumine coagulée et *dans un état particulier*. »

rencontrâmes dans le foie, la seule sur laquelle je doive fixer ici l'attention du lecteur.

Le foie était considérablement hypertrophié. On remarquait à sa face concave une tumeur de la grosseur d'une tête de fœtus de sept mois. Un coup de scalpel donné sur les parois transparentes de cette tumeur en fit jaillir une matière jaunâtre assez épaisse et puriforme, au milieu de laquelle se trouvaient un assez grand nombre d'hydatides de différentes grosseurs (les plus grosses avaient à peu près le volume d'une noix, et les autres, plus nombreuses que les précédentes, celui d'une petite aveline). Les parois du kyste contenant les hydatides étaient tapissées intérieurement d'une membrane jaunâtre un peu mince, *ressemblant assez bien à une crêpe un peu molle*, et qui constituait la membrane-mère des hydatides.

La pièce fut l'objet de recherches microscopiques et autres de la part de M. le docteur Lebert. En voici le résultat tel qu'il a été consigné dans la note que cet habile micrographe eut la complaisance de me faire remettre.

« La cavité qui renfermait le pus et les hydatides avait le volume d'une tête de fœtus à terme ; la quantité de pus était très notable, et il entourait un grand kyste qui renfermait des hydatides ; ce kyste avait de 8 à 9 centim. de diamètre, et offrait un aspect membraneux ; il était gélatineux, non organisé, facile à déchirer. Les hydatides présentent un état variable ; les plus petites ont environ 15 millimètres de diamètre, et offrent un aspect hyalin, homogène (elles portent à un point de leur surface un petit pédicule) ; d'autres hydatides plus volumineuses ont de 3 à 4 centimètres, et sont ou blanchâtres hyalines ou d'une couleur jaune citrine ; elles sont parsemées à leur surface externe de granulations blanchâtres. Lorsqu'on ouvre ces grandes hydatides, on reconnaît distinctement que les granulations indiquées sont de très petits kystes de 1 1/2 à 2 millimètres, fortement adhérents à la paroi interne ; leur surface est blanchâtre, opalescente. Les très petits kystes sont formés par des couches concentriques de membranes hyalines. Cette stratification de membranes donne à l'ensemble un aspect fibreux qui n'est qu'apparent, et même les plus forts grossissements n'y montrent point de structure fibreuse proprement dite. Les membranes minces qui forment ces couches ont une structure très finement grenue et hyaline entre les granules. Nulle part je n'y trouve d'organisation animale comme dans d'autres hydatides qui renferment des rhinococcus ou des cysticercus. Le liquide que renferment ces petits kystes, ainsi que celui des grands, contient beaucoup de globules graisseux ou huileux de différente grandeur. Les kystes hyalins, libres, plus développés, montrent un pédicule comme rudiment de leur adhérence à un état antérieur de développement, et on y reconnaît, au moyen du microscope, les mêmes couches membraneuses concentriques que nous avons mentionnées; à leur surface interne, on reconnaît de plus un réseau extrêmement fin. La structure de la grande membrane d'enveloppe de tous ces kystes est aussi une stratification membraneuse hyaline, mais bien moins consistante que celle des petits kystes. Le liquide qui la recouvre montre, outre les globules huileux, des cristaux plats et rhomboïdaux, probablement de cholestérine.

» La formation de ces kystes paraît donc s'être faite de la manière suivante : sur la paroi interne d'un premier kyste, dont nous ignorons les conditions de développement, se sont formés de petits kystes secondaires, d'abord intimement adhérents à la paroi, ensuite de moins en moins à mesure qu'ils grandissaient, et se détachant après avoir acquis un certain volume, gardant le petit pédicule comme trace de leur adhérence. Dans une partie de ces kystes secondaires, le même développement kysteux endogène paraît avoir eu lieu, tandis que d'autres n'ont plus eu de développement ultérieur. Lorsque cette masse hydatique a eu pris un grand volume, elle a produit une vive irritation sur l'organe qui l'a renfermée, et de là la formation de ce grand abcès noté plus haut.

» La composition microscopique du pus n'offre aucun caractère particulier. La paroi interne de l'abcès, celle de la cavité qui renfermait les hydatides, est fibreuse, à fibres très serrées. Le foie y est tellement aminci, qu'il est réduit à l'épaisseur de 3 à 4 millimètres; la couche jaunâtre, puriforme, adhérente aux parois, est cette couche fibreuse infiltrée de pus; et là où elle n'existe pas, ou lorsqu'on l'enlève, on aperçoit un tissu d'un gris noirâtre qui, au microscope, montre aussi une structure fibreuse très dense, et offre l'aspect granuleux du tissu fibreux de nouvelle formation. Ce tissu a fait disparaître celui du foie, dont les éléments, surtout ses cellules, n'y existent plus.

» L'enveloppe péritonéale du foie est aussi plus épaissie qu'à l'état normal et fortement injectée. Au microscope, les réseaux nombreux de capillaires offrent le caractère diffus des vaisseaux nouveaux, et sur le trajet d'un grand nombre, on voit de la matière colorante du sang dans le tissu ambiant des vaisseaux; la coloration de ces derniers est écarlate dans la plupart, de teinte orange et jaunâtre dans d'autres (1). »

§ II. Mode de génération et causes occasionnelles.

I. Nous ne sommes pas encore suffisamment éclairés sur le mode de génération ni sur les véritables causes occasionnelles des vers vésiculaires. Cette assertion est conforme à la doctrine enseignée par M. Andral dans le passage qui fait suite à son esquisse de l'histoire naturelle des entozoaires.

« Chercherons-nous, dit cet auteur, à remonter aux causes de leur formation? Nous serons obligé d'avouer à cet égard notre complète ignorance. Ici, comme pour

(1) Voyez l'ouvrage de M. Lebert, *Physiologie pathologique*, Paris, 1845, t. II, p. 498.

toutes les autres altérations précédemment étudiées, il peut exister des cas où l'irritation les produise, mais uniquement parce qu'elle *dérange* le mode normal de nutrition ou de sécrétion. L'irritation ne joue donc ici qu'un rôle accidentel (1). Il est remarquable que les entozoaires tendent surtout à se développer et à se multiplier lorsque les influences extérieures auxquelles l'homme ou l'animal se trouve soumis tendent à arrêter l'entier développement de la nutrition dans les divers tissus ; comme si, en pareil cas, les molécules organiques qui cessent d'être aussi complétement assimilées venaient à s'arranger de manière à donner naissance à un être inférieur, à un entozoaire (2). C'est effectivement dans les pays humides que, chez l'homme d'abord, les entozoaires, et surtout les intestinaux, sont notablement plus communs ; c'est dans ces pays surtout qu'on voit dans un grand nombre d'affections se manifester ce que les auteurs appellent une complication vermineuse. Quant aux animaux, on peut en quelque sorte créer à volonté des entozoaires, en les soumettant à l'influence d'une forte humidité, en les privant d'insolation et d'exercice ; c'est ainsi que les cysticerques se multiplient chez les lapins que l'on tient enfermés dans des tonneaux humides, sans soleil et sans air. La ladrerie du porc ne dépend-elle pas de l'habitation humide, non aérée, que l'on donne habituellement à cet animal ? Une espèce de trématode, le distome hépatique, se développe chez les moutons lorsqu'on les fait paître pendant un certain temps dans des lieux très humides, où ils sont couverts d'eau jusqu'à mi-jambe, et où ils se

---

(1) Assurément, l'irritation n'explique ni la *génération* des entozoaires ni la génération d'aucune autre espèce d'animal. Cette génération est un acte *sui generis*.

(2) Ce n'est point là, M. Andral le sait aussi bien que qui que ce soit, une explication, une théorie véritable du mode de génération des entozoaires.

nourrissent en même temps d'herbages trop aqueux (1). »

II. M. le professeur Cruveilhier (2) pense aussi qu'une humidité permanente et une nourriture trop végétale paraissent favorables au développement des acéphalocystes : aussi, dit il, ces entozoaires sont-ils très fréquents chez les herbivores, tels que le bœuf et le mouton, surtout lorsqu'ils paissent dans des pays humides, marécageux.

Voici comment M. Cruveilhier tâche d'expliquer le mécanisme des causes indiquées ci-dessus, explication dont nous lui laissons toute la responsabilité. « Avec le chyle circuleraient, dans certaines conditions déterminées, les éléments propres à former les acéphalocystes. Des germes, si l'on veut, déposés dans nos tissus, et y trouvant toutes les conditions de leur développement, s'y épancheraient, pour ainsi dire, s'y réuniraient pour former un tout individuel. Le tissu cellulaire ambiant subirait cette irritation de transformation, à la suite de laquelle il devient fibreux, s'organise en kyste, et suit dans son développement tous les accroissements que lui impriment les parties contenues. »

III. Parmi les causes dites occasionnelles, on ne saurait oublier, d'une part l'inflammation avec sécrétion de divers éléments organisables, et d'autre part un épanchement hémorrhagique, double cause ou double condition occasionnelle qui se rencontre dans certains cas de tumeurs hydatiques ou acéphalocystiques.

C'est parce que l'observation clinique démontre de la

(1) « Pourquoi, ajoute M. Andral, un seul entozoaire, le filaire de Médine, ou dragonneau, fait-il une singulière exception aux autres entozoaires? Pourquoi est-il le seul qui se développe de préférence dans les pays brûlants et secs ? »

Presque tout ce qu'on a dit sur le dragonneau tient beaucoup plus de la fable que de l'histoire. Voyez ce que M. Cruveilhier a écrit sur ce prétendu helminthe dans son article ENTOZOAIRES du *Dictionnaire de médecine et de chirurgie pratiques.*

(2) *Dict. de méd. et de chir. prat.*, article ENTOZOAIRES.

manière la plus incontestable la présence d'hydatides dans des kystes consécutifs à un travail inflammatoire, que, dans la partie de cette Nosographie où je me suis occupé des suites de l'inflammation considérées en elles-mêmes, j'ai dû faire mention des kystes hydatiques ou acéphalocystiques. Mais alors je n'ai rien préjugé sur le mécanisme même qui préside à la génération des hydatides, et je me suis contenté de les signaler parmi les produits qui pouvaient se rencontrer dans des organes qui avaient été le siége d'une sécrétion inflammatoire, soit simple, soit compliquée de la présence de matériaux provenant d'une effusion de sang (1). C'est ainsi, par exemple, qu'à l'article consacré aux productions acciden-telles de l'organe sécréteur de la bile, j'ai rapporté une observation de *kyste hydatique du foie* survenu chez un jeune homme de 24 ans, atteint d'une *pleurésie droite compliquée d'hépatite.*

Mais, assurément, je n'ai point confondu avec l'inflam-mation elle-même l'opération spéciale à laquelle les acé-phalocystes doivent leur naissance (2).

En voici la preuve. Après avoir formellement déclaré que « parmi les produits de sécrétion morbide qui ne rentrent pas dans la famille de ceux dont l'origine *directe* est inflammatoire, il fallait ranger les entozoaires dont la *génération* ne saurait être assimilée aux autres produits placés par M. Andral dans sa classe des lésions de sécré-tion, » j'ajoutais la note suivante : « Des acéphalocystes,

(1) En traitant des productions et des dégénérescences du foie, j'ai dit que « quelques uns des éléments de la bile, déposés dans le tissu du foie, en même temps que les secreta inflammatoires, concourent à la composi-tion de certaines des tumeurs ou productions anormales que l'on ren-contre à la suite de l'hépatite chronique. (Voy. le tome IV de cette *Noso-graphie*, p. 335-36.)

(2) On pourrait appeler cette opération *acéphalocystigénie*, si ce mot n'était d'une longueur peu propre à en faire excuser la nouveauté. On pourrait substituer à ce mot celui d'*hydatidigénie.*

il est bien vrai, se rencontrent dans des kystes dont la première origine est due à une sécrétion inflammatoire, et qui se trouvent souvent placés à côté de kystes simplement séreux ou séro-fibreux, etc. Mais la formation de ces acéphalocystes eux-mêmes est l'effet d'une opération secondaire, opération *mystérieuse*, fort différente d'une simple sécrétion fibrineuse ou pseudo-membraneuse (1). »

Relativement à la transformation du sang lui-même en kystes ordinaires ou simples, voici ce que j'en disais, à l'occasion des doctrines de J. Hunter et de Laënnec sur l'organisation des concrétions sanguines : « Dans certains cas, les concrétions sanguines organisées offrent des masses blanches analogues à du tissu cellulaire abondamment infiltré de sérosité, et quelquefois même elles sont transformées en de véritables kystes uniloculaires ou multiloculaires (2). »

Si je rapproche ici le développement de cette dernière espèce de kystes de celle qui constitue les acéphalocystes ou les hydatides, ce n'est pas pour les confondre, mais parce qu'il existe réellement entre elles une sorte de *parenté* ou d'affinité naturelle, et que la connaissance de la première espèce, qui est la plus simple, sera pour ainsi dire un premier pas de fait pour arriver à la connaissance de la seconde espèce, qui est la plus compliquée. Entre ces deux espèces, on pourrait placer ces kystes remplis de matières colloïdes, gélatiniformes, dont nous avons parlé ailleurs. Il est aussi des kystes où l'on trouve à la fois et de ces matières et des hydatides. Parmi les exemples les

(1) Tome IV, p. 248.

(2) J'ajoutais : « Au reste, en traitant des hémorrhagies, nous examinerons si le sang épanché au sein des organes ou dans les cavités des membranes séreuses, peut fournir les éléments de certaines productions accidentelles, telles que les kystes, par exemple, qui, d'après plusieurs observateurs, peuvent se rencontrer là où ont existé de simples épanchements de sang. » (Tome IV, p. 351-52-53.)

plus remarquables de ces kystes logeant les espèces variées de productions accidentelles, je choisirai le suivant.

Le 1er février 1843, j'assistai à l'ablation d'une tumeur du sein pratiquée par mon savant ami, M. le docteur Jobert (de Lamballe), tumeur dont le début datait de sept mois, et qui offrait le volume de la tête d'un enfant de quelques mois. A l'incision de cette tumeur, il en sortit une énorme quantité de *véritables hydatides* ou de vésicules remplies d'un liquide transparent, citrin, et de *masses gélatiniformes*, analogues à des caillots de sang, les unes décolorées, les autres rougeâtres. Dans les interstices de ces masses existait un liquide, là transparent, citrin, comme le sérum du sang, ailleurs trouble et brunâtre. On ne voyait aucune trace de tissu vasculaire ni de tissu fibreux dans les masses gélatiniformes (1).

IV. Il faut espérer que la physiologie expérimentale, éclairée par l'heureuse et féconde application des méthodes physico-chimiques, finira par nous révéler, en partie du moins, le mystère de ces générations des·animaux les plus simples que nous présente l'échelle zoologique, si tant est que les diverses productions décrites sous le nom d'hydatides constituent bien de véritables animaux.

§ III. Diagnostic et traitement.

Ce que nous avons dit du diagnostic et du traitement des kystes séreux ou séro-fibreux et de quelques autres productions analogues, développés consécutivement à certaines inflammations, est applicable aux kystes hydatidiques. D'ailleurs, ainsi que je l'ai déjà noté en commençant cet article, à l'occasion des productions et dégénérescences consécutives à l'inflammation, j'ai, par

(1) Ce cas est un de ceux qui m'ont le plus disposé à croire que certaines productions accidentelles avaient pour origine première, et en quelque sorte pour *gangue*, tantôt une hémorrhagie interstitielle, tantôt un véritable foyer hémorrhagique.

une sorte d'anticipation, étudié les hydatides des organes dans lesquels on les rencontre le plus fréquemment, tels que le foie et les reins.

ARTICLE II.

ENTOZOAIRES DES VOIES ALIMENTAIRES (VERMES INTESTINALES).

Ces entozoaires se partagent en quatre espèces, savoir : l'ascaride lombricoïde, l'oxyure, le tricocéphale et le ténia.

§ Ier. Caractères zoologiques, siége, déplacement.

I. *Première espèce.* Les ascarides lombricoïdes, vulgairement connus sous le nom de *vers lombrics* ou de *lombrics*, la plus fréquente de toutes les espèces des helminthes des voies alimentaires, ont leur siége habituel dans les intestins grêles. On les rencontre cependant dans le gros intestin et dans l'estomac. En voici les caractères génériques :

Corps cylindrique, d'un rose plus ou moins foncé, aminci à ses deux extrémités, un peu moins du côté de la queue; corps sillonné de chaque côté. La tête se reconnaît à une dépression surmontée de trois valvules. Les deux sexes sont séparés. Le mâle se distingue de la femelle par sa queue, qui est recourbée; un double pénis sort quelquefois immédiatement au-dessus de l'extrémité caudale, du côté de la concavité. Les organes génitaux de la femelle sont des conduits blancs, dont la couleur tranche avec celle du canal intestinal, qui est brunâtre.

Les lombrics sont ovipares.

Leur longueur ordinaire varie depuis 16 jusqu'à 40 centim., mais on en rencontre qui n'ont que 40 millim. de long. Leur diamètre est de 5 à 7 millim.

Deuxième espèce (ascaride vermiculaire ou oxyure). Cette espèce se trouve dans le gros intestin et dans le rectum spécialement.

Les ascarides vermiculaires sont ovipares. Le mâle a

3 millim. de longueur, et la femelle, 9 à 11 millim. La queue se termine par une extrémité si déliée, qu'on a peine à l'apercevoir. Elle est contournée en spirale chez le mâle, droite chez la femelle.

Troisième espèce (tricocéphale, trichiure). Le trichiure, que Rœderer et Wagler paraissent avoir les premiers décrit dans leur traité *De Morbo mucoso*, maladie dans laquelle on le rencontre si fréquemment ; le trichiure occupe l'intestin grêle et le gros intestin. (M. Cruveilhier, dans son *Anatomie pathologique*, a fait dessiner un ver de cette espèce, qui était adhérent à une escarre gangréneuse de la fin de l'intestin grêle, près la valvule iléo-cœcale.)

Long de 41 à 54 millim., capillaire dans la plus grande partie de sa longueur, et ayant une tête extrêmement ténue, qui n'a pas encore été bien décrite, plus petit que la femelle, le mâle se reconnaît à ce que la partie renflée est spiriforme, tandis qu'elle est presque droite chez la femelle.

Quatrième espèce (ténia, ver solitaire) (1). Le nom de ténia que porte cette espèce de ver vient de la forme rubanée sous laquelle il se présente. La longueur du ténia est, en général, de plusieurs décimètres ou même de plusieurs mètres. Quelques auteurs l'ont portée à trente et même à cinquante aunes. Bremser rapporte que Robin trouva sur le cadavre d'un individu un ténia replié sur lui-même qui s'étendait du pylore à 18 à 20 centim. de l'anus, en parcourant toute la longueur des intestins (ce ténia avait 10 mètres de long, y compris plusieurs décimètres que le malade avait rendus).

La largeur du ténia varie depuis 1/2 millim. jusqu'à 7 à 9 millim. (on a décrit comme une variété de l'es-

---

(1) Cette dernière expression est inexacte. En effet, on rencontre quelquefois plus d'un ténia chez l'homme. Chez le chien, où cette espèce d'helminthe est très commune, on en trouve souvent un très grand nombre réunis en une masse plus ou moins considérable.

pèce qui nous occupe, sous le nom de *ténia large*, un ténia dont les anneaux ont 27 millim. de largeur ; et Boerhaave assure avoir fait rendre à un Russe un ténia de cette variété qui avait 3oo aunes de long).

La *tête*, très petite, est toujours pourvue de quatre suçoirs, au centre desquels se trouve quelquefois un disque pourvu de crochets (selon Bremser, l'animal perdrait ce disque en vieillissant).

Le *col* est déprimé et dépourvu d'articulation. Le *corps* est articulé, et composé de fragments quadrilatères, plus larges que longs dans le voisinage du col, plus longs que larges, au contraire, à mesure qu'on s'éloigne de ce dernier.

Sur les bords d'un nombre plus ou moins considérable de fragments ou d'anneaux, on voit, tantôt d'un côté, tantôt de l'autre, des ouvertures qui ne sont autre chose que les orifices des oviductes.

On n'a pas encore trouvé d'organes sexuels mâles dans le ténia de l'homme. Ce sont les derniers fragments ou anneaux chargés d'œufs fécondés du ténia qui, détachés du reste du ver, constituent ce qu'on appelle des vers *cucurbitains*.

Les ouvrages des naturalistes ne contiennent rien de satisfaisant sur la reproduction du ténia, sur la chute et la réparation de ses anneaux, etc.

II. Le déplacement des vers doit maintenant nous occuper un instant. Or, non seulement certains vers intestinaux passent d'une partie des voies alimentaires dans une autre partie de ces voies, mais encore dans des régions autres que les voies alimentaires. C'est ainsi qu'on en a rencontré dans l'œsophage, le pharynx, l'isthme du gosier, les fosses nasales. On en a également trouvé dans les voies aériennes, dans les conduits biliaires ; mais, selon M. Cruveilhier, ce n'est qu'après la mort qu'ils s'y fraient un passage.

Quelques auteurs ont pensé que certains vers intestinaux pouvaient perforer l'estomac, les intestins, et pénétrer ainsi dans les parties voisines. M. le docteur Lepelletier
a publié, dans le *Journal hebdomadaire de médecine* (1),
deux observations qui sembleraient militer en faveur de
cette opinion (elles ont pour titre : *Perforations organiques
produites par les vers intestinaux*). Toutefois, ces observations ne me paraissent pas concluantes ; et, jusqu'à plus
ample informé, je suis disposé à croire que dans les cas
où des vers intestinaux se sont introduits, à la faveur de
perforations, dans la cavité du péritoine, dans la vessie, etc., ces perforations étaient le résultat des causes
ordinaires que nous avons signalées dans le cours de cet
ouvrage, et non le résultat de l'action des vers intestinaux.

§ II. Mode de formation et causes occasionnelles.

I. Le mode de formation des vers intestinaux est un
secret que les naturalistes ne nous ont pas encore exactement révélé.

Comme plusieurs autres animaux d'un ordre inférieur,
tels que les *cirons*, les *poux*, etc., les *vers intestinaux*, selon
M. Cruveilhier (2), *paraissent se former de toutes pièces dans
des circonstances déterminées*. Mais ce n'est là que reculer
la difficulté. Il reste à dire *comment*, dans des *circonstances
déterminées*, se forment de toutes pièces les vers intestinaux,
et à préciser en quoi consiste ce que divers auteurs,
M. Cruveilhier entre autres, ont désigné sous le nom de
diathèse vermineuse. M. Cruveilhier fait observer que cette
« diathèse vermineuse, ou mieux cette disposition à la
formation des helminthes intestinaux, se produit et se dissipe souvent spontanément dans certaines périodes de la
vie. »

II. Il existe des conditions d'alimentation qui doivent
être considérées comme la véritable cause occasionnelle

(1) 1831, t. IV, p. 367.
(2) Article cité du *Dictionn. de méd. et de chir. pratiques.*

du développement des vers. M. Cruveilhier a formulé ces conditions, en disant que « les helminthes intestinaux reconnaissent pour cause éloignée une assimilation incomplète de matériaux nutritifs surabondants. » Nous croyons que la mauvaise qualité de certains aliments, au premier rang desquels il faut placer les fruits, les légumes herbacés, joue un plus grand rôle dans la production des vers intestinaux que ne le fait la surabondance des aliments. C'est pour cette raison que, comme M. Cruveilhier l'a d'ailleurs très bien noté, les enfants des pauvres sont beaucoup plus souvent tourmentés par les vers que les enfants des riches. M. Cruveilhier pense aussi que, une quantité donnée de vers ayant été produits, il est probable qu'ils peuvent se multiplier indéfiniment par voie de génération, même en l'absence des causes productrices ordinaires.

Une atmosphère humide et froide doit être mise au nombre des causes favorables au développement des vers intestinaux : aussi les affections dites vermineuses sont-elles très fréquentes dans tous les pays qui, comme la Hollande, par exemple, sont froids et humides.

Si l'on rencontre presque constamment des vers intestinaux chez les sujets qui succombent à l'affection décrite par Rœderer et Wagler sous le nom de *maladie muqueuse* (*de morbo mucoso*), et qui constitue une des formes de la fièvre typhoïde des modernes, c'est que ces sujets avaient été pour la plupart placés dans les conditions d'alimentation que nous venons de signaler, et souvent aussi avaient été soumis à l'influence du froid et de l'humidité.

III. Les vers intestinaux sont plus fréquents dans l'enfance qu'à tout autre âge de la vie. Cela tient, sans doute, principalement du moins, à ce que le régime alimentaire des enfants, immédiatement après le sevrage, se rapproche plus ou moins de celui que nous avons indiqué tout-à-l'heure comme favorable au développement des vers.

§ III. Symptômes.

I. *Symptômes communs aux diverses espèces de vers.*

M. Cruveilhier a dit, avec raison, que les helminthes des voies alimentaires ne révèlent leur présence par aucun symptôme propre, et que leur sortie ou celle de quelques uns de leurs fragments est le seul signe caractéristique auquel on puisse les reconnaître. Cette sortie, le plus souvent, s'opère par la voie de la défécation, mais quelquefois aussi elle a lieu par le moyen du vomissement.

Une foule d'accidents ont été attribués, sans preuves réelles, ou même sans aucun fondement solide, à la présence des vers dans le tube digestif. Quelle maladie, surtout chez les enfants, le vulgaire n'attribue-t-il pas à cette présence? Combien de fois cependant, chez l'homme et chez les animaux, n'a-t-on pas rencontré une quantité plus ou moins grande de vers intestinaux, qui n'avaient donné lieu, je ne dis pas à aucun accident sérieux, mais même à aucun dérangement notable des grandes fonctions de l'économie! Toutefois, n'exagérons rien, et reconnaissons qu'il est des cas, encore mal déterminés peut-être, dans lesquels les vers intestinaux paraissent avoir provoqué des phénomènes plus ou moins graves, tels que des convulsions, des paralysies momentanées, etc. Ce qu'il y a de certain, c'est qu'on a vu quelquefois les phénomènes dont il s'agit se dissiper comme par enchantement après la sortie naturelle ou artificielle d'un ou de plusieurs vers intestinaux.

Réunis en une masse ou en une boule assez volumineuse pour opposer un obstacle au cours des matières fécales, les vers intestinaux entraîneraient les mêmes accidents que tout autre obstacle au cours indiqué, et de tels accidents ont été signalés par les auteurs.

Au reste, les symptômes qui, d'après ces auteurs, peuvent faire regarder comme probable, mais non comme certaine, l'existence de vers intestinaux, sont les suivants : pâleur ou teinte plombée de la face ; yeux ternes, pupilles dilatées, quelquefois strabisme ; démangeaison aux narines, éternument ; odeur aigre de la bouche ; anorexie ou appétit bizarre, nausées, vomissements, coliques plus ou moins violentes (coliques *vermineuses*); dépérissement plus ou moins prononcé ; grincements de dents pendant le sommeil, convulsions, délire, cécité, surdité temporaire (1).

II. *Symptômes propres à chaque espèce de vers.*

a. C'est à l'ascaride lombricoïde que la plupart des symptômes *probables* énumérés tout-à-l'heure ont été attribués. La présence de ce ver dans l'estomac est, dit-on, presque constamment suivie d'efforts de vomissement, et, comme nous l'avons déjà dit, c'est par le vomissement que s'opère parfois l'expulsion de ce corps étranger animé.

b. L'ascaride ou oxyure vermiculaire détermine des démangeaisons très vives, quelquefois même, selon M. Cruveilhier, d'*atroces douleurs*, à l'extrémité inférieure du rectum, son séjour de prédilection. Le même auteur ajoute qu'on cite des exemples de convulsions et d'attaques épileptiformes produites par la présence de ces hôtes incommodes.

Lorsque les oxyures passent du pourtour de l'anus dans le vagin, ils y déterminent un prurit plus ou moins intolérable, et provoquent parfois une véritable nymphomanie (M. Cruveilhier).

c. On ne connaît aucun symptôme propre à signaler la présence des *trichocéphales* et du ténia. Si le diagnostic de ce dernier est regardé comme plus facile que celui de quelques autres vers, c'est que la présence de portions de ténia dans les matières fécales ne peut échapper à l'inspection la plus superficielle.

(1) M. Cruveilhier, article cité.

§ IV. Traitement.

A. *Traitement prophylactique.* — Commençons par recon·
naître, avec M. Cruveilhier, « que la diathèse vermineuse,
ou mieux la disposition à la formation des helminthes intestinaux, se dissipe souvent *spontanément* dans certaines
périodes de la vie. »

Le traitement préservatif consiste à éloigner les causes
sous l'influence desquelles on voit apparaître la diathèse
vermineuse. On prescrira donc des aliments sains, choisis
en majeure partie parmi les substances animales, l'usage
modéré du bon vin, l'exercice, qui favorise l'action des organes digestifs, et les malades auront soin de se tenir à
l'abri du froid et de l'humidité.

B. *Traitement curatif.* — I. Les moyens proposés contre
les vers intestinaux (*anthelminthiques, vermifuges*) sont
extrêmement nombreux, ainsi qu'on peut s'en assurer en
lisant l'ouvrage de Bremser et les savantes additions dont
il a été enrichi par M. de Blainville. Nous devons nous
contenter d'en indiquer ici les principaux.

Parmi ces moyens, les uns ne possèdent réellement aucune propriété anthelminthique, et agissent seulement
comme agents expulsifs ou évacuants. Tels sont les divers
purgatifs dont on a préconisé l'usage. A ce titre de moyens
expulsifs, les purgatifs doivent souvent être employés, lorsque les anthelminthiques proprement dits ont été conve·
nablement administrés, et ont exercé, à un degré suffisant, l'action *spécifique* qui leur est propre.

II. Les mêmes anthelminthiques ne réussissent pas
également et indistinctement contre toute espèce de vers
intestinaux. Il semble que chaque espèce de ces vers
réclame une espèce particulière d'anthelminthiques. En
conséquence, au lieu d'indiquer en masse ou *in globo*
tous les anthelminthiques, nous allons successivement
faire connaître ceux qui conviennent plus spécialement à
telle ou telle espèce de vers intestinaux.

1° *Anthelminthiques propres à combattre les ascarides lom-bricoïdes.* — Comme tels nous désignerons les substances suivantes : le *semen-contra* (graine d'une espèce d'armoise), l'absinthe, la tanaisie, la mousse de Corse. M. Cruveilhier a souvent employé avec succès, chez les enfants, le ver-mifuge composé dont voici la formule :

<pre>
Follicules. . . . . \
Rhubarbe. . . . . |
Semen-contra. . . . . |
Aurone. . . . . > āā 1 gros (4 grammes).
Mousse de Corse. . . . . |
Fleurs de tanaisie. . . . . |
Petite absinthe. . . . . /
</pre>

Faites infuser à froid dans 8 onces (250 grammes) d'eau. Passez. Sucre, quantité suffisante pour un sirop, dont on prendra une cuillerée à bouche le matin pendant trois jours.

2° *Anthelminthiques spéciaux contre le trichocéphale.*—On ne les connaît pas encore.

3° *Anthelminthiques spéciaux contre l'oxyure vermiculaire.* — Cet helminthe habitant particulièrement l'extrémité inférieure du gros intestin, on peut l'attaquer par des moyens en quelque sorte directs. Le docteur de Vert assure que les fleurs de soufre, à la dose de 10 à 15 grammes, constituent un *spécifique* contre le ver qui nous oc-cupe. M. Jolly dit avoir prescrit avec succès l'eau de Baréges en lavement. Van-Swiéten a recommandé les *la-vements froids*, moyen que M. Cruveilhier a employé avec avantage dans un cas où d'autres vermifuges avaient échoué. M. Cruveilhier propose aussi des onctions d'on-guent mercuriel, onguent avec lequel il a débarrassé deux enfants d'oxyures vermiculaires *qui causaient des déman-geaisons périodiques suivies d'atroces douleurs.*

4° *Anthelminthiques spéciaux contre le ténia.* — C'est particulièrement pour le traitement de cette espèce d'hel-minthe que tant de remèdes divers ont été imaginés, *et*

que l'empirisme et le charlatanisme ont fait tant de frais
d'invention. Voici ceux qu'il importe de connaître.

a. Poudre de fougère mâle. — On la donne, à la dose
de 2 à 3 gros (8 à 12 grammes), tous les matins pendant
plusieurs jours. Deux heures après, on administre l'huile
douce de ricin ou un bol purgatif. Cette méthode porte le
nom de *méthode* de madame *Nouffer.*

b. Huile empirique de Chabert. — Bremser dit que ce
moyen lui a réussi sur cinq cents individus de tout âge, de
tout sexe. Après avoir administré d'abord un électuaire
qu'il emploie contre toute espèce de vers (1), Chabert fait
prendre, pendant dix à douze jours, deux cuillerées, matin et soir, de son *huile empyreumatique*, dose que M. Cruveilhier trouve trop élevée (en tout cas, cette dose ne doit
pas convenir également à tous les âges, à tous les individus, etc.).

c. Éther sulfurique associé à la fougère mâle (MÉTHODE DE
BOURDIER). — Bourdier, ancien médecin de l'Hôtel-Dieu,
employait la pratique suivante : le matin à jeun, 1 gros
(4 grmm.) d'éther sulfurique dans un verre de décoction
de racine de fougère mâle. Quelques minutes après, un
lavement composé de la même manière. Au bout d'une
heure, 2 onces (60 gramm.) d'huile de ricin. Ce traitement
doit être continué pendant trois jours.

d. Écorce de grenadier. — Ce moyen est aujourd'hui généralement employé, et son efficacité l'emporte sur celle
de toutes les autres méthodes usitées jusqu'ici. Il mérite

---

(1) Voici la formule de cet électuaire, qui convient particulièrement
dans les cas d'ascarides lombricoïdes.

℞ Semin. cinæ . . . .⎫
  Tanacet. rudit. contus. ⎭ ãã ℥ ß.
  Pulv. valer. . . . .   3 ij.
  Jalap. . . . .⎫
  Tartr. vitriol. . . . . .⎭ ãã 3 j ß — 3 ij.
  Oxym. scillit. q. s. ut fiat electuar.

réellement d'être rangé parmi les agents les plus dignes du titre de *spécifiques*.

C'est en décoction que l'écorce de grenadier est le plus ordinairement administrée. La dose moyenne, chez l'adulte, est de 2 onces (60 grammes) pour deux litres d'eau jusqu'à réduction à un litre, qu'on fait prendre dans la journée. Lorsque cette décoction n'a déterminé l'expulsion que d'une portion de ténia, on doit attendre, pour l'administrer de nouveau, que d'autres fragments ou anneaux de cet helminthe se présentent (1).

CHAPITRE II.

DES ECTOZOAIRES, OU DES CORPS ORGANISÉS VIVANTS DÉVELOPPÉS A LA SURFACE DE LA PEAU ET AU-DESSOUS DE L'ÉPIDERME.

Les animalcules que nous nous proposons d'étudier sont : 1° les *pediculi;* 2° le *pulex;* 3° *l'acarus scabiei*.

Pour ce qui concerne l'histoire naturelle proprement dite de ces insectes, nous renvoyons à l'appendice de l'ouvrage de M. Rayer sur les maladies de la peau. Nous nous contenterons de signaler, en passant, la déplorable fécondité avec laquelle ils se reproduisent (2).

ARTICLE PREMIER.

PÉDICULI, PHTHIRIASE OU MALADIE PÉDICULAIRE.

Les *pediculi*, ou les poux, puisqu'il faut les nommer en français, se divisent en trois espèces, savoir : le *pediculus*

(1) Voyez Mérat, *Du tœnia et de sa cure radicale par la racine de grenadier*, Paris, 1832, in-8.

(2) L'expérience suivante de Leeuwenhoeck donnera une idée de la fécondité des *pediculi* en particulier. Ce célèbre naturaliste prit deux femelles de ces insectes, et les plaça dans un bas de soie noire qu'il porta nuit et jour. Au bout de six jours, chacune d'elles, sans avoir diminué de volume, avait déposé cinquante œufs (on connaît ces œufs sous le nom de *lentes*). Au bout de vingt-quatre jours, les petits en produisirent d'autres, de sorte que la génération des deux femelles pouvait s'élever à DIX-HUIT MILLE individus en deux mois.

humani capitis, le *pediculus humani corporis* et le *pediculus pubis.*

I. *Pediculus capitis.* — Il est ainsi nommé parce qu'il se développe et vit sur la tête, d'où, suivant Willan, il n'émigre jamais spontanément.

Selon M. Rayer, la malpropreté et les maladies du cuir chevelu ne produisent pas les *pediculi capitis.* Il ne s'explique pas, d'ailleurs, sur leur origine première ou leur mode de génération chez l'homme, et se contente de dire qu'ils se transmettent d'un individu à un autre, sorte de contagion qui se place à côté de celle de la gale. M. Rayer reconnaît, d'ailleurs, que *certains états* sont favorables à l'existence et à la multiplication de ces insectes. Ils pullulent souvent chez les sujets atteints de l'eczéma ulcéré, du favus, etc.

Les *pediculi capitis* excitent une démangeaison plus ou moins vive, qui devient quelquefois intolérable, et que les malades ne peuvent apaiser en se grattant sans cesse, même avec une telle force que le sang coule.

On s'est trompé en considérant les *pediculi capitis* comme pouvant occasionner des accidents graves et même la mort.

Il suffit quelquefois de soins de propreté ou de raser les cheveux pour faire disparaître les *pediculi capitis*. Mais on les détruit plus promptement en lavant la tête, soit avec des solutions alcalines dans lesquelles on fait infuser une certaine quantité de staphysaigre, soit avec des eaux hydro-sulfureuses, ou bien encore en frictionnant légèrement la tête avec une petite quantité d'onguent mercuriel, dernier moyen qu'on avait accusé de produire des accidents très graves, mais que M. Rayer dit avoir employé plusieurs fois, toujours avec succès et sans inconvénient.

II. *Pediculus corporis (pou commun, pou des vêtements).* — Cette espèce se plaît sur les parties couvertes du tronc, sur le tronc et les membres, rarement sur la tête. C'est au développement d'un grand nombre de *pediculi corporis* qu'on a particulièrement donné le nom de *phthiriasis* et de *maladie pédiculaire*; maladie observée chez certains personnages célèbres, tels que Hérode, Sylla, Ennius, Philippe II, roi d'Espagne, etc.

La génération *spontanée* des *pediculi corporis*, admise par Aristote et d'autres naturalistes anciens, a été soutenue par quelques observateurs modernes, tels que Bremser, M. Mouronval, etc. M. Rayer ne trouve pas concluantes les raisons alléguées en faveur de ce mode de génération. Il convient, toutefois, qu'il a *plusieurs fois vu chez des enfants, à la fin d'une maladie grave, la tête couverte presque tout-à coup d'une grande quantité de poux*, *et lorsque les personnes qui les approchaient n'en étaient point attaquées*.

Dans le *Dictionnaire des sciences méd'cales*, le docteur Fournier a rapporté un fait qui semblerait favorable au développement *spontané* des *pediculi corporis*. Il raconte que *chez un vieillard atteint de rhumatisme goutteux du côté droit, il se développa un grand nombre de* PEDICULI CORPORIS, *bien que les soins de propreté n'eussent pas été négligés pendant tout le temps que ces insectes occupèrent les membres*.

En dernier résultat, la génération des *pediculi corporis*, comme celle des autres espèces de *pediculi*, est un problème dont la solution n'a pas encore été donnée d'une manière satisfaisante.

On parvient aisément à détruire les *pediculi corporis* à l'aide de bains sulfureux, de frictions sulfuro-alcalines, et de fumigations sulfureuses, ou de bains de deutochlorure de mercure. M. Rayer veut qu'on surveille soigneusement les effets d'autres préparations qui ont été préconisées, telles que celles dans lesquelles on fait entrer les semences de staphysaigre, le pied-d'alouette, la coque du Levant, le tabac, divers sels ou oxides mercuriels. Le même observateur ajoute que « les auteurs qui croient à la génération spontanée de *pediculi* ont recommandé, pour détruire la cause occulte qui donne lieu au développement de ces insectes, la saignée (1), les amers, les purgatifs, les antiscorbutiques, les pilules de proto-chlorure de mercure, etc., et une foule d'autres remèdes qui peuvent être nuisib'es ou utiles suivant la nature des maladies dont sont atteints les individus chez lesquels les *pediculi corporis* se sont développés ! »

III. *Pediculi pubis* (*pediculus ferox* de quelques naturalistes, *morpion*). Voici ce que nous lisons sur cette espèce dans l'ouvrage de M. Rayer :

« Les *pediculi pubis* provoquent une démangeaison insupportable. Lorsqu'ils sont nombreux, la peau est parsemée de petites taches rouges, semblables à de petites gouttelettes de sang, et qu'on dit produites par les excréments de ces insectes. Les personnes qui en sont affectées les détachent quelquefois de la peau avec leurs ongles. Enfin, des élevures papuleuses naissent souvent sur les points que ces insectes ont occupés.

» Cette espèce se propage comme les précédentes, et pullule avec une extrême rapidité.

» Quelques frictions avec l'onguent mercuriel sur les parties où les *pediculi pubis* se sont développés suffisent ordinairement pour les détruire, sans qu'on soit obligé de raser les poils sur lesquels les *lentes* de ces insectes sont attachées.

» Le calomel, dont on saupoudre les poils, les bains de deutochlorure de mercure, les bains sulfureux et les fumigations sulfureuses, sont des moyens plus dispendieux et moins efficaces. »

ARTICLE II.

PULEX (PUCE).

On en distingue deux espèces, savoir : 1° le *pulex irritans* (puce commune), et 2° le *pulex penetrans* (chique).

______

(1) Singulier *spécifique* contre les poux!

Cette dernière espèce est le partage des pays chauds, et constitue, dit-on, un véritable fléau pour les habitants des Antilles et de l'Amérique méridionale.

La puce commune attaque de préférence certaines personnes, sans qu'on puisse dire, d'une manière précise, quelle est la cause de cette fâcheuse préférence. Elle affecte aussi une prédilection marquée pour le sexe féminin.

La présence des puces est annoncée par une démangeaison des plus importunes. Les piqûres de ces insectes excitent un agacement insupportable. Ces piqûres donnent lieu à de petites ecchymoses qui ne s'effacent pas sous la pression du doigt, comme certaines taches exanthématiques, celles qu'on appelle *typhoïdes*, par exemple.

Les auteurs de pathologie se taisent sur le mode de génération de ces insectes comme sur les divers moyens à leur opposer. Nous ne voyons aucun grave inconvénient à imiter leur silence.

ARTICLE III.

ACARUS SCABIEI (CIRON DE LA GALE).

MM. Raspail (1) et Albin Gras ont décrit avec beaucoup de soin l'insecte dont il s'agit; mais ils ne nous ont point révélé le mystère de son origine.

M. Albin Gras a déterminé d'une manière très précise le point et, si l'on peut ainsi dire, la niche où se cache l'acarus *scabiei* dans les vésicules psoriques, et où il faut soulever l'épiderme pour extraire cet animalcule avec la pointe d'une épingle.

Comme nous avons étudié ailleurs la maladie dont cet insecte est la cause matérielle et vivante, nous ne devons pas nous en occuper plus longtemps ici.

(1) *Nouveau système de chimie organique*, Paris, 1838, t. II, p. 598.

LIVRE V.

CLASSE CINQUIÈME DE MALADIES.

DES ATAXIES DES CENTRES NERVEUX (1).

Ce cinquième livre, dont la composition nous a embarrassé au-delà de tout ce que nous pourrions dire, n'est qu'une sorte de complément de ceux dans lesquels nous avons traité des névroses actives et passives (2). Nous le recommandons à l'indulgence des lecteurs, et nous accueillerons avec reconnaissance et empressement toutes les recherches propres à jeter de nouvelles lumières sur un sujet aussi difficile, sous quelque rapport qu'on l'envisage. Sous le rapport de la nomenclature en particulier, les difficultés sont très grandes, et c'est là une conséquence en quelque sorte forcée de la pénurie et de l'incertitude de nos connaissances sur le fond même du sujet. Comment, en effet, donner des noms clairs et précis à des choses dont la nature est encore enveloppée de tant de ténèbres?

CHAPITRE Ier.

QUELQUES CONSIDÉRATIONS SUR L'ATAXIE EN GÉNÉRAL.

I. Le sens réel du mot *ataxie* (3) n'a jamais été défini d'une manière nette et parfaitement déterminée.

II. Selle est le premier qui ait employé l'adjectif *ataxiques* pour caractériser un ordre particulier de *fièvres*. Pinel, adoptant cette nomenclature, décrivit sous le nom de *fièvres ataxiques* des affections que d'autres nosologistes avaient désignées sous les noms de *fièvres malignes*,

(1) On pourrait désigner ces *ataxies* sous les noms d'*ataxonévries* ou d'*ataxonévroses*.

(2) *Hypernévries* et *hyponévries*, ou *hypernévroses* et *hyponévroses*.

(3) Le mot *ataxie*, pris dans son acception étymologique, signifie *défaut d'ordre*.

fièvres nerveuses, etc. Ces fièvres, selon Pinel, peuvent être reconnues à l'incohérence de leurs symptômes. Quant à cette incohérence elle-même, elle vient, ajoute le même auteur, d'une *atteinte profonde portée aux forces nerveuses.*

Pinel ne *précise* point ce qu'il entend par cette expression d'*atteinte profonde portée aux forces nerveuses;* mais il enseigne que « le siége de la maladie s'est toujours manifesé jusqu'ici dans la cavité encéphalique; ce qui s'accorde d'ailleurs avec les *anomalies* des systèmes nerveux et musculaire, qui forment le caractère particulier des fièvres ataxiques (1). »

Il est démontré de la manière la plus évidente que les phénomènes *ataxiques* spéciaux dont parle ici Pinel peuvent être, en effet, le résultat d'une maladie inflammatoire plus ou moins prononcée des centres nerveux encéphaliques et de leurs enveloppes. Mais les phénomènes dits *ataxiques*, tels qu'ils ont été décrits par Pinel, sont un mélange d'*exaltation* et d'*incohérence* ou d'*ataxie*, et il reste à savoir si des phénomènes d'*ataxie* pure et simple peuvent se développer, et constituer les caractères d'un *mode morbide* essentiellement différent de tout autre. Or, sous ce nouveau rapport, nous ne trouvons rien de satisfaisant ni dans Pinel ni dans aucun auteur.

Puisque les phénomènes ataxiques étaient, selon Pinel, l'effet d'une *atteinte profonde portée aux forces nerveuses*, cet illustre nosologiste aurait dû naturellement revenir sur ce genre d'*atteinte* dans la classe des maladies qu'il a désignées sous le nom de *névroses*. Il ne l'a cependant point fait. Ainsi donc, d'une part, l'*ataxie*, en général, n'a pas été clairement définie par Pinel. Ajoutons, d'autre part, que cet illustre nosographe n'a rien dit sur les *espèces* que le *genre ataxie* peut comprendre.

III. Déjà, dans le tome premier de cette *Nosographie*, nous avons vu comment le célèbre auteur de l'*Examen des*

1) *Nosographie philos.*, t. I, p. 163, 6ᵉ édit.

doctrines s'exprimait au sujet des fièvres *ataxiques* admises par Pinel. Complétons ici ce que nous avons dit alors, par la citation du passage suivant de l'ouvrage indiqué :

« Quant aux fièvres *ataxiques*, vous les reconnaîtrez à l'incohérence des symptômes, qui vient d'une *atteinte profonde* portée aux forces nerveuses. On vous demandera peut être quelle est cette atteinte..... C'est une débilité, direz-vous, mais une débilité qui est en possession de simuler quelquefois les phlegmasies. Sachez donc distinguer les symptômes nerveux d'une fièvre ataxique, d'avec ceux qui sont le produit des phlegmasies; car puisque ces dernières sont aussi dans le cadre, elles doivent nécessairement différer des fièvres.

» Si quelqu'un, qui vous paraît affecté d'une inflammation, vient à éprouver quelques symptômes nerveux, ne soyez pas embarrassé, et n'accusez pas votre traitement stimulant ; l'énigme est expliquée; comment auriez-vous pu guérir, puisqu'il y avait une fièvre ataxique derrière le rideau?... Le malade mort, si vous trouvez une phlegmasie , vous en serez quitte pour consigner dans votre observation écrite, qu'il y a des fièvres ataxiques compliquées avec des phlegmasies. Eh! ne devez-vous pas vous at'endre à trouver des collections dans le cerveau, par exemple; ne vous a-t-on pas dit qu'on les y rencontre le plus souvent? Si quelqu'un vous objecte qu'il s'en présente de semblables à la suite des frénésies, des céphalites, des apoplexies, répondez que cela dépend sans doute d'une autre cause, qu'il ne faut pas avoir la manie de tout expliquer, et que, d'ailleurs, puisque les fièvres ataxiques tiennent à la débilité, on n'a jamais rien à se reprocher en stimulant vigoureusement tous les fébricitants qui ont des symptômes nerveux. Car enfin, *symptômes nerveux*, cela s'entend : on sait bien que cela tient à la faiblesse des nerfs. » (*Ouv. cit.*, p. 373-74 ; première édition.)

Il est bien fâcheux que, satisfait d'avoir attaqué le système de Pinel, Broussais n'ait pas achevé l'œuvre qu'il avait entreprise, en précisant lui-même, dans ses considérations sur les *névroses*, ce qu'il fallait entendre par le mot *ataxie*, en tant que représentant un mode *spécial* de ces névroses. Mais loin de procéder ainsi, Broussais s'est abstenu de faire figurer l'élément ou l'état *ataxique* dans sa classification des maladies.

IV. M. le professeur Andral, au contraire, a fait de l'*ataxie* un des modes de ses *lésions de l'innervation*. Or les lésions que M. le professeur Andral appelle des *lésions de l'innervation* sont celles que beaucoup d'auteurs désignent sous le nom de *lésions des forces vitales*. Selon cet auteur, « par hypothèse on peut admettre, pour une plus commode explication des faits, que dans les centres nerveux se forme un fluide qu'on appellera nerveux, vital, électro-vital, etc., et qui représentera la *force inconnue* par laquelle ces centres tiennent sous leur dépendance tous les organes. » (Voyez les pages 570, 571 du tome premier du *Précis d'anatomie pathologique*.)

« Les lésions de l'innervation, continue M. Andral, se traduisent à nous par des phénomènes qu'on peut rapporter : 1° à une excitation de la force vitale ; 2° à son abaissement au-dessous du type normal ; 3° à sa perversion... On peut désigner ces trois dispositions sous les noms d'*hyperdynamie*, d'*adynamie* et d'*ataxie* (1). »

V. Dans le tome troisième de la *Clinique médicale de la Charité*, je terminais ainsi mes considérations prélimi-

---

(1) A l'article NÉVROSES de leur *Compendium de médecine*, MM. Monneret et Fleury, après avoir divisé ces maladies en trois classes (*névroses idiopathiques, névroses symptomatiques, névroses sympathiques*), ajoutent *qu'on pourrait faire trois sections dans chaque classe de névroses, suivant que celles-ci seraient : 1° avec augmentation, 2° avec diminution, 3° avec perversion des facultés de sentir, de se mouvoir et de penser*. Sous ce dernier rapport, la classification de MM. Monneret et Fleury n'est, comme on voit, que la reproduction de celle de M. le professeur Andral.

naires sur la classe des névroses : « Quelque variables que soient les névroses, sous le rapport de leur siége et des fonctions nerveuses lésées, toutes se réduisent à quatre grands modes, savoir : 1° l'augmentation ; 2° la diminution ; 3° la perversion, la dépravation ; 4° le désordre, le déréglement, l'ataxie des fonctions, modes que l'on pourrait désigner sous les noms d'*hypernervie*, d'*hyponervie*, d'*hétéronervie* et d'*ataxonervie*. Ces deux derniers modes ne sont peut-être pas aussi généraux que les deux premiers. Néanmoins c'est à eux seulement qu'on peut rapporter certains *délires* dits nerveux, certains *goûts dépravés*, certains *mouvements déréglés*, *désordonnés*, etc. »

En séparant ainsi le genre de *névrose* appelé *perversion* de celui connu sous le nom d'*ataxie*, n'est-ce pas admettre une sorte de superfétation nosologique et multiplier, sans raison suffisante, le nombre des éléments morbides? Je laisse aux lecteurs compétents le soin de répondre à cette question, et je saisis cette occasion de répéter ce que j'ai dit ailleurs, savoir : que *rien n'est plus difficile que l'étude des névroses proprement dites, ou des affections dans lesquelles le tissu des nerfs ou des centres nerveux qui en sont le siége n'offre aucune lésion visible, aucune altération appréciable à nos moyens d'investigation.*

Quant à l'*état ataxique* lui-même, quelques personnes demanderont, sans doute, si son existence en tant que mode morbide spécial est bien réelle. Ce que l'on désigne sous ce nom est-il autre chose, dira-t-on, qu'un certain nombre de symptômes qui se manifestent dans les maladies inflammatoires ou simplement irritatives des centres nerveux chargés, ceux-là de coordonner les mouvements de divers organes ou appareils, ceux-ci de coordonner les admirables phénomènes dont se composent les actes moraux et intellectuels? Certes, je ne me dissimule pas la gravité de cette objection. Nous avons vu, en effet, de véritables phénomènes *ataxiques* apparaître sous l'influence des maladies ci-dessus indiquées. Mais enfin, les fonctions de ces organes régulateurs et pour ainsi dire législateurs peuvent être *exaltées* ou *affaiblies*, sans être en même temps *déréglées*, *désordonnées* ou *ataxiées*; et, d'un autre côté, ces mêmes fonctions peuvent s'exercer d'une manière *irrégulière*, *incohérente*, *ataxique*, sans être *exaltées* ou *affaiblies*. Par conséquent, l'état *ataxique* n'est pas le même que les états d'exaltation ou d'affaiblissement des fonctions dévolues à certains centres nerveux, par conséquent aussi, une place à part doit lui être réservée dans un cadre nosologique.

VI. Quoi qu'il puisse arriver d'ailleurs du principe même qui régit notre classification, toujours est-il qu'il importe de considérer *en elles-mêmes* les diverses lésions des conditions dynamiques de ce système nerveux qui donne l'impulsion à tant d'organes et constitue en quelque sorte le grand ressort de la machine humaine. Or, après avoir étudié les modifications en *plus* ou en *moins* de l'innervation, il nous restait à étudier la modification qui consiste en un changement dans l'ordre et le rhythme auxquels est assujetti l'exercice de divers actes de cette innervation.

J'ai dit de divers actes, et non de tous les actes de cette innervation. En effet, les phénomènes d'*ataxie* ou les *dérangements de l'ordre normal* qui régit certaines fonctions, forment réellement un genre spécial de symptômes. On ne les rencontre, je le répète, que dans les affections des centres nerveux chargés d'un rôle de *coordination*, de *régularisation*, d'association, soit de mouvements, soit d'opérations intellectuelles, etc.

CHAPITRE II.

DES PRINCIPALES ATAXIES EN PARTICULIER.

Aucun nosologiste n'a, jusqu'ici, songé à étudier l'*ataxie* comme un genre d'état morbide comprenant diverses espèces distinctes sous le rapport de leur siége. Ces espèces se divisent en celles qui ont pour siége les centres nerveux ganglionnaires, et en celles qui ont pour siége les centres nerveux encéphaliques.

PREMIÈRE SECTION.

ATAXIES DES CENTRES NERVEUX GANGLIONNAIRES.

La seule des ataxies de cette section que l'on puisse décrire, dans l'état actuel de la science, est celle du centre nerveux ganglionnaire qui coordonne les mouvements ou battements alternatifs et rhythmiques du cœur.

ARTICLE UNIQUE.

IRRÉGULARITÉS DANS LE RHYTHME DES BATTEMENTS (1) ET DES BRUITS DU CŒUR.

Lorsque nous avons traité des diverses inflammations du cœur et de ses enveloppes, nous avons eu soin de bien insister sur ce point, savoir, que les battements du cœur, en même temps qu'ils étaient plus forts et plus fréquents qu'à l'état normal, présentaient quelquefois des *irrégularités*, des *intermittences* (2). Nous avons ajouté que cette sorte d'*ataxie*, d'*incohérence* dans les battements du cœur, était réellement pour cet organe, dans le cas qui nous occupe, ce qu'est pour le cerveau le délire dans les méningo-encéphalites. Quel qu'en soit le mécanisme, ce désordre est un phénomène spécial qu'il importe d'étudier en lui-même; et, comme il peut exister dans des cas où le cœur n'est le siége d'aucune inflammation, et comme,

(1) *Ataxodynamie* du cœur. Cette ataxodynamie du cœur n'est d'ailleurs elle-même que l'effet de l'*ataxie* du centre nerveux qui coordonne les mouvements du cœur, quelle que soit d'ailleurs la *nature* de la *force* dont ce centre nerveux est le foyer ou le dépositaire.

(2) A l'article *névrose active des plexus et nerfs cardiaques*, nous avons dit ce qui suit : « A un très haut degré, elle ne se borne pas à faire battre le cœur plus fort et plus vite qu'à l'état normal, mais elle dérange en même temps l'*ordre* ou le *rhythme* des battements de cet organe. Il en est d'ailleurs ainsi de toutes les autres névroses actives violentes des organes dont les fonctions sont assujetties à un ordre régulier, comme les centres nerveux encéphaliques entre autres. L'*ataxie* est alors la compagne inséparable de l'*exaltation*. »

d'un autre côté, toute inflammation du cœur n'en est pas nécessairement accompagnée, il est évident que l'inflammation des divers tissus du cœur constitue bien, dans certains cas, une des causes occasionnelles du désordre en question, mais qu'il n'en reste pas moins à rechercher les conditions *directes ou immédiates* de sa manifestation. Nous désignons ces conditions sous le nom d'*ataxie du centre nerveux du cœur*.

L'ataxodynamie du cœur présente deux formes particulières, que les auteurs ont décrites sous les noms d'*intermittences* et *d'irrégularités des battements du cœur*, intermittences et irrégularités qui se remarquent aussi en même temps dáns les *bruits du cœur*.

§ Iᵉʳ. Description.

A. *Intermittences.* — Il arrive quelquefois qu'après un certain nombre de pulsations, le cœur s'arrête, se repose, pour ainsi dire, et l'on désigne ce phénomène sous le nom d'*intermittences des battements du cœur*. La durée de ce repos est ordinairement à peu près égale à celle d'une pulsation. Le nombre de ces intermittences, dans un temps donné, est variable. On n'en compte parfois qu'une ou deux par minute ; d'autres fois, on en compte 10, 15, 20 et même plus dans ce court espace de temps. Il est assez digne de remarque que, en général, les intermittences se succèdent d'une manière régulière, c'est-à-dire après un même nombre de battements normaux du cœur. Néanmoins, ce phénomène est sujet à de nombreuses exceptions. Les intermittences sont souvent suivies de deux ou plusieurs pulsations qui se succèdent coup sur coup comme par compensation du temps perdu par le fait des intermittences.

Laënnec a distingué les intermittences en deux espèces : dans les unes, qu'il appelle vraies, et qu'il nomme aussi *arrêts* ou *hésitations* du cœur, il y a réellement suspension de la contraction ventriculaire ; dans les autres, qu'il désigne sous le nom de *fausses*, la contraction ventriculaire est seulement très affaiblie, à tel point que le pouls radial manque comme dans les premières. Il suit de là que l'exploration du pouls ne suffirait pas pour faire distinguer les unes des autres les intermittences vraies et les intermittences fausses. Pour y parvenir, il faut explorer directement les battements du cœur lui-même.

Il est une *espèce* de *fausse* intermittence des battements systoliques du cœur, ou plutôt du pouls (car il n'y a pas alors d'intermittence réelle de la systole du cœur), qui ne me paraît pas avoir encore fixé l'attention des observateurs : elle consiste en une contraction ventriculaire qui se fait, pour ainsi dire, *à vide*. Je ne puis mieux comparer ce qui arrive alors pour le cœur qu'à ce qui arrive au pied dans ce qu'on appelle un *faux-pas*. Ce *faux-pas* du cœur, qu'on me permette cette expression, tient, je crois, à ce que le ventricule gauche (la même chose pourrait arriver au ventricule droit) n'ayant pu se remplir convenablement de sang pendant la diastole, comme il arrive dans le cas de rétrécissement très considérable de l'orifice auriculo-ventriculaire gauche, bat réellement, sinon tout-à-fait à vide, du moins sur une beaucoup trop petite masse de sang, et l'absence du pouls artériel dans ce cas est une circonstance bien favorable à notre explication.

Quoi qu'il en soit, ce n'est pas là, si l'on veut rigoureusement parler, une intermittence des battements du cœur, et d'ailleurs, ce phénomène se rattache à une lésion organique des plus appréciables du cœur lui-meme, tandis que les phénomènes que nous étudions en ce moment sont supposés produits par une lésion *directe* du centre nerveux qui coordonne ses battements.

B. *Irrégularités*. — Il est des cas où les contractions du cœur se succèdent à des intervalles d'inégale durée, et le plus souvent aussi la force de ces contractions est elle-même inégale. Ces *dérangements* portent particulièrement

le nom d'*irrégularités et d'inégalités des battemens du cœur*,
irrégularités qui coïncident souvent avec les intermittences. Cette combinaison constitue l'*ataxie* par excellence des battements du cœur. Rien n'est véritablement
comparable au désordre tumultueux, à l'étrange confusion qui règne alors dans le jeu des battements du centre
circulatoire. Ce désordre est, si l'on peut ainsi dire, pour
le cœur, ce qu'est pour le cerveau le désordre connu sous
le nom de *folie* (1). Frappé de cette sorte de *folie* dans ses
battements, l'instrument central de la circulation nous
offre alors l'image d'une machine complétement dérangée
et tout-à-fait démontée; il nous rappelle aussi ces mouvements désordonnés et si bizarres de la station et de
la locomotion chez les animaux, dont le cervelet a été
profondément lésé. Toutes les lois qui régissent les mouvements si bien réglés du cœur à l'état normal sont comme
bouleversées, et si je ne craignais d'abuser ici du style
figuré, je dirais qu'à l'ordre ou au rhythme établi par la nature elle-même, a succédé le plus complet état d'*anarchie*.

Quand on étudie avec une attention profonde l'état qui
nous occupe, on trouve qu'il comprend deux espèces
distinctes d'irrégularités du cœur. Dans la première,
le désordre est tel, que non seulement le rhythme d'un
battement complet, d'une *révolution* complète du cœur
est dérangé, mais que chacun des battements complets
ou chacune des révolutions complètes de cet organe diffère et des battements qui précèdent et de ceux qui suivent. Dans la seconde espèce, au contraire, les irrégularités se succèdent régulièrement, si j'ose ainsi parler,
c'est-à-dire qu'à chaque battement ou jeu complet du
cœur en succède un autre qui lui ressemble, en sorte qu'il
reste encore ici quelque trace de cette tendance à la su-

---

(1) Le cœur *bat* en quelque sorte *la campagne*. Une dame, chez laquelle existait, à un haut degré, le désordre dont il est ici question, me
disait que son *cœur battait la breloque*.

prême loi de l'ordre qui éclate de toutes parts dans le gouvernement de l'économie vivante.

Dans le désordre extrême des battements du cœur, tantôt pour une seule contraction des ventricules, il y a deux et même trois mouvements de dilatation de ces mêmes parties, lesquels coïncident ordinairement avec un nombre égal de contractions des oreillettes (1); tantôt on observe un dérangement inverse, c'est-à-dire que pour une seule diastole ventriculaire, on compte deux et même trois efforts ou mouvements de systole. Laënnec pense que la systole des oreillettes peut *anticiper* sur celle des ventricules, et l'arrêter au milieu de son développement; mais il ne faut pas oublier que, en prenant pour point de départ d'un battement complet du cœur la systole des ventricules de cet organe, la contraction des oreillettes, isochrone à la diastole des ventricules qui suit la systole de ces derniers, est elle-même suivie d'un état de repos. Il est donc difficile de concevoir comment la contraction des oreillettes (contraction encore incomplétement étudiée) peut anticiper sur celle des ventricules et l'arrêter dans son développement. Laënnec croit aussi avoir observé,

(1) C'est particulièrement dans quelques uns de ces cas que la contraction des oreillettes devient évidente (celles-ci sont souvent alors hypertrophiées).

Voici comment Laënnec a décrit l'*espèce* de désordre ou d'ataxie qui nous occupe : « Il arrive quelquefois, quoique très rarement, dans les palpitations, que chaque contraction des ventricules est suivie de plusieurs contractions successives de l'oreillette, qui, réunies, n'occupent pas plus de temps qu'une seule contraction ordinaire. J'ai compté quelquefois , dans ces sortes de palpitations, deux pulsations des oreillettes pour une des ventricules : d'autres fois il y en a quatre; mais le plus souvent le nombre de ces contractions successives et correspondantes à une seule contration des ventricules est de trois. » (Ouvrage cité, t. II, p. 471-72, 2ᵉ édit.)

Cette description est certainement faite *sur nature*, et repose sur une observation dont le fond est vrai. Mais il s'y est glissé quelques erreurs et quelques suppositions dont le lecteur éclairé ne manquera pas de s'apercevoir. Au reste, notre propre description des irrégularités des battements du cœur ne nous satisfait pas complétement. C'est un sujet à revoir.

quoique très rarement, une *anticipation* inverse, celle de la contraction des ventricules sur la systole des oreillettes. Cette anticipation n'est pas mieux démontrée que la précédente. Mais le phénomène dont veut parler Laënnec est très réel, savoir : une contraction redoublée des ventricules : « Au moment où l'oreille cesse d'être soulevée par la contraction des ventricules, dit-il, on sent tout-à-coup, au lieu du claquement de l'oreillette (ce n'est point à l'oreillette elle-même qu'appartient le claquement auquel Laënnec fait ici allusion), une nouvelle contraction des ventricules accompagnée d'un choc beaucoup plus fort, après lequel le cœur reprend son rhythme précédent. »

Les irrégularités des battements du cœur se passent-elles constamment dans les deux moitiés de cet organe, ou bien n'existent-elles quelquefois que dans l'une de ces moitiés? Nous ne possédons pas encore tous les éléments propres à la solution de cette délicate question (1). Tout ce que nous savons aujourd'hui sur les irrégularités des battements du cœur s'applique spécialement aux cavités gauches de cet organe, et les irrégularités des battements du ventricule gauche sont les seules qui aient été étudiées d'une manière un peu satisfaisante. Il reste beaucoup à faire sur les irrégularités particulières au jeu de l'oreillette correspondante elle-même.

(1) En admettant que les cavités gauches et droites puissent ainsi se contracter et se dilater irrégulièrement, à l'exclusion les unes des autres, on est forcé d'admettre en même temps que les bruits du cœur droit et ceux du cœur gauche sont susceptibles de perdre leur isochronisme, leur *unisson*, si l'on peut ainsi dire. Or, grâce à cette hypothèse, on conçoit comment, au lieu des deux bruits normaux, on pourrait en entendre trois ou même quatre correspondants aux mouvements anormaux du cœur, comment on pourrait entendre un *tic-tac* normal dans la région des cavités dont les mouvements ne seraient pas déréglés, tandis que le contraire aurait lieu, en auscultant les cavités dont le rhythme serait dérangé, etc. Mais c'est trop s'arrêter sur ces questions obscures. (Voyez, au reste, ce que nous avons dit ailleurs du *triple* et *quadruple* bruit du cœur.)

§ II. Causes et traitement.

Les intermittences et les irrégularités des battements du cœur se manifestent ordinairement sous l'influence des mêmes causes que les palpitations. Les moyens qu'on oppose à celles-ci conviennent également à celles-là. C'est ainsi, par exemple, que la digitale régularise les battements du cœur comme elle en modère la force et la fréquence. Ce médicament, modérateur à la fois et régulateur de l'action du cœur, est, sans contredit, le prince des moyens qu'on doive employer contre les irrégularités purement nerveuses des battements du cœur.

SECONDE SECTION.

ATAXIES DES CENTRES NERVEUX ENCÉPHALIQUES.

Réflexions préliminaires.

I. Ainsi que nous l'avons déjà dit, les irrégularités de l'innervation des centres encéphaliques coexistant souvent, soit avec un *excès*, soit avec un *défaut* de cette même action, nous avons été naturellement conduit à nous en occuper, lorsque nous avons étudié les névroses actives (*hypernévries*) et les névroses passives (*hyponévries* ou *anévries*). C'est pourquoi nous croyons devoir nous contenter de revenir sur les principales irrégularités comprises dans cette section, c'est-à-dire sur celles des grands centres nerveux, tels que le cerveau et le cervelet considérés dans leur ensemble, irrégularités qui sont d'ailleurs tantôt isolées et tantôt réunies.

II. Une remarque sur laquelle il est bon d'insister de nouveau, c'est que, dans la *Nosographie philosophique*, le mot *ataxiques* a été *uniquement* employé pour exprimer un certain groupe de phénomènes propres à caractériser un des ordres de fièvres *primitives* ou *essentielles* (*fièvres ataxiques*), et que, selon Pinel, les fièvres de ce nom ont pour point de départ une maladie inflammatoire, dont le siége s'est toujours manifesté dans la cavité encéphalique (1).

Avec Pinel et tant d'autres observateurs, nous avons reconnu que les phlegmasies des méninges et des centres nerveux qu'elles enveloppent déterminaient, entre autres phénomènes, les *irrégularités* les plus singulières dans l'exercice des fonctions sensoriales, intellectuelles et locomotrices. Mais, ainsi que je l'ai dit plus haut, les auteurs n'ont point encore suffisamment distingué l'un de l'autre deux des phénomènes dont se compose l'état *ataxique* décrit par eux, savoir : l'exaltation des fonctions, d'une part, et l'incohérence ou le défaut de coordination (*ataxie*) de ces mêmes fonctions, d'autre part. Il faut cependant avoir bien soin de ne point confondre ces deux genres de lésions fonctionnelles, lesquels ne sont pas, d'ailleurs, inséparables l'un de l'autre, puisque chaque jour on peut observer des phénomènes d'*exaltation* sans phénomènes d'*ataxie* proprement dite des fonctions cérébrales, et réciproquement.

ARTICLE PREMIER.

IRRÉGULARITÉS, INCOHÉRENCE RELATIVES AUX MOUVEMENTS COORDONNÉS NÉCESSAIRES A L'EXÉCUTION DE DIVERS ACTES DE LA VIE DE RELATION (2).

I. Les lésions que peuvent subir les mouvements coordonnés de la *vie animale*, tels que ceux de la progression, de

(1) Rappelons ici le texte même de Pinel : « L'encéphale offre des lésions diverses, telles que des épanchements séreux dans les ventricules du cerveau ; d'autres fois, *tous les caractères d'un état inflammatoire des méninges, devenues opaques et épaisses, avec exsudation d'une substance concrète, l'injection des vaisseaux des méninges et du cerveau, l'augmentation de consistance de la pulpe cérébrale*..... En un mot, le siége de la maladie s'est toujours manifesté jusqu'ici dans la cavité encéphalique, ce qui s'accorde d'ailleurs avec les anomalies des systèmes nerveux et musculaire, qui forment le caractère particulier des fièvres ataxiques. »

(2) *Ataxodynamie* des divers appareils dont les mouvements sont coordonnés par des centres nerveux spéciaux. Cette ataxodynamie n'est elle-même que l'effet de l'*ataxie* de ces centres nerveux, quelle que soit d'ailleurs la nature des *forces* dont ils sont les foyers ou les dépositaires.

la préhension, de l'expression des idées et des sentiments, soit par la parole, soit autrement, ne consistent pas uniquement en des lésions de plus ou de moins, mais aussi en un trouble dans l'association, la combinaison, la coordination normale de ces mouvements. Ce dernier genre de lésion est pour les centres nerveux qui coordonnent les mouvements lésés ce qu'est pour les centres nerveux où s'opèrent les phénomènes intellectuels cette espèce de *folie* dans laquelle les malades *déraisonnent* invinciblement, *jugent de travers*, *associent vicieusement leurs idées*, sans que ces idées soient nécessairement elles-mêmes ou *exaltées* ou *affaiblies*.

Les mouvements *ataxiques* de l'ordre dont il s'agit ici portent des noms divers selon les fonctions des instruments moteurs qui en sont le siége. On les désigne sous le nom de *titubation*, de *mouvements choréiformes*, etc., lorsqu'il s'agit des fonctions des agents de la marche, de la station, de la préhension, etc., sous celui de *bégaiement*, de *bredouillement*, etc., lorsqu'il est question des mouvements coordonnés nécessaires à l'articulation des mots ou à la parole, etc.

II. Je dois rappeler ici quelques passages dans lesquels, en traitant des inflammations et des irritations des centres nerveux, j'ai déjà signalé le genre de désordre que nous devons étudier ici en lui-même.

En décrivant la cérébellite, artificiellement produite chez les animaux, j'ai placé parmi eux le *désordre*, le *bouleversement* des fonctions de la progression, de la station et de l'équilibration, caractérisé par des sauts, des culbutes, des pirouettes et autres mouvements bizarres, d'une rapidité telle, que l'œil ne peut les suivre qu'imparfaitement. Ces mouvements *désordonnés* constituent une sorte d'*aliénation*, de *délire*, de *folie* des fonctions indiquées.

En traitant de la maladie décrite sous le nom de *paralysie générale des aliénés*, j'ai taché de démontrer qu'il existait certaines perturbations de mouvements qui se rattachaient aux lésions des centres nerveux chargés de coordonner les mouvements dont il s'agit.

Dans l'article consacré à la chorée, après avoir dit que le *tremblement désordonné* qu'on donne pour caractère à cette *névrose* pourrait, d'après les auteurs, se transformer tantôt en véritables convulsions, tantôt en paralysie, j'ajoutais : « Ce tremblement désordonné n'est, à la rigueur, ni un *excès*, ni un *défaut*, mais une sorte d'*aberration*, de *désordre*, d'*incoordination*, d'*ataxie* de l'action nerveuse normale qui préside à certains mouvements. C'est une sorte de *délire musculaire*.

III. Les mouvements respiratoires et les mouvements nécessaires à la production de la voix éprouvent aussi quelquefois les plus étranges *désordres*, comme on le voit dans certains cas d'hystérie et de quelques autres névroses convulsives : alors des sanglots, des soupirs, des pleurs, des cris se succèdent, à des intervalles irréguliers ; la respiration est inégale, entrecoupée, etc.

Des sons, des cris, plus ou moins *bizarrement* accentués et *coordonnés*, figuraient parmi les symptômes observés chez les convulsionnaires de Saint-Médard, ou chez quelques unes des fameuses ursulines de Loudun.

Rappelons ici ce que Pinel dit à l'occasion des névroses de la voix : « De l'IRRÉGULARITÉ *de contraction et de relâchement des muscles du larynx doivent résulter des sons plus ou moins graves, plus ou moins aigus, plus ou moins* IRRÉGU- LIERS, *comme dans l'hydrophobie, qui fait rendre quelquefois des sons si extraordinaires, qu'on les a comparés à la voix de plusieurs animaux, ce qui a fait donner à cette maladie le nom de* LYCANTHROPIE *ou* CYNANTHROPIE. »

IV. Il ne faut pas confondre ces désordres, cette *ataxie* dans l'acte de la voix ou de la *phonation* pure et simple, avec les *désordres*, l'*ataxie* dans l'acte de la voix articulée ou de la parole. Les désordres, les irrégularités, l'ataxie de cette dernière faculté sont ordinairement, comme on sait, la traduction et, pour ainsi dire, la révélation des désordres, des irrégularités, de l'ataxie, de l'entendement lui-même. Toutefois il est des cas où celui-ci conservant son intégrité, la parole n'en offre pas moins les irrégularités, les *incohérences* les plus singulières, ce qui constitue une des formes du bégaiement.

Les *irrégularités*, l'*ataxie*, peuvent avoir pour siége les instruments destinés au geste ou à la mimique, et de là, dans quelques cas, les phénomènes connus sous le nom de *grimaces*, etc.

V. Mais en voilà bien assez sur les divers cas qui rentrent dans l'espèce de *névrose* à laquelle nous avons donné le nom d'*ataxie* des centres nerveux chargés de coordonner certains mouvements des muscles de la vie *animale* ou de *relation*. Ajoutons seulement que cette *ataxie* des centres nerveux cérébro-spinaux destinés à la coordination des mouvements se divise en autant de variétés qu'il y a de ces centres nerveux spéciaux.

VI. Au reste, nous nous en tiendrons à ces rapides considérations sur le problème obscur qui vient de fixer notre attention. Nous sentons combien il est difficile de marcher sur un terrain qui, à chaque instant, fuit, pour ainsi dire, sous nos pas. Jusqu'à plus amples recherches sur la matière, nous renvoyons aux divers articles que nous avons consacrés à l'étude des *névroses actives* et *passives* des centres nerveux coordinateurs de mouvements, et dans lesquels il a été en même temps question du genre de désordre que nous rapportons aux *ataxies* de ces centres nerveux, attendu que l'*ataxie* coïncide souvent avec l'*exaltation*.

ARTICLE II.

IRRÉGULARITÉS, INCOHÉRENCE RELATIVES AUX FONCTIONS MORALES ET INTELLECTUELLES (1).

§ Ier. Idée générale de cette espèce d'ataxie.

I. Le genre de désordre mental dont nous nous occupons fait partie de ceux que les auteurs ont étudié sous le nom commun de *névroses cérébrales, aliénations mentales folies*, etc. Il est bien à regretter que les médecins qui se sont spécialement occupés des maladies ci-dessus indiquées n'aient pas consacré à l'*ataxie*, au *désordre*, à l'*incohérence* des fonctions cérébrales, une place à part dans leur cadre nosologique.

II. Pinel divise l'aliénation mentale en *manie, mélancolie, démence, idiotisme*. Mais dans les définitions qu'il donne de chacune de ces espèces de l'aliénation mentale, on ne trouve rien qui s'applique *spécialement* au *désordre*, à l'*irrégularité*, à l'*incohérence*, à l'*incoordination* des opérations intellectuelles (2).

III. Les divisions de Rush, d'Esquirol et de M. Foville (3) ne diffèrent point, sous le rapport qui nous occupe, de celle de Pinel (en désignant sous le nom de *disso-*

---

(1) Pourrait-on désigner ce genre de désordre sous le nom d'*ataxo-phrénie* ou *d'ataxie mentale ?* Ce désordre n'est lui-même que l'effet de l'*ataxie* du cerveau, cet instrument coordinateur des plus merveilleux phénomènes, quelle que soit, d'ailleurs, la nature de la force dont il est le foyer ou le dépositaire.

(2) En effet, voici comment Pinel définit ces trois genres d'aliénation mentale :

1° *Manie. Délire général* avec agitation, irritabilité, penchant à la fureur.

2° *Mélancolie. Délire exclusif* avec abattement, morosité, penchant au *désespoir*.

3° *Démence. Débilité particulière* des opérations de l'entendement et des actes de la volonté.

4° *Idiotisme.* Sorte de *stupidité plus ou moins prononcée*, cercle très borné d'idées et *nullité de caractère*.

(3) Voy. ces divisions dans le t. IV de cette *Nosographie*, p. 42-43.

ciation l'état mental appelé *démence* par Pinel, Rush a cependant fixé l'attention sur le genre spécial de perturbation *intellectuelle* et *morale* que nous étudions en ce moment). Ils adoptent le système *dichotomique*, et partagent les aliénations mentales en celles qui sont caractérisées par une *exaltation* des facultés cérébrales, et en celles qui sont caractérisées par une *diminution*, un *affaiblissement* de ces mêmes facultés.

Tous cependant, en décrivant la *manie*, ne manquent pas de signaler, à côté de l'*exaltation*, de l'*excitation*, la *perturbation*, le *défaut d'harmonie*, la *vicieuse association* des idées, des sentiments, etc. (*activité déréglée*, selon l'expression même de M. Foville).

IV. Ce déréglement des idées et des sentiments, celui de leurs signes représentatifs, peuvent se rencontrer dans des cas où il n'existe point d'exaltation (1), et c'est particulièrement à cette lésion des fonctions cérébrales que convient le nom de *folie*, nom qui, en général, entraîne, en effet, l'idée de *désordre*, d'*incohérence* dans les phénomènes moraux et intellectuels et dans les actes par lesquels ces phénomènes se manifestent, tels que la parole, etc.

Pour faire comprendre par une comparaison le bouleversement, le chaos intellectuel et moral dont il est question dans cet article, on pourrait dire qu'il en est alors du cerveau comme d'un livre dont les pages auraient été composées avec des caractères associés au hasard, et dont les feuillets, dispersés pêle-mêle, auraient ensuite été rassemblés également au hasard. Il existe des cas où l'état du cerveau, cette sorte de livre intellectuel, est réel-

(1) Un tel défaut de coordination peut même, selon Pinel, s'allier à l'affaiblissement des facultés cérébrales, tel qu'on l'observe dans la démence. En effet, l'auteur du *Traité médico-philosophique sur l'aliénation mentale* s'exprime ainsi : « On remarque dans la démence une succession rapide ou plutôt une alternative non interrompue d'idées isolées, et d'émotions légères et disparates, des mouvements désordonnés et des actes continuels d'extravagance, etc. »

lement l'image, la représentation de l'état de désordre, d'incohérence et de confusion, qui régneraient dans le livre dont nous parlions tout-à-l'heure.

§ II. Causes, conditions de développement.

Les divers phénomènes qui caractérisent l'*ataxie* cérébrale sont très souvent, comme nous l'avons établi précédemment, l'effet d'une phlegmasie des méninges et du cerveau. Mais il est des cas où ces phénomènes se développent en l'absence de cette phlegmasie : certains rêves, par exemple, sont marqués par les désordres les plus bizarres dans les fonctions intellectuelles, par les plus monstrueuses associations ou combinaisons d'idées, etc. (1). Dans l'état de simple ivresse, quel que soit l'agent auquel celle-ci soit due, on observe aussi tous les *désordres*, toute l'*incohérence* imaginables dans les actes de l'entendement (2). Enfin, ne suffit-il pas quelquefois d'une vive émotion morale pour déterminer un *désordre* momentané dans l'entendement, une *folie* passagère?

§ III. Traitement.

Lorsque les causes occasionnelles de l'ataxie cérébrale ont disparu, le plus ordinairement cet état se dissipe de lui-même, au bout d'un temps plus ou moins long. C'est ce que l'on observe, par exemple, dans les cas où l'ataxie cérébrale est le résultat de l'ivresse. C'est encore ainsi qu'au réveil s'évanouissent les bizarres et incohérentes combinaisons intellectuelles qui caractérisent certains rêves, ces véritables folies du sommeil.

(1) Les rêves de certains malades (*ægri somnia*) ont, ainsi qu'on sait, été cités par Horace comme le type du désordre et de la confusion.

(2) Parmi les agents les plus propres à produire les désordres que nous étudions, il faut ranger le hachisch. M. le docteur Moreau vient de publier sur cette substance *enivrante* un ouvrage intéressant dont nous aurions fait notre profit, à l'époque où nous avons composé nos travaux sur les *névroses actives et passives*, s'il n'eût paru postérieurement à cette époque.

Quant aux moyens propres à rétablir l'ordre et l'harmonie au sein des fonctions cérébrales, en quelque sorte bouleversées, nous les avons rapidement indiqués en traitant de ces névroses actives du cerveau, dans lesquelles on voit les phénomènes *ataxiques* s'associer aux phénomènes d'*exaltation*. Nous renvoyons les lecteurs à cette partie de notre ouvrage.

C'est ici surtout que, dans bien des cas, le *traitement moral* doit trouver son application *spéciale*. Or, les agents, les instruments que comprend ce système de traitement, sont aussi nombreux que variés, et les procédés d'après lesquels ils doivent être employés ne sauraient être exposés avec détail que dans des ouvrages *ex professo* sur le grave sujet dont nous nous occupons.

LIVRE VI.

CLASSE SIXIÈME DE MALADIES.

DES ÉPANCHEMENTS DES FLUIDES NATURELS DE L'ÉCONOMIE HORS DE
LEURS RÉSERVOIRS ET DE LEURS CANAUX, ET PARTICULIÈREMENT DES
ÉPANCHEMENTS DE SANG OU DES HÉMORRHAGIES.

CHAPITRE Ier.

CONSIDÉRATIONS GÉNÉRALES SUR LES ÉPANCHEMENTS DES DIVERS
FLUIDES NATURELS DU CORPS VIVANT.

I. Les fluides de l'économie vivante, soit liquides, soit gazeux, s'échappent dans certaines circonstances hors des réservoirs ou des canaux qui les contiennent, et de là des états anormaux qui méritent une place particulière dans le cadre nosologique. Cependant, jusqu'ici, de tous les épanchements de fluides, les seuls qui figurent dans les classifications nosologiques les plus célèbres (je parle des nosologies médicales proprement dites), sont les épanchements de sang ou les hémorrhagies, qui forment la troisième classe de maladies de la *Nosographie philosophique.*

Sans doute, les hémorrhagies ou les épanchements de sang constituent le plus important de tous les épanchements des fluides naturels de l'économie vivante. Cependant les épanchements des autres fluides n'en méritent pas moins une étude spéciale.

II. Déjà, dans le chapitre que nous avons consacré aux affections considérées par divers auteurs comme des lésions de *sécrétions* gazeuses normales, ou comme des *sécrétions* gazeuses *accidentelles*, nous avons, pour nous conformer provisoirement aux usages reçus, traité en même temps des épanchements des gaz normaux de l'économie. Nous n'avons donc pas à les étudier ici. Mais nous devions marquer en quelque sorte leur place dans la nouvelle classe d'états morbides que nous abordons.

III. Quant aux épanchements formés par des liquides naturels autres que le sang, un grand nombre se trouvent décrits dans les traités de pathologie externe, et ne doivent pas nous occuper. Ceux qui rentrent plus directement dans la partie du cercle nosologique de notre ressort, tels que les épanchements de lymphe, de bile, d'urine (1), etc., ont déjà été signalés par nous à l'occasion de la description de certaines maladies (2); et nous croyons pouvoir, sans inconvénient, ajourner le complément de leur étude jusqu'au moment où nous traiterons des solutions de continuité des réservoirs ou des canaux qui contiennent les liquides indiqués.

IV. Cela posé, de tous les épanchements des fluides naturels de l'économie, les seuls dont il nous reste à traiter ici sont les épanchements sanguins ou les hémorrhagies.

Mais avant de commencer l'histoire de cette grande espèce de la classe des épanchements, il est bon de noter que les hémorrhagies ne pouvant avoir lieu sans lésion, soit du sang lui-même, soit de l'appareil dans lequel il circule, à l'occasion de quelques uns des états morbides dont nous avons précédemment traité (affections septiques, putrides ou typhoïdes, scorbut, pléthore, etc.), nous avons déjà rencontré ces maladies sur notre passage, et nous les rencontrerons encore en nous occupant *spécialement* des solutions de continuité de l'appareil sanguin.

Voilà pourquoi, dans ma *Clinique médicale*, je commençais ainsi qu'il suit mes considérations préliminaires

(1) Toutefois, l'étude des épanchements de l'urine hors de la vessie et du canal de l'urètre appartient spécialement à la chirurgie.

(2) Telles sont, entre autres, les altérations produites par les inflammations et les gangrènes des organes où sont contenus les liquides dont il s'agit.

sur la doctrine des hémorrhagies : « Les hémorrhagies constituant évidemment un effet, un accident, un symptôme qui se rattache à des lésions variées du système sanguin, ne devraient pas, dans une classification vraiment *philosophique*, former un classe de maladies. Comment séparer d'une solution de continuité, traumatique ou autre, des vaisseaux ou du cœur, l'écoulement de sang, l'hémorrhagie qui en est la suite? Dans les cas où les hémorrhagies tiennent, sinon uniquement, du moins principalement, à une diminution de la consistance du sang, à une sorte de *dissolution* de ce liquide, comment encore en séparer l'étude de celle des maladies dans lesquelles on observe les altérations du sang ci-dessus notées, etc., etc.?»

On dira sans doute que, contrairement à ces considérations, j'étudie dans cette Nosographie les hémorrhagies séparées des lésions dont elles sont symptomatiques. Cela n'est pas tout-à-fait exact. En effet, je ne sépare point les hémorrhagies des lésions qui les produisent: seulement, les hémorrhagies sont ici considérées comme constituant un état morbide spécial, dont les causes prochaines consistent en des lésions, soit de l'appareil sanguin, soit du sang.

L'acte de l'écoulement du sang une fois accompli, ce liquide, déposé dans l'intimité des organes ou dans les cavités, soit ouvertes, soit closes, joue le rôle d'une sorte de corps étranger, qui mérite une étude spéciale. C'est ainsi qu'après avoir décrit les maladies auxquelles divers *tissus* ou autres *produits accidentels* doivent leur existence, nous avons ensuite considéré ces produits en eux-mêmes, et comme constituant autant d'états anormaux de l'organisme.

CHAPITRE II.

DES ÉPANCHEMENTS DE SANG, OU DES HÉMORRHAGIES.

SECTION PREMIÈRE.

DES HÉMORRHAGIES EN GÉNÉRAL.

ARTICLE PREMIER.

DÉFINITION, DIVISION, MODE DE PRODUCTION OU MÉCANISME.

I. On entend par *hémorrhagie* l'effusion *accidentelle* du sang hors des parties dans lesquelles il circule, savoir : le cœur, les artères, les veines et les capillaires (1).

Il y a donc des écoulements de sang fournis : 1° par le cœur, 2° par les artères, 3° par les veines, 4° par les capillaires.

Sous le rapport de l'espèce du sang épanché, les hémorrhagies se divisent en hémorrhagies artérielles ou à sang rouge, et en hémorrhagies veineuses ou à sang noir.

II. Pour qu'une effusion de sang s'opère, il faut nécessairement qu'il existe une lésion, soit du système dans lequel le sang circule (2) , soit du sang lui-même, soit des *forces motrices* qui président au cours de ce liquide (3).

(1) On donne le nom de *saignées* ou d'*émissions sanguines*, et non celui d'hémorrhagies, aux effusions de sang auxquelles l'art doit avoir recours pour combattre certaines maladies, parmi lesquelles se rangent quelques espèces des hémorrhagies elles-mêmes. Ces soustractions *artificielles* de sang ou ces saignées ne se pratiquent d'ailleurs, comme on sait, que sur certaines parties du système sanguin, tandis que les hémorrhagies proprement dites peuvent s'opérer dans toutes les divisions du grand arbre de la circulation sanguine.

(2) Il ne faut pas confondre les hémorrhagies par lésions du cœur et des vaisseaux avec les hémorrhagies du cœur et des vaisseaux. En effet, dans les premières, le sang est sorti du cœur et des vaisseaux, et épanché au sein de la substance même des organes ou à l'intérieur des cavités des membranes séreuses ou muqueuses, tandis que dans les secondes, le sang occupe le tissu même du cœur ou des vaisseaux.

(3) Les savants auteurs du *Compendium* de médecine pratique, adoptant au fond la même doctrine, déclarent aussi que *l'extravasation du sang est un phénomène morbide lié constamment à une lésion, soit des* LIQUIDES, *soit*

Sous ce nouveau rapport, c'est-à-dire celui de leur mécanisme ou de leurs causes prochaines, les hémorrhagies se divisent donc naturellement en trois grandes classes, savoir : les hémorrhagies par lésion ou altération du système vasculaire sanguin, les hémorrhagies par altération ou lésion du sang, et les hémorrhagies par lésion des forces circulatoires.

1° *Hémorrhagies par lésion de l'appareil vasculaire sanguin.* — De toutes les lésions du système vasculaire qui constituent en quelque sorte la cause prochaine des hémorrhagies de la première classe, la seule évidente consiste dans les solutions de continuité de ce système. Un état de *relâchement*, de *laxité*, d'*atonie*, d'*amincissement*, de mollesse des parois vasculaires, le sang offrant toutes les conditions normales, peut-il être considéré comme une cause prochaine suffisante d'hémorrhagie? Cette hypothèse n'a rien qui répugne à la saine raison, mais elle ne

---

du SOLIDE VIVANT. Mais un peu plus loin, ils écrivent ce qui suit : « On ne peut pas encore placer l'origine de toutes les hémorrhagies dans une altération déterminée des *solides et des liquides;* il en est un certain nombre qui échappent à cette division. Ainsi donc, l'hémorrhagie est le plus ordinairement un symptôme, un phénomène consécutif de quelque maladie des *humeurs* ou des *organes;* mais, dans des cas très rares, *elle constitue à elle seule toute la maladie*, et il est impossible d'en déterminer le point de départ : elle est *essentielle,* pour nous servir d'une expression vicieuse sans doute, mais que nous sommes obligés d'employer à défaut d'autres... Nous nous croyons encore forcés de conserver la dénomination d'essentielle appliquée aux hémorrhagies, parce qu'il en est quelques unes dans lesquelles l'altération des *solides* ou des *liquides* n'a pas été suffisamment prouvée. Cependant nous sommes *convaincus* que les hémorrhagies essentielles sont causées par une altération du sang ou des *solides.* »

Dans la division des hémorrhagies proposée par MM. Monneret et Fleury, on ne retrouve pas l'expression d'*hémorrhagies essentielles.* Ils lui ont substitué celle d'*hémorrhagies par lésion dynamique,* ajoutant *qu'il est permis de supposer qu'elles tiennent à une modification toute vitale des capillaires.* Malheureusement, les auteurs que nous venons de citer ne disent point en quoi consiste *cette modification toute vitale des capillaires.*

pourrait , bien entendu , s'appliquer qu'aux vaisseaux capillaires , car les parois du cœur, des artères et des veines ne sauraient jamais, ce me semble, se relâcher, s'amincir et s'amollir au point de devenir perméables au sang normal qu'elles contiennent.

Quant aux solutions de continuité des diverses parties de l'appareil circulatoire , elles dépendent tantôt de causes traumatiques proprement dites , de puissances mécaniques , tantôt de ce travail chimico-vital qui ramollit, érode et *ulcère* les parois de l'appareil indiqué.

C'est à un travail, à une opération morbide de ce dernier genre qu'il faut rapporter, sans doute, celui que M. le professeur Cruveilhier a considéré comme la cause prochaine ou directe des hémorrhagies auxquelles il a réservé la dénomination d'*apoplexies*. Appliquant ensuite aux solutions de continuité produites par ce travail une dénomination qui, primitivement, avait été donnée à une maladie du cerveau dont on ignorait la nature, M. Cruveilhier, par une métaphore un peu hardie, appelle APOPLEXIES *les solutions de continuité spontanées par fluxion sanguine* (1).

Appeler *solutions de continuité spontanées par fluxion sanguine* l'espèce de solutions de continuité produite par des causes non traumatiques, n'est-ce pas se servir d'une dénomination qui manque de précision et de clarté? et

(1) M. Cruveilhier termine en ces termes son savant article *Apoplexie* du *Dictionnaire de médecine et de chirurgie pratiques* : « Ici se borne ce que je m'étais proposé de dire sur la classe importante des apoplexies, ou mieux des solutions de continuité spontanées par fluxion sanguine. En attendant que le mot *apoplexie*, comme d'ailleurs tous les mots métaphoriques ou vagues, ait été expulsé de la nomenclature nosologique, ce qui n'arrivera que lorsque la science sera toute faite, il importe de réunir les maladies analogues par groupes bien déterminés : or, quel groupe dont la délimitation soit plus tranchée, quelle famille plus naturelle que celle dont les caractères *différentiels* se réduisent à ce peu de mots : *foyer sanguin spontané ?* »

donner ensuite le nom d'*apoplexies* à ces solutions de continuité, n'est-ce pas donner à la cause prochaine d'un certain ordre d'hémorrhagies un nom qui appartient à ces hémorrhagies elles-mêmes? De tout cela résulte nécessairement une confusion de langage dont il serait bien à souhaiter que la médecine se débarrassât.

Quoi qu'il en soit, les solutions de continuité dont il s'agit une fois produites, leur effet, sous le point de vue qui nous occupe, est essentiellement le même que celui des solutions de continuité d'origine traumatique.

Le plus fréquemment, d'ailleurs, les ulcérations des parois du cœur ou des vaisseaux ne se transforment en perforations complètes que sous l'influence d'une cause mécanique quelconque, qui détermine la rupture des couches des parois artérielles non encore envahies par le travail érosif ou ulcératif. Il arrive souvent aussi que ces couches soulevées par le flot de sang qui circule dans le cœur et dans les artères, et dilatées par l'effort latéral dont la colonne sanguine est animée, forment une espèce de *sac* où le sang stagne, sac qui se fortifie en s'appropriant en quelque sorte le tissu cellulaire et les parties molles voisines. De là des *tumeurs sanguines spéciales*, constituant une des variétés de celles que les chirurgiens ont désignées sous le nom d'*anévrisme faux consécutif*.

Parmi les altérations favorables aux ruptures artérielles, et par suite aux hémorrhagies du même nom, il y a déjà bien des années que j'ai signalé les ossifications ou l'état crétacé des artères, altération qui rend, en effet, les parois artérielles plus cassantes, et pour ainsi dire plus fragiles. On sait, au reste, que cette altération coïncide souvent avec des érosions ou des ulcérations des couches intérieures des artères.

2° *Hémorrhagies par altération du sang.* — Parmi les affections du sang qui méritent d'être considérées comme constituant la cause *prochaine* de certaines hémorrhagies, se placent, en première ligne, toutes celles qui ont pour effet de diminuer la *consistance*, la *plasticité* des éléments du caillot au degré nécessaire pour que, par une sorte d'exosmose, le sang en nature puisse s'échapper à travers les parois des canaux qu'il parcourt. Mais la nouvelle cause signalée ici ne peut évidemment produire d'hémorrhagie qu'autant qu'il s'agit du sang contenu dans des canaux dont les parois sont naturellement très minces, c'est-à-dire les vaisseaux capillaires.

Les principales maladies dans lesquelles se rencontre la *fluidification* anormale dont nous parlons, et à laquelle plusieurs auteurs ont donné le nom de *dissolution* du sang, sont, comme on sait, les affections septiques ou putrides (typhus, fièvre typhoïde), le scorbut, le purpura, etc.

Les hémorrhagies de l'espèce qui nous occupe reconnaîtraient pour cause prochaine, selon M. Andral (1), une diminution relative ou absolue de la fibrine du sang, opinion adoptée par MM. Monneret et Fleury (2).

Ce qu'il y a de certain, c'est que des hémorrhagies se produisent dans un grand nombre d'organes sous l'influence des agents aptes à *fluidifier* le sang, et qu'on les détermine *expérimentalement* en injectant dans les veines des animaux des substances alcalines et surtout des matières putréfiées, à dose suffisamment élevée.

Les hémorrhagies de l'espèce dont il s'agit font partie de la classe des hémorrhagies que Pinel appelait passives. (Ainsi que nous le verrons un peu plus loin, Pinel s'était bien gardé de faire intervenir une altération quelconque du sang pour la production des hémorrhagies passives.)

(1) Hématologie, article *Sang dans les hémorrhagies.*

(2) Ces auteurs ont désigné les hémorrhagies en question sous le nom d'*hémorrhagies produites par la diminution de la fibrine,* et en ont fait le second ordre de leur première classe d'hémorrhagies (*hémorrhagies par altération du sang*).

Les vitalistes de l'école de Pinel ont tous négligé cette puissante cause d'hémorrhagies ; mais ils se sont divisés sur la question de savoir si les hémorrhagies, dont ils méconnaissaient ainsi la véritable origine, étaient *actives* ou *passives*, c'est-à-dire l'effet de la *sthénie*, de *l'excitation*, ou l'effet de *la débilité*, de *l'asthénie des vaisseaux capillaires*. On peut lire dans la première édition de l'*Examen des doctrines* une discussion vive et animée à ce sujet. De telles discussions étant désormais inutiles et un peu surannées, ne doivent pas trouver place ici. C'est une question d'histoire.

Il est une autre espèce d'altération du sang que MM. Monneret et Fleury ont cru pouvoir prendre pour caractère d'un ordre particulier d'hémorrhagies : je veux parler de *l'augmentation des globules du sang, les autres éléments de ce liquide restant normaux quant à leur quantité* (1). « Ces hémorrhagies, disent-ils, répondent principalement aux hémorrhagies qui ont reçu les noms suivants : *hémorrhagies actives, sthéniques, aiguës, par pléthore, par augmentation de quantité du sang ou de sa fibrine ; hémorrhagia inflammatoria, hypersthenica, activa des auteurs ; cum synochá, de Reil ; positiva, de Vogel, acuta, de Berends.* »

MM. Monneret et Fleury se servent, *pour abréger*, du mot *hémorrhagies par pléthore*, au lieu de celui *d'hémorrhagies produites par l'augmentation des globules, la quantité des autres éléments du sang restant normale*. Or, selon eux, comme selon M. Andral, « *c'est à l'augmentation seule des globules qu'il faut attribuer la pléthore*, et non à un état de *polyémie* (plus de sang), qu'on ne pourra sans doute jamais démontrer. Comment, en effet, pouvoir apprécier l'augmentation des quantités du sang chez un individu (2) ? »

D'après cette déclaration, il semblerait que l'hémorrhagie

(1) Premier ordre de la première des quatre classes d'hémorrhagies établies par les auteurs du *Compendium*.

(2) La réponse à cette question se trouve dans l'article *pléthore* (excès d'hématose) de cette Nosographie. Comment aurait-on pu dire que le

par *augmentation de globules*, etc., entraînerait toujours l'idée de l'état *pléthorique*. Cependant MM. Monneret et Fleury disent textuellement *que les hémorrhagies déterminées par cette augmentation de globules ne se rencontrent pas seulement chez les hommes d'un tempérament sanguin et chez les pléthoriques* (1).

Ainsi donc, il existerait des hémorrhagies par augmentation des globules, ou par *pléthore*, chez des individus *non pléthoriques*. C'est là, si je ne me trompe, une de ces graves contradictions dont une doctrine ne saurait être impunément entachée.

Quoi qu'il en soit, on ne saurait douter qu'un excès de sang, un état pléthorique, tel que nous l'avons précédemment défini, ne constitue une condition favorable à la production de certaines hémorrhagies, auxquelles on peut donner le nom d'*hémorrhagies par pléthore*. Mais il ne faut pas oublier que le *trop-plein* du torrent sanguin ne peut s'écouler qu'à la faveur de quelque lésion du système circulatoire lui-même, par exemple une solution de continuité dans quelque point de ce système, etc.

3° *Hémorrhagies par lésion des forces circulatoires.* — Nous venons de signaler les hémorrhagies dont la cause prochaine consiste en une lésion matérielle, physique ou chimique, soit de l'appareil dans lequel le sang circule, soit du sang lui-même. Nous ne terminerons pas le sujet en question sans ajouter que les conditions matérielles de l'appareil sanguin et du sang restant normales, des hémorrhagies peuvent s'opérer par le fait de l'augmentation ou de la diminution des puissances ou des forces qui président aux mouvements sans lesquels le cours du sang ne pourrait avoir lieu.

chiffre des globules est augmenté dans la *pléthore*, si l'on n'avait pas diagnostiqué cette pléthore avant de pratiquer l'analyse, qui a fait constater l'augmentation du chiffre des globules ?

(1) *Compendium*, t. IV, pag. 471, 1re col.

C'est plus particulièrement aux hémorrhagies de cette catégorie que conviendraient les noms d'hémorrhagies *actives* et d'hémorrhagies *passives*.

Voici d'ailleurs quelles sont les doctrines de Pinel et de quelques autres auteurs sur les hémorrhagies dites *actives* et *passives* des réseaux capillaires. « La doctrine des hémorrhagies, comme maladies primitives du système capillaire, offrait, dit Pinel, de grandes incohérences, ou plutôt des points de vue singulièrement erronés avant les recherches exactes et multipliées de l'auteur de l'*Anatomie générale*, puisqu'on ne parlait que de rupture de vaisseaux, et que les statisticiens mêmes n'étayaient leurs considérations sur les forces vitales des vaisseaux d'aucun résultat d'anatomie pathologique. La menstruation elle-même , quoiqu'une des fonctions de l'économie animale considérées dans l'état de santé, a répandu les plus grandes lumières, comme objet de comparaison, sur les autres hémorrhagies. L'abord du sang dans la matrice n'est-il point l'effet *d'une excitation particulière*, d'un *surcroît de vie* dans les parties de la génération? En examinant, d'ailleurs, la surface interne de la matrice d'une femme morte à l'époque de la menstruation, ne la trouve-t-on point teinte de sang, sans *aucune déchirure ni érosion quelconque* (1)? Comme la menstruation, les autres hémorrhagies sont précédées d'une *irritation* préliminaire qui *appelle* le sang dans la partie par laquelle il doit sortir, et où il établit une congestion locale; comme la première, elles sont soumises aux plus grandes variations suivant *l'exaltation des forces vitales* du système où elles ont leur siége, et les surfaces muqueuses, où elles ont le plus souvent lieu, n'ont offert, d'après les recherches les plus multipliées, aucune trace *d'érosion* ni de *déchirure...* Ne

(1) Le mécanisme de l'effusion de sang connue sous le nom de menstruation a , dans ces derniers temps, été l'objet de recherches nouvelles, dont les résultats ne sont pas tout-à-fait d'accord avec ceux signalés ici par Pinel.

doit-on point conclure de ce parallèle que, de même que la menstruation, ces hémorrhagies ont lieu par la voie des exhalants, dont les *forces vitales ont été altérées ou inégalement distribuées ?* »

L'auteur des considérations qu'on vient de lire donne le nom d'*actives* à ces hémorrhagies qui sont, dit-il, *l'effet d'une excitation, d'une irritation, d'une exaltation des propriétés vitales des vaisseaux exhalants.*

Pinel appelle, au contraire, *passives* les hémorrhagies dont *le caractère particulier est de n'être précédées d'aucune excitation préliminaire, ni par conséquent de congestion dans la partie où elles doivent paraître, de ne point tenir à un surcroît d'action vitale.* Pinel ajoute que « les faits qui pourraient servir à établir les différentes espèces d'hémorrhagies passives manquent encore d'une sorte d'exactitude et de précision, et que plusieurs de ces hémorrhagies paraissent être simplement des symptômes de scorbut, maladie que l'ordre des affinités demande de placer au rang des hémorrhagies passives (1). »

Les *irritations* que Dupuytren a désignées sous le nom d'*hémorrhagiques* ne sont autre chose que les *hémorrhagies actives* de Pinel.

Suivant Broussais (*première édition de l'Examen des doctrines*), « on ne peut jamais dire que les hémorrhagies sont passives, c'est-à-dire l'effet du défaut de vitalité des exhalants, et la division des hémorrhagies en *actives* et en *passives* est non seulement *fausse, anti-physiologique, mais encore dangereuse.*» Il soutient que les hémorrhagies et les inflammations, quelles qu'elles soient, sont nécessairement un effet de *l'excitation des propriétés vitales organiques* (ouv. cit., pag. 262).

M. le professeur Andral (*Anat. pathol.*) établit trois sortes d'hémorrhagies capillaires : 1° hémorrhagie due à une

(1) On voit que Pinel ne tient aucun compte du rôle que joue l'altération du sang dans la production des hémorrhagies scorbutiques.

hypérémie *active*, par *stimulation*, *sthénique* ou *irritative*;
2° hémorrhagie due à une hypérémie par diminution de
tonicité des vaisseaux capillaires, *passive* ou *asthénique*;
3° hémorrhagie due à une hypérémie par obstacle à la circulation veineuse ou *mécanique*.

Il est certain que les grandes congestions sanguines
des réseaux capillaires peuvent être le résultat d'une
fluxion de sang, tantôt déterminée par cet état vital
désigné sous le nom d'*irritation*, de *stimulation*, tantôt
d'une stase, d'une *stagnation* du sang, provenant de ce
que ce liquide, incessamment apporté par les artères,
trouve dans le système veineux un obstacle à son mouvement centripète, c'est-à-dire à son retour vers le cœur.
On peut appeler *actives* les hémorrhagies dues aux congestions de la première espèce, et *passives* celles que déterminent les congestions de la seconde espèce; mais on
ne saurait affirmer, avec Bichat, Pinel et tant d'autres,
que les unes et les autres s'opèrent par *exhalation*, et non
par rupture. Le mécanisme *intime* de ces hémorrhagies
est, en effet, un problème d'hydrodynamique *vivante*
qui réclame de nouvelles recherches.

Les causes variées que nous venons de parcourir n'agissent pas toujours isolées; un certain nombre d'entre elles,
au contraire, peuvent intervenir simultanément pour la
production de quelques unes des diverses hémorrhagies
qui se présentent à notre observation.

ARTICLE II.

QUANTITÉ, QUALITÉS, MÉTAMORPHOSES DU SANG ÉPANCHÉ; ÉTAT DES
ORGANES DANS LESQUELS L'ÉPANCHEMENT S'EST OPÉRÉ.

I. Rien n'est plus variable que la quantité du sang
épanché ou écoulé. On n'a point encore, d'ailleurs, fait les
recherches nécessaires pour évaluer cette quantité d'une
manière exacte et précise. On s'est, en général, contenté
de dire que l'hémorrhagie est *forte*, *faible* ou *moyenne*.

II. Les qualités du sang épanché sont très différentes selon les diverses conditions où se trouvaient les sujets frappés d'hémorrhagie. Ainsi, le sang d'une hémorrhagie survenue chez un individu atteint de fièvre typhoïde n'est pas *exactement* le même que celui d'une hémorrhagie survenue chez un individu scorbutique ; ainsi, le sang écoulé dans ces deux cas n'est pas le même que celui fourni par une hémorrhagie survenue chez un sujet pléthorique, anémique, chlorotique, ou chez un sujet *bien portant*, etc.

Dans tous les cas, le sang diffère selon qu'il a été fourni par les veines ou par les artères.

III. Si le sang s'épanche dans les cavités qui communiquent au dehors, il est expulsé comme corps étranger, et nous n'avons pas à nous occuper de ses transformations. Mais si le sang épanché (nous ne parlerons ici que du sang *normal*) ne trouve pas une libre issue au-dehors, il éprouve, avec le temps, divers changements ou métamorphoses que nous allons indiquer en peu de mots. Immédiatement après son écoulement, il se coagule comme celui fourni par une saignée. La partie liquide d'abord, puis le caillot lui-même, sont quelquefois complétement résorbés, ainsi qu'on peut le voir à l'extérieur, dans les cas d'ecchymoses ou d'infiltration sanguine de la peau et du tissu cellulaire sous-cutané. D'autres fois, soit en raison d'un travail inflammatoire développé autour du foyer hémorrhagique, soit sous l'influence de quelque autre cause encore indéterminée, le caillot n'est absorbé qu'en partie ou ne l'est pas du tout, et il subit diverses altérations sur lesquelles nous ne possédons encore que des notions incomplètes.

A la suite de certains épanchements de sang dans la substance même des organes, on ne trouve plus quelquefois, là où ils avaient eu lieu, qu'une cicatrice ou un kyste séro-fibreux, à parois plus ou moins épaisses. Ces cicatrices, ces kystes se sont-ils formés de toutes pièces aux dépens de certains éléments du sang, la fibrine en particulier? Ne se développent-ils, au contraire , qu'avec le concours de cette inflammation modérée (inflammation *adhésive* de Hunter), qui, lorsqu'elle a pour siége le tissu cellulaire et les membranes séreuses , donne naissance à un *secretum* dont la matière plastique ou *pseudo-membraneuse* s'organise si promptement en tissu séreux ou séro-fibreux, élément des kystes et des cicatrices? J'ai déjà discuté ailleurs cette question, et j'ai montré combien, dans l'état actuel de la science, il était difficile de la résoudre d'une manière pleinement satisfaisante. Jusqu'à plus ample informé, il est, *peut-être*, permis d'admettre que, dans certains cas, la fibrine d'un caillot sanguin s'est transformée , sans le concours du travail inflammatoire *adhésif*, en une cicatrice ou en un kyste. Mais cette opinion n'est pas rigoureusement démontrée, et, comme nous le verrons plus loin, elle n'est pas adoptée par M. Cruveilhier.

IV. Lorsque le sang s'épanche dans la cavité des membranes séreuses ou des membranes muqueuses, ces membranes n'éprouvent, en général, aucune lésion notable. Mais quand ce liquide s'épanche dans la substance même des organes parenchymateux, tels que le cerveau, les poumons, le foie, etc., cette substance est plus ou moins déchirée, et là , plus tard , chez les malades qui survivent assez longtemps, s'opère ce travail admirable de réparation connu sous le nom de cicatrisation. Ce sont précisément les effets, les produits de ce travail qu'il est si difficile de distinguer, d'une manière nette et précise , de ceux du travail dont la substance organisable du sang épanché peut aussi devenir le siége. Mais, ainsi que nous l'avons vu, la cicatrisation s'opère à la faveur de ce *secretum* pseudo-membraneux (la fibrine est l'élément essentiel de ce *secretum*), auquel donnent naissance les inflammations du tissu cellulaire et séreux qui ne s'élèvent pas jusqu'au degré capable d'engendrer le *pus* proprement dit. Entre ce produit et la fibrine normale du sang, existe-t-il une différence telle que l'un puisse s'organiser, et que l'autre ne le puisse pas? Là est la question.

ARTICLE III.

SYMPTÔMES.

Ces symptômes se distinguent en ceux qui proviennent de l'écoulement du *sang lui-même*, et en ceux auxquels donne lieu, à titre de *corps étranger*, le sang épanché dans telle ou telle partie.

I. Les symptômes du premier ordre sont plus ou moins prononcés, selon la quantité du sang qui s'est écoulé. Lorsque cette quantité est considérable, de deux. trois kilogrammes, ou même plus, ce qui ne peut avoir lieu, du reste, que dans certaines hémorrhagies, on observe les symptômes suivants : pâleur générale, refroidissement, affaiblissement, défaillances, lipothymies, syncopes, faiblesse et petitesse du pouls, etc. (1).

Si l'hémorrhagie est portée encore plus loin et qu'elle ne soit pas arrêtée, elle entraîne nécessairement la mort.

Les phénomènes ordinaires de l'anémie, tels que nous les avons précédemment exposés, survivent, pendant un temps plus ou moins long, aux hémorrhagies abondantes.

II. Les symptômes du second ordre, c'est-à-dire ceux

(1) Les convulsions ont été placées parmi les effets produits par les hémorrhagies ou les pertes de sang, et de longues discussions se sont élevées sur la question de savoir si, dans ce cas, les convulsions tiennent à la *force* ou à la *faiblesse*, expressions abstraites dont nous avons déjà plusieurs fois signalé tout le vague.

Ce problème de physiologie pathologique n'a jamais encore, à mon avis, été résolu d'une manière satisfaisante. Mais il a été le sujet de considérations ingénieuses de la part de l'illustre auteur de l'*Examen des doctrines* (1re édit., pag. 62 et suiv.).

En nous occupant de l'anémie, nous avons montré que cet état donnait lieu à une *susceptibilité nerveuse* des plus remarquables. Les convulsions que déterminent les grandes hémorrhagies seraient elles une nouvelle preuve de la profonde justesse de cet aphorisme du divin vieillard : *Sanguis frenat nervos?*

qui proviennent de la présence même du sang, tiennent à la compression, soit simple, soit compliquée de *déchirure* et de *désorganisation* des parties qui ont été le siége de l'épanchement, ce qui ne peut avoir lieu sans que les fonctions de ces parties soient plus ou moins gênées ou même complétement suspendues. C'est ainsi, par exemple, qu'un foyer hémorrhagique dans les centres nerveux produit diverses paralysies ; c'est ainsi qu'un vaste épanchement dans la substance des poumons, dans la cavité des plèvres détermine de la dyspnée, etc. Dans certaines hémorrhagies, divers signes *physiques*, que nous exposerons en temps et lieu, permettent de reconnaître le siége précis et l'étendue de la collection sanguine.

ARTICLE IV.

PRONOSTIC.

I. Les conditions au milieu desquelles s'opèrent les hémorrhagies doivent être prises en très sérieuse considération lorsqu'il s'agit du pronostic.

II. Quant aux hémorrhagies considérées en elles-mêmes, leur pronostic est plus ou moins grave, selon qu'elles sont plus ou moins abondantes, selon qu'elles sont artérielles ou veineuses, selon qu'elles ont leur siége dans des parties plus ou moins importantes, etc. Sous ce dernier rapport, par exemple, une hémorrhagie des centres nerveux est bien autrement grave qu'une hémorrhagie de la membrane pituitaire ou de la membrane muqueuse du rectum, et les hémorrhagies des centres nerveux eux mêmes entraînent des dangers bien différents, selon qu'elles occupent tel ou tel de ces centres. C'est ainsi qu'une hémorrhagie de la protubérance annulaire ou de la moelle allongée peut déterminer une mort rapide comme la foudre, tandis qu'une simple hémiplégie, complète ou incomplète, est le résultat d'une hémorrhagie des corps striés et des couches optiques.

ARTICLE V.

TRAITEMENT.

I. Il ne faut pas confondre le traitement des hémorrhagies elles-mêmes avec celui des diverses lésions dont elles sont l'effet. Nous avons parlé de ces dernières, et des moyens qu'elles réclament, dans des articles spéciaux. Ces moyens sont d'ailleurs très différents, selon qu'il s'agit de telle ou telle des lésions, soit du sang, soit des vaisseaux, que nous avons passées en revue. C'est ainsi que le scorbut et les affections septiques dont certaines hémorrhagies constituent un des effets, des accidents ou des symptômes, ne comportent pas assurément le traitement de la *pléthore* ou de la solution de continuité auxquelles d'autres hémorrhagies peuvent devoir leur origine.

II. Il ne doit être ici question que du traitement des hémorrhagies considérées en elles-mêmes et abstraction faite des lésions dont elles sont la conséquence. Pour simplifier le problème, nous supposerons qu'il s'agit d'hémorrhagies survenues chez des individus d'ailleurs bien portants.

Si le sang s'est fait jour au dehors et que les moyens hémostatiques aient été employés, il ne reste plus qu'à s'occuper à réparer le sang que les malades ont perdu, et on y parvient par le régime substantiel convenablement gradué, le bon air et les exercices du corps sans fatigue (1). On aura bien soin en même temps de ne pas fatiguer l'organe où l'hémorrhagie se sera opérée.

Lorsque le sang est retenu dans les cavités du corps ou dans la substance même des organes, comme il joue

(1) Il serait sans doute plus expéditif de recourir, comme quelques uns l'ont proposé, à la *transfusion du sang*; mais cette pratique, soit à tort, soit à raison, est généralement abandonnée aujourd'hui. (Voyez, au reste, l'article *Transfusion du sang* dans le *Traité de pathologie externe* de M. *Vidal*, t. 1er, pag. 377.)

le rôle de corps étranger, la première indication à remplir est, sans contredit, ou de lui donner issue par une opération convenable (1), ou d'en favoriser la résorption. Les cas de l'ordre médical dans lesquels il serait permis de tenter l'extraction du sang épanché se rencontrent bien rarement. C'est donc aux moyens propres à en faciliter la résorption qu'il faut alors avoir recours.

Si la quantité de sang épanché est peu considérable, et que la constitution et les forces du malade le permettent, on pratiquera, dans la mesure convenable, des émissions sanguines, lesquelles sont au premier rang des moyens qui hâtent la résorption, en même temps qu'elles diminuent la force de la circulation sanguine.

Les purgatifs, dans les cas, bien entendu, où les voies gastro-intestinales n'ont pas été le siége de l'hémorrhagie, peuvent être administrés également avec avantage : eux aussi secondent les efforts de la nature pour opérer la résorption du sang épanché.

Les moyens propres à prévenir le retour des hémorrhagies dites de *cause interne* ou non *traumatiques* se déduisent naturellement de la connaissance de cette cause. S'agit-il d'un état pléthorique, on soumettra les malades au régime que nous avons tracé dans l'article consacré à cet état morbide. Des excès de boissons spiritueuses, une température trop élevée avaient-elles déterminé l'hémorrhagie, il faudra soigneusement s'abstenir des premiers et éviter l'influence de la seconde, etc., etc.

Mais tous les moyens prophylactiques sont nécessairement bien précaires, lorsqu'il s'agit d'hémorrhagies qui ont eu pour cause prochaine une solution de continuité d'artères affectées d'un état crétacé, ou de quelque autre lésion *organique* favorable à la production de cette solution de continuité.

(1) Toutefois il faudrait bien se garder de tenter l'extraction du sang coagulé, qui, parfois, sert de moyen *hémostatique*.

SECTION SECONDE.

DES HÉMORRHAGIES EN PARTICULIER.

ARTICLE PREMIER.

DES HÉMORRHAGIES DE L'APPAREIL CIRCULATOIRE SANGUIN.

I. Hémorrhagies du cœur.

I. J'ai rencontré, un certain nombre de fois, une simple infiltration de sang ou de petits foyers hémorrhagiques dans l'épaisseur des parois des ventricules. C'est évidemment là pour le cœur un état morbide analogue à celui qui, pour le cerveau, les poumons, etc., a été décrit sous le nom d'*apoplexie*. Je suis donc étonné que M. Cruveilhier ait appliqué ce nom à une espèce particulière de rupture du cœur, qu'il a désignée sous le nom de *solution de continuité spontanée du cœur par fluxion sanguine* (1), d'autant plus qu'il rapporte une observation recueillie par M. Piorry, relative à plusieurs petits foyers sanguins existant dans l'épaisseur des parois du cœur, dont l'un seulement s'était ouvert au dehors.

II. Il ne faut pas confondre l'hémorrhagie *interstitielle* du cœur avec la maladie décrite sous le nom d'anévrisme faux consécutif du même organe, tel que nous l'avons décrit en nous occupant des ulcérations *internes* du cœur. Il peut arriver toutefois que l'hémorrhagie *interstitielle* soit suivie d'un anévrisme faux consécutif. Si, par exemple, dans le cas communiqué à M. Cruveilhier par M. Piorry, le foyer hémorrhagique qui s'ouvrit au dehors s'était au

(1) *Anatomie pathologique*, avec planches, IIIe livraison, et article *Apoplexie* du *Dict. de méd. et de chir. pratiques*, t. III, p. 201 et suiv.

M. Cruveilhier assure que la *perforation* du cœur, à laquelle il a donné le nom d'apoplexie du cœur, n'a été observée jusqu'à ce jour que dans l'épaisseur du ventricule gauche hypertrophié. Nous renvoyons le lecteur à notre article *Cardite*, où nous avons étudié les perforations du cœur par ulcération. Nous parlerons ailleurs des ruptures traumatiques du cœur.

contraire ouvert au dedans, il est clair qu'un anévrisme faux consécutif du cœur aurait pu se développer plus tard, par le mécanisme que nous avons exposé ailleurs. Telle est aussi l'opinion de M. Cruveilhier, lequel, après avoir dit que le mécanisme indiqué n'est que l'application d'une des lois qui président à la formation des anévrismes des artères, ajoute que, « d'après cette manière de voir, les apoplexies du cœur ne seraient pas constamment mortelles, et qu'elles ne le sont pas toujours immédiatement. »

III. La perforation du cœur doit donc être distinguée de l'hémorrhagie *interstitielle* ou de l'*apoplexie* de cet organe. Cette perforation est, en effet, une cause d'hémorrhagie, et non une hémorrhagie elle-même. Or, d'après la définition que M. Cruveilhier a donnée de l'*apoplexie*, cette expression générique comprend *tous les épanchements de sang spontanés qui ont lieu dans l'épaisseur de nos divers organes* (1).

II. Hémorrhagies des artères.

Les hémorrhagies interstitielles des parois artérielles n'ont guère fixé encore l'attention des observateurs.

Mais il est pour les artères une espèce fort connue d'épanchement de sang qui mérite de nous occuper un instant, bien qu'elle constitue une des affections dont la chirurgie s'est spécialement réservé l'étude. A la suite d'une solution de continuité des couches intérieures des parois artérielles, quelle qu'en soit d'ailleurs la cause, le sang, comme nous l'avons noté plus haut, soulève les couches extérieures de ces parois, les dilate, s'en forme une sorte d'enveloppe ou de kyste, y subit diverses transformations, et donne lieu à des tumeurs connues sous le nom d'*anévrisme faux consécutif*.

La seule artère dont les anévrismes de ce genre, comme

(1) Il est vrai que dans le même article où se trouve cette définition, on lit aussi que *les apoplexies sont des solutions de continuité par fluxion sanguine. (Dictionn. de médec. et de chirurg. prat.*, art. *Apoplexie.*)

les autres maladies, soient en quelque sorte restés la propriété de la médecine, est l'aorte. Je ne fais que signaler ici ces anévrismes *faux* de l'aorte, sur lesquels je reviendrai en traitant de la dilatation de cette même artère, genre de lésion qui, pour l'aorte comme pour les autres artères, a été désigné sous le nom d'anévrisme *vrai*.

III. Hémorrhagies des veines.

Leur histoire est tout entière à faire.

ARTICLE II.

HÉMORRHAGIES DU SYSTÈME LYMPHATIQUE.

I. Nous ne possédons encore aucunes recherches sur les hémorrhagies dans le tissu des vaisseaux lymphatiques.

II. Il n'est pas très rare de rencontrer de petits foyers hémorrhagiques dans la substance des ganglions lymphatiques. Les ramollissements inflammatoires, les suppurations de ces organes, en détruisant quelques uns des petits vaisseaux qu'ils reçoivent, déterminent quelquefois les épanchements sanguins dont il s'agit.

ARTICLE III.

HÉMORRHAGIES DES CENTRES NERVEUX CÉRÉBRO-SPINAUX.

I. Hémorrhagies du cerveau (cérébro-hémorrhagie) (1).

§ Ier. Sources de l'effusion sanguine.

Le sang peut être fourni tantôt par les troncs ou rameaux, tantôt par les capillaires des vaisseaux artériels ou veineux. Toutefois c'est à la rupture des canaux arté-

(1) *Apoplexie, apoplexie sanguine.* — Le mot *apoplexie* (de απoπλισσω, je frappe avec violence), d'abord uniquement employé pour désigner l'hémorrhagie cérébrale, a plus tard changé sa signification *spéciale* pour une signification *générique*, et est en quelque sorte devenue synonyme du mot *hémorrhagie spontanée* de certains auteurs. M. le professeur Cruveilhier, adoptant ce dernier sens, a, dans son article *Apoplexie* du Dictionnaire de médecine et de chirurgie pratiques, *traité, sous le nom générique* D'APOPLEXIE, *de tous les épanchements de sang spontanés qui ont lieu dans*

riels, bien plus souvent qu'à celle des canaux veineux, qu'est due l'hémorrhagie cérébrale. Dans un travail que j'ai publié, il y a déjà vingt ans (recueil des Mémoires de la *Société médicale d'émulation*), j'ai insisté sur la fréquence des ossifications des artères cérébrales chez les individus frappés d'hémorrhagie cérébrale, et j'ai montré comment ces ossifications, en rendant les artères plus friables, plus cassantes, favorisaient la production de l'hémorrhagie indiquée. De son côté, Wepfer avait bien entrevu le rôle que jouait la rupture des artères dans le mécanisme de l'hémorrhagie cérébrale, lorsqu'il donnait le nom d'*anévrisme faux du cerveau* au *foyer* sanguin que, l'un des premiers, il constata dans le cerveau des *apoplectiques*.

Dans ces derniers temps, M. le professeur Cruveilhier a confondu l'hémorrhagie cérébrale capillaire avec la maladie décrite sous le nom de ramollissement du cerveau. Cette doctrine, à notre avis, n'est rien moins que conforme à l'observation exacte des faits.

§ II. Caractères anatomiques; produits et résultats du travail réparateur.

1. On donne le nom de *foyer hémorrhagique*, de *foyer apoplectique* à la cavité ou caverne que le sang s'est creusée dans la substance cérébrale déchirée. Toutes les parties du cerveau peuvent être le siége de ce foyer. Néanmoins les corps striés, les couches optiques et les parties qui les avoisinent en dehors sont en quelque sorte le siége de prédilection des foyers hémorrhagiques (1). Or, ces

l'épaisseur de nos divers organes. Toutefois M. Cruveilhier veut que le mot *apoplexie* soit remplacé par ceux-ci : *hémorrhagie cérébrale spontanée ;* mais malheureusement notre savant collègue ne précise pas le sens du mot *spontanée.*

(1) Sur 41 épanchements de sang dans le cerveau observés par M. Rochoux, auteur d'un remarquable ouvrage sur *l'apoplexie*, 24 occupaient les corps striés, 2 la couche optique, 1 la portion du cerveau placée au-dessous du corps strié, 5 la partie moyenne des hémisphères, 2 la partie

parties sont précisément celles où se rencontrent en plus grand nombre les divisions des artères cérébrales.

Les parois d'un foyer hémorrhagique récent sont iné-gales, comme déchiquetées ; elles offrent une couleur or-dinairement rougeâtre, quelquefois jaunâtre, safranée ; la substance cérébrale est ramollie, dans une épaisseur de 1, 2, 3, 4 millimètres, et même plus quelquefois. Ce ra-mollissement est évidemment consécutif au travail hémor-rhagique, et nous avons peine à concevoir comment M. le docteur Rochoux persiste à le considérer comme la cause de l'hémorrhagie, d'où le nom de *ramollissement hémor-rhagipare* qu'il lui a donné.

Les foyers ou cavernes hémorrhagiques offrent une capacité très variable : on en trouve qui contiendraient à peine une aveline ou une petite noix ; on en rencontre d'autres qui logeraient un œuf, une orange ou même le poing.

La quantité du sang varie nécessairement comme la capacité du foyer qui le renferme. Cette quantité serait souvent bien plus considérable, si la résistance des parois inextensibles du crâne ne mettait obstacle à l'écoulement du sang.

Lorsqu'il s'épanche une très grande quantité de sang dans le voisinage des ventricules, il en pénètre une portion plus ou moins considérable à l'intérieur de ces ventricules,

postérieure des ventricules, 2 la partie antérieure et interne des hémi-sphères, 3 la partie interne et postérieure de ces hémisphères, 1 le lobe moyen.

Sur 392 cas d'hémorrhagie cérébrale, cérébelleuse et spinale, que M. le professeur Andral (*Anat. path.*, t. II, pag. 758) a empruntés à divers ouvrages, 202 occupaient à la fois des corps striés et les couches optiques, 61 les corps striés, 35 les couches optiques, 27 la portion des hémisphères située au-dessus du centre ovale de Vieussens, 16 les lobes latéraux du cervelet, 10 le lobe antérieur du cerveau, 9 le mésocéphale, 8 la moelle épinière, 7 le lobe postérieur du cerveau, 5 le lobe médian du cervelet, 3 les pédoncules du cerveau, 1 les pédoncules du cervelet, 1 les corps olivaires, 1 la glande pituitaire.

et la voûte à trois piliers est plus ou moins déchirée. M. Cruveilhier a vu le sang arrêté au niveau du bec du *calamus* par la membrane mince qui bouche le quatrième ventricule. Mais, ainsi que cet auteur le fait remarquer, cette membrane est presque toujours rompue.

Quelquefois aussi le sang, après avoir déchiré la substance cérébrale des circonvolutions, peut soulever la pie-mère et l'arachnoïde, s'infiltrer dans leur épaisseur, les déchirer elles-mêmes, et se répandre ensuite dans la grande cavité de l'arachnoïde.

II. Les métamorphoses suivantes s'opèrent, avec le temps, dans les foyers hémorrhagiques du cerveau : la partie séreuse du caillot d'abord, puis le coagulum lui-même, sinon en totalité, du moins en très grande partie, sont résorbés. Les parois opposées du foyer ou de la caverne hémorrhagique se rapprochent au fur et à mesure que le travail de résorption s'accomplit. Il ne reste plus, à la longue, qu'une cicatrice ou qu'un kyste séreux dans la portion du cerveau où l'épanchement de sang s'était opéré, avec ou sans induration autour de la cicatrice ou du kyste, lequel kyste, comme l'a heureusement dit M. Lallemand, n'est lui-même qu'une sorte de *cicatrice creuse*.

Nous n'entrerons pas ici dans tous les détails que réclamerait une description complète de l'opération dont nous venons de signaler les résultats définitifs. Nous ajouterons seulement que cette opération comprend deux éléments distincts, deux travaux différents, savoir : la résorption partielle ou totale du sang épanché et la cicatrisation de l'espèce de *plaie par déchirure* produite par cet épanchement. Quant au mécanisme de cette double opération, nous en avons exposé les phénomènes essentiels dans nos généralités sur les hémorrhagies. Il ne nous resterait donc qu'à signaler les particularités qu'il présente dans l'*espèce* d'hémorrhagie qui nous occupe actuellement. Or, malgré les importants travaux dont ces particularités ont été l'objet depuis Morgagni jusqu'à MM. Riobé, Rochoux et d'autres, elles ne sont pas encore toutes bien connues. Comme à l'époque où vivaient les observateurs dont nous rappelons les travaux, on n'avait pas suffisamment étudié le ramollissement, soit inflammatoire, soit non inflammatoire du cerveau, il a dû nécessairement arriver que certaines cicatrices, certains kystes de cet organe ont été pris pour des suites d'une hémorrhagie cérébrale, bien qu'ils ne fussent réellement que les *reliquats*, et pour ainsi dire les derniers vestiges des métamorphoses subies par le *secretum accidentel*, provenant de l'inflammation de la substance cérébrale (1).

Quoi qu'il en soit, pour peu que le foyer hémorrhagique soit considérable, le travail de réparation ou de cicatrisation n'est accompli qu'au bout de plusieurs semaines ou même de plusieurs mois.

Les variétés que peuvent présenter les cicatrices et les kystes consécutifs au travail *réparateur* qui s'établit au sein des foyers hémorrhagiques du cerveau, ont été décrites ainsi qu'il suit par M. Cruveilhier (2) : « Tantôt, lorsque le foyer était petit, c'est un nœud ou noyau d'une densité fibreuse, qui contraste singulièrement avec la mollesse des parties environnantes ; tantôt c'est une cicatrice linéaire, ainsi que M. Serres l'a observé le premier. Mais lorsque, soit par l'étendue du foyer apoplectique, soit par toute autre cause, la juxta-position des parois ne peut pas avoir lieu, ces parois se cicatrisent séparément et constituent une sorte de ventricule ou de caverne à parois contiguës et exhalantes, le plus souvent unies entre elles à l'aide d'un tissu cellulaire séreux à larges mailles, de couleur brunâtre, susceptible de s'infiltrer de sérosité. D'autres fois enfin, c'est un kyste à parois lisses, tapis-

____

(1) Voyez l'article *Cérébrite* de cette Nosographie, t. II, p. 43.
(2) Article *Apoplexie*, déjà cite.

sées par une membrane plus ou moins ténue, ordinairement jaunâtre, qui exhale et absorbe, en un mot, un véritable kyste séreux… Au reste, ces cicatrices, quelque parfaites qu'on les suppose, portent avec elles les caractères de leur origine morbide. Leur couleur varie depuis le brun de bistre jusqu'au jaune-serin, et quelquefois les couleurs brun foncé, brun-marron clair, jaune, jaune-orangé, se trouvent réunies et diversement combinées dans le même foyer. On retrouve exactement les mêmes nuances dans les cicatrices qui sont la suite d'une contusion des autres parties du corps : or, cette couleur indélébile atteste un épanchement de sang antérieur. De ces modes de cicatrisation, le plus fréquent est, sans contredit, le noyau dur; en second lieu viennent les cavernes à parois denses, unies entre elles au moyen d'un tissu cellulaire à mailles lâches; en troisième lieu viennent les kystes, déjà signalés par Brunner, cités par Bonnet et Morgagni, et parfaitement décrits par M. Riobé. La cicatrice linéaire est la forme la plus rare des cicatrices cérébrales (1). Au reste, les cicatrices de ces cavernes présentent des différences fort remarquables. Tantôt elles sont constituées par une pellicule mince ; d'autres fois par une membrane très dense, comme fibreuse; les couches cérébrales adjacentes ont leur consistance naturelle, ou bien elles sont considérablement indurées dans l'épaisseur d'une ou deux lignes et même davantage. A quoi tiennent ces différences? Je pense qu'on peut s'en rendre compte par la différence de

(1) Ces cicatrices se présentent quelquefois sous la forme d'une ligne brisée ou en zigzag qui rappelle la forme des éclairs. Deux lignes, deux *éclairs* de cette espèce (qu'on me permette cette expression) sillonnaient l'ample cerveau de Dupuytren, et l'on sait que cet illustre maître, avant la maladie qui le ravit prématurément à la science, dont il était l'une des plus grandes gloires, avait été, à deux reprises, légèrement frappé et comme effleuré par la foudre apoplectique.

l'état des parois au moment de l'épanchement. Ces parois ont-elles été le siége, dans une certaine épaisseur, du ramollissement rouge ou de petits foyers de sang? Elles ont elles-mêmes besoin de cicatrisation, et le travail de réparation a pour résultat l'induration, qui ne m'a jamais paru dépasser deux ou trois lignes, comme le ramollissement rouge lui même (1). »

III. Le foyer hémorrhagique peut être unique ou multiple. Dans les cas où il existe plusieurs foyers hémorrhagiques, tantôt ils occupent un seul hémisphère, tantôt ils ont leur siége dans les deux hémisphères.

Quand la masse du sang épanché est considérable, elle exerce sur les parties voisines une compression dont on observe quelquefois les traces après la mort.

Si le sang remplit les ventricules, une partie des efforts de cette compression se faisant sentir sur le mésocéphale lui-même, il en résulte, comme nous le verrons plus bas, des accidents très graves, entre autres la perte de connaissance et la respiration stertoreuse; et lorsque le mésocéphale est fortement et brusquement comprimé, l'hémorrhagie cérébrale se présente sous cette forme terrible que les pathologistes ont désignée sous le nom d'*apoplexie foudroyante.*

§ III. Prédisposition et causes déterminantes.

I. Suivant les auteurs, la prédisposition, ou, comme ils le disent, la *constitution* apoplectique est caractérisée par la pléthore sanguine, un col court, une face habituel-

---

(1) Ainsi que nous l'avons déjà noté plus haut, M. Cruveilhier n'a fait qu'une seule et même maladie du ramollissement rouge inflammatoire du cerveau et de l'hémorrhagie capillaire de cet organe. Nous sommes obligé de répéter que nous ne saurions partager cette opinion. Une hémorrhagie capillaire diffère essentiellement, en effet, d'un état inflammatoire. Cette hémorrhagie, il est vrai, peut être suivie, par suite de la déchirure des parties, d'un travail inflammatoire, mais il faut bien se garder de confondre ce dernier avec l'hémorrhagie capillaire qui l'a précédé.

lement colorée (1). » Mais ce n'est là qu'un des éléments de la disposition constitutionnelle favorable au développement de l'hémorrhagie cérébrale. Cette disposition elle-même est nécessairement variable selon les diverses espèces de cette hémorrhagie.

Si la vieillesse prédispose d'une manière si remarquable à certaines hémorrhagies cérébrales, c'est que, comme nous l'avons dit ailleurs, l'état crétacé des artères cérébrales est très commun à un âge avancé, et que cet état favorise singulièrement la rupture des artères indiquées.

II. Les causes déterminantes spéciales des hémorrhagies cérébrales sont les affections vives de l'âme et les travaux excessifs de l'esprit. D'ailleurs toutes les causes déterminantes des hémorrhagies *actives*, en général, telles que les divers travaux qui augmentent la force et la fréquence des battements du cœur, l'hypertrophie considérable de cet organe, etc. ; toutes les causes déterminantes des hémorrhagies *passives*, en général, telles que divers obstacles matériels ou dynamiques à la circulation veineuse ; toutes ces causes, dis-je, peuvent, en l'absence des causes spéciales ci-dessus exposées, donner lieu, les unes à l'hémorrhagie centrale *active*, les autres à l'hémorrhagie cérébrale *passive*. Les recherches de M. Tonnellé sur l'oblitération des sinus veineux de la dure-mère (2), ont parfaitement démontré que cet obstacle au cours du sang veineux du cerveau pouvait déterminer, non seulement des congestions veineuses, mais encore de véritables hémorrhagies passives dans cet organe (3). Il en est de même d'un obstacle au cours du sang dans les grosses veines (veines jugulaires internes et veine cave supérieure), où les sinus de la dure-mère vont se dégorger, quelles que

(1) M. Cruveilhier, article *Apoplexie* déjà cité, t. III, p. 201.

(2) *Mémoire sur les maladies du sinus veineux de la dure-mère*, Paris, 1829, in-8.

(3) Je n'ai pas besoin de rappeler ici que l'obstacle au cours du sang veineux cérébral constitue aussi une puissante cause d'hydropisie *passive* de l'arachnoïde et de la pie-mère.

soient d'ailleurs les causes de cet obstacle (compression par des tumeurs, par des vêtements trop serrés, concrétions sanguines dans les veines, etc.).

Il n'est pas rare de voir survenir une *attaque apoplectique*, comme on dit, à la suite d'un copieux repas, d'un excès de boissons. Quelquefois aussi l'hémorrhagie cérébrale se manifeste à la suite d'excès de plaisirs vénériens ou pendant l'acte même du coït. Ces causes, bien analysées, ne diffèrent point au fond de celles indiquées tout-à-l'heure.

§ IV. Symptômes et diagnostic.

I. La suspension, la paralysie soudaine des fonctions auxquelles président les portions du cerveau dans lesquelles l'hémorrhagie a eu lieu, ou qui sont comprimées par le sang épanché, tel est le symptôme caractéristique et en quelque sorte pathognomonique de la maladie dont nous nous occupons.

La *soudaineté* de cette paralysie est un caractère qui la distingue de celle due au ramollissement inflammatoire du cerveau. Cette dernière, en effet, est précédée de phénomènes d'*excitation* ou d'*irritation* que nous avons exposés en temps et lieu.

On pourrait confondre la paralysie brusque et soudaine produite par l'hémorrhagie cérébrale avec celle à laquelle donne lieu l'interruption du cours du sang dans quelqu'un des troncs artériels du cerveau ; cependant cette dernière elle-même ne se développe pas avec la même instantanéité que la paralysie par hémorrhagie.

Ainsi que nous l'avons établi précédemment, la paralysie du mouvement et du sentiment a lieu du côté opposé à l'hémisphère cérébral affecté. Notons d'ailleurs que dans l'hémorrhagie cérébrale la perte du mouvement est beaucoup plus commune que celle du sentiment.

II. Quoi qu'il en soit, la paralysie déterminée par l'hémorrhagie cérébrale est plus ou moins étendue, suivant que cette hémorrhagie a déchiré ou comprimé une portion plus ou moins considérable des lobes cérébraux, et les fonctions sur lesquelles porte cette paralysie varient selon les parties du cerveau affectées.

Nous ne pouvons que répéter à cet égard ce que nous avons déjà dit, en nous occupant de la paralysie produite par un ramollissement ou une dégénérescence organique du cerveau.

Lorsque l'hémorrhagie cérébrale a son siége dans les corps striés et les couches optiques et dans les portions adjacentes, on observe une paralysie des membres et du côté de la face opposés au siége de l'hémorrhagie (1). Par suite de cette paralysie, la commissure des lèvres est plus ou moins tirée du côté opposé à la paralysie, c'est-à-dire du côté de l'épanchement.

Dans les cas de ce genre, les mouvements de la langue restent ordinairement libres, et la parole est conservée.

Ainsi que je l'ai dit à l'article *Cérébrite*, nous ne possédons pas encore les données cliniques suffisantes pour admettre ou rejeter d'une manière définitive l'opinion des auteurs suivant lesquels la paralysie des mouvements des membres supérieurs correspondrait à l'hémorrhagie des couches optiques, et la paralysie des membres inférieurs à l'hémorrhagie des corps striés.

L'hémorrhagie des lobules antérieurs du cerveau détermine une gêne plus ou moins marquée ou même une perte complète de la faculté de parler, sans que néanmoins la langue, les lèvres et les autres parties qui concourent à l'articulation des sons aient cessé d'exercer les mouvements autres que ceux nécessaires à la prononciation. (Pour plus de détails, voyez l'article *Cérébrite*.)

(1) Ordinairement, comme il a été noté plus haut, cette paralysie porte exclusivement sur le mouvement, et quand elle porte à la fois sur le mouvement et le sentiment, celui-ci est, en général, moins paralysé que le mouvement. Je ne connais pas d'exemple authentique d'une paralysie qui, dans le cas qui nous occupe, ait frappé le sentiment *exclusivement*.

III. Les fonctions intellectuelles proprement dites sont conservées dans les cas d'hémorrhagie d'un seul hémisphère. Non seulement les individus qui ont conservé l'usage de la parole, mais encore ceux qui en sont privés, *comprennent* parfaitement les questions qu'on leur adresse, et y répondent soit par des gestes, soit par écrit. Les cas dans lesquels les facultés intellectuelles sont plus ou moins paralysées sont ceux où l'hémorrhagie exercerait une compression à la surface des circonvolutions, comme dans l'*apoplexie* dite *méningée*, etc.

IV. Si l'hémorrhagie cérébrale, simple ou double, est tellement considérable qu'il en résulte une compression générale du cerveau et des autres centres encéphaliques, elle donne immédiatement lieu à la perte de connaissance et de sentiment, et les malades tombent comme frappés de la foudre (de là l'expression d'*apoplexie foudroyante* si souvent usitée dans le langage ordinaire). La mort peut être l'effet *subit* de cette forme de l'hémorrhagie cérébrale. A un degré moins violent, les malades, privés du sentiment, du mouvement et de l'entendement, dorment en quelque sorte d'un sommeil apoplectique, ont une respiration stertoreuse, et les actes de l'expulsion des urines et des matières fécales participent eux-mêmes à la paralysie des autres actes de la vie animale.

V. La paralysie qui se manifeste chez les sujets frappés d'hémorrhagie cérébrale dépend, de toute évidence, soit de la déchirure et de la désorganisation de la substance cérébrale, soit de la compression de cette même substance. La paralysie qui provient uniquement de cette dernière cause ne tarde pas à se dissiper aussitôt que la compression a cessé d'agir. Il n'en est pas de même de la paralysie qui tient à une déchirure et surtout à une désorganisation complète de la substance cérébrale. Ce n'est qu'à la longue et graduellement que disparaît la paralysie déterminée par une simple déchirure. La paralysie à laquelle a donné lieu une complète désorganisation d'une portion du cerveau persiste toujours : elle est incurable.

§ V. Pronostic.

I. Il varie selon les circonstances relatives : 1° à l'espèce de lésions vasculaires qui est la cause *prochaine* de l'hémorrhagie cérébrale ; 2° à l'abondance de cette hémorrhagie ; 3° à la partie du cerveau dans laquelle le sang s'est épanché.

II. Lorsque l'hémorrhagie cérébrale provient de la rupture d'une branche artérielle un peu considérable, elle se termine souvent par la mort, et celle-ci peut survenir subitement, si le sang épanché exerce sur le mésocéphale et la moelle allongée une compression telle, que la paralysie des mouvements respiratoires en soit la conséquence immédiate.

III. L'hémorrhagie cérébrale, qui ne porte aucune atteinte aux fonctions vitales proprement dites, est elle-même plus ou moins grave en raison de l'importance des fonctions qu'elle paralyse. Il vaut mieux, par exemple, avoir perdu l'usage d'un membre que d'être privé de la parole, etc.

IV. Mais, au total, c'est toujours quelque chose de grave en soi qu'une hémorrhagie cérébrale, avec déchirure et désorganisation, attendu que, la *substance cérébrale ne se réparant jamais*, cette hémorrhagie laisse toujours après elle sinon une abolition complète, du moins quelque affaiblissement dans les plus nobles de nos fonctions, savoir, l'intelligence, les sentiments moraux et les divers actes d'expression de nos pensées et de nos sentiments, actes parmi lesquels celui de la parole tient, sans contredit, le premier rang.

§ VI. Traitement.

Les moyens communs à toutes les hémorrhagies doivent être employés dans une mesure convenable, en tenant compte de toutes les conditions particulières des divers cas qui se présentent. Il est, je l'avoue, à regretter qu'on n'ait pas encore *exactement* formulé ce point important de thérapeutique.

Aux émissions sanguines ordinaires, M. Cruveilhier a proposé d'ajouter la *phlébotomie* de la pituitaire, qu'il a pratiquée avec un instrument de son invention. *Constamment*, dit-il, *un soulagement suit cette saignée.* Il poursuit ainsi :

« J'ai proposé et pratiqué la saignée de la pituitaire, d'après l'influence des épistaxis sur les maladies cérébrales, influence constatée par un grand nombre de faits, parmi lesquels on ne doit pas oublier celui de Lancisi (1), qui a vu un homme âgé, menacé d'une attaque d'apoplexie, être soulagé par une saignée du nez de onze livres, et complétement guéri, quinze jours après, par une seconde déplétion de quatre livres. »

M. Cruveilhier est jusqu'ici, je crois, le seul praticien qui ait employé la phlébotomie de la pituitaire, et je ne sache pas qu'il y ait eu souvent recours depuis qu'il exerce la médecine à Paris (2). Cette espèce de saignée ne saurait, dans l'état actuel de l'art, être jugée en toute connaissance de cause. Il serait à souhaiter qu'elle pût invoquer en sa faveur des faits plus authentiques et plus circonstanciés que celui dont il vient d'être question plus haut, et qui ne doit pas se présenter souvent. Quinze livres de sang fournies en deux fois par une saignée du nez, avec soulagement d'abord, puis guérison complète en quinze jours, chez un homme *âgé!* Il ne s'agissait, il est vrai, que d'une menace d'attaque d'apoplexie.

Certes, personne plus que moi n'admire les beaux travaux de Lancisi; mais j'avoue que, malgré une aussi imposante autorité, je ne saurais attacher un grand prix à

(1) *De sub. mort.*, liv. 2, ch. 5, n° 8.

(2) C'est en 1821 que M. Cruveilhier a proposé pour la première fois la phlébotomie de la pituitaire (*Méd. clinique*, 1er cahier).

des faits du genre de celui qui vient de nous occuper, et que j'ai cité, sans l'avoir vérifié, d'après l'article *Apoplexie* du *Dictionnaire de médecine et de chirurgie pratiques*, où M. Cruveilhier l'a consigné.

II. Hémorrhagie du cervelet (1).

§ Ier. Caractères anatomiques.

Ils sont essentiellement les mêmes que ceux des hémorrhagies du cerveau.

§ II. Symptômes et diagnostic.

I. Dans son article *Apoplexie* du *Dictionnaire de médecine et de chirurgie pratiques*, après avoir combattu la doctrine de Gall et de M. Serres, qui considèrent l'érection et l'éjaculation comme le signe *pathognomonique* de l'hémorrhagie du cervelet chez l'homme (2), M. Cruveilhier se borne à dire que « les apoplexies cérébelleuses produisent un effet croisé comme les apoplexies cérébrales. » Mais il ne nous apprend point sur quelles fonctions porte la paralysie croisée à laquelle il prétend que donne lieu l'hémorrhagie du cervelet, « organe qui, ajoute-t-il, n'est pas plus le régulateur des mouvements que le foyer de toute sensibilité (3). »

II. Dans la section qu'il a consacrée à l'hémorrhagie du cervelet (*Clin. méd.*, t. V, 2ᵉ édit.), M. le professeur Andral

(1) Cérébello-hémorrhagie, dénomination malheureusement un peu longue. Celle de cérébellorrhagie serait plus courte ; mais elle ne signifie pas un écoulement de *sang* dans le cervelet. Il est vrai que plusieurs auteurs ont adopté cependant ce vicieux système de nomenclature, et appellent gastrorrhagie, pneumorrhagie, etc., les hémorrhagies de l'estomac, du poumon, etc.

(2) Suivant M. Serres, chez la femme, l'hémorrhagie du cervelet aurait pour signe pathognomonique l'évacuation d'une certaine quantité de sang par les organes génitaux. Cette assertion, que j'emprunte à l'article indiqué, est sans doute abandonnée aujourd'hui par son savant auteur.

(3) Voyez ce que nous avons dit sur les fonctions du cervelet dans le tome IV, p. 546.

a déduit les corollaires suivants des observations qu'il a rapportées :

« 1° Lorsque l'épanchement qui s'est accompli dans l'un des hémisphères du cervelet est assez considérable, sans l'être par trop, il produit la paralysie d'un des côtés du corps (1).

» 2° Le côté du corps paralysé est celui qui est opposé à l'hémisphère cérébelleux où a eu lieu l'hémorrhagie.

» 3° L'hémorrhagie du cervelet ne produit point d'hémiplégie, du moins que nous puissions reconnaître, dans les cas où il y a eu une attaque très forte : alors on observe une résolution générale des quatre membres, comme cela a lieu aussi dans les cas d'hémorrhagies cérébrales très abondantes.

» 4° Lorsque l'hémorrhagie du cervelet s'accomplit en même temps que celle du cerveau, ou peu de temps après elle, mais de telle sorte que le sang s'épanche à droite dans le cervelet et à gauche dans le cerveau, ou *vice versâ*, il n'y a de paralysie que dans le côté du corps opposé à l'hémisphère du cerveau où s'est faite l'hémorrhagie, c'est-à-dire du même côté que l'hémorrhagie du cervelet (2).

(1) M. Andral ne dit pas si la paralysie porte sur le mouvement ou sur le sentiment, ou sur les deux à la fois.

(2) Ce *corollaire* est en contradiction avec ceux exposés sous les titres 1° et 2°. Or, si ces derniers corollaires sont exacts, il est difficile de concevoir qu'il en soit ainsi de l'autre, et réciproquement. Cette contradiction doit laisser planer quelque doute sur l'exactitude des observations dont elle dérive. M. le professeur Andral a bien été frappé lui-même de la contradiction que nous signalons, au sujet de laquelle il s'exprime, en effet, ainsi : « Comment donc se fait-il que par cela seul que les mouvements des membres droits sont anéantis par suite d'un épanchement de sang dans l'hémisphère gauche du cerveau, l'épanchement qui s'est fait simultanément dans l'hémisphère droit du cervelet n'ait plus la puissance de paralyser les membres gauches ? Cette puissance, il l'avait cependant dans les cas où le cerveau était resté intact ; n'est-ce pas là un fait bien digne d'attention ? »

Si le fait dont il s'agit était rigoureusement démontré, ce n'est pas seulement d'attention, mais encore d'*étonnement* qu'il serait digne. Des

» 5° Il n'est pas bien démontré que les contractures des membres, les convulsions, la rétraction de la tête en arrière, qui ont été observées dans un cas où il y avait hémorrhagie simultanée dans le cerveau et dans le cervelet, dépendissent de la lésion de celui-ci. N'a-t-on pas constaté, en effet, l'existence de semblables phénomènes dans des cas de simple hémorrhagie du cerveau (1)?

» 6° La sensibilité, dont quelques auteurs ont placé le siége dans le cervelet (2), ne nous a pas paru lésée d'une manière spéciale dans les cas d'hémorrhagie de cet organe.

» 7° L'intelligence présente les mêmes modifications que lorsque l'épanchement a eu lieu dans le cerveau proprement dit (3).

» 8° Dans aucun des cas dont nous avons fait l'analyse, tous relatifs à l'hémorrhagie d'un des lobes du cervelet, il n'est question de phénomène particulier du côté des voies génitales.

» 9° Les fonctions de la vie de nutrition ne nous ont offert aucune modification qui fût différente de celles qu'elles présentent chez les individus qui ont eu une hémorrhagie du cerveau (4). »

observations et des expériences exactes finiront par faire disparaître la grave contradiction dont nous venons de nous occuper.

(1) Dans les cas de *simple* hémorrhagie, soit du cerveau, soit du cervelet, on observe des phénomènes de paralysie et non des convulsions ou des contractures.

(2) Nous avons montré, dans un autre endroit de cet ouvrage, que l'opinion dont il s'agit était dénuée de fondement.

(3) Cette proposition ne saurait être adoptée sans restriction aucune.

(4) Ainsi, en définitive, d'après MM. Cruveilhier et Andral, nous ne possédons point encore les données nécessaires au diagnostic de l'hémorrhagie ou de l'*apoplexie* du cervelet. Nous serions donc moins avancés que ne l'était Valsalva il y a déjà un siècle, s'il fallait adopter à la lettre ce que Morgagni rapporte sur ce sujet. En effet, cet illustre observateur nous apprend que Valsalva lui racontait un jour qu'ayant été appelé auprès d'un apoplectique qui venait d'expirer, il *prédit, à la seule inspection du*

III. D'après ce que nous avons établi ailleurs, sur la foi des expériences les plus convaincantes, concernant les fonctions du cervelet, il est permis de penser qu'un jour viendra où la paralysie plus ou moins complète des divers actes de la progression, de la station et de l'équilibration, sera considérée comme le signe caractéristique, le symptôme pathognomonique de l'hémorrhagie du cervelet. J'ai déjà observé quelques cas qui me paraissent déposer en faveur de cette opinion, dont la *démonstration clinique* ne saurait longtemps se faire attendre, si les observateurs placés dans des établissements convenables, ceux de Bicêtre, de Charenton et de la Salpêtrière, par exemple, s'appliquent, avec tout le zèle et toute la patience convenables, à recueillir exactement les observations des malades confiés à leurs soins.

§ III. Traitement.

Il doit être essentiellement le même que celui de l'hémorrhagie cérébrale.

III. Hémorrhagie du mésocéphale (protubérance annulaire).

§ Ier. Caractères anatomiques.

Ils sont essentiellement les mêmes que ceux de l'hémorrhagie cérébrale. Au reste, les deux observations suivantes en donneront une idée (la première de ces observations a été recueillie par M. Cruveilhier, la seconde par M. Bérard aîné).

corps, que c'était une apoplexie cérébelleuse, ce que l'autopsie justifia parfaitement. Malheureusement, Morgagni ne fait pas connaître le phénomène sur lequel Valsalva établit son diagnostic. Les partisans de la doctrine de Gall ont pensé que ce phénomène n'était autre chose que l'érection du pénis. Mais, outre qu'il serait assez singulier de rencontrer un tel phénomène d'*exaltation* ou d'*excitation* dans une maladie qui, isolée de toute complication inflammatoire, produit nécessairement des phénomènes paralytiques, l'état d'érection dont il s'agit a été signalé aussi dans certains cas de lésion de la moelle allongée ou de la moelle épinière.

Première observation. — « J'ai donné mes soins, dit M. Cruveilhier, à un individu très irascible, qui fut pris tout-à-coup d'affaiblissement dans la myotilité de tout le corps ; les muscles de la langue participaient à cette débilité générale ; l'articulation des sons était lente, pénible ; la mastication, la 'déglutition, se faisaient mal ! tous les remèdes furent inutiles ; de nouvelles attaques légères se manifestèrent à des intervalles éloignés ; mais celles-ci portaient tantôt sur une moitié du corps, tantôt sur l'autre, et leurs effets ne tardaient pas à se dissiper plus ou moins complétement. Tout-à-coup il tombe, au milieu de la nuit, dans un état comateux. J'arrive : perte complète de la sensibilité et de la *susceptibilité* (1) ; respiration stertoreuse ; il meurt.—A l'ouverture, cicatrice brunâtre dans l'épaisseur et au centre de la protubérance ; *foyer sanguin récent, du volume d'un gros pois, au centre de cette protubérance ;* il existait d'autres petites cicatrices dans l'épaisseur du cerveau. »

Deuxième observation. — « Un homme qui travaillait en plein air se plaint tout-à-coup d'un bourdonnement d'oreilles, de douleurs vives ; il se lève et se met à courir, comme pour échapper au danger qui le menace ; il tombe : perte de connaissance ; respiration fréquente, irrégulière, bruyante, parfois stertoreuse ; il y a eu deux éternuments violents ; roideur, convulsion des membres alternant avec un état de collapsus, écume à la bouche, état épileptiforme. Il mourut au bout de cinq heures, et ne fut pas observé pendant les deux dernières... A l'ouverture, *protubérance cérébrale transformée en une poche remplie de sang en partie coagulé.* Cet épanchement s'était fait jour latéralement à la surface de la protubérance par une petite ouverture, et en arrière dans le quatrième ventricule qu'il distendait (2). »

(1) Ce mot se rencontre dans le *texte* que je copie.

(2) M. le professeur Cruveilhier, qui a consigné cette observation dans

§ II. Symptômes et diagnostic.

I. Perte du sentiment et du mouvement, suivie d'une chute soudaine, si le malade est debout, respiration stertoreuse et sommeil léthargique, tels sont les symptômes de l'hémorrhagie générale du mésocéphale. Les symptômes particuliers aux hémorrhagies partielles de la protubérance annulaire ne sont pas encore bien connus.

La respiration stertoreuse, dont nous avons parlé tout-à-l'heure, paraît être à M. Cruveilhier le caractère le plus pathognomonique de l'apoplexie de la protubérance annulaire. Mais, ainsi que nous le verrons un peu plus loin, ce phénomène peut se rencontrer également dans l'hémorrhagie du bulbe rachidien, et il semble même probable que s'il a lieu dans l'hémorrhagie du mésocéphale, c'est que l'épanchement exerce alors une compression plus ou moins forte sur le bulbe rachidien, ce centre du *sens respiratoire*.

II. Quand l'hémorrhagie est assez considérable pour avoir déchiré et comprimé la totalité ou la majeure partie de la protubérance annulaire, elle peut donner lieu à une mort subite ou presque subite. Mais dans les cas où l'hémorrhagie est très circonscrite, elle n'est pas incompatible avec la vie, et les malades peuvent se rétablir en conservant ordinairement de la faiblesse dans le mouvement et le sentiment (selon M. Cruveilhier, l'affaiblissement de la langue mérite d'être noté). M. Serres dit avoir toujours vu la paralysie complète du tronc et des membres, tant thoraciques qu'abdominaux, se manifester au moment même de l'attaque (1).

son article *Apoplexie* déjà cité, pense, avec raison, que les alternatives de collapsus et de contractions épileptiformes observées chez le malade, pouvaient tenir à ce que le sang s'était épanché dans le quatrième ventricule, et de là dans le tissu cellulaire sous-arachnoïdien de la moelle épinière.

(1) *Annuaire médico-chirurgical des hôpitaux*, Paris, 1819, p. 331.

§ III. Traitement.

Il est, au fond, le même que celui de l'hémorrhagie cérébrale. Mais, en raison de l'importance des fonctions du centre nerveux dans lequel l'épanchement sanguin s'est opéré, les moyens les plus énergiques doivent être mis en usage avec la plus grande promptitude. C'est bien ici qu'il convient de dire avec Hippocrate : *Occasio præceps.*

IV. Hémorrhagie de la moelle allongée.

§ Ier. Caractères anatomiques et symptômes.

L'observation suivante, que j'ai recueillie en 1828 (1), fera connaître les principales particularités relatives aux caractères anatomiques et aux signes de cette redoutable hémorrhagie.

Le 26 mars 1828, un balayeur, âgé de cinquante-cinq ans, vaquait à son occupation ordinaire, lorsqu'il tomba tout-à-coup comme s'il eût été frappé de la foudre. Il fut aussitôt apporté à l'hôpital de la Charité (service de M. Lerminier). Il était agité de mouvements analogues à ceux de l'épilepsie, et il avait de l'écume à la bouche. Il ne répondait à aucune question, mais il conservait le sentiment. *La respiration était considérablement gênée.*

Le malade fut saigné des deux bras et à la jugulaire ; on ouvrit même l'artère temporale.

La respiration parut être moins gênée après les émissions sanguines ; mais elle s'embarrassa bientôt de nouveau, devint stertoreuse, et le malade succomba au bout de deux ou trois heures, dans un état de résolution ou de paralysie générale. On n'observa point d'érection (2).

Autopsie cadavérique le lendemain à 9 heures.

Il existait une certaine quantité de sérosité sanguinolente à la base du crâne et dans les ventricules latéraux.

(1) *Journal hebdomadaire de medecine,* t. II, 1829.

(2) Au moment de l'autopsie cadavérique, je notai aussi que le pénis était flasque.

La substance du cerveau, d'une consistance très ferme, n'était le siége d'aucun épanchement hémorrhagique ni d'aucune altération d'origine inflammatoire ; elle était seulement pénétrée d'une abondante quantité de sang. La substance du cervelet était également ferme et injectée.

On croyait qu'on ne trouverait aucune autre lésion, lorsqu'en soulevant le cervelet, on aperçut du sang épanché dans le quatrième ventricule. Un examen approfondi fit reconnaître *un foyer* APOPLECTIQUE (*hémorrhagique*) *dans les deux tiers postérieurs de la moelle allongée*. Le sang récemment épanché avait déchiré la substance médullaire, à laquelle il adhérait avec assez de force pour ne s'en séparer qu'en partie au moyen du lavage. Le foyer occupait toute la longueur de la moelle allongée et s'étendait vers les prolongements qui vont s'épanouir dans le cervelet. Le sang contenu dans le quatrième ventricule (il n'en existait pas dans les autres) provenait évidemment de ce foyer (1).

§ II. Traitement.

Comme l'hémorrhagie de la protubérance annulaire, celle de la moelle allongée réclame impérieusement les plus prompts secours. Elle constitue, en effet, une des plus graves, des plus foudroyantes maladies du cadre nosologique, et, pour peu qu'elle soit abondante et brusque, une mort plus ou moins subite, malgré tous les efforts de l'art, en sera, sans doute, le plus souvent la fatale terminaison, ainsi qu'il est arrivé dans le cas que nous avons rapporté.

V. Hémorrhagie de la moelle épinière (2).

§ Ier. Caractères anatomiques.

Ils ne diffèrent point au fond de ceux de l'hémorrhagie

(1) Cette observation confirme ce qui a été dit un peu plus haut de la coïncidence de convulsions épileptiformes avec un épanchement de sang dans le quatrième ventricule, après déchirure des membranes de la moelle allongée.

(2) Consultez l'ouvrage d'Ollivier (d'Angers) sur les maladies de la

cérébrale, mais ils offrent quelques particularités en rapport avec la forme et les autres dispositions anatomiques de la moelle. Le sang, après avoir déchiré la substance de cet organe, s'infiltre dans une étendue plus ou moins considérable (d'après M. Cruveilhier, le sang s'infiltrerait de préférence dans la substance grise). Lorsque l'hémorrhagie est violente et abondante, la moelle peut être convertie en bouillie, remplacée pour ainsi dire par du sang dans une étendue plus ou moins grande, et c'est ce dernier degré qui constitue l'apoplexie médullaire foudroyante dont M. Gaultier de Claubry père a rapporté un exemple si remarquable. (M. Cruveilhier, *art.* APOPLEXIE, déjà cité.)

§ II. Symptômes et diagnostic.

I. La paralysie du sentiment et du mouvement dans les parties auxquelles fournit des nerfs le segment de la moelle spinale situé au-dessous de l'hémorrhagie, constitue le symptôme pathognomonique de cette hémorrhagie. Le sentiment et le mouvement seraient isolément abolis, si la maladie affectait isolément aussi la partie postérieure ou la partie antérieure de la moelle (1).

La paralysie de la vessie et du rectum accompagne celle des parties extérieures situées au-dessous de la portion de la moelle où l'hémorrhagie a son siége.

II. Les symptômes assignés par M. Cruveilhier à l'hémorrhagie de la moelle épinière appartiennent, au contraire, au ramollissement inflammatoire de cet organe (2).

moelle épinière, et l'*Anatomie pathologique, avec planches,* de M. Cruveilhier (un très beau cas d'hémorrhagie de la moelle épinière est représenté dans la troisième livraison de cet ouvrage).

(1) Il n'est pas besoin de dire que l'hémorrhagie de la moelle épinière ne produit point d'*effet croisé.*

(2) Voici comment M. Cruveilhier s'exprime sur ce point : « L'apoplexie de la moelle est une hémorrhagie *spontanée,* comme l'apoplexie du cerveau ; mais elle en diffère par son défaut d'instantanéité, et sous ce rapport elle a une bien grande affinité avec cette *forme d'apoplexie* si bien décrite par MM. Lallemand et Rostan, sous le nom de *ramollisse-*

Tels devraient être, en effet, les symptômes de l'hémorrhagie indiquée, si, comme le pense M. Cruveilhier, elle n'était autre chose que ce ramollissement lui-même (*apoplexie capillaire* de cet auteur). Mais, ainsi que nous l'avons déjà dit, le ramollissement inflammatoire et l'hémorrhagie capillaire ne sauraient constituer un seul et même état morbide.

III. La rapidité, l'instantanéité de la paralysie produite par l'hémorrhagie de la moelle épinière est à peu près le seul caractère séméiotique qui permette de distinguer cette affection du ramollissement inflammatoire du même organe. Admettre, avec M. Cruveilhier, que la non-instantanéité de cette paralysie, les contractions spasmodiques, la douleur, etc., sont les symptômes de l'hémorrhagie de la moelle, c'est déclarer presque impossible le diagnostic différentiel entre cette maladie et le ramollissement inflammatoire de la moelle ou même l'arachnitis spinal. M. Cruveilhier va nous fournir lui-même un puissant argument en faveur de notre assertion. En effet, après avoir dit

ment du cerveau, et que j'ai cru devoir appeler *apoplexie capillaire.* L'apoplexie de la moelle, en effet, est précédée et accompagnée de douleurs vives à la région de la moelle qui en est le siége et aux membres correspondants, peut-être de contractions spasmodiques : elle se fait graduellement. » (Nous avons vu cependant tout-à-l'heure que M. Cruveilhier admettait l'existence d'une apoplexie médullaire *foudroyante.*)

Un peu plus loin, M. Cruveilhier ajoute : « L'apoplexie de la moelle épinière s'annonce par une vive douleur à la nuque (au niveau du siége de l'épanchement), laquelle s'étend aux épaules, aux extrémités supérieures et inférieures, qui sont successivement paralysées du mouvement. La douleur survit un instant : c'est un fourmillement douloureux, indépendant de tout contact, lequel finit par disparaître, et bientôt la paralysie du sentiment et du mouvement est complète dans toutes les parties situées au-dessous de l'altération. »

Quand l'hémorrhagie a lieu dans les régions dorsale ou lombaire de la moelle épinière, ce n'est pas à la nuque et aux épaules que se ferait sentir la *vive douleur* indiquée plus haut, en supposant que, contrairement à ce qui arrive dans les autres hémorrhagies des centres nerveux, c'est-à-dire une paralysie, cette douleur fût réellement le symptôme d'une hémorrhagie de la moelle.

qu'on *pourrait confondre l'apoplexie de la moelle épinière avec l'arachnitis spinal*, il ajoute aussitôt: « *C'était même le diagnostic que j'avais porté dans le cas qui fait le sujet de la planche* VI (1). »

§ III. Curabilité; traitement.

I. L'hémorrhagie ou *l'apoplexie* de la moelle épinière est-elle susceptible de guérison? Voici comment M. Cruveilhier répond à cette question : « Quant à la question de savoir si l'on peut guérir d'une apoplexie de la moelle, la réponse par l'affirmative ne saurait être équivoque ; car le sujet de l'observation citée (2) présentait un noyau fibro-celluleux, cicatrice d'un ancien foyer apoplectique. Je suis persuadé que les cicatrices celluleuses rencontrées par M. Hutin (3) dans l'épaisseur de la substance grise étaient des cicatrices de foyers apoplectiques (4). Mais on conçoit qu'il est bien difficile que les malades recouvrent la plénitude du sentiment et du mouvement dans les parties correspondantes, à moins peut-être que la lésion ne soit parfaitement circonscrite dans un noyau de substance grise. »

II. Les moyens par lesquels on doit combattre l'hémorrhagie de la moelle épinière sont ceux que nous avons indiqués en exposant le traitement des hémorrhagies en général : on accommodera seulement ceux qu'on appelle *locaux* au siége particulier de l'hémorrhagie.

M. Cruveilhier, de son côté, résume en ces termes le

(1) Il s'agit de l'observation que nous avons citée au commencement de notre article sur l'hémorrhagie de la moelle épinière.

(2) C'est toujours celle publiée dans la troisième livraison de l'*Anatomie pathologique, avec planches.*

(3) *Nouvelle bibliothèque médicale*, t. Ier, p. 170; 1828.

(4) Ces cicatrices auraient pu succéder à des ramollissements inflammatoires circonscrits. Il est vrai que, comme nous l'avons vu plus haut, M. Cruveilhier confond ces ramollissements avec l'*apoplexie capillaire* elle-même.

traitement de l'hémorrhagie de la moelle épinière : « Les saignées générales et locales, les dérivatifs cutanés et intestinaux doivent être les moyens les plus efficaces, 1° pour s'opposer à un nouvel épanchement ; 2° pour faciliter la résorption du sang épanché ; 3° pour maintenir dans de justes bornes le travail de réparation. Je crois que les saignées locales et les dérivatifs, vésicatoires volants, moxas promenés le long de la colonne vertébrale, doivent être ici d'une efficacité toute particulière (1). »

ARTICLE IV.

HÉMORRHAGIES DE LA PEAU ; PURPURA HEMORRHAGICA.

§ Ier. Courtes réflexions sur les hémorrhagies de la peau en général.

Les hémorrhagies de la peau portent différents noms selon leur étendue, leur forme et le genre de lésion dont elles proviennent. Les principaux de ces noms sont les suivants : *pétéchies, ecchymoses, taches scorbutiques, purpura.*

Il ne faut pas confondre ces hémorrhagies interstitielles, ces sortes d'*apoplexies* de la peau , avec les écoulements de sang qui ont lieu à la surface de la peau dénudée de son épiderme (2), ou bien à la surface des plaies dont cette membrane peut être atteinte. Ces dernières étant du ressort spécial de la chirurgie, nous nous contenterons de les avoir mentionnées en passant. A la chirurgie appartiennent également les ecchymoses, les infiltrations sanguines de la peau produites par des contusions ou autres causes traumatiques.

(1) Article cité du *Dictionnaire de médecine et de chirurgie pratiques.*

(2) On a parlé d'exhalations de sang par la peau, à son état normal, de sueurs de sang. Mais si des faits de ce genre existent, il faut qu'ils soient bien rares, puisque l'on ne connaît aucun dermatologiste qui en ait publié d'authentiques. M. Rayer, entre autres, déclare n'avoir *jamais observé cette transsudation* à travers la peau. Il se contente de renvoyer à Ploucquet, lequel, dans son article *Sudor cruentus* (*Hæmatidrosis*), indique un assez grand nombre d'auteurs qui disent avoir observé ces sueurs de sang ; et à Fournier qui en a cité deux exemples dans son article *Cas rares,* du *Dictionnaire des sciences médicales.*

Les hémorrhagies de la peau dont la médecine revendique particulièrement l'étude se manifestent sous l'influence de certaines altérations du sang, telles que celles qui ont lieu dans les affections septiques (typhoïdes), dans le scorbut, le *purpura*, dans les varioles, les scarlatines et les rougeoles dites malignes ou autres maladies analogues. Mais déjà, le purpura excepté, les maladies ci-dessus désignées ont été décrites par nous, et nous avons eu soin alors de faire connaître les hémorrhagies cutanées qui pouvaient en être les effets ou, comme on dit, les symptômes.

Il ne nous reste donc qu'à parler de l'hémorrhagie cutanée à laquelle on a donné le nom de *purpura* (1), bien qu'elle ne constitue réellement qu'un des effets ou des symptômes d'une maladie générale du sang que nous avons cru pouvoir rapprocher du scorbut (2).

§ II. Purpura hemorrhagica.

a. *Définition ; idée générale.*

Sous le nom de *purpura*, M. Rayer a compris *plusieurs maladies qui ont pour caractère commun et générique de se manifester intérieurement par des hémorrhagies, et à l'extérieur du corps par des pétéchies ou des ecchymoses indépendantes des violences extérieures.*

Nous renvoyons à l'ouvrage de cet auteur pour la description des nombreuses variétés qu'il admet et qui rentrent dans deux espèces principales, désignées sous les

(1) M. Rayer lui-même a décrit le purpura dans la partie de son *Traité des maladies de la peau* consacrée aux *hémorraghies* de cette membrane, t. III, p. 504.

(2) Parmi les *synonymes* que M. Rayer donne au mot *purpura*, se trouve le mot *scorbut de terre*, et cette synonymie prouve que d'autres avant nous avaient entrevu les rapports qui existent entre le *purpura* et le *scorbut*. Nous saurons à quoi nous en tenir définitivement sur ce rapprochement, lorsque nous connaîtrons mieux les causes du purpura, et que des recherches physiques et chimiques exactes auront été faites sur le sang *purpurique*.

noms de *purpura sine febre* et de *purpura febrilis,* dernière espèce dont la *fièvre dite hémorrhagique* doit être rapprochée.

Que la maladie soit ou ne soit pas accompagnée de fièvre, son caractère essentiel consiste en une sorte de *dissolution* du sang avec épanchement de ce liquide, soit dans la peau et le tissu cellulaire seulement, soit dans tous ou presque tous les organes, et transsudation de ce liquide à travers les membranes muqueuses et séreuses.

Les recherches qui ont été faites jusqu'ici sur cette altération du sang ne sont pas suffisamment exactes, et présentent des contradictions choquantes. « Dans un cas observé par Duncan, le sang, en sortant de la veine, avait une apparence extraordinaire; on le compara à du sang artériel mélangé avec de l'eau; sa couleur était d'un rouge vif, et il avait une sorte de demi-transparence. Le sang se coagula très lentement, et le coagulum n'était pas très ferme; le sérum ne se sépara point, et le coagulum avait l'apparence d'une gelée tremblotante à travers laquelle on distinguait les globules rouges qui s'étaient précipités. La matière rouge, colorante, était en moindre proportion que dans le sang ordinaire, probablement à cause de la répétition des hémorrhagies. Il n'y avait pas de traces de couenne. »

Après avoir rapporté le fait précédent, M. Rayer ajoute : « Au début du *purpura hæmorrhagica sine febre,* je n'ai pu rien distinguer dans le sang qui s'éloignât de l'état naturel ; mais, après plusieurs hémorrhagies, il était plus séreux. Dans le *purpura febrilis,* j'ai vu plusieurs fois le sang offrir une couenne très marquée. »

b. *Caractères anatomiques.*

Nous ne décrirons pas les caractères anatomiques des hémorrhagies des organes internes, car ce serait répéter ce que nous avons exposé en étudiant chacune de ces hémorrhagies en particulier. Voici, d'après M. Rayer, quels

V.   25

sont les caractères anatomiques des hémorrhagies de la peau et du tissu cellulaire sous-jacent. Après avoir dit que les ecchymoses et les pétéchies cutanées et sous-cutanées n'augmentent ni ne diminuent au moment de l'agonie, M. Rayer continue ainsi : « A l'*autopsie*, en disséquant la peau, on reconnaît que les pétéchies et les ecchymoses n'ont pas toutes le même siége : les unes sont très superficielles et placées à la surface de la peau, les autres occupent les aréoles du derme, enfin les plus larges et les plus foncées siègent dans le tissu cellulaire sous-cutané. Toutes ces taches sont formées par des épanchements de sang coagulé dans les plus grandes et les plus noires, et liquide dans les plus petites. Les ramifications vasculaires voisines de ces petits épanchements ne sont pas plus développées que dans l'état naturel. Le sang s'enlève facilement à l'aide de lotions ou de la macération (1). »

c. *Causes.*

I. La véritable cause du purpura s'est jusqu'ici complétement dérobée à nos investigations. Elle appartient, sans doute, à l'ordre de celles qui exercent une action *fluidifiante sur les éléments plastiques du sang* (agents fluidifiants).

Je suis porté à croire que la cause sous l'influence de laquelle se développe l'espèce de *purpura* dit *febrilis* se

(1) A l'article *Causes* du purpura, M. Rayer s'exprime ainsi sur le mécanisme des hémorrhagies de la peau : « Le mode de formation des ecchymoses et des pétéchies dans le purpura est encore inconnu. Les vaisseaux dans lesquels le sang circule ayant été trouvés intacts, et aucun obstacle à son cours n'ayant pu être constaté, on a supposé que la transsudation du sang était due à une altération de sa composition, à une plus grande ténuité de ses molécules, etc. D'autres ont pensé que le sang fluait au travers des pores dilatés des artérioles ou des veinules dont la sensibilité était augmentée ou diminuée, ou dont les parois étaient déchirées, etc. » (*Traité des maladies de la peau*, t. III, p. 522.)

M. Rayer expose les doctrines ci-dessus sans les juger et sans leur en substituer une qui lui soit propre. Nous avons exprimé plus haut notre manière de concevoir la production des hémorrhagies dans le purpura. Nous ajouterons seulement que l'augmentation ou la diminution de la prétendue *sensibilité des artérioles et des veinules* n'a rien à faire ici.

rapproche beaucoup de celle qui engendre les varioles et les scarlatines malignes, lesquelles sont parfois accompagnées d'hémorrhagies comme le purpura lui-même. Parmi les cas que je puis avoir observés de cette maladie depuis vingt-cinq ou trente ans, deux seulement sont actuellement présents à ma mémoire. Or, dans l'un de ces deux cas, la plus grande ressemblance existait entre l'état du malade et l'état des individus atteints de scarlatines graves, et dans le second cas les hémorrhagies générales coïncidaient avec une véritable scarlatine (c'était un purpura avec scarlatine ou une scarlatine avec purpura).

II. Voici ce que nous lisons dans M. Rayer sur les *causes* du purpura : « Cette maladie, assez rare, attaque tous les âges, mais elle se montre le plus souvent avant la puberté. Je l'ai spécialement observée chez les enfants d'une faible constitution, mal nourris, sédentaires, habitant des lieux bas et humides, ou chez des femmes d'un tempérament nerveux, sujettes à des affections morales.

» Le purpura survient quelquefois sans causes appréciables, dans les classes élevées de la société et chez les personnes qui jouissent en apparence de la plus belle constitution : *il paraît qu'il peut être héréditaire.* »

M. Rayer ne dit rien, à l'article *Causes*, des rapports du *purpura febrilis* avec les *fièvres éruptives* ; mais dans la description qu'il a donnée des espèces et des variétés du purpura, il a eu soin de noter que le *purpura febrilis* et la *fièvre hémorrhagique* se déclarent quelquefois dans le cours de plusieurs maladies, et *surtout pendant la variole.*

d. *Pronostic.*

Le purpura hemorrhagica fébrile est une des plus graves maladies qui se puissent rencontrer. Selon M. Rayer, « en général, le purpura *febrilis* et la fièvre *hémorrhagique* sont moins graves que les purpura hémorrhagiques sans fièvre à leur début, et qui deviennent fébriles après plusieurs hémorrhagies. »

Dans les deux cas de *purpura febrilis* que j'ai eu occasion d'observer, et dont l'un coïncidait avec une scarlatine, les malades (c'étaient deux jeunes gens bien constitués) furent emportés avec une rapidité en quelque sorte foudroyante.

e. *Traitement.*

I. Le purpura sans fièvre réclame, selon M. Rayer, les moyens *antiscorbutiques*, ce qui prouve que cette forme de purpura du moins peut être rapprochée du scorbut, car *naturam morborum ostendunt curationes* (cette forme correspondrait au scorbut sans fièvre).

II. Le traitement et le régime antiphlogistiques, dit M. Rayer, sont généralement applicables au purpura *febrilis* et à la fièvre hémorrhagique : la saignée et les purgatifs sont les principaux remèdes à employer.

Je ne sais jusqu'à quel point les moyens ci-dessus proposés sont utiles dans certaines formes du purpura *febrilis;* mais que peuvent-ils contre le fond même de la maladie? En tout cas, pour recourir aux émissions sanguines avec quelque chance de succès, il faudrait que l'élément fébrile ou inflammatoire prédominât sur l'élément hémorrhagique. Qu'espérer, en effet, de la saignée dans le cas où les hémorrhagies s'opèrent de toutes parts, à l'intérieur comme à l'extérieur, et avec une telle abondance, que les malades, comme les deux dont j'ai parlé, sont en quelque sorte foudroyés?

Quoi qu'il en soit, si nous voulions poursuivre ici notre rapprochement du *purpura* avec le *scorbut*, nous dirions que la forme dont nous étudions maintenant le traitement correspondrait au *scorbut fébrile* ou *aigu.* Or, dans cette espèce de scorbut, rien ne prouve assurément que les saignées, convenablement formulées, fussent un moyen héroïque, comme elles le sont dans les inflammations franches.

ARTICLE V.

HÉMORRHAGIES DE L'APPAREIL RESPIRATOIRE.

I. Hémorrhagie de la membrane muqueuse nasale (1).

De toutes les hémorrhagies de l'ordre médical, l'une des plus fréquentes, pour ne pas dire positivement la plus fréquente, est celle connue sous le nom d'épistaxis. Cette hémorrhagie est tantôt *unique*, tantôt *double*.

§ Ier. Description.

Nous ne possédons pas encore de travaux suffisamment exacts sur la quantité plus ou moins considérable de sang que peut fournir l'épistaxis. Cette quantité n'est quelquefois que de quelques gouttes, de quelques grammes, tandis que d'autres fois elle peut s'élever à un demi-kilogramme et même plus.

Les qualités de sang varient aussi selon les diverses circonstances dont il a été question ailleurs. Ce liquide est d'un rouge plus ou moins rutilant au moment même de son écoulement, teinte que le contact de l'air ne tarde pas à faire ressortir davantage.

La rapidité avec laquelle le sang s'écoule présente divers degrés. Quelquefois l'écoulement a lieu par gouttes qui se succèdent à d'assez rares intervalles ; d'autres fois, au contraire, le sang ruisselle, et de là cette expression vulgaire que le *nez coule comme une fontaine*. Cet écoulement est rendu plus rapide et plus abondant par la position trop déclive que les malades donnent quelquefois à la partie qui est le siége de l'hémorrhagie.

En raison de certaines positions, comme celle du décubitus ordinaire, une portion du sang peut s'écouler par l'ouverture postérieure des fosses nasales, et de là pénétrer dans le pharynx et de là dans l'estomac. (Cette circonstance a particulièrement lieu, si l'épistaxis sur

____

(1) *Epistaxis, saignement de nez, rhinohémorrhagie.*

vient pendant le sommeil et dure un assez long temps avant de réveiller les individus qui en sont affectés.)

Les phénomènes précurseurs ou concomitants de l'hé morrhagie nasale diffèrent beaucoup selon les espèces. Dans celle qu'on appelle active, on observe les phénomènes suivants : sentiment de chaleur générale à la tête et sur- tout à la face, au nez en particulier, rougeur, conges- tion sanguine de ces dernières parties et des yeux, pesan- teur de tête, étourdissements, vertiges, éblouissements, tintements d'oreilles ; battements plus forts qu'à l'état normal des artères voisines, telles que les temporales, les carotides elles-mêmes, etc. Ces divers symptômes di- minuent ou même se dissipent complétement à la suite de l'épistaxis, si elle est suffisamment abondante.

On a répété bien des fois que Galien avait fait preuve d'une sagacité sans égale, en prédisant une épistaxis chez un malade qui offrait les phénomènes de congestion fa- ciale indiqués ci-dessus.

§ II. Causes.

L'épistaxis est un des effets assez ordinaires de certaines maladies aiguës, telles que la fièvre dite typhoïde, la va- riole, la méningite, etc. Quelques auteurs ont été jusqu'à placer cette hémorrhagie parmi les *symptômes* essentiels sur lesquels se fonde le diagnostic de la première des maladies qui viennent d'être nommées : c'est lui accorder une valeur diagnostique trop importante. Pour se tenir dans les limites de l'observation, il faut se borner à dire que, comme la céphalalgie, l'épistaxis est un accompagne- ment plus commun de la maladie appelée fièvre typhoïde que de la plupart des autres maladies de la même famille. Au reste, cette hémorrhagie a lieu tantôt au début et tantôt dans le cours de la *fièvre* indiquée. Celle qui survient à l'époque avancée de cette affection est favorisée par la perte de densité que le sang a éprouvée alors d'une manière si évidente.

C'est encore à la diminution de la densité, de la consistance du sang qu'il faut rapporter les épistaxis qui ont lieu chez les individus atteints de *scorbut*, de purpura, etc. Qu'il nous suffise de mentionner ici un genre des causes *prochaines* d'effusion de sang par les capillaires, sur lequel nous nous sommes assez longuement expliqué dans nos considérations sur le mécanisme des hémorrhagies en général.

§ III. Pronostic.

I. C'est une opinion assez généralement admise que l'épistaxis active proprement dite, quand elle survient dans le cours de diverses maladies aiguës, est un événement *heureux*, une *crise salutaire*. L'espace ne nous permet pas de discuter ici tout ce qu'on a écrit sur les avantages ou sur les inconvénients de l'épistaxis. Dans certaines maladies qui réclament l'emploi des saignées, l'épistaxis dite active équivaut à une saignée locale, et l'art peut en tirer profit. L'épistaxis ainsi consécutive à une pure congestion sanguine active vers la tête ne saurait entraîner quelques inconvénients ou des dangers réels qu'autant qu'elle serait d'une abondance excessive.

II. L'épistaxis qui se manifeste dans le cours des maladies dont une trop grande liquidité du sang constitue l'un des caractères fondamentaux est d'assez mauvais augure ; et quand la perte de sang est très considérable, il peut en résulter une grave augmentation de la faiblesse générale qu'on observe constamment dans les maladies auxquelles nous faisons ici allusion.

III. Au reste, les accidents que détermine une épistaxis trop abondante sont ceux dont nous avons tracé le tableau dans nos considérations générales sur les hémorrhagies, et nous renvoyons le lecteur à ces considérations.

§ IV. Traitement.

Il faut abandonner à elles-mêmes ou même favoriser les épistaxis actives qui surviennent dans le cours de certaines maladies aiguës ou chez des sujets pléthoriques : il ne convient de les arrêter que dans les cas où elles seraient par trop abondantes, et l'on y parvient ordinairement par les applications froides et astringentes. Si l'emploi du froid et des astringents ne suffisait pas pour arrêter l'épistaxis, on devrait avoir recours au tamponnement des fosses nasales.

Les affections dont l'épistaxis peut être l'effet seront combattues par les moyens qui leur sont propres.

II. Hémorrhagie de la membrane muqueuse bronchique (1).

Sous le nom d'*hémorrhagie bronchique*, Laënnec désigne l'hémorrhagie qui dépend d'un simple suintement du sang à la surface interne des bronches (2). Nous allons consigner textuellement ici, en y ajoutant quelques remarques, l'article que cet auteur lui a consacré.

(1) Broncho-hémorrhagie ; c'est une *espèce* du genre *hémoptysie* de certains auteurs.

(2) « Les anciens, dit Laënnec, attribuaient l'hémoptysie à la rupture des vaisseaux du poumon ; et cette opinion, devenue populaire, est peut-être encore celle de certains médecins, qui tiennent à prudence de n'accueillir les doctrines nouvelles que lorsqu'elles sont si généralement reçues, qu'on se trouve en quelque sorte obligé de les adopter sans les examiner. » Laënnec ajoute que cette théorie, adoptée sans preuves suffisantes, a peut-être été abandonnée de même et d'une manière trop absolue par les médecins instruits, depuis que les lois de l'exhalation dans l'état de santé et de maladie sont bien connues, et il cite un certain nombre de ces hémoptysies par rupture de vaisseaux dans les bronches. « Toutefois, selon lui, *on peut affirmer que, dans l'état actuel de la science, le plus grand nombre des hémoptysies, légères ou médiocres*, ont lieu par suite d'une simple diapédèse ou exhalation de sang à la surface de la muqueuse bronchique ; et que les hémoptysies *graves*, au contraire, ont leur source principale dans le tissu vésiculaire du poumon, et constituent l'affection que cet observateur a décrite sous le nom d'*apoplexie pulmonaire*. »

On ne peut reprocher à Laënnec que de n'avoir pas *démontré* de tout

§ Ier. Caractères anatomiques.

« A l'ouverture des sujets qui ont succombé à une hémorrhagie bronchique, ou dans le temps où ils en étaient attaqués, on trouve dans les bronches une *plus ou moins grande quantité* de sang liquide ou coagulé. A la surface de ce dernier, se *remarquent* quelquefois des concrétions fibrineuses polypiformes ; *la muqueuse bronchique est imprégnée de sang et teinte dans toute son épaisseur. Elle est ordinairement un peu ramollie.* »

Laënnec ne nous dit pas sur combien de faits repose sa description générale de l'état des bronches dans l'hémoptysie. Il est douteux que dans tous les cas on rencontre l'imbibition sanguine profonde et le léger ramollissement de la muqueuse bronchique signalés par Laënnec. (Je suppose que l'ouverture a été faite à une époque où l'imbibition sanguine ne saurait être attribuée à un état plus ou moins avancé de putréfaction.)

§ II. Signes, symptômes et diagnostic.

« On reconnaît l'hémorrhagie bronchique à un crachement de sang *peu abondant* ou *médiocre*, spumeux, quelquefois caillé, vers la fin de l'attaque surtout. La poitrine est partout sonore ; on n'entend pas de ronchus crépitant (1), mais seulement un ronchus muqueux dont les bulles inégales sont en général plus grosses que celles du catarrhe, semblent formées par une matière plus liquide, et *crèvent* plus fréquemment.

» Quand l'hémoptysie est peu abondante, il n'y a aucun trouble général sensible dans l'économie ; le pouls même ne s'éloigne pas de son état naturel. Mais quand

point son *affirmation*. Il ne parle aucunement de la rupture des capillaires de la muqueuse bronchique elle-même comme source possible de certaines hémoptysies. Il est très probable cependant que telle est l'origine de plusieurs crachements de sang.

(1) Lorsque l'hémorrhagie a lieu dans les petites bronches, les bulles du râle sont assez fines pour imiter celles du râle crépitant humide.

elle est un peu plus forte, il y a un mouvement fébrile bien marqué : le pouls devient fréquent, et présente une sorte de vibration indépendante de sa fréquence comme de sa force (1). »

§ III. Causes occasionnelles.

« Elles sont en général celles qui produisent la pléthore sanguine et celles qui déterminent des congestions de même espèce vers le poumon, et en particulier l'abus des spiritueux, les exercices, et surtout ceux des organes de la voix et de la respiration, portés à l'excès ; la suppression d'une hémorrhagie habituelle, l'existence de tubercules crus et nombreux dans le poumon. *On voit souvent l'hé-moptysie remplacer les règles, et avec une périodicité aussi exacte (2). On a vu ces hémoptysies périodiques durer trente ans et même quarante ans de suite (3).* »

§ IV. Traitement.

» Il consiste le plus ordinairement dans l'emploi plus ou moins répété de la saignée.

» Les ventouses sèches ou scarifiées, les sinapismes, les

(1) Le mouvement fébrile que l'on rencontre dans certains cas d'hé-moptysie du genre de celle dont il s'agit ici, ne dépend pas de l'hé-moptysie elle-même, mais bien de l'affection dont celle-ci n'est alors qu'un des symptômes, des effets ou des *accidents*. Quant à cette *sorte de vibration du pouls, indépendante de sa fréquence comme de sa force*, c'est un signe trop mal *précisé* pour qu'on en puisse tirer un grand parti dans le diagnostic.

(2) Cela ne se voit point *souvent*, comme le répète ici Laënnec, par une sorte d'écho. Il serait même bien difficile de rapporter *un fait authenti-que* de ce genre de *remplacement*, dans les termes posés par Laënnec.

(3) On serait fort embarrassé de citer des exemples satisfaisants à l'appui de pareilles assertions, assertions trop empreintes d'un caractère de *merveilleux*, pour être crues sur parole. À l'appui de son assertion, Laënnec nous renvoie à *Tulpius* et aux *Actes des curieux de la nature*. Certes, ce serait *aujourd'hui* une étrange médecine que celle fondée sur les observations auxquelles l'auteur *du Traité de l'auscultation médiate* est obligé de s'en rapporter ici.

bains de pied irritants, peuvent encore être employés uti-
lement après la saignée, et dans le cas où celle-ci n'est pas
nécessaire.

» Le repos et le silence absolu, une température fraîche,
l'abstinence du vin et des aliments épicés ou excitants,
une diète dont on proportionne la sévérité à l'intensité de
l'hémorrhagie, sont des moyens accessoires qu'on ne doit
pas négliger. Il en est de même de l'usage des boissons
mucilagineuses, telles que les décoctions de racine de
grande consoude ou de guimauve, les solutions de gomme
arabique ou adragante, etc. (1). »

III. Hémorrhagie du poumon (1), ou apoplexie pulmonaire.

Laënnec est le premier qui ait tracé une monographie
de l'hémorrhagie du poumon, à laquelle il a donné le nom
métaphorique d'apoplexie pulmonaire. D'après son opinion,
« les hémoptysies légères dépendent d'un simple suintement sanguin de la membrane interne des bronches; mais
les hémoptysies fortes et abondantes, celles que la saignée et les dérivatifs ont peine à réprimer et ne répriment
pas toujours, dépendent d'une altération profonde du
tissu pulmonaire lui-même, » et c'est à cette altération que
s'applique la dénomination d'*apoplexie pulmonaire*.

(1) Laënnec regarde les acides et les astringents comme plus nuisibles
qu'utiles au début de l'hémoptysie. Mais, selon lui, on peut les employer
avec avantage dans les hémoptysies anciennes, et qui sont liées à un état
d'atonie, à une *altération septique* évidente des liquides, ou quand le sang
est peu concrescible et peu coloré. Il veut qu'on les emploie à plus forte
dose que ne le font la plupart des praticiens. Il prescrit, par exemple,
l'alun à la dose de 4 à 16 grammes dans 500 grammes de boisson mucila-
gineuse sucrée. Il ajoute avoir administré quelquefois avec avantage le
safran de mars astringent dans l'espèce d'hémoptysie signalée tout-à-
l'heure.

Laënnec termine en disant que les crachements de sang opiniâtres, et
qui ont résisté à des émissions sanguines répétées, *s'arrêtent souvent mer-
veilleusement sous l'influence d'un purgatif*. Mais il énonce cette pro
position sans la prouver.

(2) Pneumo-hémorrhagie.

§ Ier. Caractères anatomiques.

I. La science ne possédait encore qu'un très petit nombre d'observations particulières sur l'état du poumon chez les sujets emportés par l'hémorrhagie de cet organe (1), lorsqu'en 1826, j'en publiai deux que j'avais recueillies en 1822 (2).

Dans la seconde édition de son *Traité de l'auscultation médiate*, publiée également en 1826, Laënnec commence ainsi son article sur les *Caractères anatomiques* de l'apoplexie pulmonaire: « La maladie que je désigne sous ce nom est très commune, et cependant à peu près inconnue sous le rapport de ses caractères anatomiques. »

II. Les observations propres à donner une idée des altérations anatomiques caractéristiques de l'apoplexie pulmonaire étant encore assez rares aujourd'hui, je crois qu'il ne sera pas hors de propos de consigner ici celles que je viens de rappeler.

OBSERVATION PREMIÈRE.
Apoplexie ou hémorrhagie pulmonaire diffuse.

Un professeur de belles-lettres, âgé de cinquante-huit ans, était, depuis six ans environ, sujet à des attaques d'*asthme*, lorsqu'il fut admis à l'hôpital Cochin, le 17 septembre 1822. (Deux ans auparavant, il était déjà venu à cet hôpital, et il y fut traité comme étant affecté d'un *anévrisme du cœur*.) L'année dernière (1821), il cracha du sang pendant quinze jours. Depuis huit jours avant sa dernière entrée, la dyspnée avait fait des progrès tels, qu'au moindre effort le malade était menacé de suffocation. La voix était à demi éteinte; toux assez rare; décubitus très difficile sur le côté gauche...

(1) Le chapitre consacré par Laënnec à l'apoplexie pulmonaire, dans la première édition du *Traité de l'auscultation médiate*, ne contient que deux observations particulières sur cette hémorrhagie. Ces observations n'ont pas été consignées dans la seconde édition de cet ouvrage.

(2) Archiv. génér. de médec., 1826, t. XII.

Le jour de l'entrée, sur les onze heures du soir, je fus appelé auprès du malade, et le trouvai dans l'état suivant : assis sur le bord de son lit, il offre l'aspect d'un homme qui étouffe ; son visage est pâle et livide ; son œil saillant, hagard, effrayé, comme égaré. Couvert d'une sueur froide, le malade balance continuellement le tronc ; respiration bouillonnante et sifflante, accompagnée d'un roucoulement si bruyant, qu'on l'entend à quelque distance du malade ; le râle ne permet pas d'entendre les battements du cœur : ils sont également insensibles à la main, ce qui dépend peut-être de la difficulté de les explorer, au milieu de l'agitation presque convulsive des muscles respirateurs ; les battements du pouls, précipités, mais mal assurés, ressemblent plus à de simples frémissements qu'à de véritables pulsations. (*Une saignée de* 3 *à* 4 *palettes ;* le sang noir, épais, à demi coagulé, sort d'abord difficilement pour s'élancer ensuite en jet assez fort.)

La saignée, secondée par l'application d'un large sinapisme au dos et par quelques cuillerées d'une potion calmante, fut suivie d'un peu de soulagement, et le malade put rester couché, la tête étant maintenue très élevée.

1 2 *septembre*, amélioration très marquée ; râle muqueux, peu bruyant ; crachats visqueux, *teints de sang ;* respiration toujours très courte ; visage violet, lèvres bleuâtres ; on ne sent pas les contractions du cœur à la main, on les *entend* seulement à la région sternale, où elles sont sourdes et peu marquées ; pouls mou, enfoncé, embarrassé. (*Ventouses scarifiées sur la poitrine, looch avec oxymel colchiq., hydromel ; diète.*)

1 3 et 1 4. Amélioration de plus en plus grande ; teinte rosée et comme artérielle des joues, qui étaient violettes ; respiration plus calme, bien que laborieuse encore. (*Pilules savonneuses, soupe.*)

Du 1 5 au 3o, la respiration est tantôt assez libre et tantôt extrêmement gênée ; visage pâle ; mains d'une cou leur violette et livide. (*Polygala avec sirop des cinq racines; vésicat. poitr.*)

Pendant les huit premiers jours d'octobre, le malade crache une grande quantité de sang tirant sur le noir, et ses jambes s'infiltrent.

Le 13, *hémoptysie très abondante;* mains toujours violettes et froides; oppression très forte; battements du cœur s'entendant à peine. Dans la nuit, le crachement de sang continue, l'étouffement augmente, la teinte violette du visage et des mains devient plus foncée, le râle de l'agonie se déclare, et le malade expire le 14 à quatre heures du matin.

Autopsie cadavérique (1). La plèvre gauche contient environ une pinte (un litre) de sérosité rougeâtre. Les deux poumons offrent l'engorgement cadavérique à leur partie antérieure, tandis que leur bord postérieur est assez crépitant.

La partie antérieure présente d'ailleurs au toucher une dureté extraordinaire.

La surface des incisions pratiquées à la partie antérieure et au sommet du poumon droit est noire, comme grenue, ce qui dépend évidemment de la présence d'une grande quantité de sang actuellement coagulé, épanché dans les cellules de la substance pulmonaire. Ce sang ne s'écoule point à l'incision : on le dirait combiné avec la substance pulmonaire elle-même, laquelle se déchire aussi facilement que le tissu de la rate, et en quelque sorte comme du sang cuit. Cette substance est presque entièrement privée de sa crépitance. Les divisions des vaisseaux pulmonaires contiennent des caillots de sang semblables à ceux qui sont infiltrés dans la substance pulmonaire. En quelques points du poumon, le sang, moins abondant, paraît, pour ainsi dire, fraîchement épanché, et, par la pression, on exprime un liquide sanguinolent écumeux. Toutefois, dans la majeure

____

(1) Elle fut faite trente-quatre heures après la mort. — Quelques heures après la mort, le corps fut couché sur le ventre.

*partie du poumon droit, l'infiltration sanguine est ancienne :
l'état spongieux de l'organe a disparu, on ne distingue pas
même les cloisons des lobules pulmonaires, et on ne trouve plus
qu'une masse noire, vraiment semblable à du sang cuit.*

*Le poumon gauche, dans toute sa partie antérieure, offre le
même état que le droit, si ce n'est que les caillots dont il est infiltré sont encore plus compactes et probablement plus anciens.
Là où ils existent, le tissu pulmonaire, effacé, ne contient presque aucune bulle d'air.*

Gorgées de mucosités sanguinolentes, les bronches ont
une couleur violette.

Le péricarde contient un verre d'une sérosité sanguinolente et floconneuse.

Le cœur, gorgé de sang, très volumineux, a refoulé le
poumon gauche vers la clavicule, et, de concert avec l'é-
panchement, en a diminué beaucoup le volume. Ses cavités sont remplies de caillots fibrineux, dont plusieurs sont
blanchâtres, anciens, comme *carnifiés* et infiltrés de sérosité. Vidé des caillots qu'il contenait, le cœur est arrondi et
presque double du poing du sujet. Les cavités des oreillettes sont manifestement agrandies, et leurs parois sont
hypertrophiées (les colonnes charnues de la droite, surtout
antérieurement, sont très prononcées). Les parois du ventricule droit sont plus épaisses que dans l'état normal, et
ses colonnes charnues très développées, sans augmentation sensible de sa cavité. La cloison interventriculaire a
près d'un pouce (28 millimètres) d'épaisseur. Le ventricule gauche offre une capacité presque double de l'état
normal, et ses parois ont une épaisseur de sept à huit lignes (seize à dix-huit millim.). Le tissu de ses colonnes
charnues est altéré, d'un blanc jaunâtre, et, tandis qu'il est
friable dans quelques unes, il est au contraire dans les
autres plus dur qu'à l'état normal et crie sous le scalpel.
Ce tissu se distingue parfaitement de celui des parois ventriculaires elles-mêmes (celui-ci est en général assez ver-

meil, quoique d'une consistance peu considérable). — La surface interne des oreillettes est rougeâtre; les valvules et les orifices ne présentent rien de bien notable.

L'aorte, dans toute sa longueur, mais surtout dans sa portion inférieure, offre à sa surface interne un grand nombre de plaques, les unes jaunâtres et friables, les autres cartilagineuses ou calcaires. La membrane interne est inégale, rugueuse et comme chagrinée. Toutes les artères de la base du crâne offrent la même altération que l'aorte. Cette dernière contient une grande quantité de sang coagulé; il en est de même de la veine cave et de tout le système veineux en général.

Le foie adhère aux parois abdominales, présente une teinte brune, et est parsemé à l'extérieur comme à l'intérieur d'une infinité de points rouges dus à une infiltration sanguine: on dirait que, à l'instar du poumon, le foie est le siége d'une véritable *apoplexie*, et qu'une portion du sang épanché s'est combinée avec le tissu de l'organe. Un peu de sérosité rougeâtre dans le péritoine. — Adhérences du gros intestin avec l'intestin grêle. — Injection veineuse d'une partie de la membrane muqueuse intestinale.

OBSERVATION DEUXIÈME.

Apoplexie ou hémorrhagie pulmonaire circonscrite, avec kyste autour
de l'épanchement sanguin.

Une femme de trente-trois ans, forte et bien constituée, était accouchée depuis deux mois, et ses règles n'avaient pas encore reparu, lorsque, le 28 janvier 1822, elle fut reçue à l'hôpital Cochin. Elle y avait été déjà traitée d'un phlegmon du sein. Le jour de sa sortie, elle s'exposa à un vent très froid, son corps étant en sueur. De la toux suivie de crachats ensanglantés, de l'oppression, etc., furent l'effet de cette imprudence. Six jours s'étaient déjà écoulés, lorsque la malade prit le parti de rentrer à l'hôpital. A cette époque, elle était en proie à une suffocation extrême, et comme mourante. Pouls petit, filiforme, très fréquent ; agitation, orthopnée, parole entrecoupée ; visage pâle, exprimant la plus profonde anxiété ; œil saillant, hagard, effrayé ; son mat et absence presque complète de la respiration dans toute la partie inférieure de la poitrine. (*La mort paraissant imminente, on n'osa point pratiquer de saignée, et l'on prescrivit seulement une potion calmante, des sinapismes.*)

Cette malheureuse ne succomba que le 28 janvier, dix jours après son entrée. Pendant tout ce temps, l'horrible oppression qu'elle éprouvait ne lui permit pas de goûter un instant de véritable sommeil, et plusieurs fois elle invoqua la mort pour mettre un terme à ses angoisses. *Ses crachats contenaient une grande quantité de sang :* elle les rendait avec peine, vu la gêne de la respiration, qui était telle que la malade ne pouvait articuler deux syllabes de suite. — Tout le côté droit rendait un son mat et faisait entendre un râle crépitant *très rare.*

Autopsie cadavérique. La plèvre pulmonaire droite adhère à la plèvre pariétale par une fausse membrane molle, couenneuse, évidemment récente, et néanmoins déjà parcourue de filets rouges, rudiments de vaisseaux sanguins. (L'exsudation est pour ainsi dire à l'*état naissant* de membrane celluleuse.)

Le poumon correspondant, non crépitant, d'une consistance intermédiaire entre celle de la rate et celle du foie, offre un tissu rouge, facile à déchirer et comme fragile. *Au centre de ce poumon existe une masse noire, qui n'est autre chose que du sang épanché et coagulé. Une fausse membrane couenneuse, épaisse, grisâtre, circonscrit de toutes parts, en manière de kyste, cet épanchement pour ainsi dire apoplectique. Autour de celui-ci, se rencontrait une sorte d'apoplexie vésiculaire, c'est-à-dire que là les vésicules pulmonaires étaient infiltrées de sang, sans formation de foyer considérable, à peu*

*près comme le pus s'infiltre dans les cellules du tissu lamineux,
avant de se rassembler en abcès.*

La plèvre pulmonaire gauche adhère par quelques lames celluleuses à la plèvre costale, et contient une abondante quantité de sérosité citrine. Le poumon correspondant, enflammé à un moindre degré que l'autre, crépite très bien en quelques points.

Le cœur est énormément distendu par du sang noir, en partie liquide, en partie coagulé. Toutes les grosses veines, ainsi que le foie, la rate, les reins, l'utérus, la membrane muqueuse gastro-intestinale, sont gorgés de sang.

III. Voici les réflexions que j'avais ajoutées à la relation des deux faits ci-dessus, considérés sous le rapport de l'anatomie pathologique.

« En comparant les deux observations que je viens de rapporter avec les deux observations que M. Laënnec a consignées dans son chapitre sur l'apoplexie pulmonaire, on verra que si, d'un côté, il existe entre les unes et les autres des traits frappants de ressemblance, il n'en est pas moins vrai qu'il se trouve dans les miennes quelques particularités dont celles de M. Laënnec ne sont point accompagnées. C'est ainsi, par exemple, qu'il n'est pas fait mention dans ces dernières de caillots de sang tels que ceux que l'on rencontra dans les divisions des vaisseaux pulmonaires du sujet de notre première observation, caillots tout-à-fait semblables à ceux qui engorgeaient les vésicules pulmonaires (1). C'est ainsi que le kyste récent qui environnait l'épanchement sanguin chez le sujet de notre seconde observation est une circonstance qui n'est point indiquée dans les cas rapportés par M. Laënnec. Je ferai remarquer aussi que, dans notre première observation,

(1) Dans la seconde édition de son ouvrage, postérieure à la publication de nos observations dans les *Archives*, Laënnec a fait mention de la circonstance que nous signalons, en décrivant les caractères anatomiques de l'apoplexie pulmonaire.

l'engorgement *apoplectique* occupait une grande partie des deux poumons, ce qui ne permet pas de regarder comme une vérité générale cette assertion de M. Laënnec, « que l'endurcissement dans lequel consiste l'apoplexie pulmonaire est toujours partiel et n'occupe jamais une grande partie du poumon, son étendue la plus ordinaire étant d'un à quatre pouces (vingt-huit à cent douze millim.) cubes. »

» J'ai dit que le sang coagulé que l'on trouvait dans le tissu vésiculeux des poumons et dans les divisions des vaisseaux pulmonaires (observ. première), ressemblait à du sang cuit. Cette comparaison me paraît de toute exactitude. M. Laënnec ne s'en en est point servi ; mais elle est en quelque sorte justifiée par la description qu'il fait de l'altération que lui présenta le sujet de sa première observation. « Le poumon gauche, dit-il, présentait çà et là des parties d'un rouge brun, compactes, grenues à l'incision. Ces indurations semblent être le résultat d'une combinaison particulière *de sang fortement coagulé et comme à demi desséché avec le tissu du poumon.* Vers la pointe du lobe inférieur se trouvait une masse semblable, divisée en trois couches distinctes, d'un rouge noir, grenues à l'incision, se cassant facilement, et si peu humides qu'on pouvait à peine en extraire un peu de sang à demi caillé ; une d'elles offrait une petite partie plus ramollie et semblable à un caillot de sang. »

IV. Les deux observations rapportées plus haut nous montrent les deux principales formes de l'apoplexie pulmonaire, savoir, la simple infiltration du sang dans le tissu de l'organe, et la collection de ce liquide dans un foyer ou une caverne tout-à-fait semblable aux foyers et aux cavernes hémorrhagiques du cerveau, avec cette circonstance remarquable que, chez le sujet de notre seconde observation, un kyste récent s'était déjà développé autour du sang épanché.

Laënnec n'a positivement décrit que la première forme de l'apoplexie pulmonaire, savoir, l'infiltration sanguine du tissu pulmonaire. Après avoir décrit les *indurations apoplectiques* du poumon et les avoir comparées à celles *du poumon le plus fortement hépatisé*, il se contente d'ajouter que *quelquefois le centre de ces indurations est ramolli et rempli par un caillot sanguin*.

V. Le foyer hémorrhagique des poumons peut ne pas communiquer avec l'intérieur des vésicules et des canaux bronchiques. Mais cette communication a lieu dans le plus grand nombre des cas, et de là l'hémoptysie, symptôme *presque constant* de l'apoplexie pulmonaire.

Le sang, dans certains cas, se fait jour dans la cavité des plèvres à la faveur d'une déchirure du tissu pulmonaire et du feuillet séreux qui se déploie à sa surface. Un tel accident arrive particulièrement lorsqu'une tumeur anévrismale, adhérente aux poumons, vient à se rompre dans le tissu de ces organes.

Le docteur Fortassin, dont Corvisart a rapporté l'observation, mourut de cette sorte d'apoplexie pulmonaire *foudroyante* (il fut trouvé mort dans son lit, bien que la veille il jouît, dit-on, de la meilleure santé). Il ne paraît pas qu'il y ait eu d'*hémoptysie* dans ce cas. « On vit la cavité droite remplie d'un sang coagulé; tout le poumon droit en était gorgé, et sa surface offrait plusieurs déchirures qui s'étendaient profondément. La substance de ce viscère était tellement confondue avec les caillots très compactes dont elle était environnée, qu'on ne pouvait l'en séparer qu'avec beaucoup de peine et en partie. »

Un malade, dont l'observation a été publiée par M. Bayle, en 1828 (*Revue médicale*), est pris d'une dyspnée violente, pâlit et meurt quelques instants après. On trouva dans le côté gauche du thorax un demi-litre de sérosité sanguinolente et une livre environ de caillots de sang noirâtre, dont une partie était contenue dans l'épaisseur de la base du poumon, lacéré à la manière du cerveau dans l'apoplexie (1).

VI. Dans son article APOPLEXIE du *Dictionnaire de médecine et de chirurgie pratiques*, après avoir dit que le coagulum de l'apoplexie pulmonaire *est plus dur et surtout beaucoup plus rapidement dur que les caillots cérébraux, et qu'il prend une couleur d'un noir jais qui a frappé tous les observateurs* (2), M. Cruveilhier ajoute que les foyers hémorrhagiques du poumon parcourent les mêmes périodes que ceux du cerveau, et qu'à leur place on peut rencontrer des cicatrices par adhérence des parois, des kystes fibreux, fibro-cartilagineux, etc. Mais des produits accidentels se développant aussi à la suite d'excavations tuberculeuses, d'abcès, etc., il est à regretter que M. Cruveilhier n'ait pas rapporté à la suite de son assertion des observations concluantes. Notre seconde observation, dans laquelle un kyste commençait à s'organiser autour du sang épanché, porte à croire, d'ailleurs, que le mode de guérison indiqué par M. Cruveilhier est possible.

J'ai rencontré chez quelques sujets morts de maladies étrangères aux poumons des portions de ce viscère transformées en une matière comme inorganique, compacte, noire, et qui avait une grande analogie avec ce qu'on appelle du sucre *brûlé* (je l'ai comparée dans d'autres cas à la substance de la *truffe*). Cette sorte de *mélanose* ne serait-elle pas la suite d'un ancien engorgement hémoptysique ou d'une infiltration sanguine du tissu pulmonaire?

(1) M. le professeur Andral a rapporté aussi, dans sa *Clinique médicale*, un exemple d'hémorrhagie ou d'apoplexie pulmonaire, avec *déchirure de la surface du poumon dans l'étendue d'un pouce*.

(2) M Cruveilhier attribue cette différence à ce que l'absorption est plus rapide dans le poumon. Ce n'est pas là, si je ne me trompe, la seule cause des particularités que présente le sang épanché dans le tissu des poumons. Je pense que le contact de l'air avec le sang, pendant la respiration, est pour quelque chose, et dans le dessèchement des caillots, dessèchement tel que j'ai cru devoir les comparer à du sang cuit, et dans la coloration noirâtre *consécutive* de ces caillots.

VII. Laënnec pense que l'engorgement *hémoptysique* peut se terminer par une entière résolution; mais il ne cite aucun fait décisif en faveur de cette opinion. Il me paraît probable que dans le cas où l'infiltration sanguine n'est pas très considérable, elle peut effectivement disparaître sans rien laisser à sa place.

§ II. Mécanisme, ou mode de production de l'hémorrhagie pulmonaire.

I. L'hémorrhagie pulmonaire est évidemment, selon Laënnec, le résultat d'une exhalation sanguine dans le parenchyme pulmonaire lui-même, c'est-à-dire dans les cellules aériennes, dont la forme est représentée par l'aspect granulé de la surface des incisions, et c'est par cette raison qu'il a cru devoir la désigner sous le nom d'*apoplexie pulmonaire*. Laënnec ajoute qu'elle ressemble, en effet, entièrement à l'exhalation sanguine qui produit l'apoplexie.

Il est rigoureusement possible que l'hémorrhagie pulmonaire s'opère quelquefois par le mécanisme dont il s'agit. Mais dans les grandes et brusques hémorrhagies pulmonaires, comme dans les grandes et brusques hémorrhagies cérébrales, c'est par la rupture d'une branche vasculaire (ordinairement artérielle), ou par la rupture d'un sac anévrismal, et non par exhalation sanguine des capillaires, que s'opère l'effusion du sang.

Dans les cas où l'apoplexie pulmonaire s'opérerait par voie d'*exhalation sanguine*, il y aurait à rechercher si elle est *artérielle* ou *veineuse*, *active* ou *passive*, par obstacle à la circulation veineuse ou par suractivité de la circulation artérielle, si elle tient ou si elle ne tient pas à une des altérations du sang que nous avons signalées précédemment. On ne trouve dans Laënnec rien qui se rattache à ces questions.

II. Lorsque, en 1826, je publiai un travail sur l'apoplexie pulmonaire, je reconnaissais que *la science ne pos-*

sédait pas encore toutes les données nécessaires à la solution de l'important problème dont Laënnec n'avait pas cru devoir s'occuper. Mais voici les considérations que j'avais présentées sur quelques unes des causes *prochaines* de l'apoplexie pulmonaire.

« Ce qu'il y a de certain, c'est que dans les grands obstacles à la circulation pulmonaire, comme dans les cas de rétrécissement des orifices du cœur gauche, rien n'est plus ordinaire qu'une congestion sanguine des poumons avec crachement de sang. Il est vrai qu'ordinairement alors c'est la muqueuse bronchique, et non le parenchyme pulmonaire, qui devient le siége de l'hémorrhagie ; mais on conçoit qu'il peut se trouver des cas où l'exhalation sanguine s'opère dans les vésicules elles-mêmes, et peut-être aussi dans le tissu cellulaire interposé entre elles. Quand cela arrive, emprisonné pour ainsi dire dans les cellules du parenchyme pulmonaire, le sang se coagule, se durcit, se dessèche, se combine avec ce parenchyme, et de là l'altération que nous avons décrite plus haut. Cette altération, qui, comme nous venons de le voir, peut quelquefois reconnaître pour cause première un obstacle au cours du sang dans les cavités gauches du cœur, devient à son tour un nouvel obstacle à la circulation pulmonaire, et oblige le sang à s'accumuler dans les cavités droites, et par suite dans le système veineux général , ainsi que cela s'est remarqué dans nos observations. Ce n'est pas tout : lorsque les divisions des vaisseaux pulmonaires sont elles-mêmes obstruées par des caillots de sang durci et à demi *cuit*, la circulation éprouve une gêne bien plus considérable encore que dans le cas où il n'existe qu'un épanchement pur et simple de sang. Cette circonstance s'est présentée chez notre premier malade : aussi, chez lui, la circulation était-elle prodigieusement embarrassée, à tel point que la saignée que je pratiquai ne fournit d'abord que quelques gouttes de sang à demi coagulé, et que le visage et les mains offraient une teinte violette des plus prononcées.

» D'un autre côté, la circulation pulmonaire ne peut s'embarrasser ainsi, sans qu'il en résulte un obstacle physique à la respiration, et de plus le sang épanché dans les vésicules s'oppose à l'entrée de l'air ; de là cette oppression, ces étouffements, cette anxiété qui tourmentent si cruellement les malades.

» Il est bien digne de remarque que, chez les deux sujets dont M. Laënnec nous a laissé l'histoire et chez celui de notre première observation, se rencontraient des affections du cœur propres à mettre obstacle à la circulation pulmonaire. Dans notre seconde observation, au lieu de siéger dans le cœur, l'obstacle existait dans le poumon lui-même, lequel, se trouvant hépatisé, ne pouvait être que difficilement traversé par le sang.

» Au reste, il est clair que les vaisseaux du poumon, comme ceux des autres parties et ceux du cerveau en particulier, sont susceptibles de s'altérer, de s'incruster de phosphate calcaire, de devenir fragiles, et, par suite de ces lésions, de se briser sous l'effort du sang ou d'éprouver une solution de continuité par les progrès du mal (1). Or, c'est là une nouvelle cause d'apoplexie pulmonaire, ainsi que c'en est une d'apoplexie cérébrale. Mais comme ces explications ne sont fondées que sur des analogies, je m'empresse de les abandonner, ne les proposant que pour engager les observateurs à examiner attentivement les vaisseaux pulmonaires dans les cas où ils rencontreront des apoplexies pulmonaires. »

III. Il existe probablement des cas dans lesquels l'apoplexie pulmonaire est réellement produite par une augmentation de la force et de la vélocité du cours du sang

____

(1) « Ces altérations appartiennent presque exclusivement aux artères. Quant à l'artère pulmonaire, comme elle participe autant de la structure des veines que de la structure des artères, elle est très rarement le siége d'ossifications, etc. »

dans les poumons. (Voir, dans le *Traité clinique des maladies du cœur*, deuxième édition, Paris, 1841, l'influence de l'hypertrophie du ventricule droit de cet organe sur certaines apoplexies pulmonaires.)

§ III. Symptômes, signes et diagnostic.

I. *Symptômes dus à la perte du sang.* — Lorsque l'hémorrhagie a été très abondante, les malades pâlissent, se refroidissent, surtout aux extrémités, tombent dans un état de faiblesse qui peut aller jusqu'aux défaillances et aux lipothymies ; le pouls est petit, faible, effacé (1).

Symptômes dits fonctionnels. — Oppression plus ou moins forte, toux, crachement de sang plus ou moins abondant.

L'oppression est proportionnée à l'étendue du foyer hémorrhagique d'une part, et à la quantité de sang qui se fait jour dans les bronches. Lorsqu'une grande quantité de sang pénètre brusquement dans celles-ci, comme il ne peut pas être expectoré immédiatement en totalité, il en résulte une suffocation qui peut être rapidement mortelle.

La quantité de sang expectoré est quelquefois telle, que les malades remplissent plusieurs cuvettes en vingt-quatre heures. Il est vrai que, devenu très écumeux par son passage à travers l'air des canaux bronchiques, de la trachée-artère et du larynx, le sang expectoré présente, sous un poids médiocre, un volume considérable.

Néanmoins il est des cas où le poids du sang expectoré en vingt-quatre heures s'élève à deux ou trois kilogrammes.

Dans le cours même de cette année (1845), j'ai vu deux cas de ce genre. Laënnec dit avoir vu un jeune homme rendre dix livres de sang dans un espace de quarante huit heures, et expirer au bout de ce temps. *Dans des cas moins*

---

(1) Laënnec dit que « assez souvent le cœur et les principales artères donnent un bruit de soufflet très marqué. » On a vu, dans un autre endroit de cet ouvrage, l'influence de l'anémie et de la chloro-anémie sur la production des souffles du cœur et des artères. -

aigus, il a vu rendre trente livres environ de sang en quinze jours de temps.

Ainsi que Laënnec en a fait la remarque, lorsque le foyer hémorrhagique « n'occupe qu'une étendue médiocre, comme d'un pouce à deux pouces carrés, l'affection peut quelquefois être latente et sans crachement de sang. » L'hémoptysie peut également faire défaut, lorsque l'hémorrhagie pulmonaire, affectant la forme *foudroyante*, produit une mort presque instantanée, comme il est arrivé dans des cas que nous avons cités plus haut (1).

Signes fournis par l'auscultation. « L'auscultation, dit Laënnec, donne deux signes de l'engorgement hémoptysique : le premier est l'absence de la respiration dans une portion peu étendue du poumon ; le second est un râle crépitant qui existe aux environs du point où la respiration ne s'entend pas. » Laënnec ajoute que, comme dans l'hémorrhagie bronchique, l'on entend un râle muqueux dont les bulles paraissent extrêmement grosses, semblent se dilater en parcourant les bronches, et crèvent souvent par excès de distension.

Le premier de ces signes n'est pas toujours facile à constater. Chez notre premier malade, par exemple, dans toute l'étendue de la poitrine, on entendait un râle, soit bouillonnant ou simplement muqueux, soit comme roucoulant, qui ne permettait pas de constater l'absence du bruit vésiculaire. Dans les cas mêmes où l'on peut constater l'absence de la respiration, il est évident que par lui-même ce *signe* indique seulement un obstacle à la respiration, et non la nature de cet obstacle. Mais, réuni à d'autres signes, à une abondante hémoptysie, entre autres, il est d'une grande valeur. Dans les cas où l'apoplexie pulmonaire coexiste avec une hépatisation pulmonaire, comme cela avait lieu chez le sujet de notre seconde observation,

____

(1) Ce n'est pas par *suffocation*, mais par *syncope*, que la mort arrive alors le plus ordinairement.

on comprend que le signe dont il s'agit ne pourrait fournir une vive lumière sur la présence d'un engorgement hémoptysique, s'il n'existait que des crachats médiocrement ensanglantés.

Signes fournis par la percussion. — Matité complète dans la région de la poitrine correspondante au foyer ou à la caverne hémorrhagique, et simple diminution de la résonnance dans la région de la poitrine correspondante à une légère infiltration sanguine du poumon.

II. Les signes physiques, tels que nous venons de les exposer, réunis à une expectoration abondante de sang, permettent de *diagnostiquer* l'apoplexie pulmonaire avec une certitude qui ne laisse presque rien à désirer. « Lorsque l'engorgement hémoptoïque est étendu, dit Laënnec, l'absence du son jointe aux signes fournis par l'auscultation ne laisse plus aucun doute sur la nature de la maladie, et ne permettrait plus de la confondre avec aucune autre que la pneumonie, et cela seulement dans le cas où le crachement de sang serait très peu abondant... Mais les symptômes locaux et généraux étant tout-à-fait différents dans l'un et l'autre cas, bien rarement peut-il y avoir lieu à quelque hésitation. La complication des deux affections, cas assez rare (1), est plus difficile à distinguer. »

Dans son article *Apoplexie*, déjà cité, postérieur à l'ouvrage de Laënnec, M. Cruveilhier dit cependant que le *diagnostic de l'apoplexie pulmonaire présente de très grandes difficultés dans le plus grand nombre des cas.*

Nous ne saurions partager complétement l'opinion de notre savant collègue. Nous pensons seulement avec lui que « l'apoplexie pulmonaire foudroyante, avec ou sans

____

(1) Notre seconde observation est un bien remarquable exemple de cette complication.

hémoptysie, sera toujours cliniquement confondue avec la rupture d'une poche anévrismale (1). »

§ IV. Pronostic.

Une hémorrhagie pulmonaire, pour peu qu'elle soit étendue, est en soi une maladie grave; mais le pronostic de l'épanchement lui-même est subordonné à l'espèce de lésion qui en est la source. C'est ainsi que celui provenant de la rupture d'un vaisseau d'un calibre assez considérable est presque toujours mortel, etc.

§ V. Traitement.

Les saignées d'abord, puis, si elles ne suffisent pas, les purgatifs, les ventouses sèches, les vésicatoires et les sinapismes, tels sont les moyens dont Laënnec recommande l'emploi (2). Il veut, avec raison, que les saignées soient copieuses et faites dès le début. *Une saignée de vingt à vingt-quatre onces, faite le premier ou le second jour, arrêtera*, dit-il, *l'hémorrhagie plus efficacement que plusieurs livres de sang tirées en quinze jours.*

J'ai vu, dans le cours de cette année (1845), en consultation avec M. le docteur Danyau fils, un jeune Turc chez lequel une *apoplexie* ou hémorrhagie pulmonaire des plus

(1) M. Cruveilhier ajoute que cette erreur pourrait être commise sur le cadavre, par un observateur peu attentif, et rapporte le fait suivant à l'appui de son assertion. Chez un individu affecté d'anévrisme de la crosse aortique, qui mourut subitement sans hémoptysie, M. Cruveilhier a vu la plèvre remplie de sang; le poumon en était infiltré comme dans l'apoplexie pulmonaire récente: la source de cette hémorrhagie et de cette déchirure était dans la rupture de l'anévrisme.

Lorsqu'un anévrisme s'ouvre ainsi à travers le poumon déchiré, il est clair qu'une partie du sang que l'on rencontre provient du poumon lui-même.

(2) Laënnec, dans deux ou trois cas désespérés, a tenté le tartre stibié à haute dose; mais il ne l'a pas, dit-il, *trouvé héroïque comme dans les affections inflammatoires.* On sait aujourd'hui que, dans les affections inflammatoires elles-mêmes, le tartre stibié n'est rien moins qu'*héroïque.*

abondantes fut ainsi victorieusement combattue par plusieurs émissions sanguines, pratiquées à des intervalles rapprochés.

Le cas était d'autant plus sérieux que l'hémorrhagie, arrêtée par les premières saignées, se reproduisit ensuite, et dut être combattue par de nouvelles saignées. La guérison fut néanmoins assez prompte, et le jeune malade ne tarda pas à retourner à Constantinople pour y respirer l'air natal.

Les saignées furent secondées par le repos absolu, l'usage de la limonade sulfurique, l'extrait de ratanhia, et des cataplasmes sinapisés aux membres inférieurs.

Si l'écoulement de sang eût persisté plus longtemps, comme les émissions sanguines avaient été portées assez loin, nous nous proposions d'appliquer aux membres inférieurs les grandes ventouses de M. le docteur Junod.

Selon Laënnec, lorsque l'hémorrhagie a perdu de sa première violence, les bains d'*ondée* (affusions faites à l'aide d'un arrosoir), d'abord tièdes, puis presque frais, et par la suite froids, sont souvent très utiles. Jusqu'à plus ample expérience, je ne saurais me prononcer sur cette pratique ; mais elle ne me paraît pas très prudente.

IV. Épanchements de sang dans la cavité de la plèvre (1).

§ Ier. Caractères anatomiques.

I. La quantité du sang épanché est plus ou moins considérable ; elle peut être de quelques grammes seulement, ou bien, au contraire, d'un demi-kilogramme, d'un kilogramme et même plus.

Le sang est tantôt pur, et tantôt mêlé de sérosité, soit normale, soit anormale, comme dans la pleurésie *hémorrhagique* de certains auteurs, etc. Une plus ou moins grande quantité d'air peut se trouver aussi mêlée au sang,

(1) *Hémothorax*, *empyème de sang* (dénomination impropre, ainsi que Laënnec en a fait la remarque).

comme il arrive dans certaines déchirures du poumon, etc.

II. « Le sang exhalé ou épanché dans la cavité de la plèvre peut être absorbé tout aussi facilement que celui qui s'épanche dans le tissu cellulaire par suite d'une contusion. Lorsqu'à la suite d'un épanchement sanguin dans la plèvre, l'absorption n'est pas faite promptement, le sang se décompose quelquefois, et de la décomposition résulte le dégagement d'un fluide aériforme. » (Laënnec.)

Pour les métamorphoses ultérieures que le sang épanché peut éprouver, nous renvoyons à nos généralités sur les hémorrhagies.

III. Quand l'hémothorax survient par l'effet de maladies septiques, scorbutiques, etc., il va sans dire que le sang épanché offre les altérations dont nous avons parlé en traitant de ces maladies.

§ II. Causes directes ou prochaines.

Voici ce que nous lisons dans Laënnec sur ce sujet :

« Les plaies pénétrantes de la poitrine occasionnent presque toujours un épanchement de sang dans la plèvre. Les anévrismes de l'aorte s'ouvrent quelquefois dans la même cavité, et la remplissent de sang. On a vu l'*apoplexie pulmonaire* produire le même effet. Une forte contusion sur la poitrine peut encore donner lieu au même accident par la *seule irritation* qu'elle produit dans la plèvre, et sans qu'il y ait aucune dilacération du poumon. Enfin, il paraît incontestable que, dans certains cas, une exhalation de sang *peut se faire spontanément dans la plèvre*, exhalation *primitive et idiopathique* (1) , par suite d'une disposition analogue à celle qui produit toutes les hémorrhagies

---

(1) Laënnec se sert de ces expressions pour distinguer, dit-il, cette espèce d'exhalation de celle qui a lieu dans la pleurésie hémorrhagique, de celle qui accompagne quelquefois le développement des vaisseaux sanguins dans les fausses membranes, et de l'exhalation plus légère qui rend sanguinolents certains épanchements séreux.

actives ou *passives*. Ce dernier cas est le plus rare de tous ; mais cependant plusieurs observations d'épanchement sanguin dans la poitrine ne peuvent être considérées autrement. »

Les lésions indiquées par Laënnec comme causes prochaines ou immédiates des épanchements dans la plèvre sont à peu près celles que nous avons signalées en traitant du mode de production des hémorrhagies en général. Laënnec a cependant oublié de mentionner les *altérations du sang*; il aurait dû s'expliquer aussi sur ce qu'il entend par *hémorrhagie spontanée* dans la plèvre. Enfin , contrairement à son opinion , nous pensons que l'hémothorax produit par une *forte contusion sur la poitrine* provient d'une solution de continuité vasculaire, et non de la *seule irritation de la plèvre*.

§ III. Signes et diagnostic.

« L'épanchement de sang dans la plèvre, dit Laënnec, présente, *sous le cylindre* et par la percussion, les mêmes caractères que les autres épanchements liquides dans le même lieu. » Laënnec ajoute qu'il serait assez porté à croire que, dans un épanchement de sang qui se coagulerait en entier ou à peu près, l'égophonie n'aurait pas lieu; car, dit-il, la transmission de la voix à travers un liquide paraît être une des conditions les plus essentielles à la production de ce phénomène.

II. Voilà tout ce que nous trouvons dans le traité de l'*auscultation médiate* sur les signes et le diagnostic de l'épanchement de sang dans la plèvre. Puisque, de l'aveu de l'illustre auteur de ce traité, cet épanchement présente, *sous le cylindre et par la percussion, les mêmes caractères que les autres épanchements liquides dans le même lieu*, ces caractères ne suffiraient pas pour faire distinguer entre eux le premier et les seconds. Pour parvenir à ce diagnostic *différentiel*, il faudra donc recourir à des signes d'un autre ordre. Or, de tous les épanchements liquides dans la poitrine, les seuls dans lesquels il survienne brusquement de la pâleur, un refroidement du corps, des défaillances, des lipothymies, etc., sont les épanchements de sang ; par conséquent, l'existence de ces signes permettra de résoudre le problème de diagnostic dont nous nous occupons.

III. Au reste, il est des hémothorax qui se forment avec une si grande rapidité, et sous l'influence d'une lésion si grave, la rupture d'un kyste anévrismal, par exemple, qu'ils amènent la mort avant qu'on ait eu le temps d'examiner les malades.

§ IV. Pronostic.

I. Considéré en lui-même, et abstraction faite de ses causes prochaines, l'épanchement de sang dans la cavité des plèvres n'est grave que lorsqu'il est très abondant, et qu'il gêne très notablement la respiration. Mais parmi les lésions qui peuvent être la source d'un hémothorax, il en est qui, comme la blessure d'une artère intercostale, la rupture d'un kyste anévrismal, donnent lieu à une mort soudaine et foudroyante.

II. Suivant Laënnec, « l'épanchement sanguin *spontané* est le plus grave de tous, parce qu'il est ordinairement l'effet d'une *diathèse hémorrhagique générale*, qui, lors même que la nature ou l'art parviendrait à détruire la collection formée dans la plèvre, produirait bientôt ailleurs des effets tout aussi graves. »

Mais qu'entend précisément Laënnec par les mots *spontané, diathèse hémorrhagique générale ?* Il nous laisse dans une complète ignorance à cet égard.

§ V. Traitement.

I. C'est celui des autres hémorrhagies dont nous avons déjà parlé.

Lorsque la source de l'épanchement de sang dans la cavité des plèvres est très abondante, et qu'on ne peut pas la tarir par l'emploi des moyens chirurgicaux, cet épanchement est presque toujours mortel, car les cas sont bien rares où l'effusion de sang s'arrête par les seuls efforts de la nature et des moyens *médicaux*.

II. Après avoir dit quelques mots des épanchements sanguins dans la cavité des plèvres, produits par des lésions traumatiques, Laënnec ajoute : « L'épanchement *spontané* du sang dans la plèvre laisse sans contredit moins de ressources à l'art que les précédents, parce qu'il est toujours l'effet d'une *diathèse hémorrhagique* bien difficile à vaincre. Ce cas est très heureusement très rare, et presque tout ce que nous avons dit du traitement de la pleurésie hémorrhagique peut lui être appliqué. »

Nous avons vu que Laënnec ne s'était point expliqué sur l'espèce d'épanchement qu'il appelle *spontané,* ni sur la *diathèse hémorrhagique*, dont cet épanchement est, dit-il, toujours l'*effet.* Or, quand on ne connaît pas le mal, comment savoir s'il est ou s'il n'est pas difficile à vaincre? D'ailleurs, pour appliquer à l'épanchement sanguin dit *spontané dans la plèvre, presque tout ce que Laënnec a dit du traitement de la pleurésie hémorrhagique*, il faudrait que cet auteur eût effectivement dit quelque chose du traitement de la pleurésie hémorrhagique. Mais, ainsi que je m'en suis assuré par la lecture la plus attentive, l'article que Laënnec a consacré au traitement de la pleurésie ne contient absolument rien sur le traitement spécial de la pleurésie hémorrhagique.

ARTICLE VI.

HÉMORRHAGIES DU TUBE DIGESTIF ET DE SES ANNEXES.

PREMIER GROUPE.

HÉMORRHAGIES DU TUBE DIGESTIF.

I. Hémorrhagies de la bouche, du pharynx et de l'œsophage.

On trouvera dans les traités de pathologie externe la description de ces diverses hémorrhagies, et l'indication du traitement qui leur convient.

Celles de ces hémorrhagies qui proviennent des altérations du sang, dont nous avons si souvent parlé, appartiennent spécialement à la pathologie interne; mais on peut leur appliquer ce que nous avons dit des autres hémorrhagies de la même espèce.

II. Hémorrhagie de l'estomac (1).

§ Ier. Sources du sang; mécanisme.

I. Les auteurs qui ont traité du *mélœna* ou de l'*hématémèse* comme d'une hémorrhagie dont la membrane muqueuse de l'estomac était l'unique source, se sont singulièrement trompés. En effet, certaines maladies *organiques* des parois de l'estomac, et notamment celle connue sous le nom de *cancer ulcéré*, sont parfois suivies de l'érosion, de la perforation de vaisseaux sanguins plus ou moins volumineux, érosions et perforations par lesquelles s'est écoulé le sang, vomi ensuite par les malades.

Les cas dans lesquels, chez des sujets qui avaient été affectés d'une hématémèse abondante et comme foudroyante, on a constaté une rupture du tronc même, ou de l'une des principales branches de l'artère stomachique, sont assez nombreux aujourd'hui. Il est bien évident que dans ce cas, et d'autres analogues, l'hématémèse est un pur accident, un effet direct, un symptôme immédiat d'une lésion dont la membrane muqueuse de l'estomac n'est pas le siége, car celle-ci est détruite dans le point même où l'écoulement sanguin s'opère.

II. Quant aux autres espèces d'hématémèse, leur mécanisme est le même que celui des autres hémorrhagies non produites par une solution de continuité d'origine traumatique (2) ou d'origine ulcérative. Elles sont *actives* ou

---

(1) *Hématémèse, melœna, gastrohémorrhagie.*

(2) Dans l'article *Hématémèse* du *Dictionnaire de médecine et de chirurgie pratiques* (t. IX, p. 371), il est question d'une hématémèse survenue à la suite de l'introduction d'une sangsue dans l'estomac.

passives, elles dépendent quelquefois d'une altération septique du sang, etc.

§ II. Caractères anatomiques.

La quantité de sang qui peut être fournie par l'espèce d'hémorrhagie que nous étudions, la durée de l'hémorrhagie, n'ont pas encore été rigoureusement déterminées. La quantité peut n'être que de quelques grammes, ou bien, au contraire, s'élever à un kilogramme et même plus. Chez quelques malades, le vomissement ne dure qu'un temps infiniment court; d'autres fois, au contraire, il se prolonge pendant un ou plusieurs jours, soit d'une manière continue, soit d'une manière intermittente.

Le sang fourni par l'hématémèse présente quelques caractères particuliers : on a signalé surtout la couleur noirâtre, la couleur de suie de ce liquide. On sait aujourd'hui qu'une des causes de cette coloration du sang venu de l'estomac consiste dans la réaction exercée sur ce liquide par l'acide normalement sécrété à l'intérieur de l'estomac, dans la région splénique de cet organe particulièrement.

Chez quelques malades, le sang épanché dans l'estomac n'est pas expulsé par les vomissements (cas auxquels s'applique mal, par parenthèse, le mot hématémèse), et on n'a constaté que par l'ouverture la présence de ce liquide.

Le sang que l'on rencontre dans l'estomac, dans ce cas et dans ceux où il y a eu hématémèse, mais sans expulsion complète de ce liquide, est tantôt liquide et tantôt coagulé. Le caillot offre alors la forme ou la configuration de la partie de l'estomac dans laquelle il s'était accumulé. Frank rapporte un cas dans lequel le caillot avait pris la forme de l'estomac tout entier (dans ce cas, il n'y avait pas eu de vomissement de sang). M. le docteur Martin Solon dit avoir vu un caillot semblable dans l'estomac cancéré d'une femme, qui mourut par suite de l'hémorrhagie dont le cancer fut la cause médiate.

§ III. Symptômes et diagnostic.

I. Le vomissement de sang est le symptôme pathognomonique de l'hémorrhagie gastrique. Autour de ce symptôme s'en groupent d'autres très variables selon *l'espèce* de l'hémorrhagie. Mais, quelle que soit l'espèce, quand l'écoulement de sang est très abondant, et qu'il se prolonge pendant un certain temps, on ne tarde pas à voir survenir ces symptômes généraux que nous avons énumérés précédemment, tels que le refroidissement, la pâleur du visage, la petitesse du pouls, les défaillances, etc.

Un sentiment de gêne, de pesanteur, d'embarras se fait assez souvent ressentir dans la région épigastrique.

Quand les malades ont déjà cessé de vomir, et qu'il existe encore une certaine quantité de sang dans l'estomac, ils accusent un *goût de sang* dans la bouche, surtout s'ils éprouvent des éructations.

II. Le diagnostic de l'hématémèse ou de la gastrohémorrhagie n'est réellement difficile que dans les cas rares où le sang n'est pas expulsé par la voie du vomissement. Dans ces cas mêmes, les symptômes généraux qui sont l'effet des grandes hémorrhagies, observés chez des individus ayant offert les signes de quelqu'une de ces graves affections de l'estomac, dans le cours desquels on voit survenir l'hémorrhagie qui nous occupe, ne laisseraient guère de doute sur le diagnostic.

On ne confondra point l'hématémèse avec l'hémoptysie, pour peu qu'on apporte d'habitude et d'attention dans l'observation des malades. En effet, le sang de l'hématémèse est expulsé par la voie du vomissement, et celui de l'hémoptysie par la voie de l'expectoration. D'ailleurs, le sang fourni par cette dernière est plus rouge, plus vermeil, plus écumeux que celui fourni par l'hématémèse, lequel, ainsi qu'il a été dit, est même assez souvent brunâtre, noirâtre, d'où le nom de *mélœna*. Ajoutez que des signes locaux particuliers accompagnent chacune de ces hémorrhagies, que les antécédents morbides sont bien différents selon qu'il s'agit de l'une ou de l'autre, etc.

§ IV. Pronostic.

Le pronostic varie selon *l'espèce* de l'hématémèse, c'est-à-dire selon la cause qui l'a produite, la lésion dont elle est l'effet, selon la quantité et la nature du sang écoulé, etc., etc.

§ V. Traitement.

Le traitement général des hémorrhagies est applicable à celle de l'estomac.

Les moyens appropriés à l'hématémèse sont ceux qui agissent directement sur l'estomac. De ce nombre sont les boissons froides, acidulées, astringentes, que l'on peut varier à volonté (limonades végétales ou minérales, tisanes de riz, de grande consoude, de coing, de bistorte, de ratanhia, aiguisée ou non avec l'eau de Rabel, l'alun, etc.).

Il est, au reste, bien entendu que l'hématémèse n'étant pas toujours l'effet d'une seule et même maladie, le symptôme de conditions morbides toujours les mêmes, il faudra se conformer aux indications particulières fournies par *l'espèce* de l'hématémèse, et ne rien négliger pour triompher, s'il est possible, de la lésion qui est la source immédiate de l'écoulement de sang. Malheureusement, l'hémorrhagie tient souvent à des lésions chroniques-organiques incurables, et les moyens mécaniques ou chirurgicaux, les seuls efficaces en certains cas, ne sont pas applicables à celui dont il s'agit.

III. Hémorrhagies intestinales.

Des écoulements de sang peuvent s'opérer dans les diverses portions dont les intestins grêles et les gros intestins sont composés. On a désigné sous le nom spécial d'*hémorrhoïdes* ou de *flux hémorrhoïdal* l'hémorrhagie qui a pour siége la portion inférieure du gros intestin, c'est-à-dire le rectum. Mais comme on a donné aussi le nom d'hémorrhoïdes à des tumeurs diverses de l'extrémité inférieure du rectum, tumeurs dont nous avons déjà parlé à l'article PHLÉBITE, et sur lesquelles nous reviendrons en traitant plus loin des dilatations ou des varices des veines hémorrhoïdales, nous ne nous servirons pas des expressions à double sens indiquées ci-dessus, et nous nous en tiendrons au mot hémorrhagie du rectum.

A. Hémorrhagies de l'intestin grêle, du cœcum et du colon.

§ Iᵉʳ. Conditions de développement; mécanisme.

I. Parmi les hémorrhagies intestinales (1), les mieux connues sont celles qui surviennent chez les sujets atteints d'inflammations ulcératrices, aiguës ou chroniques, de la membrane folliculeuse des intestins. On sait que les premières ont lieu dans les maladies désignées sous les noms de fièvre typhoïde ou entéro-mésentérique (elles occupent spécialement alors les plaques de Peyer et les follicules de Brunner), et de dysenterie (elles occupent alors les follicules du gros intestin, lesquels, comme nous l'avons démontré précédemment, sont aussi souvent ulcérés dans les cas de fièvre dite typhoïde ou entéro-mésentérique). Les ulcérations chroniques se rencontrent chez les individus atteints de fortes diarrhées également chroniques, diarrhées très fréquentes dans la tuberculisation pulmonaire, etc.

(1) Je me servirai de ce mot, par abréviation, pour désigner les hémorrhagies comprises sous le titre A.

II. Les hémorrhagies intestinales sont communes aussi chez les individus affectés de dégénérescence carcinomateuse ou encéphaloïde des intestins. Dans tous ces cas, le sang est fourni, non par voie d'exhalation ou de transsudation, mais par la solution de continuité érosive ou ulcérative des vaisseaux intestinaux.

III. Dans d'autres cas, la membrane muqueuse intestinale peut exhaler ou laisser transsuder une certaine quantité de sang : 1° par l'effet de violentes fluxions sanguines dont elle est quelquefois le siége (1) sans être ulcérée; 2° par l'effet de stases ou de congestions veineuses dues à un obstacle au cours du sang dans le système de la veine porte ; 3° par l'effet d'une trop grande fluidité du sang, telle qu'on l'observe dans les affections septiques ou typhoïdes, dans le scorbut, le purpura, etc.

§ II. Symptômes et diagnostic.

I. Comme toutes les autres, les hémorrhagies intestinales, quand elles sont abondantes, donnent lieu au refroidissement, à la pâleur, à la petitesse du pouls, aux défaillances, etc.

La sortie du sang épanché par l'anus est le symptôme pathognomonique de l'espèce d'hémorrhagie qui nous occupe. Des signes particuliers nous apprennent si le sang provient des intestins grêles ou des gros intestins (ces signes sont ceux au moyen desquels on reconnaît les maladies dont l'hémorrhagie elle-même est l'effet *médiat*).

II. La quantité de sang expulsée est très variable, et les qualités de ce liquide diffèrent selon les conditions au milieu desquelles l'hémorrhagie a pris naissance. (En décri-

(1) Dans les fortes dysenteries, par exemple, une quantité plus ou moins considérable de sang s'échappe de la membrane muqueuse du gros intestin avant qu'il existe des ulcérations, et dès le début même de la fluxion inflammatoire. L'écoulement d'une certaine quantité de sang est au reste un des caractères si ordinaires de la dysenterie, qu'on lui a donné le nom de *flux de sang*.

vant l'entéro-mésentérite typhoïde , nous avons exposé quelques unes des particularités que présente le sang dont les lésions intestinales ont déterminé l'écoulement.)

§ III. Pronostic.

Il est subordonné à la lésion dont l'hémorrhagie est l'effet. Il est d'ailleurs plus ou moins grave selon la quantité de sang écoulé.

Les selles sanguinolentes abondantes qui surviennent chez les individus atteints de fièvre typhoïde constituent un symptôme très grave et presque constamment mortel. Toutefois ce n'est pas la perte de sang considérée en elle-même qui rend alors le pronostic si fâcheux. En effet, à moins que l'hémorrhagie ne devint excessive, ce qui est infiniment rare, la mort n'en serait point le résultat. Mais cette abondante hémorrhagie ne survient qu'à une époque déjà avancée de la maladie, et elle annonce la présence de nombreuses et profondes ulcérations des plaques de Peyer avec érosion, ulcération des rameaux vasculaires situés dans les régions où les ulcérations folliculeuses se sont développées.

§ IV. Traitement.

I. L'écoulement de sang considéré en lui-même réclame les moyens que nous avons déjà si souvent indiqués. Mais l'indication fondamentale est de combattre par les moyens appropriés la lésion variable, simple ou compliquée, dont l'hémorrhagie est l'effet.

II. Dans les hémorrhagies intestinales qui surviennent pendant le cours de la seconde ou de la troisième période de la fièvre dite typhoïde ou entéro-mésentérique, ce serait un véritable contre-sens thérapeutique que de recourir aux émissions sanguines. En effet, l'état septique ou typhoïde est alors l'élément morbide prédominant. C'est donc lui qui doit en quelque sorte commander le traitement principal. Or, comme les émissions sanguines favoriseraient l'absorption des matières septiques en contact avec les ulcérations dont l'intestin grêle est le siége, surtout vers sa terminaison, il est bien clair que ces émissions sanguines sont formellement contre-indiquées. C'est pour prévenir les graves altérations des périodes avancées de la maladie qu'il est d'une suprême importance, dans la première période de cette maladie, d'employer les émissions sanguines telles que nous les avons formulées en temps et lieu.

B. Hémorrhagie du rectum.

§ Ier. Distinction entre le mot hémorrhagie du rectum et le mot hémorrhoïdes.

I. L'hémorrhagie dont nous allons nous occuper est une des affections très diverses que les auteurs ont désignées sous le nom commun d'hémorrhoïdes. Le vague de cette dernière expression est aujourd'hui généralement senti, et les auteurs du *Compendium* en étaient vivement frappés lorsqu'ils ont commencé leur article *Hémorrhoïdes* par les réflexions suivantes, que nous approuvons de tout point : « L'histoire des hémorrhoïdes est aujourd'hui encore un chaos où viennent se heurter des assertions contradictoires, des dénominations mal définies, des opinions pathogéniques qui ne sont plus en rapport avec l'état actuel de la science. Il est impossible, en lisant les articles les plus récents, de se former une idée précise de la matière, et il ne saurait d'ailleurs en être autrement, puisque les auteurs se sont contentés, pour la plupart, de se copier les uns les autres, et ont continué, à l'exemple des anciens, de confondre des phénomènes qui nous paraissent devoir être complétement séparés. »

Les réflexions de MM. Monneret et Fleury sont parfaitement justes, et c'est pour cette raison que nous nous sommes bien gardé de considérer le mot *hémorrhagie* du *rectum* comme synonyme de celui d'*hémorrhoïdes*.

II. Le mot *hémorrhagie du rectum* n'est pas synonyme non plus de celui de flux *hémorrhoïdal*, puisque ce dernier mot signifie, ordinairement du moins, un écoulement de sang fourni par des *tumeurs* dites *hémorrhoïdales*(1), et que l'hémorrhagie du rectum peut avoir lieu en l'absence de toute tumeur de ce genre, comme aussi des tumeurs hémorrhoïdales peuvent exister sans aucune hémorrhagie du rectum, et souvent aussi sans hémorrhagie de ces tumeurs elles-mêmes. Pour faire cesser la confusion qui résulte inévitablement des significations diverses que le mot *hémorrhoïdes* a reçues, MM. Monneret et Fleury, à l'instar de M. le docteur Jobert (de Lamballe), *l'ont exclusivement appliqué aux tumeurs hémorrhoïdales*, qui, pour eux, sont des varices rectales, et ils déclarent que si tous les auteurs étaient d'accord avec eux sur cette question d'anatomie pathologique, ils n'auraient pas hésité à proscrire entièrement le mot *hémorrhoïdes*.

§ II. Mode de production; espèces.

I. Comme toutes les autres hémorrhagies dont nous avons parlé, celle du rectum provient, soit de solutions de continuité traumatiques ou non traumatiques (2), soit des

(1) Suivant M. Récamier, ce flux n'existerait même jamais indépendamment de ces tumeurs: « Les modernes, dit-il, appellent *flux hémorrhoïdal* l'écoulement sanguin dépendant d'affections hémorrhoïdales, et simplement *hémorrhoïdes* les *tumeurs*, qu'ils regardent aussi comme dues à la dilatation variqueuse des veines hémorrhoïdales; mais l'expression de flux hémorrhoïdal ne donne l'idée que d'une partie de la maladie, *puisque ce flux n'existe jamais indépendant des tumeurs.* » (*Essai sur les hémorrhoïdes*, thèses de Paris, 18 frimaire an VIII.)

M. le docteur Jobert (de Lamballe) dit très bien à ce sujet: « Le mot *hémorrhoïdes*, dans une acception restreinte, ne sera pour nous que des tumeurs variqueuses du rectum, avec ou sans écoulement de sang. » (*Dissertation sur les hémorrhoïdes*, thèses de la Faculté de Paris, 1828.)

(2) Ces solutions de continuité non traumatiques, dans l'hémorrhagie du rectum, comme dans celles des autres organes, surviennent fréquemment par l'effet des dégénérescences dites organiques, et spécialement des *dégénérescences encéphaloïdes ou carcinomateuses.*

altérations du sang que nous avons spécifiées, soit enfin
des fluxions sanguines *actives*, ou des congestions *passives*,
dont la membrane muqueuse du rectum peut être le
siége.

II. On trouve dans les ouvrages de chirurgie tout ce qui
concerne les hémorrhagies par solution de *continuité*, soit
traumatiques, soit non traumatiques (celles, par exemple,
qui surviennent dans les affections dites encéphaloïdes ou
carcinomateuses du rectum, ainsi que dans certaines tumeurs variqueuses ou érectiles du même intestin). Qu'il
me soit donc permis de les passer ici sous silence.

Laissons également de côté les hémorrhagies du rectum symptomatiques des diverses maladies dans lesquelles
le sang est devenu trop liquide, telles que le scorbut, les
affections septiques, etc., puisqu'on peut leur appliquer
les considérations que nous avons présentées sur les hémorrhagies de même espèce ayant leur siége dans d'autres organes.

III. Cette élimination faite, il ne nous reste plus qu'à
parler des hémorrhagies· du rectum dites par *exhalation*
ou par *transsudation* (1); exhalation, transsudation qui
peut être *active* ou *passive*, pour continuer à nous servir
des expressions reçues (2).

La plupart des auteurs qui ont traité de l'exhalation
sanguine du rectum se sont plus occupés de l'espèce dite
active que de l'espèce dite *passive*, et ils ne pouvaient
guère faire autrement, puisqu'ils confondaient l'étude de
cette maladie avec celle des fluxions inflammatoires ou

(1) Ainsi que j'en ai déjà fait ailleurs la remarque, il est possible que
l'écoulement de sang qu'on attribue à une simple exhalation soit l'effet
de la rupture des réseaux capillaires.

(2) Après avoir distingué le *flux* que les auteurs appellent *hémorrhoïdal*, en celui qui a lieu par *exhalation*, et en celui qui provient d'une
solution de continuité des parois veineuses, M. Jobert (de Lamballe), a p-
pliquant au flux du premier genre la division que nous venons d'appliquer à l'hémorrhagie du rectum, dit qu'il peut être *actif* ou *passif*.

sub-inflammatoires, connues sous le nom de tumeurs hémorrhoïdales.

Il est bien démontré cependant que, comme les hémorrhagies des autres portions du tube digestif, celles du rectum peuvent survenir lorsque, par suite d'un grand obstacle au cours du sang dans le tronc et les branches de la veine porte, des congestions sanguines très fortes s'opèrent dans les réseaux capillaires de la membrane muqueuse du rectum.

Quant aux hémorrhagies *actives* du rectum, elles se produisent par le même mécanisme que toutes les autres hémorrhagies du même genre, c'est-à-dire lorsque, sous l'influence d'une cause quelconque, le sang afflue dans les réseaux capillaires de la membrane muqueuse du rectum avec une force ou une abondance telles, qu'il est forcé de s'en échapper, soit par *exhalation,* soit par *rupture.*

§ III. Caractères anatomiques.

I. La quantité de sang que peut fournir l'hémorrhagie de la membrane muqueuse du rectum est susceptible de grandes variations. Selon l'auteur de l'article *Hémorrhoïdes* du *Dictionnaire de médecine et de chirurgie pratiques*, l'exhalation sanguine, de quelques gouttes seulement dans certains cas, peut, dans d'autres cas, *s'élever, lorsqu'elle se répète, jusqu'à deux, quatre, six ou dix livres de sang.*

Il est bien rare que des pertes aussi abondantes de sang soient le résultat de l'espèce d'hémorrhagie du rectum à laquelle on a donné le nom d'*hémorrhagie par exhalation.* Elles ne surviennent guère que dans le cas de *lésions organiques* du rectum, avec solution de continuité d'un ou de plusieurs rameaux vasculaires d'un calibre assez considérable.

II. Les qualités du sang varient selon qu'il est fourni par les réseaux capillaires veineux ou par les réseaux capillaires artériels. Au reste, nous manquons de recherches exactes sur ce point.

§ IV. Signes et diagnostic.

I. Rien n'est plus facile que le diagnostic d'une hémorrhagie de la membrane muqueuse du rectum, puisque l'écoulement du sang se fait, en quelque sorte, à la portée des se s de la vue et du toucher. Néanmoins on pourrait prendre quelquefois pour une hémorrhagie de la membrane muqueuse du rectum celle de la membrane mu queuse d'une autre portion du tube intestinal, puisque, dans l'une et dans l'autre, il y a un écoulement de sang par l'anus; mais, par l'emploi du *speculum ani*, on peut s'assurer si le sang provient ou non du rectum lui-même.

II. On distinguera l'hémorrhagie *active* de l'hémorrhagie *passive*, en étudiant avec soin les conditions qui ont présidé à l'écoulement du sang, et les circonstances qui ont précédé cet écoulement. On ne confondra point non plus l'écoulement de sang fourni par la membrane muqueuse même du rectum avec celui qui proviendrait de tumeurs hémorrhoïdales, puisque rien n'est plus facile que de s'assurer, par des moyens d'exploration exacts, s'il existe ou s'il n'existe pas de pareilles tumeurs.

III. Lorsque l'hémorrhagie du rectum n'est que légère ou médiocre, elle ne produit aucuns symptômes généraux notables. Quand, au contraire, elle est très considérable, il survient du refroidissement, de la pâleur, des défaillances, etc. Ces accidents primitifs ne tardent pas à se dissiper, une fois l'hémorrhagie arrêtée; mais il reste alors, pour un certain temps, cet état que nous avons précédemment décrit sous le nom d'*anémie*.

§ V. Pronostic.

I. Une hémorrhagie de la membrane muqueuse du rectum affectée d'une fluxion sanguine *active* n'est, en quelque sorte, que la crise de cette fluxion. Elle agit à l'instar des saignées locales que l'art prescrit dans les fluxions de cette espèce. Ainsi que nous le dirons tout-à-l'heure en parlant du traitement, il est certaines affections d'organes éloignés du rectum pour lesquelles une hémorrhagie de cet intestin constitue un véritable moyen de soulagement. Dans ce cas, comme dans le précédent, l'hémorrhagie du rectum ne deviendrait nuisible qu'autant qu'elle serait trop abondante, et alors même le pronostic n'est pas très fâcheux, tant il est, en général, facile d'arrêter le cours du sang.

II. Les hémorrhagies passives de la membrane muqueuse du rectum sont plus ou moins graves, selon le genre d'obstacle à la circulation veineuse qui leur a donné lieu. Si cet obstacle est de nature à céder aux moyens convenables, on voit cesser l'hémorrhagie aussitôt que l'obstacle a été détruit. C'est ce qui arrive, par exemple, dans les cas où la gêne de la circulation veineuse dépend d'une compression exercée sur les veines qui rapportent le sang du rectum, par ces accumulations de matières fécales que déterminent des constipations opiniâtres.

§ VI. Traitement.

I. Le traitement de l'hémorrhagie du rectum considérée en elle même est, pour ainsi dire, nul, puisque, le sang trouvant une libre issue au dehors, l'art n'a pas besoin de chercher les moyens propres à en opérer l'expulsion ou à en favoriser l'absorption.

D'ailleurs, comme nous l'avons vu, l'hémorrhagie du rectum étant, dans quelques cas, une sorte de saignée locale naturelle, qui met fin à une fluxion sanguine active de cet intestin, on ne doit alors chercher à s'en rendre maître que si elle était trop abondante. De même chez les individus pléthoriques, chez ceux qui sont sujets à des congestions sanguines vers le cerveau, une hémorrhagie modérée du rectum est généralement considérée comme salutaire. Aussi, dans ces cas, l'art cherche-t-il quelquefois à provoquer un flux hémorrhoïdal; mais il n'est pas aussi facile que quelques uns le pensent de déterminer un pareil flux.

II. Dans tous les autres cas où cette hémorrhagie n'est plus un moyen de guérison ou de soulagement, soit d'une affection du rectum lui-même, soit d'une affection de quelque organe éloigné, tel que le cerveau, on aura recours aux divers moyens hémostatiques dont on trouvera l'énumération dans les ouvrages de chirurgie.

IV. Épanchement sanguin, ou hémorrhagie dans la cavité du péritoine.

§ Ier. Caractères anatomiques.

Ils sont essentiellement les mêmes que ceux des épanchements sanguins dans la plèvre.

§ II. Mode de production, ou sources du sang épanché.

Tous les genres de lésions que nous avons assignés aux hémorrhagies en général peuvent être la source du sang épanché dans la cavité du péritoine : solutions de continuité des vaisseaux, soit par des violences traumatiques, soit par ulcérations, érosions, gangrène, avec communication entre la cavité de ces vaisseaux et la cavité du péritoine; *dissolution*, fluidification putride, ou autre, du sang; congestions *actives* ou *passives* des réseaux capillaires sous-péritonéaux portées au point que le sang transsude dans l'intérieur de la cavité péritonéale.

§ III. Signes et diagnostic.

Lorsqu'aux symptômes communs à toutes les hémorrhagies un peu considérables, tels que refroidissement, décoloration de la peau, faiblesse, petitesse du pouls, défaillances, il se manifeste tout-à-coup une tuméfaction plus ou moins prononcée de l'abdomen, avec matité dont l'étendue est en rapport avec cette tuméfaction, on est suffisamment autorisé à diagnostiquer la formation d'un épanchement de sang dans la cavité abdominale (1). Il ne reste plus alors qu'à déterminer la source d'où provient cet épanchement, nouveau diagnostic dont nous avons formulé les données en traitant des diverses lésions du système vasculaire et du sang.

§ IV. Pronostic et traitement.

Ils reposent sur les données que nous avons déjà tant de fois exposées.

Nous n'avons point eu occasion, d'ailleurs, de rencontrer dans notre pratique personnelle les occasions d'ajouter quelque chose aux connaissances, fort incomplètes encore, que la science possède sur cette matière.

DEUXIÈME GROUPE.

HÉMORRHAGIES DES ANNEXES DU TUBE DIGESTIF.

1. Hémorrhagie du foie (2).

Nous manquons encore de matériaux pour composer une monographie précise et complète de cette hémorrhagie, qui, selon M. Cruveilhier, *est beaucoup plus fréquente qu'on ne le croit communément* (3). Il est à regretter que M. Cruveilhier, au lieu de rapporter des observations exactes

(1) Un épanchement de sang dans les intestins, dans la vessie, ne pourrait être confondu avec celui dont il s'agit ici, par quiconque est habitué à l'exploration et à l'interrogation exactes des malades. J'en dis autant d'un épanchement de sang dans la cavité de l'utérus. Les circonstances antécédentes dans tous ces cas, le toucher dans le cas d'épanchement de sang à l'intérieur de l'utérus, l'expulsion d'une certaine quantité de sang par le vomissement ou par les selles dans le cas d'épanchement de sang à l'intérieur du tube intestinal, voilà des caractères différentiels qui ne permettent guère une erreur de diagnostic.

(2) Nous ne savons absolument rien sur celle de l'appareil *excréteur* de la bile.

(3) Article APOPLEXIE du *Dictionnaire de médecine et de chirurgie pratiques*, t. III, p. 288.

et suffisamment détaillées sur cette maladie, ait puisé dans un auteur, fort estimable sans doute, mais qui ne saurait faire autorité en matière de saine et rigoureuse observation, les faits principaux qui servent de base à son travail (1).

§ Iᵉʳ. Caractères anatomiques.

Le nombre et l'étendue des foyers hémorrhagiques ou apoplectiques que l'on peut trouver dans le foie sont très variables. Le sang épanché offre d'ailleurs de grandes différences, selon qu'on l'examine à une époque plus ou moins éloignée du moment où l'hémorrhagie s'est opérée. M. Cruveilhier dit qu'on lui « a souvent apporté comme exemple d'encéphaloïdes des portions de foie, et qu'il a pu constater dans la fibrine décolorée qui s'y trouvait les débris d'un foyer sanguin. » Il ajoute que, *dans beaucoup de*

(1) Ces faits ont été publiés dans l'*Histoire anatomique et pathologique des fièvres intermittentes*, par Bailly (de Blois). C'est d'après cet auteur que M. Cruveilhier admet qu'*il est des cas de fièvre pernicieuse dans lesquels le foie tout entier paraît converti en un caillot de sang, traversé par des filaments celluleux et vasculaires, qui le soutiennent; le tissu du foie n'existant plus alors comme tissu, mais comme bouillie.* C'est encore d'après le même auteur que M. Cruveilhier parle de cas dans lesquels *le foie était si gorgé de sang, qu'il se détachait par lambeaux quand on l'enlevait avec la main, et dans lesquels il semblait que la plus grande partie des vaisseaux était rompue, et que presque toute la structure intérieure était convertie en une masse d'extravasation,* etc.

Les faits précédents ne me paraissent pas recueillis avec cette exactitude et cette précision, qui commandent en quelque sorte la confiance; mais je suis bien loin de prétendre qu'il ne puisse se former des foyers hémorrhagiques dans le foie, chez les individus atteints de fièvres intermittentes graves ou pernicieuses. Je crois, au contraire, que les miasmes paludéens sont au nombre des causes propres à produire des épanchements hémorrhagiques, et dans le foie, et dans beaucoup d'autres organes. Il en est ainsi de tous les agents qui exercent sur le sang une action *fluidifiante*, et je rappellerai à cette occasion que, dans un cas de *purpura*, maladie où le sang a subi une action de ce genre, M. Duplay trouva un *foyer sanguin dans l'épaisseur du foie.* (Voyez cette observation dans l'ouvrage de M. Rayer *Traité des maladies de la peau*, article *Purpura*, t. III, p. 530.)

cas, on pouvait suivre sur le même individu tous les degrés qui conduisent de l'épanchement de sang récent, à cette époque où l'absorption en a presque complétement débarrassé l'organe (1).

A l'article *Apoplexie pulmonaire*, j'ai rapporté une observation recueillie par moi, en 1822, dans laquelle cette apoplexie coïncidait avec une légère *apoplexie du foie*. (Voy. la page 400 de ce tome V.)

§ II. Mode de production.

I. De petits foyers ou de simples infiltrations hémorrhagiques se rencontrent ordinairement dans les portions du foie qui sont le siége d'un ramollissement rouge, d'origine inflammatoire. Les abcès multiples du foie que l'on voit survenir à la suite des grandes phlébites suppuratives sont, ainsi que l'a noté M. Cruveilhier, précédés d'une induration rouge qui représente assez bien le foyer apoplectique; et chez des malades qui succombent dans cette période de la *fièvre purulente*, l'auteur que nous venons de citer a pu constater l'existence d'une multitude de foyers sanguins (il a produit à volonté de pareils foyers en injectant du mercure, soit dans le système veineux général, soit dans le système de la veine porte des animaux). Mais il est des cas dans lesquels des foyers hémorrhagiques se forment dans le foie, indépendamment de tout travail de fluxion inflammatoire antécédent ou concomitant, et sous l'influence, soit d'un obstacle au cours du sang dans les cavités droites du cœur, soit d'une solution de continuité purement physique et mécanique des artères, des veines ou des capillaires, etc.

II. Il peut arriver qu'un foyer hémorrhagique du foie se

(1) M. Cruveilhier continue ainsi : « Cette fibrine , qui a été si souvent prise pour de la matière encéphaloïde, peut-elle revêtir l'organisation? L'analogie ne me permet pas de l'admettre. Voit-on l'organisation du caillot dans l'apoplexie cérébrale, dans le caillot qui succède à une contusion? »

fasse jour dans la cavité du péritoine. M. Andral a rapporté (*Clinique médicale*) un exemple d'hémorrhagie péritonéale mortelle, produite par la perforation d'une des principales branches de la veine porte hépatique; mais il ne dit pas qu'il existât dans ce cas un foyer hémorrhagique dans le tissu du foie.

§ III. Symptômes et diagnostic.

Les épanchements hémorrhagiques dans la substance du foie échappent à tous nos moyens de diagnostic.

Ces épanchements ne sont jamais assez considérables pour donner lieu aux symptômes généraux des hémorrhagies abondantes, tels que la pâleur, le refroidissement, la petitesse du pouls, les défaillances, etc.

II. Hémorrhagie de la rate.
§ Ier. Caractères anatomiques.

I. Il n'est pas très rare de rencontrer des foyers hémorrhagiques plus ou moins étendus dans la substance de la rate. M. le professeur Cruveilhier dit avoir constaté dans le sang de ces foyers toutes les transformations qu'il subit dans les foyers hémorrhagiques du cerveau, du foie, etc. *Les rates d'individus affectés autrefois de fièvres intermittentes lui ont présenté dans un ou plusieurs points de leur étendue du sang décoloré, brunâtre, ou très cohérent, ou morcelé, des cicatrices brun-gris, des kystes fibreux de même couleur, trace non équivoque de fluxions sanguines avec déchirure qui avaient eu lieu à une époque plus ou moins éloignée.*

II. Lorsque la rate, déchirée intérieurement par un épanchement de sang, se rompt à l'extérieur, il en résulte une hémorrhagie péritonéale plus ou moins abondante.

§ II. Mode de production.

I. Les hémorrhagies de la rate reconnaissent les mêmes causes prochaines que celles du foie et des autres organes. Mais en raison des fluxions dont la rate est plus particulièrement le siége chez les individus atteints de fièvres intermittentes, plus que tout autre organe intérieur, elle peut devenir, sous l'influence de ces maladies, le siége de foyers hémorrhagiques.

II. M. Cruveilhier pense qu'une hémorrhagie ou une *apoplexie* de la rate peut être produite par de violents efforts. Ce qui rend, selon lui, cette opinion probable, c'est la fréquence des apoplexies de la rate chez le cheval, et notamment chez le cheval de trait. Il ajoute que M. Trousseau lui a présenté une rate de cheval dans laquelle existaient plusieurs foyers apoplectiques à divers degrés ; mais il ne signale aucune circonstance propre à démontrer que, dans ce cas particulier, l'apoplexie splénique fût bien l'effet d'un violent effort.

§ III. Symptômes et diagnostic.

Nous ne sommes pas encore plus avancés sur le diagnostic de l'hémorrhagie de la rate que sur celui de l'hémorrhagie du foie, et tout porte à croire que ce diagnostic restera longtemps encore, pour ne pas dire toujours, enveloppé d'une grande obscurité.

III. Hémorrhagie du pancréas.

La monographie de cette hémorrhagie est encore à faire. M. Cruveilhier cite comme exemple de foyers sanguins dans le pancréas l'observation qui termine son article APOPLEXIE du *Dictionnaire de médecine et de chirurgie pratiques,* *observation dans laquelle,* ajoute-t-il, *tous les organes étaient le siége de semblables foyers.* Toutefois la lecture de cette observation laisse quelque doute dans l'esprit relativement à l'existence de véritables foyers hémorrhagiques dans le pancréas. En effet, dans le texte même de l'observation, tel que nous allons le citer dans la note ci-dessous (1), il

(1) « Les poumons sont parsemés d'une innombrable multitude de *tumeurs* de volume variable, depuis celui d'un pois jusqu'à celui d'une grosse aveline : les unes saillantes sous la plèvre, les autres contenues dans l'épaisseur des poumons ; la base du poumon droit contenait une *tumeur* du volume de la moitié du poing, soulevant fortement la plèvre ;

est bien question de *tumeurs* dans le pancréas, mais il n'est pas dit que ces tumeurs fussent des foyers hémorrhagiques. Cependant, comme il s'agit d'une femme à l'ouverture de laquelle on trouva des foyers apoplectiques dans le plus grand nombre des organes, on peut, par induction, croire que telle était aussi la nature des tumeurs du pancréas.

ARTICLE VII.

HÉMORRHAGIES DE L'APPAREIL GÉNITO-URINAIRE.

I. Hémorrhagie de l'utérus.

A. Hémorrhagie du tissu même de l'utérus, ou interstitielle.

I. Cette hémorrhagie est une de celles dont l'histoire est encore à peine ébauchée. M. Cruveilhier a rencontré un petit foyer hémorrhagique dans l'utérus, chez une femme atteinte de phlébite utérine, altération qu'il a fait représenter dans la planche 6 de la IVᵉ livraison de son *Anatomie pathologique*. Il pense que les cas de ce genre sont plus fréquents qu'on ne le croit communément.

Selon M. Cruveilhier, l'observation démontre aussi que les *apoplexies* de l'utérus sont très fréquentes chez les vieilles femmes. Il rapporte deux cas de cette espèce d'hémorrhagie. Dans un de ces cas, « l'utérus, dans la moitié interne de son épaisseur, était infiltré de sang coagulé, soutenu par les mailles du tissu utérin, qui avaient résisté à la déchirure. Dans un autre cas, il existait un foyer de sang considérable dans l'épaisseur de l'utérus. »

II. M. Cruveilhier déclare qu'*il ignore les symptômes qui avaient accompagné une semblable altération, sur laquelle il appelle l'attention des observateurs.*

B. Hémorrhagie de la membrane interne de l'utérus.

I. Le flux sanguin qui, pendant une portion de la vie de la femme, s'opère périodiquement par la cavité de ses

le foie était farci de *tumeurs de même nature ;* le tissu du poumon était dans l'état naturel ; la rate parsemée de *tumeurs semblables; il y en avait dans l'épaisseur du pancréas.....* »

organes génitaux (flux menstruel), constitue une sorte d'hémorrhagie naturelle dont nous n'avons point à nous occuper. Les irrégularités, le plus ou moins d'abondance de ce flux, sont autant d'objets dont l'étude se trouve dans les traités d'hygiène (1); nous avons parlé ailleurs de la suppression anormale de ce flux sanguin naturel.

II. Les hémorrhagies proprement dites de l'intérieur de l'utérus se rencontrent dans certaines lésions organiques de ce viscère, que nous avons décrites ailleurs, et parmi lesquelles nous signalerons particulièrement les dégénérescences encéphaloïdes. Ces hémorrhagies, souvent répétées, jettent les malades dans un état d'anémie et d'épuisement, suivi d'une mort inévitable, si l'on ne parvient à guérir l'affection qui entretient la perte de sang.

III. Quant aux hémorrhagies utérines qui se lient à l'état de grossesse et à l'accouchement, leur étude est le la plus haute importance, mais elle ne rentre pas dans le domaine spécial de la médecine ou de la pathologie interne.

II. Hémorrhagies des reins (2).

§ Ier. Division.

I. La division que nous avons établie pour les hémorrhagies en général s'applique particulièrement à celle des reins. Si la division des *hémorrhagies rénales* proposée par M. Rayer diffère de la nôtre, c'est dans les termes bien plus que dans le fond.

II. Voici d'ailleurs la division de notre savant confrère.

(1) Voyez Michel Lévy, *Traité d'hygiène*, Paris, 1844, t. I, p. 120, 277.

(2) Néphro-hémorrhagies; c'est une *espèce* du *genre* hématuries de certains auteurs.

M. Rayer a décrit sous le nom d'*hémorrhagies rénales*, et les hémorrhagies des reins eux-mêmes, et les hémorrhagies des calices et du bassinet. Les hémorrhagies du bassinet et des calices sont, à vrai dire, bien peu connues. Ce n'est pas qu'on ne trouve assez souvent du sang dans leur cavité; mais le sang provient alors ordinairement des reins eux-mêmes, et non des calices et du bassinet. Quelquefois, néanmoins, ces derniers peuvent en être la source.

Selon lui, les hémorrhagies rénales se partagent en trois groupes distincts :

1° *Hemorrhagies rénales symptomatiques des lésions des reins ;*

2° *Hémorrhagies rénales symptomatiques d'affections générales ;*

3° *Hémorrhagies rénales essentielles.*

Or, 1° les hémorrhagies du premier groupe sont celles que nous avons rapportées à des solutions de continuité, soit traumatiques, soit non traumatiques, des vaisseaux sanguins des reins. En effet, d'après M. Rayer, *les lésions les reins dont les hémorrhagies constituent un des symptômes ont les plaies, les déchirures, les commotions, les contusions, es inflammations dites hémorrhagiques, les dégénérescences cncéreuses, tuberculeuses.*

2° Les hémorrhagies du second groupe correspondent à cdes que nous avons rapportées à la diminution de consisance, à la fluidification, à la dissolution du sang. En effe, d'après M. Rayer, les lésions ou affections générales dan lesquelles des hémorrhagies rénales et autres apparaissnt comme *symptômes, sont le purpura hemorrhagica, le scobut, les fièvres dites éruptives (variole, rougeole, scarlatine), la maladie dite fièvre jaune, la fièvre appelée typhoïde et le typhus proprement dit.*

3° Quant aux hémorrhagies du troisième groupe et que M. Rayer nomme *essentielles*, avant de dire à laquelle de nos espèces d'hémorrhagies elles correspondent, voyons un peu en quoi consistent ces hémorrhagies rénales essentielles. Faisons remarquer d'abord que, de l'aveu de M. Rayer, si expert en cette matière, « les hémorrhagies rénales *essentielles* sont à Paris, et en Europe, des affections rès rares (1). » Il des auteurs qui vont plus loin que

---

(1) M. Rayer ajoute: « Il *paraît*, au contraire, que les *hématuries* indépendntes d'affections locales ou générales ne sont pas rares dans les régionstropicales. » Cette assertion n'est, d'ailleurs, appuyée d'aucune véritde preuve *clinique*.

M. Rayer et qui nient l'existence des hémorrhagies rénales essentielles. Cullen avait déjà émis cette dernière opinion : « Ni moi ni mes amis, dit-il, n'avons vu aucun exemple de ces hémorrhagies sans aucun autre symptôme d'une affection des reins ou des conduits de l'urine, et les observations que l'on en a rapportées peuvent être erronées, en ce que j'ai fréquemment vu l'hématurie survenir sans aucun symptôme qui indiquât en même temps l'existence d'une autre affection des reins ou des voies urinaires : néanmoins, comme l'hémorrhagie avait été précédée ou suivie peu de temps après des accès de la néphralgie calculeuse, cela a suffi pour me rendre probable que l'hématurie était due à une plaie produite par la présence de l pierre dans quelque partie des voies urinaires. » (*Elém. e méd. prat.*, trad. par *Bosquillon*, 1787, t. II, p. 152.)

Ici, comme dans tous les autres cas où ce mot d'*essentielles* est appliqué aux maladies, il donne lieu à des iscussions, ce qui n'arriverait pas, sans doute, s'il ava la même signification pour tout le monde. Quoi qu'il en oit, après avoir signalé la rareté des hémorrhagies réales *essentielles* en Europe, et avoir dit que *néanmoins Culln est allé trop loin*, en émettant l'opinion que nous avons exposée tout-à-l'heure, M. Rayer oublie de *définir* ce qu'il entend par hémorrhagies rénales *essentielles*. Il nous est donc assez difficile de les rattacher avec *certitude* à celle de nos espèces qui renferme les hémorrhagies non comprises dans les espèces correspondantes aux deux premiers groupes de M. Rayer, c'est-à-dire aux hémorrhagies capillaires *actives* ou *passives*. Nous croyons cependant que telle est, en effet, la place qu'elles doivent occuper dans notre division, et nous sommes d'autant plus autorisé à le croire que Cullen donne précisément le nom d'*actives* aux iémorrhagies rénales que M. Rayer désigne sous le non d'hémorrhagies rénales *essentielles* (1).

(1) Voici, d'ailleurs, le texte de Cullen, d'après la traductionde Bosquillon : « On dit que l'hématurie » (*essentielle*) « est survenue sas aucun

III. Cela posé, nous puiserons dans l'ouvrage de M. Rayer presque tout ce que nous avons à dire des hémorrhagies rénales de son troisième groupe (hémorrhagies capillaires, soit *actives*, soit *passives*), les seules qui doivent nous occuper ici. Les *subdivisions* que M. Rayer a établies dans son groupe des hémorrhagies rénales dites essentielles seront indiquées par nous au paragraphe des *Causes*.

§ II. Siéges divers et caractères anatomiques.

I. Le sang peut s'épancher à l'extérieur de la capsule rénale, au-dessous d'elle et à la surface des reins ou dans leur substance même, enfin dans les cavités des calices et du bassinet, soit qu'il s'y accumule et y séjourne, soit qu'il s'en échappe avec les urines.

La quantité de sang épanché est variable, et jusqu'ici les auteurs n'ont fait sur ce point aucunes recherches précises. Les conditions locales et générales au milieu desquelles surviennent les hémorrhagies rénales influent beaucoup sur cette quantité.

II. L'hémorrhagie propre du rein ou l'épanchement de sang dans la substance rénale elle-même offre plusieurs degrés et par suite plusieurs formes. Quelquefois, on ne rencontre que de très petits foyers plus ou moins multipliés, et semblables aux taches qu'on désigne sous le nom de pétéchies ou d'ecchymoses. Lorsque ces foyers sont confluents, il existe une véritable infiltration sanguine du rein. D'autres fois, on rencontre des foyers plus considérables, formant des espèces d'excavations ou de cavernes, comme il arrive dans certaines hémorrhagies du cerveau, du poumon, du foie, etc. C'est là ce qu'on pourrait appeler une *apoplexie rénale*, si l'on conserve les noms d'*apo-*

autre symptôme d'une affection des reins ou des conduits de l'urine. Comme cette hémorrhagie est arrivée à des personnes pléthoriques et a reparu à des périodes fixes, on l'a regardée dans ce cas comme un exemple d'hématurie idiopathique, et de la nature des hémorrhagies ACTIVES dont j'ai parlé plus haut. »

plexie cérébrale, d'apoplexie pulmonaire, etc., aux lésions du cerveau, des poumons, avec lesquelles nous venons de comparer celle que nous étudions en ce moment. En séjournant pendant un temps plus ou moins long dans le tissu des reins, le sang y éprouve les mêmes changements que nous avons indiqués en traitant des hémorrhagies du cerveau, etc. Un kyste peut se développer accidentellement autour de la masse sanguine ; dans certains cas, la substance rénale elle-même, pressée de toutes parts par le sang qui s'épanche, forme une espèce de poche ou de kyste.

III. Le sang que l'on trouve dans les calices et les bassinets provient rarement d'une hémorrhagie de ces parties. Le plus souvent, il a été fourni par les reins eux-mêmes. Quelle qu'en soit la source, il ne s'amasse en général là que par l'effet d'un obstacle mécanique qui s'est opposé à son écoulement par les uretères. Il se pourrait, à la rigueur, qu'une portion de sang se coagulât immédiatement après son effusion, et que, sous ce nouvel état, il mît lui-même obstacle au passage du sang liquide qui s'épancherait ultérieurement. Ajoutons que dans les cas où le sang est ainsi retenu, il peut s'accumuler derrière l'obstacle, dilater le bassinet, les calices, à un degré quelquefois très considérable, et s'infiltrer ensuite dans le tissu même du rein. Au reste, la couleur, la densité, etc., du sang varient encore ici, selon la durée du séjour et d'autres circonstances sur lesquelles nous ne devons pas insister en ce moment.

§ III. Symptômes et diagnostic.

I. Il n'existe aucune méthode d'investigation directe, propre à nous faire connaître les symptômes des hémorrhagies des reins, des calices et des bassinets. La présence d'une quantité plus ou moins considérable de sang dans les urines est le seul symptôme qui puisse nous conduire au diagnostic ; il est vrai que ce serait là un signe *pathogno-*

monique, s'il n'était commun aux hémorrhagies dont il s'agit et à celles de la vessie et de quelques autres parties du système génito-urinaire (prostate, urètre, etc.). La présence du sang étant une fois constatée dans les urines par les procédés que nous exposerons tout-à-l'heure, il s'agit de déterminer que la source de l'hémorrhagie est bien dans les reins, les calices ou les bassinets, et non ailleurs. Pour résoudre ce problème, M. Rayer nous fournit les données suivantes:

1° Dans les hémorrhagies rénales, les malades éprouvent *ordinairement*, dans un côté des lombes ou dans les deux côtés, un sentiment de pesanteur, ou une douleur plus ou moins vive, surtout à la pression.

Nous croyons que ce premier caractère est de peu d'importance, attendu qu'il manquera dans l'immense majorité des cas, surtout s'il s'agit de néphro-hémorrhagies dites *essentielles;* et c'est précisément de celles-ci qu'il est question. Il est bien clair, au reste, que si l'on avait diagnostiqué l'existence d'une des lésions directes ou indirectes des reins propres à produire des hémorrhagies dites symptomatiques, on serait suffisamment autorisé à considérer l'hématurie comme un effet de néphro-hémorrhagie.

2° M. Rayer dit ne connaître que peu de cas dans lesquels le sang puisse provenir des uretères, lesquels cas sont relatifs à l'urétérite calculeuse; il s'ensuit, sans doute, que, une hématurie existant, il est plus probable qu'elle a sa source dans les reins que dans les uretères. Mais des probabilités ne sont pas, à proprement parler, des *signes:* aussi, dans deux des cas dont parle M. Rayer, il fut impossible de décider pendant la vie si le sang venait du rein ou de l'uretère (1).

(1) Dans ces deux cas, où les pertes de sang furent très nombreuses et très abondantes, il y avait à l'intérieur des uretères, notamment dans le voisinage d'un calcul, des végétations fongueuses qui avaient fourni le sang en très grande partie, et il exista de la douleur dans le rein ainsi

3° Lorsque l'hématurie est vésicale, elle est bien rarement *essentielle*, dit M. Rayer, et presque toujours elle est précédée des symptômes propres à d'autres maladies de la vessie (cystite calculeuse, cancer, etc.).

Il faut conclure de cette remarque que les hémorrhagies symptomatiques de la vessie, pouvant être facilement rapportées à la lésion qui en est la source, ne seront pas confondues avec celles provenant des reins. A la bonne heure; mais comment distinguer entre elles les hémorrhagies dites essentielles de ces deux organes? C'est à quoi ne répond pas la remarque ci-dessus. Il est vrai que, selon M. Rayer, l'hémorrhagie vésicale est bien *rarement* essentielle; mais il a dit la même chose de celle des reins.

II. Occupons-nous maintenant des caractères propres à faire reconnaître la présence du sang dans les urines. Ces caractères sont plus ou moins tranchés selon la proportion de sang que contiennent les urines. Lorsque les urines sont fortement sanguinolentes, leur teinte rouge se rapproche de celle du sang lui-même ; et, quelquefois alors, il existe au fond du vase de véritables caillots de sang qu'on reconnaît à la plus simple inspection. La couleur rouge de l'urine prend une teinte de moins en moins foncée, à mesure que la proportion de sang dans les urines diminue graduellement.

Au reste, les procédés chimiques et l'inspection microscopique fournissent les moyens les plus certains de distinguer des urines sanguinolentes, même à un faible degré, de celles qui ne le seraient pas. La micrographie nous montre les globules sanguins avec leurs caractères propres et distinctifs ; et les réactifs chimiques nous font constater la fibrine, l'albumine et les autres matériaux

---

que dans l'uretère. (M. Rayer attribue la douleur de celui-ci à la présence du calcul, et la douleur de celui-là à la rétention de l'urine dans le bassinet.) Au reste, nous n'avons point affaire ici à des hémorrhagies dites *essentielles*.

essentiels du sang. On sait que l'urine sanguinolente se coagule par la chaleur, et précipite par l'acide nitrique (il en serait de même de l'urine de la néphrite albumineuse, mais celle-ci n'offre pas la couleur de l'urine sanguinolente, à moins de complication hémorrhagique); on sait que les globules sanguins ont un diamètre d'environ un 120° de millimètre, qu'ils ont une forme lenticulaire, une teinte jaunâtre avec apparence d'un noyau central, qu'ils se dissolvent immédiatement dans l'acide acétique, tandis qu'ils sont insolubles dans l'acide nitrique, ainsi que dans l'eau (il est bon de noter qu'au bout d'un certain temps, les globules sanguins existant dans l'urine y deviennent irréguliers et s'y décolorent quelquefois).

III. Les symptômes généraux des hémorrhagies, tels que la pâleur, le refroidissement, l'affaiblissement, etc., ont lieu lorsque la néphro-hémorrhagie a entraîné, en une ou plusieurs fois, une perte considérable de sang. M. Rayer a rapporté un cas d'hémorrhagie rénale jugée par lui *essentielle*, qui détermina la mort, évidemment par le seul fait de la déperdition trop abondante de sang. Des accidents particuliers peuvent être le résultat d'une hémorrhagie rénale, lorsque des caillots de sang, ou quelque obstacle mécanique, s'opposent à l'écoulement du sang liquide au dehors. M. Rayer a publié le cas fort curieux d'un homme chez lequel, à la suite de l'obstruction du goulot de l'uretère par du sang coagulé, le bassinet et les calices se dilatèrent progressivement au point de former une saillie considérable dans le flanc. Des cas analogues ont été rapportés par d'autres auteurs. Dans quelques uns de ces cas, il existait des douleurs analogues aux coliques dites néphrétiques, une vive anxiété; et des concrétions sanguines allongées, ressemblant à des vers lombrics, et moulées, en quelque sorte, sur les uretères, ont été expulsées par les urines. On prétend aussi que l'urine, dans certains cas, est parvenue à se faire jour à travers les concrétions sanguines qui avaient pris une forme tubuleuse.

Retenu dans la vessie, le sang produit les mêmes accidents que s'il s'y fût épanché immédiatement.

IV. Le diagnostic formel des hémorrhagies rénales dans lesquelles le sang n'a pu se faire jour par les voies excrétoires de l'urine, est au-dessus de nos moyens d'exploration. Dans quelques uns de ces cas, la rétention combinée du sang et des urines est suivie d'une dilatation du bassinet, des calices et des canaux qui s'y dégorgent, de telle sorte que le rein peut former tumeur dans la région lombaire. M. Rayer a rapporté un exemple de cet accident. Watter avait déjà publié le cas d'une jeune fille morte subitement, après avoir éprouvé, pendant plusieurs années, des symptômes d'affection rénale, à l'ouverture de laquelle on trouva dans le rein droit, considérablement tuméfié, une énorme quantité de sang coagulé, mêlé de pus et de substance rénale désorganisée...

§ IV. Causes.

I. Les auteurs ne nous apprennent rien de bien satisfaisant sur les causes des hémorrhagies rénales improprement dites *essentielles*. Si l'on applique à ces hémorrhagies rénales la division en *actives* et en *passives*, leurs causes devraient être bien différentes, selon qu'elles appartiendraient à l'une ou l'autre des deux espèces indiquées.

M. Rayer n'a, d'ailleurs, point adopté la division *classique* ci-dessus rappelée. Sa division *est subordonnée*, dit-il, *aux causes qui produisent les hémorrhagies et aux conditions dans lesquelles elles se développent.* D'après cette considération, il traite séparément des hémorrhagies *continues*, des hémorrhagies rénales essentielles *intermittentes* ou *périodiques*, des hémorrhagies rénales essentielles *supplémentaires*, des hémorrhagies rénales essentielles *critiques*, enfin des hémorrhagies rénales essentielles *endémiques*.

II. Cette division repose sur plusieurs bases foncièrement différentes, et ne satisfait peut-être pas, sous tous les rapports, un esprit philosophique (nous renvoyons à nos généralités sur les hémorrhagies pour ce qui concerne cette division). D'un autre côté, soit dans les faits particuliers rapportés par M. Rayer, soit dans les considérations générales de l'auteur, on ne trouve réellement rien de précis sur les causes positives de ces diverses espèces de *néphro-hémorrhagies* essentielles, établies par lui. Il est même très vraisemblable que, dans la plupart des cas rapportés, il s'agit d'hémorrhagies rénales bien évidemment *symptomatiques*. Cette réflexion nous paraît s'appliquer en particulier à l'espèce de *néphro-hémorrhagie* décrite par M. Rayer sous le nom d'*hématurie endémique des régions tropicales*, telles que l'Ile de France, l'île de Bourbon et le Brésil. D'ailleurs on lira avec un vif intérêt et avec profit cette partie de l'ouvrage de M. Rayer (1), lequel dit avec raison que cette espèce d'*endémie* n'a pas été encore étudiée, ni même mentionnée, soit dans les traités classiques de pathologie, soit dans les encyclopédies ou les dictionnaires de médecine.

§ V. Pronostic et traitement.

I. Le pronostic des hémorrhagies rénales improprement appelées *essentielles* est fort difficile, pour ne pas dire plus, à établir d'une manière formelle, puisque nous manquons réellement d'observations particulières exactes sur ces hémorrhagies. Nous ne pouvons donc que nous en référer aux généralités que nous avons posées ailleurs.

Le pronostic des néphro-hémorrhagies symptomatiques est subordonné à la nature et à l'espèce des maladies, locales ou générales, dont ces hémorrhagies sont un des effets.

II. Nous n'avons rien à dire de particulier sur le traitement des hémorrhagies rénales actives ou passives. Il repose sur les bases que nous avons exposées en nous occupant des hémorrhagies de cette double espèce en général.

(1) *Traité des maladies des reins*, Paris, 1841, t. III, p. 373.

LIVRE VII.

CLASSE SEPTIÈME DE MALADIES.

SOLUTIONS DE CONTINUITÉ ET COMMUNICATIONS ANORMALES (1).

Les solutions de continuité se divisent en deux grandes catégories, selon qu'elles sont produites, soit par des causes dites *traumatiques*, par des agents vulnérants, soit par ce travail de décomposition chimico-vitale auquel Hunter a donné le nom d'*inflammation ulcérative*, ou par désorganisation gangréneuse.

L'étude des solutions de continuité de la première catégorie (plaies, blessures) appartient spécialement à la chirurgie ou pathologie externe. Cependant il y en a quelques unes dont la pathologie interne ne peut guère se dispenser de parler. Il en est de même des solutions de continuité de la seconde catégorie, quand elles affectent les organes intérieurs. Déjà, d'ailleurs, nous avons eu occasion de signaler ces dernières, désignées sous le nom bien peu précis de *spontanées*, en traitant des inflammations ulcératives, suppuratives, et des décompositions gangréneuses. Mais il s'agit ici de les considérer en elles-mêmes et comme constituant des états anormaux spéciaux.

Parmi les solutions de continuité dites traumatiques ou mécaniques, il en est aussi quelques unes dont nous avons déjà dû parler précédemment, comme les *déchirures*, les *ruptures* de la substance de certains organes *intérieurs* par le sang qui s'épanche dans cette substance, etc.

N'oublions pas de faire remarquer qu'il est des solutions

(1) A cette classe de maladies appartiennent, pour la plupart du moins, les *anomalies par disjonction de parties ordinairement continues*, dont M. Is. Geoffroy-Saint-Hilaire a formé le cinquième ordre de ses *anomalies de disposition*. (*Histoire des anomalies*, Paris, 1831, t. I, p. 131, 345.)

de continuité à la production desquelles concourent successivement les causes *internes* ou chimico-vitales et les causes *externes* ou mécaniques.

SECTION PREMIÈRE.

DES SOLUTIONS DE CONTINUITÉ CONNUES SOUS LE NOM D'ULCÈRES OU D'ULCÉRATIONS EN GÉNÉRAL.

§ Ier. Définition; mécanisme ou mode de production.

I. On cherche vainement dans les traités de chirurgie une définition bien précise des ulcères ou des ulcérations. Voici les définitions de Boyer et de Delpech qui, selon M. Vidal, sont les *moins vicieuses.*

Boyer dit que l'ulcère *est une solution de continuité des parties molles, plus ou moins ancienne, accompagnée d'un écoulement de matière purulente et entretenue par un vice local ou par une cause interne.*

Delpech donne le nom d'ulcère à toute solution de continuité *spontanée des parties molles, accompagnée de perte de substance de la partie affectée.*

M. Vidal pense que la définition de Delpech *devra être préférée par ceux qui exigent absolument une définition même des objets qui ne peuvent être définis.* Cependant, ajoute-t-il, « je ne sais si, à la rigueur, il peut exister quelque chose de spontané dans la nature; Delpech se sert probablement de cette épithète pour avouer son ignorance sur la cause, ou pour exprimer qu'elle n'est pas physique (1). »

On doit regretter que M. Vidal, plaçant les ulcères parmi *les objets qui ne peuvent être définis,* n'ait pas proposé lui-même une définition de cet état morbide.

II. Je conviens d'ailleurs que, jusqu'au moment, fort éloigné sans doute, où nous serons parvenus à connaître le mécanisme qui préside à la solution de continuité désignée sous le nom d'ulcère, on ne pourra définir celui-ci d'une manière pleinement satisfaisante.

(1) *Traité de pathologie externe,* Paris, 1839, t. Ier, p. 116.

Revenons donc un instant sur ce problème de pathogénie, dont nous nous sommes occupé en traitant de la forme d'inflammation qu'on appelle *ulcérative*. Il est bien évident, comme nous l'avons dit alors (1), que la théorie de l'*absorption interstitielle*, proposée par Hunter, n'explique point l'acte morbide dont l'effet est cette solution de continuité avec perte de substance, qu'on appelle *ulcère* ou *ulcération*.

En donnant le nom d'inflammation *ulcérative* à l'acte que nous étudions, on ne prétend pas expliquer cet acte en lui-même : on ne fait que signaler la différence *essentielle* qui existe entre les solutions de continuité qu'il produit et les solutions de continuité d'origine traumatique ou mécanique. Toutefois cette distinction n'en est pas moins une sorte de *définition* préférable à celle de solution de continuité *spontanée* dont Delpech a cru devoir se servir.

III. Mais il reste à examiner si toutes les solutions de continuité d'origine non traumatique sont réellement le produit de l'acte morbide, inconnu dans sa nature intime, que l'on désigne sous le nom d'inflammation ulcérative (2). Les solutions de continuité avec perte de substance, qui succèdent, par exemple, à l'état morbide auquel on donne le nom de gangrène, s'opèrent-elles par voie d'inflammation ulcérative ? Cette question n'est pas indigne de fixer l'attention des médecins et des chirurgiens. M. Vidal n'a point manqué de s'en occuper, et nous allons mettre sous les yeux du lecteur le passage qu'il lui a consacré.

« Quand, dit-il, on observe de près la marche de l'ulcération, on est singulièrement tenté de rapprocher ce phénomène morbide de la gangrène. Ce ramollissement

____

(1) Tome Iᵉʳ, p. 87.

(2) Dans le tome Iᵉʳ de cette *Nosographie* (p. 64), j'ai signalé les rapports qui existent entre le ramollissement d'origine inflammatoire et l'ulcération. J'ai dit que cette ulcération n'est en quelque sorte que la continuation et comme le dernier terme de la perte de cohésion ou du ramollissement des parties enflammées.

extrême, qui précède toute ulcération, est certainement une forme de la mortification.... Et d'ailleurs, la gangrène le mieux caractérisée peut-elle parcourir toutes ses périodes sans se combiner avec l'ulcération? Une partie de ce qu'on appelle le cercle inflammatoire s'ulcère évidemment: point d'élimination sans ulcération.

» Ainsi, si on veut s'obstiner à considérer la mortification et l'ulcération comme deux états pathologiques différents, on sera forcé d'admettre qu'ils marchent presque toujours ensemble. D'où viennent les efforts infructueux des pathologistes pour différencier la nécrose de la carie, laquelle est considérée comme l'ulcération des os ? On reviendra sans doute un jour à rétablir leur identité scientifique, qui a été détruite dans ces derniers temps par des chirurgiens d'ailleurs recommandables.

» Peut - on au *fond* établir une différence bien *fondée* entre la pourriture d'hôpital et l'ulcération? Cette espèce de gangrène n'est qu'une plaie transformée en ulcère d'une nature particulière.

» Ces considérations font sentir la nécessité de revoir cette question pour classer un jour autrement et la gangrène et l'ulcère (1). »

IV. Les rapprochements que M. Vidal établit entre l'ulcération et la gangrène ne sont-ils pas un peu forcés? En effet, de ce que l'ulcération est précédée d'un état de ramollissement, de ce qu'il n'y a point d'élimination d'une escarre gangréneuse sans ulcération, on n'en saurait conclure que cette ulcération et la gangrène constituent un état morbide identique. Autant vaudrait dire qu'une escarre gangréneuse est la même chose que l'ulcération consécutive à la chute de cette escarre. Ce qui est vrai, c'est que le travail ulcératif peut se développer dans les parties qui circonscrivent une escarre gangréneuse (et on donne alors à ce travail le nom d'*inflammation élimina-*

(1) Ouvrage cité, t. Iᵉʳ, p. 119.

trice). Mais il y avait gangrène ou mortification antérieurement au travail ulcératif; donc ces deux états ne sont pas une seule et même chose.

Que le travail *ulcératif* s'exerce autour de parties frappées d'abord de gangrène proprement dite, ou qu'il se développe, en quelque sorte, d'emblée, comme dans cette forme d'inflammation qu'on appelle *ulcérative*, toujours est-il que la *solution de continuité avec perte de substance*, qui en constitue le résultat final, sera suffisamment distinguée des solutions de continuité avec pertes de substance produites par des causes mécaniques ou traumatiques, en donnant à cette solution de continuité un nom tiré de l'acte même qui la produit, tel que celui d'*ulcère* ou d'*ulcération* (1).

Ainsi donc, pour nous, un *ulcère* ou une *ulcération* n'est autre chose qu'une solution de continuité avec perte de substance (2), produite par un travail chimico-vital *spécial*, auquel nous continuerons de donner, avec Hunter, le nom d'inflammation *ulcérative*, jusqu'à ce que de nouvelles recherches nous aient permis de lui en assigner un qui soit fondé sur la connaissance de sa nature intime.

§ II. Division, espèces.

1. Les solutions de continuité avec perte de substance, de l'ordre qui nous occupe, affectent différentes formes, et des noms particuliers ont été donnés à chacune de ces formes. Le mot d'ulcérations est réservé pour les pertes de substance *superficielles*, *aplaties ;* on donne le nom d'excavations, de cavernes à des pertes de substance qui ont lieu dans les organes pleins, parenchymateux, tels que le cerveau, le foie, les poumons, etc., et qui peuvent,

(1) Dans le langage médical actuellement reçu, le mot *ulcération* sert à désigner à la fois et l'acte ulcératif lui-même et la solution de continuité qui en est l'effet.

(2) Que cette solution de continuité intéresse les parties molles ou les parties dures, peu importe.

avec plus ou moins d'exactitude, être comparées à des sphères creuses, tantôt assez régulières, tantôt anfractueuses, etc. On appelle *perforations, fistules*, les ulcérations qui ont détruit dans toute leur épaisseur les parois d'un organe creux ou celles d'une cavité quelconque, d'où résultent nécessairement des *communications anormales*. On désigne sous le nom de *trajets fistuleux* les sillons ulcéreux qui séparent, dans certains cas, les deux orifices des perforations; on donne encore ce nom, ou ceux de *fistules borgnes*, soit *internes*, soit *externes*, à des *ulcérations allongées, sinueuses*, qui n'ont pas encore produit de perforations ou de fistules complètes, de sorte qu'elles ne communiquent qu'avec l'*extérieur* ou qu'avec l'*intérieur* du corps.

« Toute la différence entre les ulcères et les fistules vient, dit M. Vidal, des rapports entre leur profondeur et leur largeur. Quand c'est celle-ci qui domine, on dit qu'il y a ulcère; quand c'est la profondeur, on dit qu'il y a fistule; ce n'est donc que la forme qui a servi de base à la distinction classique dont il est question. »

II. Les chirurgiens ont, comme on sait, singulièrement multiplié les espèces d'ulcères, « parce qu'ils avaient égard, dans leurs classifications, dit M. Vidal, à des accidents qui ne constituent pas des différences essentielles. »

Les ulcères qui surviennent chez des individus atteints de ces *diathèses* ou *cachexies générales*, que nous avons décrites sous les noms de *scrofules* et de *scorbut*, ont été appelés ulcères *scrofuleux* et ulcères *scorbutiques*. On a donné les noms d'ulcères *vénériens* ou *syphilitiques* à ceux qui sont l'effet d'une *infection vénérienne* ou *syphilitique*, etc. C'est avec raison que Lassus avait appelé ulcères *compliqués* les ulcères de l'ordre dont il s'agit, pour les distinguer de ceux qui surviennent en l'absence de tout état *cachectique* ou *infectieux*, et qu'il appelait *ulcères simples*.

Nous devons nous occuper principalement ici des solutions de continuité ulcéreuses considérées en elles-mêmes, puisque nous avons étudié ailleurs les affections cachectiques dont elles peuvent être compliquées.

§ III. Effets, accidents.

I. Les simples ulcérations et les perforations donnent lieu à des effets divers, à des accidents plus ou moins graves, suivant qu'elles affectent tels ou tels organes. Les perforations du cœur et des gros vaisseaux sont ordinairement suivies d'une hémorrhagie foudroyante (1) ; les perforations de l'estomac, des intestins, des appareils excréteurs de la bile, de l'urine, etc., avec épanchement dans le péritoine, produisent une péritonite presque toujours mortelle ; celle des poumons, avec épanchement, soit de pus, soit de matière tuberculeuse, etc., dans la plèvre, déterminent une pleurésie qui, comme la péritonite dont il vient d'être question, est presque constamment funeste, etc., etc.

II. La perte de substance entraîne nécessairement la perte de la fonction que la substance détruite exerçait. Dans beaucoup de cas, il est vrai, la substance perdue est remplacée par une autre qui peut jusqu'à un certain point la remplacer. C'est ce qui arrive, par exemple, pour certaines ulcérations de la peau et des membranes muqueuses. Mais il n'en est pas ainsi quand il s'agit des muscles, des nerfs, des centres nerveux, des tissus parenchymateux, etc. La cicatrice qui succède aux pertes de substance des parties indiquées n'est pas apte à remplacer ces parties, et de là par conséquent des impossibilités *matérielles* et *organiques*, pour ainsi dire, dans l'exécution de certaines fonctions, de certains actes, de certains phénomènes.

(1) Les seuls cas où les perforations du cœur et des gros vaisseaux ne causent pas la mort, sont ceux où ces perforations font communiquer les cavités opposées du cœur entre elles, et les cavités de certains vaisseaux avec celles d'autres vaisseaux contigus, comme il arrive dans l'*anévrisme variqueux*.

§ IV. Mode de guérison et traitement des ulcérations, des perforations et des communications anormales.

I. Nous avons étudié le mode de guérison des ulcérations, lorsque, dans nos généralités sur l'inflammation (*Article* iv, t. Ier, p. 61 et suiv.), nous avons exposé la physiologie ou le mécanisme de la *réparation* des parties dont cette inflammation avait occasionné la *perte*. Cette réparation ou *restauration* est connue sous le nom de *cicatrisation*.

II. Mais après le travail de la cicatrisation des parties ulcérées, les formes d'ulcères connus sous le nom de *perforations* ou de *fistules* persistent souvent, et constituent des états anormaux et purement anatomiques ou physiques, d'où résultent des communications insolites. La thérapeutique de ces perforations, de ces fistules, étant essentiellement chirurgicale, nous renvoyons pour tout ce qui la concerne aux traités de pathologie externe et de médecine opératoire. Cette partie de la chirurgie est une de celles qui, dans ces derniers temps, ont fait des progrès de la plus haute importance. On connaît assez les merveilleux procédés au moyen desquels l'*autoplastie* est parvenue à guérir des perforations et des fistules considérées jusque là comme incurables. Pourquoi faut-il que ces procédés ne soient pas applicables aux perforations et aux fistules de plusieurs organes intérieurs? La nature, il est vrai, cette grande opératrice, imagine, invente quelquefois alors des procédés autoplastiques; mais son pouvoir est malheureusement renfermé dans des limites assez étroites. En traitant des perforations et des communications fistuleuses en particulier, nous offrirons des exemples de ce pouvoir médicateur, ou mieux de ce pouvoir *autoplastique* de la nature, qui se révèle le plus ordinairement par la production d'adhérences protectrices.

SECTION SECONDE.

DES SOLUTIONS DE CONTINUITÉ ET DES COMMUNICATIONS ANORMALES
EN PARTICULIER.

CHAPITRE Ier.

SOLUTIONS DE CONTINUITÉ, RUPTURES DE LA SUBSTANCE DES CENTRES
NERVEUX ENCÉPHALIQUES (1).

Les excavations que l'*inflammation*, la gangrène et l'hémorrhagie des centres nerveux déterminent, sont plus tard, ainsi que nous l'avons vu, remplacées par des cicatrices ou des kystes.

Quelquefois, des communications fistuleuses s'établissent entre l'excavation de la substance encéphalique et les cavités de la membrane séreuse qui enveloppe cette substance, soit à l'extérieur, soit à l'intérieur (ventricules), et de là des épanchements du sang ou du pus que cette excavation pouvait contenir.

La perte de substance due à l'ulcération de la substance encéphalique produit une paralysie permanente, incurable, de la fonction à laquelle présidait la portion de cette substance qui a été détruite.

CHAPITRE II.

SOLUTIONS DE CONTINUITÉ DE L'APPAREIL VASCULAIRE SANGUIN,
ET COMMUNICATIONS ANORMALES QUI EN RÉSULTENT (2).

Dans le livre précédent de cette nosographie, consacré aux épanchements de sang ou aux hémorrhagies, nous avons dû nécessairement placer les solutions de continuité intéressant toute l'épaisseur des parois du cœur ou des vaisseaux, parmi les lésions sans l'existence desquelles les hémorrhagies ne sauraient avoir lieu. Ayant étudié en

(1) Nous renvoyons aux traités de chirurgie pour les solutions de continuité produites par les agents vulnérants proprement dits.

(2) Les solutions de continuité de l'appareil lymphatique ne nous occuperont pas. C'est un sujet qui réclame de nouvelles recherches.

elles-mêmes les hémorrhagies qui résultent de cette *cause*, nous n'avons pas à nous en occuper ici. Or, comme ces hémorrhagies constituent le point le plus important de tout ce qui se rapporte aux solutions de continuité du système vasculaire, il ne nous restera que peu de chose à dire sur celles-ci.

ARTICLE PREMIER.

SOLUTIONS DE CONTINUITÉ DU COEUR.

I. *Perforation ulcéreuse du péricarde et communications anormales qui en résultent.*

On connaît quelques exemples de perforation du péricarde et de la région correspondante de la paroi antérieure de la poitrine, de sorte que la cavité du péricarde communiquait avec l'extérieur. Dans un cas rapporté par Chaussier, la perte de substance n'avait pas intéressé la peau, et le cœur était situé immédiatement au-dessous de cette dernière.

Si la perforation du péricarde avait lieu dans la région diaphragmatique et que la solution de continuité s'étendit à toute l'épaisseur du diaphragme, une communication anormale serait ainsi établie entre la cavité du péricarde et le péritoine, à moins que, comme il arrive assez fréquemment dans des cas analogues, cette communication ne se trouvât, pour ainsi dire, coupée par la formation d'adhérences.

En 1839, M. Foucart me présenta des pièces anatomiques relatives à un cas d'épanchement pleurétique qui s'était ouvert dans la cavité du péricarde.

Nous ne possédons pas encore assez d'observations exactes sur les perforations du péricarde et les divers effets qui en résultent, pour pouvoir en tracer une description générale.

II. *Solutions de continuité des parois et de la cloison du cœur,
et communications anormales qui en résultent.*

Avant de nous occuper des solutions de continuité par
voie d'ulcération, nous parlerons brièvement de celles
produites par des puissances mécaniques.

A. Solutions de continuité par causes mécaniques.

Nous les diviserons en *plaies* ou *blessures* proprement
dites et en *ruptures.*

1° *Plaies ou blessures du cœur.*

I. Elles peuvent être produites par des instruments
tranchants, piquants ou contondants (on place parmi ces
derniers les projectiles mis en mouvement par la poudre
à canon) (1). Elles sont *pénétrantes* ou non *pénétrantes.* Les
premières méritent seules de nous occuper ici.

Les plaies du cœur sont parfois compliquées de la présence du corps ou de l'instrument dont elles sont l'effet,
circonstance qui, dans certains cas, prévient, du moins
pour un certain temps, une hémorrhagie mortelle. Tout le
monde connaît à ce sujet l'exemple fameux d'Epaminon-
das. M. Ferrus a rapporté l'observation suivante : Un
aliéné s'enfonça à demeure, entre les cinquième et sixième
côtes gauches, un stylet de fer, qui traversa de bas en haut
le ventricule gauche et la cloison interventriculaire. Le
blessé vécut pendant vingt jours.

II. Les plaies du cœur offrent de nombreuses différences dans leur forme, leur direction et leur étendue.
Elles ne se rencontrent pas aussi fréquemment sur certaines parties du cœur que sur d'autres, par la raison que
toutes les régions de cet organe ne sont pas également

(1) Ce n'est pas toujours par des agents vulnérants venus du dehors
que sont produites les plaies du cœur. C'est ainsi que, dans sa *Dissertation inaugurale,* M. Choisy a consigné un cas remarquable de déchirure
ou de plaie pénétrante des deux ventricules par un fragment de côte
fracturée.

exposées à l'atteinte des agents traumatiques. Sur 64 cas de plaies du cœur, rassemblées par Ollivier (d'Angers), 29 appartenaient au ventricule droit, partie la plus *découverte* de la face antérieure du cœur; 12 au ventricule gauche, 9 aux deux ventricules à la fois, 3 à l'oreillette droite, 1 à l'oreillette gauche, 7 à la pointe ou à la base du cœur (dans trois cas, le siége de la plaie n'était pas indiqué).

III. La plupart des plaies du cœur entraînent une mort immédiate ou subite. Quand elles ont une grande étendue, les blessés tombent comme s'ils eussent été frappés d'un violent coup de foudre : *Quasi fulmine ictus, concidit*, dit Diemerbroëk, en parlant d'un individu qui, dans un duel, reçut un coup d'épée qui traversa le ventricule gauche. Les deux enfants assassinés par *Papavoine* moururent avec cette rapidité foudroyante, et l'autopsie cadavérique montra que le ventricule gauche avait été traversé chez ces deux infortunés.

Dans quelques cas cependant, on a vu les blessures du cœur n'entraîner la mort qu'après un temps plus ou moins long. Nous avons déjà noté plus haut que la présence du corps vulnérant dans la plaie pouvait être la cause de cette particularité. Mais ce n'est pas toujours la circonstance dont il s'agit qui s'oppose à une mort subite, comme le prouvent, entre autres exemples, trois cas rapportés par Ollivier (d'Angers).

Selon cet observateur, les plaies du ventricule gauche seraient celles qui détermineraient le plus souvent la mort subite, et les plaies des oreillettes ne seraient pas aussi rapidement mortelles qu'on le pense communément. De la comparaison qu'il a faite entre les différents cas de plaies du cœur, il croit pouvoir conclure que si celles du ventricule droit sont les plus fréquentes, elles sont aussi les moins promptement mortelles.

Bartholin professe que l'étroitesse et l'obliquité de la

plaie contribuent puissamment à retarder la mort, et la chose se conçoit facilement. Toutefois, considérant qu'il est des cas dans lesquels la largeur de la plaie du cœur n'a pas empêché la vie de continuer encore assez longtemps, Ollivier (d'Angers) ne pense pas que l'étroitesse et l'obliquité de la plaie constituent à elles seules les conditions qui empêchent celle-ci d'être suivie d'une hémorrhagie mortelle. Selon lui, il faut aussi tenir compte de la direction du trajet de la blessure, relativement à celle des fibres de chacun des plans musculaires du cœur.

« Ainsi une plaie du ventricule gauche, par exemple, peut
» ne faire qu'écarter les fibres des plans superficiels, et
» diviser en travers celles du plan profond, et *vice versâ*.
» Est-elle, au contraire, à peu près transversale à la direc-
» tion de ces différents plans, la plaie restera béante, et
» donnera lieu à une hémorrhagie promptement funeste.
» Ici, l'on conçoit toute l'influence que peut avoir la forme
» particulière de l'instrument vulnérant qui traverse l'é-
» paisseur des parois ventriculaires. M. Alphonse Sanson
» a très bien fait remarquer que le défaut de parallélisme
» des plans charnus du cœur est la condition qui favorise
» le plus la formation d'un caillot sanguin capable d'ob-
» turer la plaie. »

IV. Plusieurs faits recueillis par divers observateurs ne laissent aucun doute sur la possibilité de la guérison de certaines plaies pénétrantes du cœur. Voici d'ailleurs les conseils que l'on donne pour le traitement de ces plaies en général. « La première indication à remplir, dit Olli-
» vier (d'Angers) déjà cité, est d'affaiblir la circulation par
» des saignées abondantes et répétées, et de modérer en
» même temps la fréquence des mouvements du cœur.
» L'administration de la digitale peut être ici un auxiliaire
» puissant... Ainsi que l'a proposé M. Alphonse Sanson,
» il importe beaucoup de tenir le blessé dans une atmo-
» sphère aussi froide que possible. Des applications de

» glace sur la poitrine seront alors très utiles. Il faut main-
» tenir le plus longtemps possible le blessé dans un repos
» absolu. Le séjour prolongé au lit, l'éloignement de toute
» cause d'émotion, un régime débilitant, sont surtout né-
» cessaires ici. »

» Quant au traitement local de la plaie, il faut en rap-
» procher immédiatement les bords. En s'opposant ainsi
» à l'écoulement du sang au dehors, on favorise la forma-
» tion d'un caillot qui pourrait obturer la plaie du cœur.
» Une conduite opposée enlèverait toute chance de salut
» au blessé. »

2° *Ruptures du cœur.*

I. *Siége.* — Elles paraissent affecter les cavités gauches
plus fréquemment que les cavités droites. Ce ne sont pas
seulement les parois mêmes du cœur, mais aussi les cloisons inter-ventriculaire et interauriculaire, les colonnes
charnues, les tendons valvulaires, les valvules elles-
mêmes qui sont susceptibles de ruptures. Plusieurs de ces
ruptures peuvent se rencontrer réunies. L'étendue, la
direction, la forme des ruptures diffèrent selon de nombreuses circonstances.

II. *Causes.* — Les causes des ruptures du cœur sont
prédisposantes ou déterminantes. Parmi les premières,
nous noterons les ramollissements, les abcès, les ulcérations, l'amincissement des parties où s'opèrent ces ruptures. Les causes déterminantes sont : 1° des violences
extérieures avec ébranlement, secousse, commotion de la
région du cœur; 2° des efforts considérables et brusques;
3° de violentes palpitations du cœur.

III. *Mécanisme.* — Le mécanisme des ruptures du cœur
est essentiellement le même que celui des ruptures de
divers autres organes, tant externes qu'internes, tels
que les tendons de certains muscles extérieurs, ces muscles eux-mêmes, l'œsophage, l'estomac, la vessie, l'utérus, etc. Les ruptures du cœur, à la suite de chutes,

s'opèrent vraiment quelquefois par une sorte de contre-coup : cela devient surtout évident, lorsque, comme dans un cas rapporté par M. Bergeron, la chute n'a pas lieu sur la région du cœur elle-même.

IV. *Signes, pronostic, traitement.* — Comme, sous le triple rapport dont il s'agit, les ruptures du cœur ne diffèrent pas essentiellement des plaies ou des blessures, nous renvoyons le lecteur à ce que nous avons dit plus haut des signes, du pronostic et du traitement de ces dernières.

B. Solutions de continuité par ulcération et communications anormales qui en résultent.

§ Iᵉʳ. Ulcérations et perforations dites spontanées des parois du cœur.

A l'article *Cardite*, nous avons exposé rapidement les principaux caractères des ulcérations des parois du cœur, et nous avons vu comment elles étaient quelquefois suivies de la formation d'une véritable *tumeur anévrismale.*

Nous allons compléter leur étude en nous occupant des perforations ou des ruptures dites spontanées.

I. *L'existence des ruptures dites spontanées des parois du cœur est-elle démontrée ?*—C'est pour n'avoir pas attaché le même sens au mot de *spontanées* que la question ci-dessus posée a été résolue différemment dans une discussion assez récente (1839) entre MM. Henroz et Dezeimeris. Après avoir rapporté une nouvelle observation de *rupture du cœur* (1), *suivie de quelques remarques sur les ruptures spontanées de cet organe*, le premier de ces deux médecins concluait ainsi : « En dernière analyse, il résulte, ce me semble, de l'examen auquel nous venons de nous livrer, que la science attend encore un fait bien observé de rupture *spontanée* du cœur, où cet organe ne présente aucun vestige de lésion antérieure, ancienne ou récente. On avait fait des cas de cette espèce une catégorie à part; je crois qu'on peut

____

(1) Cette observation a été recueillie dans notre service de clinique. Elle a été publiée dans le journal *l'Expérience*, n° du 7 février 1839.

donc la supprimer jusqu'à nouvel ordre. » M. Dezeimeris combattit cette conclusion dans un savant mémoire qu'il publia, en 1839 (voir le journal *l'Expérience*). Selon lui, si l'on rassemble les faits épars de rupture du cœur qui ont été rapportés en nombre très considérable, et qu'on les rapproche les uns des autres selon leurs affinités relativement aux causes de la rupture, ils se distribuent naturellement en sept classes, savoir : 1° rupture du cœur par des violences extérieures ; 2° ruptures spontanées, sans lésion antérieure du tissu du cœur ; 3° ruptures des parois de quelque cavité du cœur préalablement dilatée ; 4° ruptures avec lésion *probable*, mais non suffisamment décrite, ni positivement indiquée du tissu du cœur ; 5° ruptures par ramollissement ; 6° ruptures par abcès du cœur ; 7° ruptures par ulcération ou perforation du cœur.

En prenant le mot *spontanées* dans le sens que nous lui avons donné, toute espèce de dispute cesse aussitôt. Qui voudrait soutenir, en effet, que parmi les *ruptures* du cœur il n'en existe pas qui doivent leur origine à une cause non traumatique, comme, par exemple, une ulcération terminée par perforation ?

II. *Siége des ruptures dites spontanées ou non traumatiques.* — Il varie comme celui des ruptures traumatiques.

III. *Signes et diagnostic.* — Le siége des ruptures dites *spontanées* du cœur doit être pris en grande considération, quand il s'agit de leur diagnostic. Il en est qui, en raison de ce siége, échapperont à jamais à notre diagnostic : telles sont celles des colonnes charnues, celles des tendons et des valvules elles-mêmes (1). Une mort subite et foudroyante

____

(1) La perforation d'une lame de valvule, disposée de manière à former une sorte de trou à travers lequel passe une portion de la masse sanguine mise en mouvement par la systole et la diastole, est une des conditions dans lesquelles on rencontre un bruit de soufflet, soit simple, soit sibilant ou musical. Mais comme ce bruit s'entend dans d'autres maladies du cœur, il ne suffirait pas pour faire diagnostiquer l'espèce de lésion dont il s'agit.

est, en quelque sorte, le seul signe d'une large perforation des parois du cœur. Une perforation peu étendue des parois du cœur peut-elle n'être pas mortelle? Un seul fait publié par M. le professeur Rostan porterait à le croire. Dans ce cas, une concrétion sanguine avait oblitéré la solution de continuité, en formant une sorte de bouchon ou d'obturateur organique, dont la présence s'était opposée à toute hémorrhagie ultérieure.

IV. *Pronostic.*—Le pronostic des ruptures dites *spontanées* du cœur diffère beaucoup suivant le siége qu'elles occupent. Ainsi, comme nous l'avons dit tout-à-l'heure, une large perforation des parois du cœur produit une hémorrhagie qui entraîne la mort avec la rapidité de l'éclair. C'est une des maladies qui causent la mort subite par excellence. Les ruptures dites *spontanées* des colonnes charnues et de leurs tendons, celles des valvules, n'entraînent point nécessairement la mort, et quelques unes d'entre elles peuvent même ne donner lieu à aucun accident bien sérieux.

V. *Traitement.* — Il n'est point de traitement pour les grandes ruptures dites *spontanées* des parois du cœur. Quant à celles des colonnes, des valvules, etc., comme leur diagnostic est au-dessus de nos méthodes d'exploration, que pourrions-nous dire de leur traitement?

§ II. Solutions de continuité de la cloison interventriculaire et interauriculaire du cœur, avec communication anormale entre les cavités droites et les cavités gauches de cet organe.

La communication anormale dont il s'agit ici peut être congénitale ou non congénitale. La non-oblitération du trou de Botal doit être comprise dans les communications anormales de la première catégorie (1).

(1) J'ai rapporté quinze cas de cette catégorie dans mon *Traité clinique des maladies du cœur*, 2ᵉ édition, Paris, 1841, t. II, p. 618 et suiv.

Tout récemment, M. le professeur Dubrueil a eu la complaisance de

I. *Description rapide des ouvertures anormales de communication, et indication des autres lésions anatomiques du cœur, coïncidant ordinairement avec ces ouvertures.* — *a.* Les cavités droites et gauches du cœur, le cœur droit et le cœur gauche, si l'on aime mieux, peuvent communiquer anormalement entre eux, tantôt par une seule ouverture, tantôt par plusieurs. La persistance du *trou de Botal* après la naissance est la seule ouverture qui constitue essentiellement une anomalie de développement, anomalie désignée par le mot consacré d'*arrêt de développement*. Toutes les autres ouvertures peuvent être le résultat de causes mécaniques ou vitales s'exerçant à une époque où l'évolution du cœur est complète. Ces dernières ont pour siége la cloison interventriculaire, ou la cloison inter-auriculaire exclusivement, ou bien ces deux cloisons en même temps.

b. Les ouvertures qui font communiquer entre elles les oreillettes sont ordinairement arrondies, à bords lisses, quelquefois épais et comme tendineux, et leur diamètre varie entre 9 à 11 millimètres (4 à 5 lig.) et 24 à 28 mill. (10 à 12 lig.), ou même plus.

De ce que, dans aucun des cas qu'il a observés lui-

me communiquer deux nouveaux cas de ce genre, qu'il publiera prochainement dans un ouvrage, *Traité chirurgical des anomalies artérielles.* Voici les titres de ces deux observations, dont la première a été déjà publiée par M. Lacroix, dans le *Journal de médecine* de la Société de médecine pratique de Montpellier.

OBSERVATION Iʳᵉ. — *Ectopie des veines pulmonaires droites s'insérant dans l'oreillette de ce côté.* — LARGE OUVERTURE DE LA CLOISON INTERAURI-CULAIRE. — *Hypertrophie générale du cœur.*

Le sujet de cette observation vécut jusqu'à l'âge de quarante-trois ans, et ne fut point affecté de cyanose.

OBSERVATION IIᵉ. — *Ectopie de l'aorte naissant du ventricule droit. Oblitération presque complète de l'artère pulmonaire.* — COMMUNICATION DES DEUX VENTRICULES. — *Pas de vestiges de l'orifice aortique.* — *Inversion du tronc brachio-céphalique.*

Le sujet de cette observation était une jeune fille de neuf ans, *cyanosée au plus haut degré.*

même ou qu'il a lus, on n'a trouvé aux environs des ouvertures nulle trace de ramollissement, ou de quelque
autre lésion récente, M. Louis est porté à croire que ces
ouvertures étaient *congénitales et non acquises*. Cette opinion ne me paraît pas suffisamment motivée. En effet, une
solution de continuité *acquise* ou accidentelle, non congénitale enfin, terminée depuis longtemps par la cicatrisation
de ses bords, pourrait évidemment offrir tous les caractères assignés par M. Louis à des ouvertures congénitales.

c. Les ouvertures ou *perforations* de la cloison interventriculaire peuvent se rencontrer en diverses régions de
cette cloison. Néanmoins elles affectent une sorte de préférence pour sa jonction avec la cloison des oreillettes, vers
l'insertion de l'artère pulmonaire et de l'aorte. Les perforations dont il s'agit ont une forme variable ; cependant,
comme celles de la cloison inter-auriculaire, elles sont ordinairement arrondies (de là le nom de *trou* sous lequel on
désigne souvent les unes et les autres), et leur pourtour
est également, en général, lisse, poli, comme fibreux.
D'après un relevé de M. Louis, leur diamètre est de 5 à
28 millimètres (2 à 12 lignes).

De l'analogie qui existe entre le trou de Botal *persistant*
ou *non oblitéré* et la disposition de la perforation de la
cloison interventriculaire, l'observateur qui vient d'être
cité conclut que cette perforation est congénitale comme
la *persistance* du trou de Botal. M. Louis fait cependant
remarquer que dans une observation rapportée par M. Thi-
bert, le *contour de l'ouverture pratiquée aux deux cloisons
offrait des franges membraneuses, irrégulières, jaunâtres, et
des caractères assez différents de ceux indiqués ci-dessus*, pour
qu'on fût porté à croire que, dans ce cas du moins, la
communication était accidentelle. Mais M. Louis ne considère pas ce cas comme suffisant pour détruire la règle
qu'il a établie.

Les réflexions que j'ai faites à l'occasion des perforations de la cloison inter-auriculaire sont applicables à celles de la cloison interventriculaire. J'ajouterai qu'il est d'autant plus impossible d'adopter le système ou l'opinion de M. Louis que, par des raisons déjà exposées ailleurs, le mécanisme de la plupart des lésions dites congénitales en général, et des perforations en particulier, est le même que celui des lésions *accidentelles*, *acquises*, ou non congénitales, et que les différences entre les unes et les autres sont, pour ainsi dire, *chronologiques* et non *essentielles* ou fondamentales.

d. L'état que présentent les valvules du cœur et les orifices auxquels elles sont adaptées, dans les divers cas de communication anormale entre les cavités droites et gauches du cœur, mérite de fixer toute notre attention. Sur quinze cas de ce genre de lésion rapportés dans le *Traité clinique des maladies du cœur*, il en est douze où les valvules étaient plus ou moins gravement altérées (indurées, épaissies, déformées, corrodées, perforées). Dans les trois autres cas, on a omis d'indiquer l'état des valvules.

Dans dix des douze cas où certaines valvules étaient lésées, il existait un rétrécissement de l'orifice du cœur auquel celles-ci appartenaient (dans les deux autres cas, on a oublié de faire mention de l'état des orifices).

Dans huit des douze cas, la lésion occupait les valvules droites; dans trois, les valvules gauches; dans un cas, il est dit qu'elle occupait les valvules sygmoïdes, mais sans indiquer si ces valvules étaient celles de l'artère pulmonaire ou celles de l'aorte. Dans cinq des huit cas de lésion des valvules droites, cette lésion affectait les valvules pulmonaires; dans deux, la valvule tricuspide, et dans un, les valvules pulmonaires et la valvule tricuspide à la fois (dans deux cas, les valvules pulmonaires n'étaient qu'au nombre de deux).

Sur cinquante - trois cas de cyanose rapportés par M. Gintrac, on en compte vingt-sept dans lesquels il existait un rétrécissement des orifices du cœur, et dans tous ces cas, le rétrécissement occupait les orifices droits, savoir : vingt-six fois l'orifice de l'artère pulmonaire, et une seule fois l'orifice auriculo-ventriculaire droit.

Cette dernière circonstance, savoir : la fréquence du rétrécissement des orifices droits et spécialement de l'orifice ventriculo-pulmonaire, dans les cas de communication anormale entre les cavités droites et les cavités gauches, est bien digne de remarque.

Les particularités nombreuses que présentent les orifices rétrécis dans les cas de ce genre sont essentiellement les mêmes que celles dont nous avons parlé en traitant ailleurs de ce rétrécissement considéré comme une des conséquences de certaines lésions accidentelles des valvules.

Après avoir passé en revue les *variétés de structure des rétrécissements de l'orifice de l'artère pulmonaire*, M. Louis tire la conclusion suivante : « Il semblerait donc résulter de tout ce qui précède que le trou de Botal, à une époque quelconque de la vie, la perforation de la cloison des ventricules, et le rétrécissement de l'artère pulmonaire, doivent être considérés comme des dispositions congénitales. » Cette conclusion est trop absolue ; mais elle embrasse réellement la grande majorité des cas.

c. Dans onze des quinze cas de communication anormale des cavités droites avec les cavités gauches du cœur, rapportés dans le *Traité clinique des maladies du cœur*, le volume de cet organe a été noté comme augmenté (il n'a pas été indiqué dans les quatre autres cas). Cette augmentation de volume, dans la plupart des cas, tenait à la dilatation et à l'hypertrophie réunies des cavités droites.

La dilatation affectait le plus souvent l'oreillette : elle a été notée dans dix cas (dans les cinq autres, on a oublié de faire connaître le volume de cette partie). Dans cinq des dix cas de dilatation, l'épaisseur des parois de l'oreillette n'a pas été notée. Il est dit dans les cinq autres cas que l'oreillette était hypertrophiée en même temps que dilatée.

Dans dix des quinze cas, on a signalé l'hypertrophie du ventricule droit (il n'a été rien dit de l'épaisseur des parois de ce ventricule dans les cinq autres cas). Une circonstance des plus dignes d'attention, c'est que, dans quatre des dix cas d'hypertrophie du ventricule droit, celle-ci affectait la forme concentrique ou centripète, c'est-à-dire qu'elle avait eu lieu aux dépens de la capacité de la cavité ventriculaire (1).

M. Louis s'est efforcé de prouver que la perforation de la cloison interventriculaire n'a été, chez aucun des sujets dont il a rapporté l'observation, *l'effet de l'hypertrophie du ventricule droit et du rétrécissement de l'artère pulmonaire*, et il conclut que, sous ce nouveau rapport encore, *la communication des cavités droites et gauches du cœur paraît être un vice de conformation, une disposition congénitale et non acquise*. Nous pensons volontiers, avec M. Louis, que, dans la majorité des cas, on ne saurait accuser l'hypertrophie du ventricule droit et le rétrécissement de l'orifice de l'artère pulmonaire ou du tronc même de cette artère, d'avoir déterminé la perforation de la cloison interventriculaire (2). Mais conclure de là que la communication réciproque des cavités droites et gauches du cœur est un vice de conformation constamment congénital, ce serait aller bien au-delà de ce que comportent les prémisses de notre argument. M. Louis déclare lui-même que sa conclusion ne s'applique qu'aux cas rapportés par lui.

(1) Dans le résumé des cas qu'il a rapportés sur la lésion qui nous occupe, M. Louis (*Mémoires ou Recherches anatomico-pathologiques sur plusieurs maladies*, Paris, 1826, p. 301) n'a pas cru devoir faire mention de cette forme d'hypertrophie, bien que plusieurs de ces cas en soient des exemples des plus frappants. A cela près, le résumé de M. Louis s'accorde avec le nôtre.

(2) Nous examinerons plus bas le mécanisme des communications anormales entre les cavités droites et les cavités gauches.

Néanmoins il croit que les cas de perforation accidentelle ou non congénitale sont infiniment rares. Quant à nous, avant de nous prononcer plus explicitement sur le sujet qui nous occupe, nous avons besoin de recueillir de nouveaux faits.

f. Sauf l'induration des valvules gauches et le rétrécissement des orifices correspondants notés dans trois de nos quinze cas, il n'a été fait mention d'aucune lésion notable des cavités gauches. Mais ce point attend de nouveaux faits recueillis avec plus d'exactitude que ne l'ont été ceux publiés jusqu'ici.

g. Dans quelques cas, la communication anormale des cavités droites avec les cavités gauches du cœur coïncide avec d'autres anomalies congénitales et vraiment primordiales de cet organe, telles que la naissance de l'aorte du ventricule droit, dont M. Ribes a recueilli un exemple, la naissance de la même artère des deux ventricules à la fois, la persistance du canal artériel, etc.

M. Louis considère, avec raison, *la coïncidence de ces vices de conformation évidemment congénitaux avec la perforation de la cloison des ventricules ou avec le trou de Botal comme établissant une présomption en faveur de l'origine également congénitale de cette dernière lésion*. Mais cette coïncidence, n'étant pas constante, et n'ayant même pas lieu dans la majorité des cas, ne saurait suffire pour faire admettre la théorie de M. Louis d'une manière générale.

h. L'état du péricarde n'a été mentionné que dans quatre de nos quinze cas de communication anormale entre les cavités droites et les cavités gauches du cœur. Dans ces quatre cas, le péricarde contenait depuis trois onces (96 grammes) jusqu'à un litre de sérosité. Dans deux cas, la sérosité était mêlée de flocons albumineux; dans un troisième, il existait de plus une fausse membrane et des granulations à la surface de l'oreillette droite; dans le quatrième cas, rapporté par Corvisart, on ne s'explique pas sur la qualité du liquide épanché dans le péricarde, à la dose d'un litre.

M. Louis n'a pas cru devoir parler des lésions du péricarde, en résumant les dispositions anatomiques du cœur dans les vingt observations qu'il a rassemblées pour la composition de son mémoire. Plusieurs de ces observations manquent de détails sur ce point comme sur plusieurs autres. Mais il n'est pas inutile de faire remarquer que, parmi les vingt cas dont il s'agit, les deux qui ont été recueillis par M. Louis lui-même sont précisément des exemples d'une complication de péricardite.

Au reste, nous ne prétendons point pour le moment tirer quelque conclusion générale de la circonstance ci-dessus indiquée, relativement au mode de production de certaines communications anormales entre les cavités droites et les cavités gauches du cœur.

i. Les observations que nous avons analysées pour la rédaction de cet article manquent de détails satisfaisants sur l'état de l'*endocarde*.

II. *Symptômes et effets de la communication anormale entre les cavités droites et les cavités gauches du cœur.* — *a.* Pour avoir les symptômes propres à la lésion que nous étudions, il faut commencer par dégager tous ceux qui appartiennent aux autres lésions qui coïncident avec elle. Or, cette élimination une fois bien faite, que nous reste-t-il pour caractériser la communication anormale entre les cavités droites et les cavités gauches du cœur? Rien ou presque rien, dans un certain nombre de cas. (Je me rappelle un cas de persistance du trou de Botal chez un phthisique dont le cœur ne nous offrit d'ailleurs aucune lésion notable. Eh bien, chez ce sujet, nous n'avions observé aucun trouble de la circulation, aucun accident qui pût nous faire soupçonner l'existence de l'anomalie indiquée.)

Nous pensons néanmoins, avec plusieurs auteurs, que cette anomalie est quelquefois la cause de l'affection désignée sous les noms de *cyanose*, de *maladie bleue*, d'*ictère bleu*, laquelle affection consiste, comme l'indiquent les noms qu'elle porte, dans la coloration bleuâtre ou violette, soit de toute l'habitude extérieure du corps, soit de certaines parties seulement, telles que le visage et spécialement les lèvres, les oreilles, les extrémités des doigts, les ongles, etc. On admet que cette coloration tient au mélange d'une certaine quantité de sang noir des cavités droites avec le sang rouge des cavités gauches. Cette hypothèse est trop satisfaisante au premier abord, pour ne pas mériter d'être prise en très sérieuse considération. Parmi les objections les plus graves qui aient été opposées à cette théorie de la cyanose, se présentent celles-ci, savoir, 1° que, suivant une remarque ingénieuse de M. le professeur Fouquier, la peau du fœtus chez lequel existe normalement le mélange du sang rouge et du sang noir n'est pas *cyanosée* ou colorée en bleu (1), et 2° que Breschet dit avoir vu, chez un enfant d'environ un mois, l'artère sous-clavière gauche prendre naissance de l'artère pulmonaire, sans que cette disposition singulière eût apporté la moindre modification dans la coloration de ce membre. On objecte aussi qu'il existe une teinte bleuâtre chez des individus qui, exempts de toute communication anormale entre les cavités droites et les cavités gauches du cœur, sont atteints d'un grand obstacle à la circulation et à la respiration, comme il arrive dans certains cas de rétrécissement très considérable des orifices du cœur, par exemple, surtout quand il existe une complication d'*emphysème pulmonaire très étendu*.

(1) En admettant que le mélange du sang noir avec le sang rouge fût l'unique et la véritable cause de la *cyanose*, il ne faudrait pas attribuer celle-ci à la seule communication anormale entre les cavités droites et les cavités gauches du cœur. Il est, en effet, d'autres vices de conformation qui peuvent entraîner le mélange dont il s'agit, tels que, par exemple, la persistance du canal artériel, la communication anormale de l'artère pulmonaire avec l'aorte, etc.

Malgré ces objections, plus spécieuses que solides, MM. Louis et Ferrus nous paraissent avoir été beaucoup trop loin en soutenant que le mélange du sang noir avec le sang rouge n'était pour rien dans la cyanose, qui peut exister chez les sujets atteints de communication anormale entre les cavités droites et les cavités gauches du cœur et de rétrécissement des orifices de cet organe.

Nous ferons maintenant remarquer que, dans les lésions dont il s'agit, le mélange du sang noir avec le sang rouge du cœur est peut-être plus rare qu'on ne l'a cru jusqu'ici, et qu'il est des cas où c'est, au contraire, le sang rouge des cavités gauches qui se mêle au sang noir des cavités droites. Dans les cas de ce dernier genre, la *cyanose* ne saurait avoir lieu, si réellement cette lésion est le résultat de la circulation du sang noir mêlé au sang rouge dans toutes les parties du corps.

Je ne puis m'empêcher de rapporter, à cette occasion, l'explication ingénieuse de l'influence variable de la communication anormale des cavités droites avec les cavités gauches du cœur, proposée par M. le professeur Jules Cloquet. Parmi les réflexions qu'il fit sur un cas de cette communication que je publiai, en 1819, dans un *journal de médecine* dont il était alors l'un des principaux rédacteurs, se trouvent les suivantes : « Si les deux oreillettes ou les » deux ventricules du cœur, dit-il, se contractent avec une » égale énergie, les deux colonnes formées par le sang » rouge ou le sang noir qui se touchent, s'adossent au ni- » veau de l'ouverture de communication, se font équilibre, » et le liquide n'a pas plus de tendance à passer dans l'une » que dans l'autre de ces cavités : le mélange des deux » sangs n'a pas lieu. Mais que cet équilibre soit rompu, » que l'une des cavités du cœur se contracte avec plus de » force que l'autre, eh bien, le liquide qu'elle renferme, » comprimé avec plus d'énergie, en sort pour passer en » partie dans la cavité qui est plus faible, pour se mélanger

» avec l'autre colonne de sang. Si le ventricule ou l'oreil-
» lette du côté droit agit avec plus de force, le sang vei-
» neux passe dans les cavités qui recèlent le sang artériel,
» le colore en noir, et le liquide ainsi mélangé est envoyé
» par l'aorte dans tous les tissus, qu'il teint en bleu violacé
» plus ou moins intense ; l'individu est affecté de cyanose.
» Mais si les cavités gauches ont plus de force, si l'aorte
» est resserrée, comme cela se remarquait pour le cœur
» du malade dont M. Bouillaud a rapporté l'observation,
» le sang artériel passe facilement dans les cavités droites
» et se mêle avec le sang veineux. Dans ce cas, le sang ar-
» tériel continue d'être envoyé pur, rutilant, bien qu'en
» moindre quantité, vers tous les organes ; de plus, il est
» porté en partie vers les poumons avec le sang veineux :
» il n'y a pas de raison pour que l'individu soit affecté de
» maladie bleue... »

Il importe de ne pas perdre de vue que le sang rouge
peut, en effet, passer dans les cavités droites. Nous avons
dit ailleurs quels étaient les principaux effets de ce mélange
du sang *gauche* ou artériel avec le sang *droit* ou veineux.
Nous avons particulièrement insisté sur le rôle que jouait
cet *accident* dans le développement de certaines hypertrophies du ventricule droit. Sans vouloir attacher une trop
grande importance à la théorie que nous avons proposée,
rappelons à son appui cette circonstance, savoir, que,
dans la presque totalité des cas de communication anormale entre les cavités droites et les cavités gauches, ce
sont les premières qui s'hypertrophient. Cette hypertrophie existe souvent à un très haut degré, et, ce qui ne mérite pas moins de fixer notre attention, c'est que, dans le
ventricule, elle affecte ordinairement la forme dite concentrique ou centripète, comme si l'augmentation de nutrition s'opérait principalement dans les faisceaux charnus
et les couches internes de la membrane musculaire, sur
lesquels la cause d'excitation agit le plus directement, puis-

qu'ils se trouvent en quelque sorte à son point de contact même.

L'hypertrophie de l'oreillette droite, au contraire, est presque toujours accompagnée de dilatation, dilatation qui, dans certains cas, est vraiment énorme (voyez plusieurs des observations rapportées dans le *Traité clinique des maladies du cœur*). Cette dilatation coïncide en général avec le rétrécissement des orifices droits du cœur ou de l'artère pulmonaire.

b. Revenons maintenant au diagnostic. Selon M. Louis, « si la couleur livide du visage, les syncopes plus ou moins » fréquentes, la sensibilité au froid ou une diminution de » chaleur vitale, l'étouffement plus *marqué* que dans les » autres maladies du cœur, ne suffisent pas pour assurer » le diagnostic, cependant une suffocation très *marquée* » qui revient par accès plus ou moins exactement pério- » diques, ou du moins très fréquents, accompagnée ou »·suivie de lipothymies, avec ou sans coloration de la » peau, forme en quelque sorte un signe pathognomonique » de la communication anormale entre les cavités droites » et les cavités gauches du cœur. »

La coexistence d'un frémissement cataire et d'un bruit de soufflet dans la région précordiale, et les signes certains d'une hypertrophie considérable du ventricule droit, ajouteraient beaucoup de valeur aux signes énumérés tout-à-l'heure, et il ne resterait guère plus de doute si l'affection datait de la naissance même de l'individu ou d'une époque très voisine de celle-ci (1).

Le diagnostic est tout-à-fait impossible dans les cas où, comme chez le phthisique dont nous avons parlé plus haut, il n'existe ni cyanose, ni suffocation à inter-

---

(1) On trouve dans l'ouvrage remarquable de M. Gintrac (*Observations et recherches sur la cyanose, ou maladie bleue*, Paris, 1824) quelques exemples de diagnostic de la communication anormale qui nous occupe. (Consultez, entre autres, les 45ᵉ et 51ᵉ Observations de cet auteur.)

valles plus ou moins rapprochés, ni bruit de soufflet dans la région précordiale, etc. Il semble que dans ces cas il y ait, ainsi que l'a dit M. J. Cloquet, équilibre entre les colonnes de sang qui traversent les cavités opposées entre lesquelles existe une communication anormale, ce qui rend le mélange des deux sangs impossible et fait que la communication est comme non avenue. On conçoit aussi que le mélange d'une très petite quantité de sang noir avec le sang rouge ne donnerait pas lieu à des accidents assez tranchés pour qu'on pût établir un diagnostic positif et bien motivé.

III. *Mode de développement.* — La communication entre les deux oreillettes au moyen du trou de Botal, persistant après la naissance, est placée au nombre de ces vices de conformation ou de *monstruosités* qu'on a rapportés à un *arrêt de développement*. Mais quelle est la cause de cet *arrêt* qu'on a érigé en *loi?* C'est là une question dont on chercherait bien vainement une solution satisfaisante dans les ouvrages de plusieurs *tératologistes* (1). Dans le cas particulier qui nous occupe, on conçoit qu'un obstacle considérable au cours du sang à travers les orifices droits du cœur, développé pendant le cours même de la vie intrautérine, pourrait, en raison de la distension qui en résulte pour l'oreillette et de la difficulté qu'éprouve le sang à pénétrer dans le ventricule droit ou dans l'artère pulmonaire, s'opposer à l'oblitération du trou de Botal. Cette conjecture a été déjà proposée par M. Louis. L'existence presque constante d'un obstacle de ce genre chez les sujets atteints du vice de conformation congénitale que nous étudions militerait puissamment en notre faveur.

Mais les communications entre les cavités droites et les cavités gauches du cœur au moyen d'ouvertures qui

(1) Consultez, à ce sujet, le bel ouvrage de M. Isid. Geoffroy-Saint-Hilaire : *Histoire générale et particulière des anomalies de l'organisation*, Paris, 1836.

n'existent point pendant la vie fœtale, ne sauraient s'accommoder de ce genre d'explication. Qu'elles soient ou non congénitales, ces ouvertures ou perforations ne peuvent s'établir que par *rupture* ou érosion des cloisons interventriculaire et inter-auriculaire. Nous renvoyons donc à ce que nous avons dit précédemment sur ce sujet.

IV. *Traitement.* — Dans les cas où l'on parvient à diagnostiquer une communication anormale entre les cavités droites et les cavités gauches du cœur, quel est le traitement à lui opposer? Ce traitement ne peut être que purement *palliatif*, car l'organe malade est un de ceux dont les lésions ne comportent pas l'emploi des moyens chirurgicaux, lesquels seraient seuls curatifs dans celle qui nous occupe. Les faits prouvent d'ailleurs qu'heureusement, chez un certain nombre de sujets, cette lésion n'est point par elle-même une cause d'accidents très graves, et qu'elle n'est *incompatible*, comme l'a dit M. Louis, *ni avec une existence assez prolongée, ni avec le développement des facultés intellectuelles.*

ARTICLE II.

SOLUTIONS DE CONTINUITÉ DES ARTÈRES ET DES VEINES.

A. *Blessures ou plaies.*

Les solutions de continuité de cette espèce sont de la compétence spéciale de la chirurgie (1), ainsi que les accidents qui en résultent, entre autres les *anévrismes faux traumatiques*, soit *primitifs*, soit *consécutifs*, dont ces solutions de continuité peuvent être suivies quand elles ont les artères pour siége.

B. *Ulcérations.*

Nous les avons décrites en traitant de l'inflammation ulcérative des artères et des veines. Comme nous l'avons

(1) Voyez *Traité de pathologie externe*, par A. Vidal (de Cassis), 2ᵉ édition, Paris, 1846, t. II.

dit alors, les ulcérations des couches intérieures des artères sont souvent suivies de la maladie que les chirurgiens ont désignée sous le nom d'*anévrisme faux spontane*, anévrisme qu'ils ont divisé en plusieurs espèces (1).

L'anévrisme *faux spontané* de l'aorte est le seul qui rentre dans le domaine spécial de la médecine (2). Mais, en raison des liens qui rattachent l'histoire de cet anévrisme à celle de l'anévrisme *vrai* ou par simple dilatation de la même artère, nous tracerons cette double histoire dans le livre de notre Nosographie, qui a été consacré aux *dilatations* et aux *rétrécissements*.

CHAPITRE III.

SOLUTIONS DE CONTINUITÉ DE L'APPAREIL RESPIRATOIRE ET COMMUNICATIONS ANORMALES QUI EN RÉSULTENT.

Nous ne nous occuperons guère ici que des solutions de continuité d'origine ulcérative. S'il nous arrive de parler de celles produites par des causes mécaniques, ce ne sera, pour ainsi dire, qu'en passant, renvoyant pour leur étude approfondie aux traités de pathologie externe.

ARTICLE PREMIER.

PERFORATIONS, FISTULES DU LARYNX.

I. Ainsi que nous l'avons vu en parlant de la forme ulcérative de la laryngite, les ulcérations de la membrane muqueuse du larynx peuvent envahir successivement tous les tissus sous-jacents, se transformer en perforations, et

(1) Il serait bien à désirer que l'on réformât la nomenclature vraiment bizarre des lésions auxquelles les solutions de continuité peuvent donner naissance.

(2) On ne connaît encore aucun exemple d'anévrisme faux spontané de l'artère pulmonaire, ce qui dépend, sans doute, de ce que ce vaisseau tient une sorte de milieu entre les artères et les veines, et l'on sait que ces dernières ne sont pas susceptibles du genre d'anévrisme dont il s'agit.

faire communiquer le larynx, soit avec l'extérieur, soit avec les parties voisines, l'œsophage en particulier.

II. Dans certains cas, l'art est obligé de pratiquer sur le larynx des opérations qui intéressent toute l'épaisseur de ses parois (laryngotomie), et il peut arriver que l'on soit forcé de rendre permanentes ces solutions de continuité artificielles.

Voici un remarquable exemple de ce dernier cas (1) :

Le 3 décembre 1824, chez un homme de vingt-six ans, atteint d'un croup suffocant, M. Bulliard pratiqua l'opération de la laryngo-trachéotomie, et, le 4, il plaça une canule à demeure dans la plaie. Il devint nécessaire de continuer l'usage de cette canule après la guérison des accidents primitifs, parce que, un rétrécissement s'étant opéré dans le larynx, le malade était menacé de suffocation aussitôt que l'orifice extérieur de la canule était fermé.

Le malade ayant plus tard succombé à une phthisie pulmonaire, M. Bulliard en fit l'ouverture et constata ce qui suit dans le larynx :

La fistule laryngo-trachéale artificielle était parfaitement cicatrisée. De son orifice extérieur partaient de nombreux petits plis, recouverts d'une aréole brunâtre, qui donnaient à cet orifice beaucoup d'analogie avec celui de l'anus.

La glotte était rétrécie, et les ventricules latéraux étaient moins étendus que dans l'état naturel. Il n'existait d'ailleurs aucune apparence d'œdème et de productions membraneuses.

(1) Observation sur un croup d'adulte, publiée par M. Bulliard dans le tome III du *Journal hebdomadaire* (1829). Cette observation fut lue par l'auteur à l'Académie royale de médecine.

ARTICLE II.

PERFORATIONS DES PAROIS PECTORALES, ET COMMUNICATIONS ANORMALES
QUI PEUVENT EN RÉSULTER.

I. *Perforation des parois pectorales suivie de communication de la cavité de la plèvre avec l'extérieur.*

I. Les cas de ce genre ne sont pas extrêmement rares, soit que la perforation s'opère de dehors en dedans, soit qu'elle s'opère de dedans en dehors. C'est le plus ordinairement à la suite d'une pleurésie chronique que survient ce dernier mode de perforation et de communication fistuleuse de la cavité de la plèvre avec l'extérieur. J'ai, pour ma part, recueilli deux exemples de cette perforation, au moyen de laquelle un épanchement pleurétique s'était vidé au dehors (c'est en 1822, étant interne à l'hôpital Cochin, que j'ai observé le premier de ces deux exemples, et j'ai observé le second dans mon service clinique de la Charité, en 1841).

II. Les perforations dont il s'agit se développent, en général, de la manière suivante. Un foyer de suppuration se forme ordinairement dans le tissu cellulaire sous-pleural, et le travail ulcératif et suppuratif, marchant d'une part du côté de la plèvre, et d'autre part du côté de la peau, un moment arrive où toute l'épaisseur des parois pectorales ayant été détruite, une communication s'établit entre la cavité pleurale et l'extérieur (1).

III. Dans les cas de fistule pleurale ouverte à l'extérieur, il s'établit, au moyen de cette ouverture anormale, une sorte de respiration à l'intérieur de la cavité de la plèvre, l'air atmosphérique y pénétrant pendant le mouvement d'inspiration, et s'en échappant pendant le mouvement

(1) Ainsi que nous l'avons noté ailleurs (art. *Pleurésie*), le pus qui, après l'évacuation primitive, continue de s'écouler à l'extérieur, exhale, en général, une odeur des plus fétides.

d'expiration. Cette sorte de *respiration* est accompagnée d'un double bruit de gargouillement plus ou moins fort.

IV. L'écoulement du liquide *pleurétique* à travers une perforation fistuleuse des parois pectorales, *sorte d'opération de l'empyème* faite par la nature elle-même, n'est pas toujours une terminaison aussi salutaire qu'on pourrait le croire au premier abord. Dans les deux cas de ce genre que j'ai recueillis, les malades finirent par succomber, comme il n'arrive que trop souvent à ceux chez lesquels on a pratiqué l'opération de l'empyème ordinaire, pour une pleurésie de très longue date (1).

Nous ne pouvons, d'ailleurs, que renvoyer aux traités de chirurgie pour les divers procédés opératoires dont les fistules pleurales ouvertes au dehors pourraient réclamer l'emploi.

II. *Perforation de la plèvre pulmonaire suivie de communication de la cavité pleurale avec celle des bronches.*

Les cas de pleurésie dans lesquels on observe la perforation dont il s'agit ne sont rien moins que communs. Cette perforation permet au liquide qui serait épanché dans la plèvre de se frayer une issue au dehors par les voies respiratoires. Quand l'écoulement de ce liquide s'opère d'une manière trop brusque, il peut amener des accidents de suffocation, ainsi que M. Cruveilhier en a publié un

---

(1) Je pense que dans les cas de pleurésie où le traitement antiphlogistique a échoué, ce qui n'arrive presque jamais lorsque ce traitement a été bien formulé à *temps*, l'opération de l'empyème, si elle est jugée nécessaire, doit être pratiquée le plus promptement possible. Dans un cas tout récent (novembre 1845), où nous y avons eu recours, M. le professeur Trousseau, M. le docteur Thillaye et moi, à une époque encore peu éloignée du début d'une pleurésie, avec épanchement qui remplissait tout le côté gauche de la poitrine et avait fortement repoussé le cœur à droite, dans ce cas, dis-je, l'opération a réussi d'une manière vraiment remarquable. Le malade, jeune homme de douze à treize ans, était cependant délicat et lymphatique (l'épanchement était séro-pseudo-membraneux).

exemple (1). D'autres fois, cette évacuation, au contraire, est, au bout d'un certain temps, suivie de guérison. Mais il faut couvenir que les exemples de cette heureuse terminaison n'ont pas été assez exactement observés pour qu'il ne reste pas encore beaucoup à désirer sur le point de pathologie qui nous occupe.

III. *Perforation de la plèvre péricardique et communication de la cavité pleurale avec celle du péricarde.*

J'en ai cité un exemple à l'article *Perforation du péricarde.*

IV. *Perforation de la paroi inférieure ou diaphragmatique de la poitrine, et communication de la cavité pleurale avec la cavité abdominale.*

On possède quelques exemples de cette communication, mais ils n'ont pas été recueillis avec tous les détails convenables. Lorsque la communication offre une certaine ampleur, elle donne lieu à une hernie de l'un ou de plusieurs des organes abdominaux dans la cavité pectorale.

ARTICLE III.

RUPTURE DES VÉSICULES PULMONAIRES, DES PETITES BRONCHES ET DES EXCAVATIONS TUBERCULEUSES, GANGRÉNEUSES OU HÉMORRHAGIQUES DANS LA CAVITÉ DE LA PLÈVRE.

Les effets que produit la rupture dont il s'agit sont, ainsi que nous l'avons vu ailleurs, un pneumothorax, soit simple, soit compliqué d'épanchement pleurétique (2). La communication des bronches avec la cavité pleurale se

(1) Article PLEURÉSIE du *Dict. de méd. et de chir. pratiques*, t. XIII.

(2) La rupture des vésicules pulmonaires et des petites bronches n'est pas toujours accompagnée de celle de la plèvre pulmonaire. Dans les cas où cette dernière rupture n'a pas lieu, il survient un simple emphysème intervésiculaire et sous-pleural.

reconnaît à la respiration amphorique et au tintement métallique, accompagnés des autres signes qui annoncent
l'existence d'un pneumo-hydrothorax.

A l'article *Pneumothorax*, j'ai cité deux cas de guérison
de fistule broncho-pleurale par rupture d'excavations tuberculeuses. La guérison s'était opérée par le mécanisme
accoutumé en pareil cas, c'est-à-dire par l'organisation
d'adhérences pseudo-membraneuses, cette sorte d'autoplastie naturelle.

CHAPITRE IV.

SOLUTIONS DE CONTINUITÉ DE L'APPAREIL DIGESTIF ET DE SES ANNEXES.

ARTICLE PREMIER.

SOLUTIONS DE CONTINUITÉ DE L'APPAREIL DIGESTIF (1).

§ Ier. Ulcérations, perforations, ruptures de l'œsophage.

Je n'ajouterai rien à ce que j'ai dit des simples ulcérations de l'œsophage à l'article *OEsophagite*. On a donné le
nom de *ruptures spontanées* de l'œsophage aux ulcérations
terminées par perforation, pour distinguer ces solutions
de continuité de celles produites par des causes traumatiques. Boerhaave a recueilli une observation, souvent
citée, des perforations dites spontanées. J'en ai observé
moi-même un exemple remarquable. Chez le sujet qui
en fut atteint, il existait en même temps des perforations
de l'estomac. La mort survint d'une manière presque
subite (2).

(1) Pour les solutions de continuité de la bouche, du voile du palais et
du pharynx, consultez les traités de chirurgie.

(2) Cette observation a été publiée en 1823, dans le tome Ier des *Archives générales de médecine*. Elle a pour titre : *Observation de rupture de
l'œsophage, de perforations de l'estomac, survenues dans une affection
aiguë de cet organe, et d'une simple déchirure du même organe survenue
pendant des efforts de défécation.*

II. Perforations ulcéreuses des parois abdominales avec communication de la cavité abdominale à l'extérieur.

I. Dans certains cas où la péritonite revêt la forme ulcérative, il peut s'établir des communications anormales ou fistuleuses entre la cavité du péritoine et l'extérieur, ou bien entre cette même cavité et les divers organes creux contenus dans l'abdomen.

Dans le cours de cette année (novembre 1845), nous avons reçu dans notre service une nouvelle accouchée, atteinte d'une péritonite dont l'épanchement se fit jour à l'extérieur par une perforation de la région de l'ombilic.

Le pus qui s'écoulait par l'ulcération fistuleuse exhalait une odeur insupportable d'hydrogène sulfuré (acide sulfhydrique) ou d'œufs pourris.

La mort survint huit à dix jours après la rupture de la région ombilicale.

II. On sait qu'il est des cas où, à la faveur de l'ulcération du péritoine intestinal ou gastrique suivie de l'ulcération des couches musculaire et muqueuse, la cavité abdominale peut communiquer avec la cavité des intestins ou de l'estomac. Mais plus souvent encore une communication de ce genre s'opère en sens inverse, ainsi que nous le verrons en traitant des perforations ulcéreuses de l'estomac et des intestins.

III. A la suite d'ulcérations perforatives du péritoine qui revêt la vessie, l'utérus, et des tissus sous-jacents à cette enveloppe, il s'établit aussi des fistules qui font communiquer la cavité péritonéale avec les organes indiqués. Cette communication, comme celle dont il était question plus haut, survient souvent par l'effet d'une perforation qui a marché en sens inverse de celui que nous venons d'indiquer.

§ III. Perforations ulcéreuses, fistules de l'estomac.

I. Les ulcérations de l'estomac, aiguës ou chroniques

peuvent se terminer par des perforations avec épanchement des matières que contenait l'estomac dans la cavité du péritoine, accident promptement suivi d'une péritonite mortelle.

J'ai déjà rappelé un cas de ces perforations observé par moi en 1822 (1). J'en ai recueilli un autre dans le cours de l'année 1844 (2). On en trouvera de semblables dans les recueils d'observations.

II. Lorsque l'estomac a contracté des adhérences avec les parois abdominales, la cavité de cet organe peut, à la faveur d'une perforation fistuleuse, communiquer avec l'extérieur.

§ IV. Perforations ulcéreuses, fistules du duodénum, ouvertes dans la cavité du péritoine.

I. Les ulcérations du duodénum peuvent se terminer par perforation, suivie d'un épanchement des matières que contient le duodénum dans la cavité du péritoine. A l'article *Duodénite*, j'ai cité un cas de ce genre, recueilli par M. Lenepveu (service de M. Rayer). La perforation s'opéra dans un point du duodénum où l'on voyait les traces d'une ancienne cicatrice.

II. Le duodénum peut, à la suite d'un travail ulcératif, communiquer avec certains organes creux voisins, tels que l'estomac, la vésicule biliaire, etc. Dans quelques cas, des communications fistuleuses s'établissent entre la cavité de l'estomac et celles du duodénum ou de l'arc du colon, ce qui ne peut avoir lieu, comme on le devine, qu'à la condition d'adhérences accidentelles entre les parois contiguës de l'estomac et des intestins indiqués.

§ V. Perforations ulcéreuses, fistules du jéjunum et de l'iléon.

I. A l'article *Entero-mésentérite typhoïde*, nous avons vu que la perforation des parois des intestins grêles pouvait

(1) Voyez l'article *Perforations de l'œsophage.*
(2) J'ai rapporté cette observation à l'article *Gastrite* (t. III, p. 52).

être la terminaison d'une ulcération, soit des follicules agminés (plaques de Peyer), soit des follicules isolés (glandes de Brunner), et que de cette perforation résultait un épanchement stercoral dans la cavité abdominale. Une mort plus ou moins prompte est l'effet de cet épanchement.

II. Les ulcérations tuberculeuses dont l'intestin grêle est souvent criblé chez les *phthisiques* se terminent aussi quelquefois par une perforation mortelle.

§ VI. Perforations ulcéreuses, fistules du gros intestin.

I. Les ulcérations perforatives, les fistules du gros intestin, peuvent avoir lieu dans les diverses portions dont il est composé, sans en *excepter l'appendice vermiculaire* (1).

Si des adhérences protectrices ne se sont pas établies entre la surface externe de l'intestin et les parties voisines, il survient un épanchement stercoral dans le péritoine, et par suite une péritonite *foudroyante*.

Les ulcérations perforatives de l'extrémité inférieure du rectum donnent lieu, suivant les cas, aux *fistules à l'anus*, aux *fistules recto-vésicales*, aux *fistules recto-vaginales*, etc.

Nous renvoyons aux traités de chirurgie pour tout ce qui concerne l'histoire et le traitement de ces fistules.

II. Nous ajouterons seulement, avant de terminer cet article, que, chez des individus atteints d'entéro-colite chronique, nous avons vu quelques cas où, grâce à des adhérences de la membrane séreuse avec les parties voisines, la perforation n'avait pas été suivie d'épanchement stercoral dans la cavité abdominale.

Il peut même arriver que par l'effet d'adhérences de l'intestin avec les parois abdominales, il s'établisse une perforation qui fasse communiquer sa cavité avec l'extérieur, ce qui constitue un *anus contre nature* (2).

(1) A l'article *Entéro-colite*, nous en avons cité un exemple.

(2) L'art doit quelquefois recourir à l'établissement d'un *anus de ce genre* pour remédier à certains obstacles au cours des matières stercorales.

ARTICLE II.

SOLUTIONS DE CONTINUITÉ DES ANNEXES DU TUBE DIGESTIF.

Nous ne traiterons ici que des solutions de continuité d'origine non traumatique.

§ Ier. Ulcération, perforation de la substance du foie.

I. Les foyers purulents, gangréneux, hémorrhagiques, du foie ne peuvent avoir lieu sans solution de continuité de la substance de cet organe.

Lorsque les abcès sont voisins de la surface du foie, ils peuvent se faire jour, soit dans la cavité abdominale, soit dans la cavité pectorale, après perforation du diaphragme (1), soit dans le tissu du poumon, et par suite dans les bronches (ce cas suppose une adhérence préalable entre la plèvre pulmonaire et la plèvre diaphragmatique).

Ce que nous disons des abcès du foie est applicable aux foyers gangréneux et hémorrhagiques du même viscère.

II. Les ruptures que nous signalons sont presque toutes mortelles, et la mort produite par quelques unes survient avec une rapidité extrême.

§ II. Ulcérations, perforations, fistules de la vésicule et des canaux biliaires, et communications anormales qui en résultent.

Voici deux exemples intéressants du genre de perforation qui nous occupe (2).

I. Chez une dame de soixante-douze ans, ayant pré-

(1) J'ai consigné, à l'article *Hépatite* (t. III, p. 288 et suiv.), un cas d'abcès considérable du lobe gauche du foie (au sommet), qui était en quelque sorte sur le point de se faire jour dans la cavité pleurale correspondante.

(2) Ils ont été publiés tous les deux dans le *Journal hebdomadaire de médecine* (t. IV, p. 473 et 490), le premier par M. le docteur Porral, le second par M. le docteur Reynaud.

senté des symptômes qui firent croire à l'existence d'un cancer du pylore (vomissements, hoquets continuels, douleurs épigastriques, teint jaune-paille, etc.), on trouva les lésions suivantes : à un pouce environ de la valvule pylorique, vers la région antérieure du duodénum, on voyait *une ouverture à peu près ronde, de deux lignes environ de diamètre, qui conduisait, par un trajet légèrement oblique et de très peu d'étendue, dans la vésicule biliaire*, remplie exactement par deux calculs volumineux. Entre cette ouverture et la fin de l'estomac, on remarquait également trois autres petites ouvertures (de la grandeur d'une tête d'épingle seulement), qui communiquaient sous la membrane muqueuse avec le trajet que nous avons dit conduire dans la vésicule biliaire. Cette dernière poche adhérait par son sommet avec le bord tranchant du foie, au moyen de fausses membranes organisées, et offrait, dans toute l'étendue de sa face postérieure et inférieure, une adhérence très intime avec la première portion du duodénum.

Le canal cholédoque, dont les parois parurent sensiblement épaissies, contenait un sédiment rougeâtre, espèce de dissolution de la matière formant les calculs contenus dans le réservoir biliaire.

L'auteur de cette observation, M. Porral, attribue les vomissements à la compression exercée sur le duodénum par la vésicule biliaire remplie de deux volumineux calculs. M. Reynaud, après avoir cité le fait dont il s'agit, dit aussi que « les calculs contenus dans la vésicule biliaire, après avoir produit par leur présence une inflammation adhésive entre cette poche et le duodénum, avaient déterminé une compression suffisante pour oblitérer presque complétement cet intestin, et pour donner lieu à presque tous les symptômes du cancer de l'estomac... »

. » Il est permis de supposer, ajoute M. Reynaud, que si la communication insolite établie entre la cavité du duodénum et celle de la vésicule biliaire fût devenue assez considérable pour donner passage aux calculs biliaires, leur expulsion eût pu être suivie de la cessation de symptômes que leur persistance et leur gravité avaient fait rapporter à une lésion organique nécessairement mortelle. C'est peut-être à une lésion analogue qu'il convient d'attribuer les symptômes presque semblables offerts par un malade dont M. Andral a recueilli l'histoire, et chez lequel une guérison aussi prompte qu'inespérée suivit l'expulsion par le vomissement de deux ou trois calculs. »

II. Citons maintenant le second des deux cas que nous avons annoncés. Il est relatif à une *communication accidentelle de la vésicule biliaire et du conduit cystique avec le duodénum.*

Chez une vieille femme, morte des suites de l'amputation d'un avant-bras, on trouva la vésicule biliaire dans l'état suivant : A la place qu'occupe cette vésicule à l'état normal, existait une petite poche susceptible de contenir une très petite aveline ; ses parois étaient blanches et épaissies ; son intérieur n'était point coloré par la bile ; le conduit cystique dilaté venait s'y ouvrir ; mais, à l'endroit de la jonction, existait une perforation qui le faisait communiquer, ainsi qu'une partie de la vésicule atrophiée, avec l'intérieur du duodénum, que des adhérences intimes et anciennes unissaient l'un à l'autre. Cette ouverture de communication était susceptible de recevoir l'extrémité du petit doigt. Sur deux points de la circonférence de cette ouverture, se voyaient deux mamelons formés par la membrane muqueuse de l'intestin, et dont l'un se présentait comme une soupape destinée à fermer l'ouverture anormale. La disposition de cette soupape était telle, que le passage des liquides semblait avoir dû s'opérer plus facilement de l'intestin vers la vésicule, que de celle-ci vers le premier (1).

(1) M. Reynaud rencontra dans la vésicule biliaire *un corps étranger*

Le conduit cholédoque, considérablement dilaté, s'ouvrait à l'intérieur du duodénum, dans son lieu accoutumé.

M. Reynaud se demande si le cas qu'il a observé doit être rapproché de celui de MM. Andral et Porral. Il n'ose se prononcer, attendu que la femme qui en fait le sujet, disait n'avoir jamais été malade.

Il termine en déclarant qu'il ignore « quels ont été les changements apportés dans l'acte de la digestion par cette nouvelle condition de l'appareil biliaire. »

§ III. Ulcération de la rate, rupture de cet organe dans la cavité du péritoine.

Nous avons cité des cas de cette rupture, en étudiant l'*hémorrhagie* ou apoplexie de la rate. Un abcès, un foyer gangréneux de cet organe pourraient également se faire jour dans la cavité du péritoine.

CHAPITRE V.

SOLUTIONS DE CONTINUITÉ NON TRAUMATIQUES DE L'APPAREIL GÉNITAL.

ARTICLE PREMIER.

SOLUTIONS DE CONTINUITÉ NON TRAUMATIQUES DE L'UTÉRUS.

Les ulcérations de l'utérus, en se propageant en avant et en arrière, peuvent donner lieu à des perforations, d'où résultent des communications anormales entre la cavité de cet organe et celles de la vessie ou du rectum (fistules utéro-vésicales, fistules utéro-rectales).

Ces états morbides sont du ressort spécial de la pathologie externe.

qui lui parut consister en un fragment de balle de graminée. « Il est probable, ajoute cet habile observateur, que, porté dans les voies digestives, ce corps avait pénétré là où nous l'avons trouvé, à travers l'ouverture accidentelle indiquée. »

Si telle était, en effet, l'origine du corps étranger indiqué ci-dessus, c'est un cas curieux de corps étrangers venus du dehors, dont aucun exemple n'avait encore été rapporté.

ARTICLE II.

PERFORATIONS ULCÉREUSES, RUPTURE DES OVAIRES ET DES TROMPES, ET COMMUNICATIONS ANORMALES QUI EN RÉSULTENT.

I. On connaît quelques cas de rupture des abcès des ovaires dans la cavité du péritoine, rupture qui serait bien plus fréquente, s'il ne se formait souvent des adhérences qui s'opposent à ce qu'elle ait lieu. Dans un cas observé par Dupuytren, le pus épanché dans la cavité abdominale fut circonscrit et comme enkysté par des adhérences de nouvelle formation. Les abcès de l'ovaire, à la faveur des adhérences de cet organe avec les organes voisins, tels que la vessie, la partie supérieure du vagin, le rectum, peuvent se vider dans la cavité de ces organes. Quelquefois, les abcès de l'ovaire, après le développement d'adhérences avec les parois abdominales, se font jour à travers ces dernières.

II. Des perforations des parois des trompes utérines établissent parfois une communication entre la cavité de ces conduits et celle du péritoine. Du pus retenu dans la cavité des trompes peut ainsi se faire jour dans la cavité péritonéale.

CHAPITRE VI.

SOLUTIONS DE CONTINUITÉ DE L'APPAREIL SÉCRÉTEUR DE L'URINE.

Nous allons emprunter à M. le docteur Rayer ce qu'il a écrit sur le sujet dont il s'agit (1).

§ Iᵉʳ. Plaies des reins.

I. Elles sont très rares, circonstance qui s'explique par la situation profonde de ces organes et d'autres raisons faciles à concevoir. Ces plaies peuvent être produites par les instruments tranchants, piquants ou contondants.

II. On reconnaîtra une plaie des reins aux signes suivants : on constate à l'extérieur une plaie dans la région

(1) *Traité des maladies des reins*, Paris, 1839, t. Iᵉʳ, p. 248.

correspondante aux reins; le sujet rend de l'urine mêlée d'une quantité plus ou moins considérable de sang. Plus tard, de l'urine, ou du moins un liquide d'odeur urineuse, peut s'écouler par la plaie extérieure (cette issue n'a lieu le plus souvent que dans les cas où la plaie a pénétré dans le bassinet ou dans l'un des calices). Douleur profonde dans la région du rein blessé, s'étendant parfois jusqu'à l'aine et même au testicule correspondant, lequel est, dit-on, dans certains cas, rétracté.

A ces symptômes locaux et directs se joignent les symptômes généraux des plaies avec hémorrhagie plus ou moins abondante, et de plus, au bout d'un certain temps, les symptômes d'une néphrite, d'une péritonite, quand ces maladies viennent compliquer la blessure rénale.

Le diagnostic des plaies des reins n'est pas toujours facile, ni même possible; en effet, le *pissement* de sang, la douleur *rénale* elle-même, peuvent manquer. L'examen de la plaie avec le doigt ou la sonde ne donne bien souvent lui-même que des indices incertains.

III. Le pronostic des plaies des reins n'est pas aussi grave qu'on serait tenté de le croire d'après cette sentence de Celse : *Servari non potest cui renes vulnerati sunt.*

Ces plaies ne sont même pas mortelles par la propre blessure des reins, mais elles peuvent le devenir par la complication d'hémorrhagies abondantes, d'inflammations violentes des reins, du tissu cellulaire environnant et du péritoine (1).

On a vu des fistules urinaires succéder à des plaies des reins.

____

(1) Cette guérison est possible non seulement pour les plaies simples, mais encore pour quelques unes de celles qui sont *compliquées* de la présence du corps vulnérant qui les a produites. En voici un exemple tiré du *Traité historique et pratique des blessures par armes de guerre*, rédigé d'après les leçons de Dupuytren, par MM. Marx et Paillard. «En juillet 1830, un homme reçut un coup de feu dans le flanc. La balle se perdit dans

IV. Le traitement médical des plaies des reins ne diffère pas de celui des plaies en général. Nous n'avons rien à dire de leur traitement chirurgical.

(Quant au traitement des inflammations qui peuvent compliquer les plaies , nous renvoyons à ce que nous en avons dit en étudiant ces maladies.)

§ II. Commotion, contusion et déchirure des reins.

I. Les déchirures et les contusions des reins ne sont au fond que des espèces de plaies : elles ne diffèrent de celles précédemment décrites que par le mode d'action des *agents* qui les produisent. C'est ainsi qu'elles surviennent ordinairement à la suite de chutes d'un endroit plus ou moins élevé, de coups sur la région lombaire. Nous ne croyons pas devoir nous y arrêter plus longtemps.

II. Quant à la commotion proprement dite, elle n'est, en quelque sorte, qu'un *diminutif* de la contusion ; elle accompagne nécessairement celle-ci ; elle en constitue un des éléments ; mais elle en diffère en ce qu'elle n'est pas, comme la contusion, caractérisée par des changements appréciables dans la structure de l'organe , tels qu'une ecchymose plus ou moins considérable , la solution de continuité de la substance même de l'organe, ou du moins des petits vaisseaux qui s'y trouvent, etc. Il ne peut donc pas exister de contusion des reins sans commotion, mais celle-ci peut exister sans celle-là.

III. Suivant M. Rayer, on est autorisé à rapporter à la commotion des reins, certaines hématuries accompagnées de douleurs lombaires qu'éprouvent quelques individus à la suite de courses fatigantes à cheval, ou d'autres exercices

l'abdomen, et la seule ouverture d'entrée qui existât donnait issue à un liquide qui fut reconnu pour être de l'urine. Aucun accident grave ne survint, et le malade sortit de l'hôpital au bout de quinze jours étant en voie de guérison. (Plus tard on apprit que la plaie était tout-à-fait cicatrisée.) »

analogues. Il range parmi les exemples de commotion des reins un fait recueilli par Galien, et il le considère comme le premier qui ait été publié. Mais il nous paraît assez douteux que le fait dont il s'agit soit un exemple d'une commotion pure et simple des reins. Au reste, pour que le lecteur puisse juger ici en toute connaissance de cause, nous allons consigner le fait en question dans la note ci-dessous (1).

§ III. Fistules des reins, des calices, du bassinet et des uretères.

I. Toutes ces fistules ont été décrites par M. Rayer sous le nom commun de fistules rénales. Elles sont assez rarement l'effet consécutif des plaies des reins, du bassinet ou de l'uretère.

Les fistules les plus communes se forment à la suite des inflammations suppuratives et ulcératives des voies excrétoires de l'urine, avec ou sans obstacle qui s'oppose à l'écoulement de l'urine dans la vessie, tel qu'un calcul, par exemple.

II. Ces fistules s'ouvrent, tantôt dans le tissu cellulaire extra-péritonéal et ne constituent que des fistules *incomplètes*, *borgnes*, ou de simples trajets fistuleux, jusqu'à ce qu'elles se soient fait jour dans la cavité du péritoine, tantôt à l'extérieur, dans la région lombaire ou vers les régions inguinale et crurale ; tantôt dans le colon, le duo-

---

(1) « Quidam etiam, quum cecidisset, manente spina illæsa, in primis quidem *magnam sanguinis copiam cum urina emisit*, postea vero omnino suppressa est urina. Cujus rei causam esse conjecimusque concreti sanguinis grumus intus se opposuit : quo circa demissa per colem fistula paulum urinæ reddidit, extracta deinde fistula apparuit in ipsius ore grumi indicium. (GALENI, *Opera omnia : De locis affectis*, lib. VI, cap. 4, vol. II, in-folio, 1561.)

De ce fait, que nous empruntons au livre de M. Rayer, *sans rien changer au texte latin*, fort peu correct et fort peu intelligible en certains points ; de ce fait, dis-je, il résulte qu'un individu, après une chute, a éprouvé une hématurie considérable (*magnam sanguinis copiam cum urina emisit*). Mais qui nous assure que cet accident tenait à une *simple commotion des reins?*

dénum, l'estomac; tantôt enfin dans la cavité de la plèvre ou le poumon du côté du rein affecté.

M. Rayer a rapporté des exemples de toutes ces espèces de fistules.

Fistules rénales lombaires.

Ce sont les plus fréquentes de toutes (1). Le plus souvent, l'ouverture interne ou *viscérale* communique avec l'intérieur du bassinet ou des calices. M. Rayer a vu des cas de pyélo-néphrite calculeuse dans lesquels le rein, entouré d'un vaste clapier, était troué à sa face postérieure comme une espèce de crible.

Les fistules rénales ouvertes dans la région lombaire reconnaissent quelquefois une origine traumatique. Mais le plus souvent, comme nous l'avons dit, en commençant, des fistules rénales en général, l'espèce qui nous occupe ici reconnaît pour point de départ une perforation d'origine inflammatoire ou gangréneuse, soit des reins, soit des voies excrétoires de l'urine, et, dans la plupart des cas, des calculs ou d'autres corps étrangers (2) mettent obstacle au cours du liquide que nous venons de nommer.

Le diagnostic des fistules rénales lombaires est facile. En effet, le liquide qui s'en écoule présente les caractères essentiels de l'urine, même quand il est mêlé d'une quantité considérable de pus. On reconnaîtra l'urine à son odeur, à la présence de l'acide urique, des urates, de l'urée, etc.

(1) Avant que cette ouverture ait eu lieu, il existe des trajets fistuleux ou des fistules *borgnes internes*, dont le diagnostic positif est à peu près impossible.

(2) Au nombre de ceux-ci, doit-on placer les vers développés dans les reins? Lapeyre, médecin de l'Hôtel-Dieu de la ville d'Auch, dit avoir rencontré *trois vers de trois pouces et demi de long* dans le rein d'un individu atteint d'abcès à la région lombaire, suivi de fistule dans cette région d'abord, puis de fistule à l'aine droite et à la cuisse. Mais quels étaient ces vers et d'où venaient-ils? ne pouvaient-ils pas s'être formés primitivement dans les intestins, etc., etc.?

Le cathétérisme pratiqué avec attention et habileté pourrait éclairer sur le siége précis de l'ouverture interne.

Le traitement des fistules rénales lombaires étant essentiellement chirurgical, nous renvoyons pour ce qui le concerne aux ouvrages de pathologie externe et à l'ouvrage *ex professo* de M. Rayer.

Fistules réno-gastriques.

« Il pourrait arriver, dit M. Rayer, dans un cas de pyélite calculeuse du rein gauche, que le pus se fît jour dans l'*estomac*, et qu'une certaine quantité de pus, d'urine et même de calculs fussent ainsi rejetés par le vomissement. Toutefois, je ne connais aucun exemple bien authentique de fistules rénales gastriques. Cependant une observation adressée à Rivière par le médecin qui en était le sujet mérite d'être notée, malgré toutes ses imperfections et malgré les doutes que laisse dans l'esprit la guérison d'un cas aussi extraordinaire (1). »

Fistules réno-intestinales.

M. Campaignac a montré à M. Rayer un cas de fistule du rein droit ouverte dans le *duodénum*. De tels cas sont fort rares. Ne faisons point *à priori* l'histoire de cette espèce de fistule, et, avant de la tracer, attendons que de nouvelles observations en aient été recueillies avec toute l'exactitude désirable.

Les fistules *réno-coliques* et *réno-rectales* sont bien moins rares que les fistules *réno-duodénales,* et paraissent même avoir été connues des anciens. M. Rayer en a rapporté un remarquable exemple à l'article *tubercules des reins.* En tant que terminaison de la pyélite, on la reconnaît aux symptômes suivants : « D'abord la tumeur rénale s'affaisse plus ou moins par suite de l'évacuation du pus, dont on peut facilement retrouver des traces dans les selles, surtout dans le cas de perforation du rein gau-

(1) Voyez cette observation dans le tome III de l'ouvrage de M. Rayer, p. 289.

che dans le colon descendant, ou de perforation d'un rein situé dans le bassin et communiquant avec le rectum, dernier cas dont M. Cruveilhier a publié un curieux exemple. (*Anat. descript.*, t. II, p. 664.) Plusieurs fois aussi, on a pu constater l'odeur urineuse des matières fécales (1).

» A la suite des fistules de cette espèce, il survient le plus souvent une inflammation chronique et ulcérative du gros intestin, et, après de longues souffrances, les malades finissent par succomber, épuisés par une diarrhée colliquative ou par une fièvre hectique ; terminaison funeste qui peut être hâtée par des inflammations chroniques du péritoine et par d'autres lésions de l'abdomen ou de la poitrine, survenant assez fréquemment dans les dernières périodes des maladies chroniques des voies urinaires.» (M. Rayer, *Ouvr. cit.*)

Fistules réno-péritonéales.

Elles ne sont pas extrêmement rares. Dupuytren a communiqué à M. Rayer un cas dans lequel la perforation primitive s'opéra, non dans le bassinet et les calices, mais bien au commencement de l'uretère (2). Dans ce remarquable cas, il y avait en même temps communication de divers foyers péritonéaux avec le canal intestinal perforé de dehors en dedans et avec le rein gauche.

M. Rayer a rapporté quelques cas de fistules réno-péritonéales, avec accidents tellement aigus que la mort eut lieu en quelques jours, et même une fois en moins de quarante-huit heures. Il est clair que dans les cas de vaste

(1) Il serait aussi possible qu'on trouvât soit de l'acide urique, soit de l'urée, etc., dans les matières fécales soumises aux recherches chimiques convenables. M. Rayer dit n'avoir pas eu l'occasion de constater ce fait.

(2) Je désigne toutes les fistules de l'appareil rénal comme si le rein en était toujours le siége direct. On ne se méprendra pas sur le sens générique donné ici au mot *réno*, premier membre de toutes nos dénominations. Dans le cas actuel, la dénomination *urétéro-péritonéales* serait plus exacte.

V.   32

péritonite produite par une pareille cause, la mort est la terminaison inévitable.

Fistules réno-pulmonaires (1).

Les exemples de cette espèce de fistules sont assez rares pour que M. Rayer n'ait pu en citer que quatre. Tous se sont terminés par la mort. Dans trois cas, le rein gauche était le siége de la maladie; c'était le rein droit dans le quatrième cas; mais M. Rayer déclare qu'il n'est pas rigoureusement démontré que celui-ci fût réellement un cas de fistule *néphro-pulmonaire*.

Un seul de ces cas a été observé par M. Rayer.

(1) Un des élèves de M. Rayer a pris pour sujet de sa dissertation inaugurale les fistules dont il s'agit ici. (Cette thèse intéressante a été soutenue en 1840.)

LIVRE VIII.

CLASSE HUITIÈME DE MALADIES.

CHANGEMENTS DE POSITION ET DE DIRECTION , OU DÉPLACEMENTS
ET DÉVIATIONS (1).

I. On chercherait vainement dans les traités classiques, soit de médecine, soit même de chirurgie, une classification méthodique de tous les genres de déplacement. Mais on en trouve une dans l'*Histoire générale des anomalies de l'organisation* par M. Isid. Geoffroy-Saint-Hilaire ; la voici :

« On peut, dit ce savant auteur, rapporter tous les genres de déplacement que présentent les organes soit intérieurs, soit extérieurs, à cinq groupes principaux.

» Les anomalies qui résultent d'un simple *changement de direction* composent le premier groupe.

» Le second groupe comprend les anomalies par *changement partiel de position*.

» Dans tous les cas qui ne se rapportent pas aux deux groupes précédents, il y a déplacement total d'un ou de plusieurs organes ; mais, parmi les anomalies très nombreuses qui offrent ce caractère, on observe des différences très remarquables, et de là leur distinction en trois groupes.

« Tantôt le *changement total de position* n'est accompagné d'aucune circonstance particulière.

» Je place dans un quatrième groupe quelques cas beaucoup plus remarquables, dans lesquels il y a, non plus simple déplacement, mais *transposition*.

» Enfin, le cinquième et dernier groupe se compose des

(1) *Ectopies, hétérotopies.* M. Isid. Geoffroy Saint-Hilaire a désigné sous le nom spécial de *hétérotaxies* cette espèce de dérangement congénital de position des organes, qui consiste en ce que les parties normalement situées à droite sont situées à gauche , et réciproquement.

déplacements herniaires , c'est-à dire des cas dans lesquels un ou plusieurs organes, ordinairement contenus dans l'une des cavités du corps, ont abandonné cette cavité, soit pour passer dans une autre, soit pour se porter à l'extérieur. »

II. La classification de M. Isid. Geoffroy-Saint-Hilaire , composée spécialement pour les déplacements congéniaux, s'applique et s'accommode très naturellement aux déplacements survenus après la naissance. Il ne faut pas s'en étonner , car la plupart des anomalies qui se développent dans le cours de la vie intra-utérine , véritables maladies du fœtus , reconnaissent au fond les mêmes causes que les anomalies produites après la naissance, ou les maladies proprement dites.

Ce rapprochement n'a point échappé à M. Isid. Geoffroy-Saint-Hilaire. Après avoir déclaré, en effet, que les déplacements herniaires consécutifs survenus avant la naissance peuvent dépendre de causes parfaitement analogues à celles qui produisent des hernies après la naissance , en d'autres termes, qu'ils peuvent être accidentels comme celles-ci, l'auteur que nous venons de nommer ajoute : « Par cette remarque, que je pourrais étendre à un *grand nombre d'autres anomalies*, tombe cette distinction établie avec tant de soin dans une foule d'ouvrages, entre les vices de conformation *congéniaux* ou *primitifs* et les vices *acquis* ou *accidentels* : distinction puisée dans les théories des anciennes écoles sur les causes des anomalies, et que l'on aurait dû bannir depuis longtemps du langage médical (1). »

III. Quoi qu'il en soit, la classification des déplacements, proposée par M. Isid. Geoffroy-Saint-Hilaire, ne laisserait

(1) Ouvrage cité, t. Ier, p. 421.
Après ce passage, on a lieu de s'étonner que, dans d'autres endroits de son ouvrage, M. Isid. Geoffroy-Saint-Hilaire se soit efforcé de faire de l'étude des anomalies en général une science réellement distincte de la pathologie. Cette étude n'est, en effet, que la pathologie du fœtus.

rien à désirer, si elle comprenait *plus explicitement*, 1° les déplacements connus sous le nom de *hernies* musculaires, 2° les déplacements qu'on appelle des luxations, 3° ces singuliers changements dans les rapports de certains organes, désignés sous les dénominations de *renversements*, d'*extroversions*, et d'*invaginations*, 4° enfin la transposition congénitale des organes (1).

SECTION PREMIÈRE.

DÉPLACEMENTS SIMPLES ET DÉPLACEMENTS HERNIAIRES.

On peut, avec M. Isid. Geoffroy-Saint-Hilaire, distinguer les déplacements de cet ordre en deux grandes catégories, savoir : les déplacements des organes splanchniques, et les déplacements des organes non splanchniques.

CHAPITRE Ier.

DÉPLACEMENTS SIMPLES ET HERNIES DES ORGANES SPLANCHNIQUES OU DES VISCÈRES.

ARTICLE PREMIER.

DÉPLACEMENTS OU HERNIES DES CENTRES NERVEUX.

Les centres nerveux sont si solidement fixés dans leurs cavités, qu'ils ne peuvent se déplacer qu'à la faveur d'ouvertures accidentelles des parois de ces cavités.

I. La non-ossification, la destruction par une cause quelconque (carie, nécrose, etc.), ou l'ablation chirurgicale (trépan) d'une portion des os du crâne, telles sont les conditions sans lesquelles une partie du cerveau ou du cervelet ne saurait s'échapper de la cavité dans laquelle elle est contenue.

II. Le volume de l'*encéphalocèle* varie, selon Boyer, entre

(1) On sait que M. Isid. Geoffroy-Saint-Hilaire a considéré ce dernier déplacement comme constituant un ordre distinct d'anomalies, qu'il a désignées sous le nom d'*hétérotaxies*.

celui d'un œuf de pigeon et celui d'un œuf de poule. Il est cependant des cas dans lesquels ce volume est plus considérable : tel est, entre autres, celui rapporté par Sanson, et relatif à un enfant nouveau né chez lequel « tout le cerveau, après être sorti par la fontanelle postérieure, transformée en une ouverture large et arrondie, était reçu dans une poche formée par les téguments, et qui pendait sur la nuque. » Cet enfant vécut 15 heures (1).

La tumeur présente des battements isochrones à ceux du pouls ; elle se gonfle pendant l'expiration, la toux, les cris, les efforts, et s'affaisse pendant l'inspiration. Elle est réductible en totalité ou en partie par la compression, et elle reprend son volume accoutumé quand on cesse cette compression. Lorsque cette dernière est exercée avec force, et qu'il s'agit d'une hernie du cerveau, il en résulte une perte momentanée des facultés intellectuelles, des mouvements volontaires, etc.

Dans un cas de hernie du cervelet, qui fut prise pour une loupe par Lallement, chirurgien de la Salpêtrière, et qui avait le volume et la forme d'un œuf de poule, la tumeur indolente pouvait être comprimée sans qu'il en résultât aucun accident (2).

Dans un autre cas de hernie du cervelet, rapporté par

---

(1) *Nouv. élém. de path. médico-chirurgicale*, Paris, 1844, t. IV, p. 197.

(2) Le sujet de cette observation était une fille de vingt-trois ans, très robuste, et idiote depuis sa naissance. Elle succomba aux suites de l'opération que Lallement entreprit pour extirper la tumeur, croyant que c'était une loupe. On constata ce qui suit à l'examen du crâne : « La portion de la dure-mère qui forme la partie postérieure de la tente du cervelet, s'engageait à travers une ouverture de l'occipital, régulièrement arrondie et de trois lignes de diamètre. Cette production de la dure-mère était recouverte à sa face externe par un tissu cellulaire dense et très adhérent à cette membrane, dont la face interne renfermait un prolongement du cervelet, en même temps formé par les deux lobes de cet organe et du volume d'une noisette. Plusieurs foyers de suppuration furent découverts dans la substance du cervelet. » (BOYER, *Traité des malad. chir.*, t. V, p. 201.)

M. Bennett (*Gaz. méd.*, p. 667 ; 1834), et qui avait pour sujet une petite négresse, une légère pression sur la tumeur (elle avait fini par acquérir le volume d'un œuf d'autruche) faisait perdre connaissance à la malade, et cela immédiatement, comme si elle eût été frappée avec un marteau. La petite fille, âgée alors de six ans, revenait à elle dès que la pression avait cessé, et elle se plaignait d'avoir été frappée trop rudement (1).

La hernie du cerveau et du cervelet est le plus souvent congénitale (cette espèce est fréquemment compliquée d'hydrocéphale). M. Isid. Geoffroy-Saint-Hilaire a consigné dans son ouvrage deux exemples curieux d'encéphalocèle congénitale. Dans un cas, comme dans ceux dont nous venons de parler, la tumeur, *très volumineuse*, ayant été prise pour une loupe, fut amputée onze heures après la naissance. L'enfant ne survécut que treize heures à l'opération.

III. Les auteurs ne s'accordent pas sur le pronostic de la hernie du cerveau et du cervelet.

Voici comment s'exprime M. Vidal (de Cassis) sur le pronostic de la hernie du cerveau : « Le volume de la tumeur doit être pour beaucoup dans le danger que l'encéphalocèle peut faire courir au malade ; car, plus la tumeur a de volume, plus les parties de l'encéphale sont compromises et plus l'inflammation du sac sera grave, plus il y aura de

(1) « Cette fille, ajoute-t-on, se développa régulièrement et n'éprouva d'autre incommodité que la gêne physique occasionnée par la tumeur. Mais, dès la onzième année, elle fut prise de violents désirs vénériens, qui lui faisaient rechercher les hommes et la portaient à la masturbation. Cette malheureuse mourut subitement après avoir porté un large baquet d'eau sur la tête. » L'autopsie cadavérique montra qu'une partie du cervelet sortait par une ouverture du côté gauche de l'occipital, tandis qu'une autre portion, du volume d'une orange, sortait par une ouverture du côté droit. Les inégalités osseuses du contour des ouvertures avaient pénétré profondément dans cette masse médullaire, *mais sans avoir déterminé aucun accident morbide.* »

Je rapporte ces détails sans en garantir l'exactitude.

chances pour l'action des corps extérieurs ; enfin, plus il y aura de difficultés pour réduire et contenir la tumeur. Alors sa guérison radicale ne peut jamais être espérée, car elle n'a lieu que quand la tumeur a été complétement réduite : or, cela n'arrive que pour les petites tumeurs ; pour peu qu'elles aient un certain volume, leur réduction deviendra impossible ou dangereuse. »

En général, dit M. Geoffroy-Saint-Hilaire, les fœtus affectés d'encéphalocèle ne sont pas viables, et périssent au bout de quelques jours.

Cette proposition n'est rigoureusement applicable qu'à un certain nombre d'encéphalocèles congénitales.

IV. La thérapeutique des hernies du cerveau et du cervelet est exposée ainsi qu'il suit par M. Vidal (de Cassis) : « Il est indiqué d'exercer la compression sur les petites encéphalocèles. Mais il ne faudrait pas croire que ce moyen soit toujours bien efficace et toujours bien supporté ; il cause souvent des accidents. Si la tumeur est volumineuse, il faut se contenter de la contenir (1).

» Ces hernies sont prévenues par un appareil légèrement compressif, dans les cas où une grande perte de substance aura été éprouvée par le crâne, et dans les cas d'ossification tardive.

» On a osé ouvrir ces tumeurs, on a osé les lier. Mais, il faut le dire, dans le plus grand nombre des cas, c'est par erreur ; on croyait avoir affaire à des tumeurs qui ne communiquaient pas avec le cerveau (2). »

ARTICLE II.

DÉPLACEMENTS SIMPLES ET HERNIES DU COEUR.

Dans un mémoire important qu'il a publié, en 1826, sur les divers changements de situation et de position du cœur,

(1) *Traité de pathologie externe*, 2ᵉ édition, Paris, 1846, t. III, p. 103.

(2) M. Dezeimeris a rassemblé, dans le journal *l'Expérience*, la plupart des faits qui constatent que ces opérations ont presque toujours été malheureuses. Un praticien prudent se gardera bien d'y recourir.

Breschet a proposé de les désigner sous le nom d'*ectopies* du cœur (1).

§ Ier. Des simples déplacements du cœur.

I. On peut distinguer deux espèces de déplacements du cœur. Dans l'une, cet organe continue à occuper la région précordiale, mais il est plus ou moins dévié, soit à droite, soit surtout à gauche ; dans l'autre, le cœur a subi un véritable déplacement, soit en haut, soit en bas, soit à droite.

Les cas de cette dernière espèce ne sont rien moins que rares.

a. Lancisi et Morgagni ont désigné sous le nom de *prolapsus* les déplacements en bas, seul vice de position du cœur dont il soit fait mention dans l'*Essai* de Corvisart.

Dans l'une des observations de Morgagni, le cœur avait été refoulé en bas par une tumeur anévrismale de l'aorte. Dans un cas rapporté par Sénac, le cœur avait enfoncé le diaphragme, qui lui formait une espèce de poche.

b. Le déplacement en haut du cœur s'observe dans les cas où cet organe se trouve pressé de bas en haut par une tumeur développée dans l'hypochondre gauche, un énorme épanchement dans le péritoine, etc.

c. Le déplacement du cœur vers le côté droit offre divers degrés. J'ai rencontré plusieurs cas dans lesquels le cœur se trouvait placé à peu près exactement au milieu de la partie inférieure de la région antérieure moyenne de la poitrine. Sa pointe battait au-dessous du creux du sternum. Dans ces cas, il y avait déplacement à la fois à droite et en bas. Divers observateurs ont rapporté des exemples du même genre.

Le refoulement complet du cœur dans le côté droit de la poitrine n'est pas très rare. Boerhaave, Sennert, M. Larrey et beaucoup d'autres observateurs ont eu occasion de rencontrer cette espèce de déplacement. Pour

____

(1) *Cardiectopies.*

ma part, je l'ai rencontrée huit à dix fois au moins depuis environ quinze ans.

Presque toujours, dans les cas qui me sont propres, le déplacement avait pour cause un vaste épanchement dans le côté gauche de la poitrine. Une tumeur quelconque, développée à gauche du cœur, pourrait produire le même effet, ainsi qu'il est arrivé dans un cas publié par Morgagni. Ce déplacement a été produit aussi par le passage accidentel de certains viscères abdominaux, tels que l'estomac, les intestins, dans le côté gauche de la poitrine. Chaussier a signalé cette cause de déplacement. Dans sa Dissertation inaugurale, présentée en 1831 à Iéna, Gust.-Th. Weyland a rapporté un exemple de déplacement du cœur à droite par ce genre de cause. Le voici : chez un enfant qui expira quelques semaines après sa naissance, l'estomac, une grande partie des intestins, la rate et le pancréas, étaient contenus dans la cavité gauche de la poitrine. *La cavité droite renfermait le cœur, le thymus et les deux poumons.*

II. Rien n'est plus facile que le diagnostic des divers déplacements du cœur (1). L'inspection, le toucher, la percussion, l'auscultation, permettent, en effet, de déterminer de la manière la plus certaine le lieu précis qu'occupe cet organe, et jamais ces moyens ne nous ont fait défaut.

On pourrait confondre, au premier abord, le simple déplacement accidentel du cœur à droite avec la transposition congénitale du même organe ; mais, avec un peu d'attention, il ne sera pas malaisé d'éviter cette erreur. En effet, dans le cas de transposition congénitale du cœur, il y a en même temps transposition des autres viscères, tels que le foie qui est à gauche, la rate qui est à droite,

---

(1) Je sais que cette lésion a souvent échappé au diagnostic de plusieurs médecins. La raison en est qu'ils ne faisaient pas les recherches nécessaires pour la reconnaître. Or, pour trouver, il faut chercher et *savoir chercher*, même quand il s'agit des choses les plus simples.

ainsi que l'estomac, etc., ce qui n'a point lieu dans le déplacement accidentel du cœur à droite. D'ailleurs, le plus ordinairement, on remonte sans peine à la cause de ce dernier, savoir, un épanchement dans le côté gauche de la poitrine, une tumeur, etc.

§ II. Des hernies du cœur.

I. Les hernies du cœur se rattachent le plus ordinairement à une lésion congénitale des parties, qui forment autour de cet organe une espèce d'*enceinte* dont il ne peut s'échapper. C'est ainsi, par exemple, que Chaussier, par suite de l'absence congénitale de l'extrémité inférieure du sternum, a vu le cœur former une sorte de demi-hernie au-dessous de la peau. C'était chez un soldat de 27 ans, lequel, malgré cette singulière lésion de conformation congénitale, jouissait d'une bonne santé.

On trouvera les détails de ce fait dans mon *Traité clinique des maladies du cœur*, ainsi qu'un certain nombre d'exemples de hernie complète du cœur à travers des ouvertures des parois du thorax.

Dans son mémoire déjà cité, Breschet a partagé en trois genres les hernies ou ectopies du cœur :

1er *Genre.* — Ectopie thoracique. . . .⎫
2e *Genre.* — Ectopie abdominale . . .⎬ du cœur.
3e *Genre.* — Ectopie céphalique. . . .⎭

II. Chez les sujets accidentellement ou congénitalement atteints de hernies du cœur, il suffit d'examiner avec quelque soin et avec quelque habitude pour reconnaître la maladie. Au reste, la plupart des hernies congénitales du cœur sont incompatibles avec la vie extra-utérine, ainsi que l'on peut s'en convaincre en parcourant les cas de ce genre publiés par divers observateurs.

ARTICLE III.

DÉPLACEMENTS SIMPLES ET HERNIES DES POUMONS.

§ Iᵉʳ. Déplacements simples ou refoulements du poumon.

Ils peuvent avoir lieu en dehors, en dedans, en haut, en bas, en avant et en arrière. Le plus commun de tous ces refoulements, c'est celui en haut et en arrière. Les causes de ces refoulements sont les tumeurs développées dans le voisinage des poumons et les divers épanchements survenus dans la cavité des plèvres.

La percussion et l'auscultation font aisément reconnaître les divers refoulements des poumons. Ces viscères reviennent à leur position accoutumée, lorsque les causes que nous venons d'indiquer ont cessé d'agir.

§ II. Hernie du poumon à travers les muscles intercostaux.

I. Cette hernie compte parmi les cas rares. «Grateloup, médecin à Dax, en a publié une belle observation. L'accident avait été produit par de violents efforts de toux. Boerhaave a vu une semblable hernie déterminée par les efforts de l'accouchement, et Sabatier en a observé une qui avait paru après la cicatrisation d'un coup de baïonnette entre les cinquième et sixième côtes sternales.

La bibliothèque de chirurgie allemande de Richter en contient un quatrième exemple; deux autres ont été récemment observés à Paris (1). »

II. Laënnec, à l'ouvrage duquel nous empruntons l'indication de ces faits, dit que, dans un cas de cette nature, l'application du cylindre sur la tumeur ferait certainement entendre la pénétration et la sortie de l'air, de manière à ne laisser aucun doute sur la nature de la maladie. Ajoutons que la percussion donnerait une résonnance claire, semi-tympanique, et que la tumeur offrirait des mouvements d'expansion et d'affaissement isochrones aux mouvements respiratoires.

(1) M. Cruveilhier en a rapporté et fait figurer un cas dans son bel ouvrage, *Anatomie pathologique*, t. II, 21ᵉ livraison, in-fol.

ARTICLE IV.

DÉPLACEMENTS, HERNIES DE L'APPAREIL DIGESTIF ET DE SES ANNEXES.

Les lésions dont il s'agit, les hernies spécialement, sont du ressort spécial de la chirurgie. Nous ne nous occuperons ici que de quelques unes d'entre elles, et d'une manière très brève.

§ Iᵉʳ. Simples déplacements.

I. Les épanchements liquides ou gazeux dans la cavité du péritoine, les tumeurs variées qui peuvent se développer dans la cavité abdominale, etc., sont les causes ordinaires des déplacements des diverses portions du tube gastro-intestinal, du foie et de la rate. C'est ainsi, par exemple, que, dans l'ascite, dans la grossesse, le paquet intestinal est refoulé vers la région sus-ombilicale (1); c'est ainsi que les tumeurs des ovaires repoussent du côté opposé à l'ovaire affecté les portions d'intestins placées dans leur voisinage, etc.

II. Le diagnostic de ces déplacements est en général assez facile. Les principales données sur lesquelles il se fonde sont fournies par le toucher ou la palpation, l'inspection et la percussion. Si les intestins sont refoulés vers la région épigastrique, par exemple, la résonnance tympanique, la saillie anormale de cette région d'une part, et d'autre part la matité dans la région correspondante à l'épanchement liquide, à la tumeur solide qui aurait repoussé les intestins, ne laisseront aucun doute sur l'existence du déplacement dont il s'agit. Lorsque le foie et la rate sont refoulés vers la poitrine, le niveau supérieur de la matité due à la présence de ces organes est plus élevé que dans l'état normal; la résonnance pulmonaire

(1) Pour peu que le refoulement soit considérable, la rate à gauche, le foie à droite, sont repoussés, la première vers la cavité gauche, le second vers la cavité droite de la poitrine, ce qui ne peut avoir lieu sans que le jeu des poumons soit plus ou moins entravé.

et la respiration vésiculaire manquent dans la région inférieure de la poitrine envahie par le foie ou la rate, etc.

Les organes déplacés, refoulés, reviennent à leur siége ordinaire, aussitôt que les causes de leur déplacement ont cessé d'agir.

§ II. Hernies diaphragmatiques.

I. Les hernies des diverses portions du tube digestif et de ses annexes à travers les ouvertures, les canaux, les anneaux que présentent les parois abdominales, constituent une des parties les plus importantes de la *pathologie externe*, et nous n'avons pas à nous en occuper ici. Nous dirons quelques mots seulement des hernies qui s'opèrent par la paroi supérieure de l'abdomen ou par le diaphragme.

II. Les intestins et l'estomac, la rate, le pancréas, peuvent faire hernie dans la cavité gauche de la poitrine, à la suite de solutions de continuité du diaphragme, produites soit par des instruments vulnérants, soit par des distensions violentes, soit par un travail ulcératif. « Il paraît même, dit Laënnec, que l'on a quelquefois vu l'estomac et les intestins passer dans la poitrine par les ouvertures qui donnent passage à l'œsophage, à l'aorte et même au *nerf grand sympathique* (1). (Nous avons cité un exemple de la hernie diaphragmatique en nous occupant des déplacements du cœur.)

III. L'auscultation et la percussion feraient aisément reconnaître la hernie diaphragmatique. Une mort assez prompte serait, sans doute, l'inévitable terminaison de cette hernie, en supposant même qu'on eût été assez hardi pour pratiquer l'opération dont Laënnec avait conçu l'idée (2).

(1) Il est assez difficile de croire que l'estomac et les intestins puissent pénétrer dans la poitrine à travers l'ouverture qui livre passage *au nerf grand sympathique.*

(2) « Si l'on acquérait la connaissance de la hernie de l'estomac et des intestins dans la cavité de la poitrine peu de temps après sa formation,

ARTICLE V.

DÉPLACEMENTS SIMPLES ET HERNIES DES REINS, DE LA VESSIE ET DE L'UTÉRUS.

§ Ier. Déplacements simples et hernies des reins.

Selon M. Rayer, les déplacements des reins peuvent résulter : 1° d'un vice de situation *fixe*, congénital ou accidentel; 2° d'un vice de situation *non permanent* ou de la *mobilité* des reins (1).

I. *Vices de situation fixe des reins.*

I. A cette catégorie se rapportent : 1° la position des reins réunis sur la colonne vertébrale (*fusion des reins*); 2° la position des reins plus inférieurement qu'à l'état normal, et notamment leur position dans l'excavation du bassin, soit par l'effet d'une cause congénitale inconnue, soit par l'effet d'une cause mécanique déterminée.

On possède un grand nombre d'exemples de reins réunis en fer à cheval au-devant de la colonne vertébrale. Après avoir cité les nombreux auteurs qui en ont publié, M. Rayer ajoute qu'il a lui-même observé plusieurs cas de cette *fusion* des reins. Dans un de ces cas, les deux reins étaient réunis inférieurement par une bande aplatie de substance rénale; dans un second, cette bande, plus

serait-il trop hardi, demande Laënnec, de faire aux parois abdominales une incision suffisante pour introduire deux doigts, retirer les intestins dans la cavité abdominale, et les y maintenir par la position verticale longtemps continuée et la diète presque absolue? »

(1) Certains déplacements des reins seraient mieux désignés sous le nom de changements ou vices de *direction*.

Ruysch a figuré un exemple curieux de ce vice de direction. Il s'agissait d'un rein droit dont la scissure était tournée en haut et le bord convexe en bas (l'uretère passait derrière le rein). Ce vice de direction fut observé chez une femme de quarante ans, morte d'une affection du cœur avec ascite, etc.

Cette déviation, ce changement de direction, peut, comme nous le verrons plus loin, coexister avec un véritable déplacement des reins.

volumineuse, approchait un peu plus de la forme d'un rein ; dans un troisième cas, c'était un véritable rein uni avec deux autres qui étaient également très distincts. Dans tous ces cas, l'espèce de fer à cheval formé par la fusion des reins était placé en travers sur la colonne vertébrale.

M. Rayer fait observer que si cette anomalie n'était pas connue des praticiens, elle pourrait donner lieu à des erreurs de diagnostic. « Il pourrait arriver, dit-il, que ces organes, *reconnus* au toucher, fussent pris pour une tumeur morbide et traités comme telle, surtout si elle était rencontrée chez un malade qui ressentît, par une cause tout autre, des douleurs dans l'abdomen. Il peut arriver aussi que des reins ainsi réunis s'enflamment, que le bassinet suppure : or, le siége de la douleur et l'existence d'une tumeur vers le milieu de l'abdomen éloigneraient complétement l'idée d'une pyélo-néphrite, affection que des urines purulentes et d'autres phénomènes propres aux pyélites pourraient d'ailleurs indiquer. »

Il ne manque pas non plus de cas de situation des deux reins, unis ou séparés, ou de l'un des deux seulement, dans l'excavation du bassin, où ils peuvent simuler des tumeurs appartenant aux organes normalement situés dans cette excavation, tels que les ovaires, la matrice, le rectum, etc. Voici quelques cas de ce genre (celui par lequel nous allons commencer offrira, en même temps, d'autres anomalies du rein intéressantes à connaître).

En faisant l'ouverture d'un homme âgé de cinquante ans, le docteur Pacoud, chirurgien en chef de l'hospice civil de Bourg (1), trouva le *rein gauche placé dans l'excavation du petit bassin*, derrière la vessie, à côté de l'intestin rectum

---

(1) Ce chirurgien lut l'observation que nous allons rapporter à la Société de médecine de Paris, le 23 germinal an x. (L'observation fut publiée ensuite dans le Recueil périodique de cette Société , rédigé par le docteur Sédillot jeune.)

qui s'était porté un peu à droite et devant la partie antérieure du sacrum. Recouvert par le péritoine, ce rein
était plongé dans une masse de tissu cellulaire dont les
lames assez compactes formaient là comme deux bandes
ligamenteuses qui l'attachaient au sacrum. Cette position
avait singulièrement influé sur la forme de l'organe,
aussi bien que sur la distribution de ses vaisseaux. Il était
à peu près triangulaire. De ses trois faces, l'antérieure
offrait dans son milieu la scissure remplie d'inégalités à
laquelle aboutissaient les artères rénales et d'où partaient
une veine (1) et l'uretère gauche ; cette face correspondait
à la vessie ; une seconde face, postérieure, était convexe
pour s'accommoder à la concavité du sacrum et de l'iléum
réunis ; la troisième, interne, était bornée à droite par le
rectum, et n'avait rien de remarquable. L'uretère, deux
pouces et demi environ après sa sortie de la scissure rénale, était, dans un espace à peu près égal, fixé par le
péritoine contre la partie postérieure de la vessie, et allait pénétrer dans cet organe un pouce au moins plus bas
que l'uretère du côté opposé. On ne put trouver de capsule surrénale gauche, non plus que la vésicule séminale
et le canal déférent du même côté (seulement, à la place
de ce dernier, se rencontrait un ligament long d'un pouce
environ, et qui, partant de l'épididyme, allait se perdre dans
le tissu cellulaire qui environne le cordon des vaisseaux
spermatiques).

(1) Les artères étaient au nombre de trois. Au lieu de partir de l'aorte
abdominale et vers le milieu de sa longueur, elles naissaient, l'une, plus
longue, de la division de l'aorte que l'on nomme tronc pelvi-crural ou
iliaque primitive ; les deux autres, plus courtes, partaient de l'artère
hypogastrique, un pouce environ après sa séparation du tronc crural ou
iliaque externe... Il n'y avait qu'une seule veine, laquelle, née de la scissure par deux branches qui ne tardaient pas à se réunir, allait se porter,
non dans la veine cave, mais dans la veine iliaque primitive gauche.

L'auteur a négligé de noter l'origine et la disposition des nerfs qui se
rendaient au rein déplacé.

V.33

Le rein du côté droit se trouvait dans l'état ordinaire.

Le volume de la glande prostate était singulièrement diminué (1).

M. le docteur Boinet a vu un rein placé transversalement entre le rectum et la vessie, et tenant la place de la matrice, qui était déviée avec ses annexes (2).

M. Cruveilhier a vu, chez une femme, les deux reins réunis occupant le petit bassin derrière le rectum, et débordant un peu le détroit supérieur. Ce rein contenait une grande quantité de pus qui s'était fait jour par le rectum. Pendant la vie, on n'avait noté chez cette femme qu'une fièvre hectique dont on avait inutilement cherché la cause (3).

Dans quelques cas, les reins sont refoulés soit en bas, soit en haut, à droite ou à gauche, par des tumeurs développées dans le voisinage. Laënnec a vu le rein droit refoulé par le foie jusque vis-à-vis la crête de l'os des iles (4). M. Rayer (5) a rapporté un cas d'abaissement et de déformation du rein droit, produit par une capsule surrénale devenue véritablement monstrueuse. Le même auteur, chez un phthisique, a vu le rein droit, d'un volume considérable, descendu jusque près de la crête de l'os des iles, par l'effet d'une augmentation de volume du foie telle, que l'estomac était abaissé au-dessous du nombril; le rein déplacé était en même temps dévié de sa direction naturelle, de telle sorte que son extrémité inférieure était dirigée en avant et vers l'ombilic.

II. Il va sans dire que, dans les cas où les reins déplacés sont le siége des maladies inflammatoires ou autres dont il a été question précédemment, il en résulte des

(1) Il existait dans le tronc crural et les artères iliaques externes certaines anomalies qu'il est inutile d'exposer ici.

(2) *Arch. génér. de méd.*, 2ᵉ série, t. VII, 1835.

(3) M. Cruveilhier, *Anat. descript.*, t. II, p. 694.

(4) *Traité de l'auscult. méd.*, t. I, p. 589, 2ᵉ édit. 1826.

(5) *Traité des maladies des reins*, t. III, p. 774.

symptômes qui tiennent à cette circonstance anormale, symptômes qui pourraient être la source d'erreurs de diagnostic plus ou moins graves de la part de médecins peu éclairés ou peu attentifs.

II. *Vices de situation non permanents des reins.*

Ces vices comprennent, selon M. Rayer : 1° les *hernies des reins* à travers les parois de l'abdomen; 2° la *mobilité* des reins, occasionnant des douleurs dans l'abdomen ou dans les régions lombaires et crurales.

A. *Hernies des reins.*

Dans les cas d'éventration congénitale, on a vu le rein sorti hors de l'abdomen. On lit un cas de ce genre dans le *Journal hebdomadaire de médecine* pour le mois d'août 1836 : la paroi abdominale d'un fœtus présentait, à gauche et en haut, une vaste solution de continuité, à travers laquelle étaient sortis le *rein gauche*, le foie, la rate, l'estomac et les intestins. Il paraîtrait même, d'après certains faits, que les reins peuvent s'engager à travers des écartements des fibres musculaires des parois de l'abdomen, et former sous la peau une *tumeur herniaire*. Monro Junior rapporte que son père et le docteur Farquharson avaient été consultés pour un enfant de six mois qui portait deux tumeurs de chaque côté du dos, recouvertes seulement par la peau. Un examen attentif fit reconnaître que *ces tumeurs étaient formées par les reins, qui pouvaient facilement être réduits au travers d'un anneau ovale d'un diamètre considérable.*

B. *De la mobilité des reins.*

I. La *mobilité* des reins permet à ces organes de s'abaisser, de se porter en avant, d'être refoulés en arrière ou supérieurement sous le foie, et devient la source d'accidents variés, qui ont été jusqu'ici presque toujours attribués à d'autres affections.

Cet état morbide, bien qu'il n'ait pas été complétement

ignoré des observateurs des deux derniers siècles (1), n'a cependant été convenablement étudié que par M. Rayer, lequel, il y a déjà longtemps, a signalé cette affection à l'attention des médecins, et en a montré des exemples dans son service à MM. Velpeau, Gerdy, Bell, Donné, Thirial, de Bouy. M. Rayer dit avoir fait reconnaître cette affection des reins à deux médecins assez inquiets sur la nature des douleurs habituelles qu'ils éprouvaient dans le flanc droit, où ils avaient reconnu une *tumeur mobile*, sur la nature de laquelle les avis les plus divers avaient été émis.

Le rein droit paraît être presque exclusivement le siége de cette lésion, qui est plus fréquente chez la femme que chez l'homme. Le plus souvent elle coïncide avec une augmentation de volume du foie, avec un déplacement de l'intestin ou de l'utérus. Elle peut être aussi la conséquence d'une disposition particulière du péritoine, d'une dévia-

(1) C'est à cette lésion qu'il faut rapporter le passage suivant de Mesué : « Dislocatio accidit quandoque in renibus et vesica plurimum, et est ut a proprio removeatur loco et declinet ad dextrum vel sinistrum; inferius tendit magis, etc. » (*Opera omnia*, Venetiis, 1561, in-folio, p. 288 ; *De dislocatione renum et vesicæ*.)

On lit aussi dans Riolan (*Manuel anat. et pathol.*, Lyon, 1682) : « Encore que les reins semblent fortement collés aux lombes, ils ne laissent pourtant pas de pouvoir quitter leur place, d'être démis et de tomber en devant; quelquefois même ils tombent jusqu'au bas-ventre, ce qui ne se peut faire sans qu'on soit en danger de la vie ; ce qui est véritable, qu'il n'en faut douter nullement. La cause en vient non seulement de ce que la graisse dont ils sont enveloppés se fond, mais aussi de ce qu'étant devenus trop grands et lourds, soit par une tumeur qui y soit engendrée, soit par une pierre qui est enfermée dedans leur bassinet, ils sont portés en bas par leur poids, leurs attaches n'étant pas assez fortes pour les retenir en leur place; d'où il arrive qu'après avoir demeuré quelque temps dans le lieu où ils sont tombés, *ils se pourrissent et deviennent pleins d'abcès.* »

On voit par ce qui vient d'être lu que Riolan n'avait pas suffisamment distingué la *mobilité* proprement dite des reins, des changements de position, permanents ou non, que nous avons décrits plus haut.

tion du rein, etc.; des grossesses multipliées, des efforts pour porter ou soulever des fardeaux, ont paru, dans quelques cas, être la cause du déplacement des reins. Après avoir énuméré ces causes, M. Rayer ajoute que, dans d'autres cas, le déplacement n'a pu être expliqué.

II. Une douleur dans la région lombaire droite (nous avons vu que le rein droit était particulièrement le siége de la lésion qui nous occupe), se propageant dans la direction des nerfs lombaires et cruraux, douleur qu'on peut réveiller, quand elle est assoupie, en comprimant le rein avec les doigts de la main droite, la main gauche soutenant les lombes en arrière, et un sentiment habituel de faiblesse et de malaise dans le bas-ventre, sont, d'après M. Rayer, les symptômes les plus ordinaires de la *mobilité des reins*. « Parfois il s'y joint les phénomènes d'une péritonite, déterminée probablement par les tiraillements qu'entraîne la mobilité du rein. D'autres fois, ce sont comme des coliques nerveuses et d'autres accidents analogues à ceux dont se plaignent les hypochondriaques, surtout lorsque les malades, en s'explorant le ventre, y ont rencontré une tumeur sur la nature de laquelle ils sont d'autant plus inquiets que le plus grand nombre des médecins ne la connaissent pas (1). »

(1) Nous renvoyons, pour plus de détails, aux onze observations particulières que contient sur cette maladie l'ouvrage de M. Rayer. Nous ajouterons seulement ici que des symptômes particuliers peuvent être produits par l'effet de la pression que le rein mobile exerce sur telle ou telle partie. C'est ainsi que dans un cas recueilli par M. Girard, et publié dans le n° 53 du *Journal hebdomadaire*, il existait un œdème du membre abdominal droit, qui fut attribué à la compression de la veine cave inférieure. La compression de la veine cave inférieure aurait dû cependant produire l'œdème des deux membres inférieurs. Mais il se peut que la compression de cette veine n'ait pas été assez considérable pour empêcher complétement le cours du sang dans sa cavité, et que les veines du membre droit aient seules participé à cette compression. Sous ce rapport, la description de l'état des parties laisse quelque chose à désirer. La voici : « Le rein droit présentait une anomalie remarquable. Le péritoine, au lieu de passer seulement sur la face antérieure, l'enveloppait de toute

III. L'expérience a démontré à M. Rayer qu'il suffisait le plus souvent de maintenir le ventre par une ceinture convenablement appliquée pour faire cesser ou rendre supportable la douleur occasionnée par un *rein mobile*. Dans deux cas où cette affection coïncidait avec un abaissement de l'utérus, le repos sur un lit horizontal et l'emploi de douches sulfureuses en arrosoir ont été très salutaires. Lorsque les douleurs lombaires sont très aiguës, et lorsqu'il existe des symptômes de péritonite ou d'entérite concomitantes, comme il arrive quelquefois, selon M. Rayer, il faut recourir aux moyens antiphlogistiques dont nous avons parlé ailleurs. On doit aussi recommander aux malades de s'abstenir d'exercices fatigants, tels que la course, la danse, l'équitation, etc. (1).

§ II. Hernie de la vessie.

I. La vessie peut faire hernie à travers un écartement anormal, soit des deux pubis, soit des deux muscles droits de l'abdomen.

Dans certains cas, cette hernie est compliquée d'une autre anomalie, désignée sous le nom d'extrophie ou ex-troversion de la vessie.

II. Dans l'anomalie qui porte ce dernier nom, la vessie

part, excepté à la scissure, et lui formait ainsi un véritable mésentère qui avait près de deux pouces de longueur. Le rein se trouvait ainsi *flottant* dans l'abdomen, au niveau de la troisième vertèbre lombaire et à la partie inférieure du colon ascendant, qui, rempli de gaz, l'appliquait fortement contre la veine cave inférieure. Celle-ci offrait dans cette partie un sillon considérable, et au-dessous un renflement qui doublait presque son volume. Saine depuis le cœur jusqu'à ce renflement, elle présentait au-dessous un véritable tissu aréolaire ou caverneux, qui remplissait toute la cavité du vaisseau et s'étendait à deux ou trois pouces du pli de l'aine. La veine crurale et la saphène avaient leur diamètre naturel. Le rein *mobile* n'offrait rien de morbide. »

(1) Les méprises relatives aux tumeurs formées par la *mobilité* des reins ont, ainsi que M. Rayer en a fait la remarque, donné lieu aux traitements les plus bizarres et quelquefois les plus douloureux.

est très incomplétement développée ; et c'est sa membrane muqueuse qui, par une sorte de renversement très remarquable, se trouve constituer sa face extérieure.

Cette anomalie entraîne nécessairement à sa suite une incontinence d'urine. Ce liquide suinte incessamment à la partie inférieure de la tumeur, où l'on aperçoit les orifices des uretères (1).

§ III. Déplacements simples et hernies de l'utérus.

L'utérus est un des organes les plus sujets à éprouver des déviations (*antéversion, rétroversion, dextroversion, sinistroversion*) et des déplacements. Son *prolapsus* se rencontre assez fréquemment, et quelquefois enfin cet organe est, en quelque sorte, *retourné* sur lui-même (*extroversion*). Pour toutes ces anomalies, comme pour les hernies de l'utérus proprement dites, nous renvoyons aux Traités de chirurgie.

CHAPITRE II.

DÉPLACEMENTS SIMPLES ET HERNIES DES ORGANES NON SPLANCHNIQUES.

Cette catégorie de déplacements appartient spécialement à la chirurgie. Elle comprend les luxations proprement dites, les hernies des muscles, celle de l'iris, etc., etc.

Comme les déplacements extérieurs, quels qu'ils soient,

(1) Attribuer l'anomalie qui nous occupe à *un arrêt de développement*, ce n'est point en expliquer le mécanisme, car il reste alors à donner l'explication de l'explication, c'est-à-dire de l'arrêt de développement. C'est à un travail ulcératif qui a successivement détruit la paroi antérieure de la vessie et les parties extérieures avec lesquelles elle est en rapport qu'il faut sans doute attribuer le développement de la singulière anomalie dont il vient d'être question. Par conséquent, cette anomalie trouverait sa place naturelle dans la classe de maladies que nous avons décrites sous le nom de *solutions de continuité et de communications anormales*. Si nous en avons dit ici quelques mots, c'est que M. Isid. Geoffroy-Saint-Hilaire s'en est occupé dans le chapitre qu'il a consacré aux *anomalies par déplacement*.

ne peuvent avoir lieu sans que la forme extérieure du corps en soit plus ou moins altérée, un grand nombre d'entre eux, qui portent une atteinte très prononcée à cette forme, et par suite à l'un des éléments de la beauté du corps, sont connus sous les noms de *difformités*, de *vices de conformation*, etc.

Telles sont les grandes déviations des membres, de la colonne vertébrale, etc., etc., pour la cure desquelles une foule de moyens et d'opérations *orthopédiques* ont été imaginés en tout temps, et surtout de nos jours.

Ainsi que M. Isid. Geoffroy-Saint-Hilaire en a fait la remarque, « le plus grand nombre des déplacements de cette catégorie sont seulement partiels, ou même résultent de simples *changements de direction*, de torsion, etc. »

Au reste, nous laissons aux chirurgiens le soin d'étudier cette importante et difficile partie des lésions *physiques*, et nous souhaitons qu'ils s'accordent mieux qu'ils ne l'ont fait jusqu'ici sur les systèmes orthopédiques qu'il convient d'employer en pareil cas, sans préjudice des moyens hygiéniques ou du régime, qu'il faut prendre en si haute considération chez le plus grand nombre de sujets difformes.

SECTION DEUXIÈME.

EXTROVERSIONS, INVAGINATIONS.

I. Parmi les divers changements de rapport et les accidents de situation que l'on peut rencontrer, il en est qui, pour leur accomplissement, réclament des conditions particulières à un très petit nombre d'organes. Telles sont les lésions connues sous les noms de *retournements*, ou d'*extroversion* et d'*introversion*, d'*invaginations*, etc.

Les extroversions, par exemple, ou cet état dans lequel un organe creux est *retourné sur lui-même*, n'affectent guère que les paupières, l'utérus, la vessie, le rectum et quelques autres parties. Les invaginations proprement dites n'ont lieu que dans les intestins.

J'ai déjà dit quelques mots de l'extroversion de la vessie et de l'utérus. Je n'y reviendrai pas. L'extroversion ou le *retournement* du rectum est une lésion qui relève de la pathologie externe. Il en est de même de ces *retournements* que présentent les intestins dans certains cas d'anus contre nature.

II. Il ne me resterait donc qu'à parler des invaginations proprement dites; mais je les ai déjà signalées, en exposant les diverses lésions que l'on rencontre chez les individus qui succombent à l'entéro-mésenterite typhoïde. J'ajouterai seulement ici : 1° qu'elles peuvent avoir lieu dans des cas autres que ce dernier; 2° que leur diagnostic positif est extrêmement difficile , pou : ne pas dire impossible; 3° que, en supposant qu'on fût assez heureux pour les diagnostiquer, elles ne donneraient prise à aucun de nos moyens; 4° que si la *nature* ne les fait pas disparaître elle-même comme elle les a produites, il en résulte un obstacle permanent au cours des matières intestinales, lequel obstacle donne lieu à des accidents dont nous nous occuperons en étudiant les rétrécissements et les occlusions du tube intestinal.

SECTION TROISIÈME.

TRANSPOSITION DE CÔTÉ DES ORGANES ET DES PARTIES DONT CES ORGANES SONT COMPOSÉS (1).

L'anomalie de position dont je me propose de parler constitue à elle seule , sous le nom d'*hétérotaxies*, le second embranchement des *anomalies d'organisation*, telles qu'elles ont été classées par M. Isid. Geoffroy-Saint-Hilaire. Cet embranchement ne comprend que deux *ordres* désignés , le premier sous le nom d'*inversion splanchnique*, le second sous le nom d'*inversion générale*.

(1) En français, *transposition, inversion, renversement, bouleversement des viscères*. En latin , *transpositio, inversio, translocatio viscerum, translocatio lateralis, inversa corporis structura, situs inversus*.

ARTICLE PREMIER.

INVERSION SPLANCHNIQUE (1).

Après avoir rapporté toutes les synonymies indiquées dans la note de la page ci-avant, M. Isid. Geoffroy-Saint-Hilaire ajoute : « Le mot *transposition*, qui indique un échange de position entre deux ou plusieurs parties, implique une idée fausse; car, dans l'inversion splanchnique, plusieurs organes, par exemple, le cœur, l'estomac, changent bien plutôt de *forme* que de *place*. »

Je regrette que le savant auteur n'ait pas développé sa pensée d'une manière plus explicite. Telle qu'elle est exprimée, elle me paraît en opposition flagrante avec l'observation. En effet, dans l'*inversion splanchnique*, le cœur est à droite, et l'estomac est à gauche. Mais ils présentent d'ailleurs leur forme normale. Or, comment concilier cet état de choses avec cette proposition, savoir: que le cœur et l'estomac, dans l'inversion splanchnique, *changent bien plutôt de forme que de place ?*

I. Inversion splanchnique générale.

§ Iᵉʳ. Idée générale de cette anomalie.

I. Il ne faut pas confondre la transposition proprement dite des organes abdominaux et thoraciques avec les déplacements de ces organes, tels que nous les avons précédemment étudiés. En effet, dans ce dernier cas, les organes ne sont pas, à rigoureusement parler, *transposés*. Les cavités du cœur, par exemple, ne sont pas *situées* de telle sorte que les gauches se trouvent à droite, et *vice versá*, circonstance *caractéristique* de l'anomalie qui nous occupe en ce moment. Sous ce rapport, M. le professeur Bérard n'a pas donné une idée exacte et suffisamment claire de la véritable transposition du cœur, quand il s'est borné à dire

(1) Par cette dénomination, M. Isid. Geoffroy-Saint-Hilaire entend l'*inversion* de tous les organes splanchniques non symétriques.

que, *chez les sujets qui offrent une transposition complète des viscères, le cœur a sa pointe dirigée à droite et en avant, et sa base en sens opposé* (1). En effet, ce n'est point ce simple changement de direction qui *spécifie* l'anomalie dont il s'agit, puisque, comme M. Bérard le reconnaît lui-même, le même changement de direction a été observé dans des cas où les viscères n'étaient pas transposés (2).

II. M. Isid. Geoffroy-Saint-Hilaire a exprimé d'une manière très claire et très ingénieuse les caractères fondamentaux de l'*inversion splanchnique*, dans le passage suivant de son *Histoire des anomalies de l'organisation* :

« Tous les organes, soit thoraciques, soit abdominaux, soit pairs, soit impairs, ont exactement la disposition inverse de celle qui constitue l'état régulier, tous ceux qui sont ordinairement à droite étant du côté gauche, et tous ceux qui doivent être du côté droit se trouvant à gauche, de telle sorte que leur ensemble est précisément ce que serait dans une glace l'image de tous les organes thoraciques et abdominaux d'un individu normal. Réciproquement, l'image de l'ensemble des organes transposés représenterait fidèlement l'état normal du thorax et de l'abdomen. »

III. Pour préciser, en quelque sorte, cette indication générale, je consignerai ici un exemple de transposition des organes thoraciques et abdominaux que j'ai observé, en 1824, à l'hôpital Cochin, avec Dubled, qui le publia dans le t. VI des Archives de médecine :

Un charpentier, âgé de vingt ans (3), d'une assez belle stature, entra à l'hôpital Cochin, le 28 août 1824, disant

---

(1) *Dictionnaire de médecine* en 25 vol., t. VIII, p. 219.

(2) L'anomalie qui nous occupe n'est pas aussi rare qu'on l'avait cru jusqu'ici. M. Isid. Geoffroy-Saint-Hilaire évalue *à cinquante ou soixante* le nombre des observations qui ont été rapportées jusqu'ici par les auteurs sur la transposition des viscères en général.

(3) C'est par erreur que M. Isid. Geoffroy-Saint-Hilaire, en citant ce cas, a dit qu'il avait été observé chez une *femme adulte*.

n'être malade que depuis quatre jours. Il succomba le 31 septembre suivant.

On avait noté, pendant le séjour du malade à l'hôpital, que les *battements du cœur, examinés au stéthoscope, étaient forts, vifs, fréquents, étendus, surtout dans la cavité pectorale droite, où il* SEMBLAIT QU'IL EXISTAT UN SECOND COEUR (1).

Autopsie cadavérique, vingt-quatre heures après la mort.

La poitrine et le ventre ouverts, la première chose qui frappe les regards, *c'est une transposition des organes renfermés dans ces deux cavités.*

Le cœur occupait dans le côté droit de la poitrine la place qu'il occupe ordinairement dans la cavité gauche: il se dirigeait de gauche à droite, de manière que sa base regardait la partie gauche de la poitrine, tandis que sa pointe répondait à l'intervalle des cinquième et sixième côtes droites. *Le ventricule droit était à gauche, et réciproquement le ventricule gauche à droite.* Le ventricule droit, ainsi situé à gauche, recevait l'oreillette droite dans laquelle venaient s'ouvrir les deux veines caves, *situées sur le côté gauche de la ligne médiane.* De la base de ce même ventricule naissait l'artère pulmonaire, dont la branche qui va ordinairement au poumon gauche se rendait au poumon droit, tandis que la branche affectée normalement à ce dernier poumon se distribuait au poumon gauche. A la base du ventricule gauche placé à droite, on voyait en dehors *l'oreillette gauche regardant,* comme lui, *à droite,* en dedans *l'aorte, qui, dirigée obliquement de bas en haut et de gauche à droite, venait se courber au-dessous de l'extrémité sternale de la clavicule droite ; elle formait ainsi une courbure dont la convexité tournée en haut et à gauche donnait naissance successivement,* 1° *à un seul tronc d'où partaient un peu plus loin l'artère carotide primitive gauche et la sous-clavière du même côté,* 2° *l'artère carotide primitive droite,* 3° *la*

(1) Une exploration plus exacte aurait fait reconnaître aisément la transposition du cœur à droite.

sous-clavière droite. Après avoir fourni ces trois troncs, l'aorte se courbait de haut en bas, et descendait jusqu'à la troisième vertèbre lombaire, *en suivant le côté droit de la colonne vertébrale*.

La veine azygos, *placée dans le côté gauche de la poitrine*, venait s'ouvrir dans l'oreillette droite, transposée à gauche.

Les deux poumons étaient également *transposés*, de telle sorte que celui du *côté gauche avait trois lobes*, et que celui du *côté droit n'en avait que deux*.

Transposé aussi, le diaphragme présentait *à gauche* l'anneau fibreux qui donne passage à la *veine cave ascendante*, tandis qu'il livrait passage *à droite* en avant, à l'*œsophage*, et en arrière à l'*aorte*.

L'œsophage se rendait à l'estomac, en se dirigeant obliquement de haut en bas et à droite.

La grande courbure de l'estomac regardait en bas, en avant et à *droite*, tandis que la petite courbure était tournée en arrière, en haut et *à gauche*. La grosse tubérosité de l'estomac occupait l'*hypochondre droit, où se trouvait également la rate*, qui en occupait la partie la plus profonde. La petite extrémité de l'estomac, *tournée à gauche*, donnait naissance au duodénum, qui, d'abord dirigé obliquement de bas en haut et de *droite à gauche*, se recourbait au-dessous de la vésicule du fiel, descendait jusqu'au-dessus du rein gauche, puis enfin se recourbait de nouveau pour marcher transversalement, et venir se terminer sur la partie latérale droite de la seconde vertèbre lombaire, en donnant là naissance au jéjunum. Ce dernier et l'iléon étaient renfermés dans la duplicature du mésentère, lequel, partant de la partie latérale *droite* de la seconde vertèbre lombaire, venait se terminer dans la fosse iliaque *gauche, où l'iléon s'ouvrait dans le cœcum*. De l'extrémité supérieure de ce dernier ainsi *transposé*, partait le colon ascendant. L'appendice cœcal était jeté sur le côté gauche de l'excavation pelvienne. Le colon ascendant *montait dans la région lombaire gauche*, jusqu'au-dessous du bas-fond de la vésicule du fiel, et là se courbait de haut en bas, pour marcher transversalement de *gauche à droite*, en formant l'arc du colon; enfin, ce dernier, arrivé dans l'hypochondre *droit au-dessous de la rate*, se courbait de haut en bas, pour *descendre dans la région lombaire droite* et former le colon descendant. Cette troisième portion du colon, parvenue au-devant de la *symphyse sacro-iliaque droite*, se plongeait dans le petit bassin obliquement de *droite à gauche*, pour former le rectum, qui offrait une *direction inverse* de celle qu'il présente ordinairement.

Le pancréas était placé transversalement au-devant de la colonne vertébrale, de telle sorte que sa tête ou grosse extrémité était tournée *à gauche*, tandis que sa queue ou petite extrémité regardait *à droite*.

Enfin, *le foie occupait l'hypochondre gauche;* son grand lobe était tourné *à gauche*, tandis que son lobe moyen, situé *à droite*, recouvrait un peu le petit cul-de-sac de l'estomac.

§ II. Explication de l'inversion splanchnique.

I. Dire, avec Leibnitz, que *l'inversion splanchnique est une débauche de la nature peu sage* (1), et avec Stoll, que c'est un *jeu extraordinaire de la nature*, c'est avouer implicitement que l'on ignore la cause réelle de cette anomalie.

(1) On attribue à Leibnitz le quatrain suivant, composé à l'occasion d'un cas célèbre de transposition des viscères observé par Morand (vers 1660) sur un soldat invalide :

> La nature, peu sage et sans doute en débauche,
> Plaça le foie au côté gauche,
> Et de même, *vice versâ*,
> Le cœur à la droite plaça.

Selon M. Isid. Geoffroy-Saint-Hilaire, il paraîtrait que ce fut aussi l'observation de Morand qui inspira à Molière la plaisante idée de faire placer, par le *Médecin malgré lui*, le cœur à droite et le foie à gauche.

II. La détermination précise de cette cause est-elle possible?

Après avoir vainement cherché l'explication de l'inversion des viscères, Winslow conclut de l'inutilité de ses efforts que cette explication ne saurait exister, et qu'il n'est d'autre hypothèse admissible que celle de germes originairement frappés d'anomalie, c'est-à-dire qu'il recule la difficulté, au lieu de la résoudre.

III. L'explication proposée par M. Isid. Geoffroy-Saint-Hilaire a vraiment lieu de nous étonner de la part de cet excellent esprit. S'appuyant sur cette assertion de M. Serres, savoir, que le foie, « *organe dominateur*, est un véritable centre autour duquel toutes les autres parties viennent se ranger suivant un ordre rigoureusement déterminé, » M. Isid. Geoffroy-Saint-Hilaire en conclut que « l'inversion de tous les viscères, de tous les nerfs, de tous les vaisseaux contenus dans les deux grandes cavités splanchniques, s'expliquerait par l'*inversion* du *foie*, en d'autres termes, par le développement de ses deux lobes en sens inverse de l'état normal. »

N'est-il pas évident que le fait d'inversion du foie, par lequel on croit *expliquer* ici l'inversion des autres organes splanchniques, est précisément une partie de l'état anormal qu'il s'agit d'expliquer, et qu'il est tout aussi difficile d'expliquer l'inversion partielle du foie que l'inversion générale des viscères de la poitrine et de l'abdomen? Ajoutons, d'ailleurs, que l'influence attribuée au foie sur l'arrangement des autres viscères de l'abdomen et du thorax n'est rien moins que rigoureusement démontrée. Mieux vaut, avec Winslow, reculer la difficulté que la résoudre d'une manière inexacte.

§ III. Diagnostic.

I. Le diagnostic de la transposition ou inversion des organes contenus dans l'abdomen et le thorax est une chose des plus faciles. L'inspection, le toucher, l'auscultation et la percussion fourniront les données de ce diagnostic.

On pourrait, à la rigueur, confondre la véritable transposition du cœur avec le simple déplacement de cet organe à droite. Mais cette circonstance remarquable, savoir, que, dans l'inversion viscérale, le foie est à gauche, la rate à droite, l'estomac également à droite, le cœcum à gauche, empêchera de commettre l'erreur dont il s'agit.

Voici, d'ailleurs, un exemple de diagnostic de la transposition des organes, publié dans un journal de médecine (1) par M. le docteur Berton.

« Chez une dame de mes clientes, dit ce médecin, le cœur se trouve à droite, la rate du même côté, le foie à gauche...

« Cette dame, d'une quarantaine d'années, a eu neuf enfants, est d'une assez pauvre santé, sans que l'on puisse cependant rattacher son état maladif à la particularité organique qu'elle présente ; car, à part cette sorte d'inversion, anatomiquement et physiologiquement, l'harmonie est ici tout aussi parfaite. »

II. Il suit de ce qui précède que l'on ne serait plus complétement autorisé à dire, avec M. Isid. Geoffroy-Saint-Hilaire : « Chez l'homme même, au moins dans tous les cas connus jusqu'à présent, aucun changement appréciable dans la forme générale ne vient traduire au dehors la présence d'une *hétérotaxie*, et l'être qui en est affecté se trouve ainsi exempt de toute difformité externe, aussi bien que de toute altération vraiment vicieuse de l'organisation interne. »

Il faut nécessairement, en effet, qu'il existe quelque *changement appréciable* chez l'individu affecté d'*hétérotaxie*, puisqu'on peut reconnaître ce vice de conformation pendant la vie.

(1) *Gazette des hôpitaux*, n° du 21 août 1845.

II. Inversions splanchniques incomplètes ou partielles.

I. Ne peut-il exister des inversions incomplètes? Et s'il en existe, quelle explication peut en être donnée? Tel est le double problème que M. Isid. Geoffroy-Saint-Hilaire s'est proposé de résoudre.

Il commence d'abord par la dernière question. Quelque spécieuse que paraisse l'explication de notre savant confrère, elle n'est pas, au fond, plus satisfaisante que celle de l'*inversion générale*, dont elle ne constitue qu'une sorte de corollaire.

II. M. Isid. Geoffroy Saint-Hilaire se borne à mentionner un seul de ces déplacements partiels, et le mieux connu selon lui, l'*inversion des poumons ;* anomalie observée en 1821, par M. Desruelles, sur un militaire mort subitement.

L'auteur de l'article *Cas rares* du *Dictionnaire des sciences médicales* rapporte le fait suivant, qui paraîtrait rentrer dans l'ordre des *renversements partiels* des viscères. « En ouvrant le cadavre d'un militaire d'environ trente ans, nous reconnûmes, dit-il, que le cœur occupait la partie droite de la poitrine ; le poumon, *réuni en un seul lobe,* était à gauche; ses lobes étaient distincts à la vue, mais adhérents entre eux par une contiguïté parfaite. *Le reste des viscères était dans l'ordre naturel.* »

Dans une brochure publiée par Boujalsky, à Saint-Pétersbourg, en 1829, il est question d'un cas où, chez un homme adulte, le cœur et toutes les artères, mais seulement quelques viscères, étaient renversés (la rate manquait).

ARTICLE II.

INVERSION GÉNÉRALE.

I. M. Isid. Geoffroy-Saint-Hilaire est le seul auteur qui ait étudié cette espèce d'*inversion des organes.* Il n'en rapporte aucun exemple qui appartienne à l'espèce humaine. Il paraîtrait même, d'après lui, que cette espèce (*inversion* à la fois *intérieure* et *extérieure*) appartient en propre aux animaux dont la forme générale est imparfaitement symétrique.

II. C'est donc pour mémoire seulement que nous parlons ici de l'inversion générale. Toutefois, je ne crois pas inutile d'ajouter qu'il se pourrait très bien que, dans un bon nombre des cas rapportés, chez l'homme, à une inversion splanchnique pure et simple, il existât réellement une inversion générale. On conçoit, en effet, que l'inversion relative aux parties exactement symétriques, comme les membres, les hémisphères cérébraux, etc., a pu échapper à l'observation. C'est une question qui n'est réellement pas encore susceptible d'une rigoureuse solution.

LIVRE IX.

CLASSE NEUVIÈME DE MALADIES.

ADHÉSIONS, CONNEXIONS ET INSERTIONS ANORMALES.

Les états anormaux que comprend ce neuvième livre ont été, sous le titre d'*anomalies de disposition*, placés par M. Isid. Geoffroy-Saint-Hilaire dans la quatrième classe des *anomalies simples*.

Cette classe se compose de cinq ordres, dénommés ainsi qu'il suit par l'auteur que nous venons de nommer:

I. *Anomalies par changement de position ou déplacement.*

II. *Anomalies par changement de connexion.*

III. *Anomalies par continuité* de parties ordinairement disjointes.

IV. *Anomalies par cloisonnement.*

V. *Anomalies par disjonction* de parties ordinairement continues.

Nous avons étudié déjà deux de ces cinq ordres d'états anormaux, savoir: le premier, dans notre précédente classe; et le cinquième, dans la classe des solutions de continité.

Les trois autres sont les seuls qui appartiennent à notre classe actuelle de maladies ou d'états anormaux.

CHAPITRE Ier.

ANOMALIES, OU ÉTATS ANORMAUX PAR CHANGEMENT DE CONNEXION.

I. Cet *ordre* ne comprend que des anomalies anatomiques, le plus souvent congénitales, dont une histoire longue et détaillée serait ici déplacée. Contentons-nous d'en exposer et d'en nommer les espèces. Nous agissons d'autant plus volontiers de la sorte, que la *cause première* de ces anomalies congénitales n'a , pour ainsi dire , jamais été prise sur le fait, et que, s'il est permis de la concevoir et de la *deviner*, il ne nous est pas donné de l'*observer*. Mais comme les états morbides dont il est question peuvent aussi quelquefois être le résultat de *causes* qui ont agi après la naissance et *appréciables*, ils méritaient de nous occuper un moment.

II. M. Isid. Geoffroy-Saint-Hilaire a divisé cet ordre en deux sections comprenant, l'une les anomalies d'*articulation*, l'autre les *anomalies d'insertion*.

Les anomalies de cette dernière section sont subdivisées ainsi qu'il suit :

1° *Implantations anomales* des dents , des poils , et autres parties analogues ;

2° *Attaches anomales* des muscles, des ligaments ;

3° *Embranchements anomaux* des nerfs , des vaisseaux lymphatiques , des vaisseaux sanguins, des conduits excréteurs ;

4° *Embouchures anomales* des vaisseaux dans le cœur , des conduits excréteurs des glandes , de l'intestin , du vagin et des autres canaux splanchniques.

III. Voici quelques cas d'insertions anomales relatives au cœur et aux gros vaisseaux , anomalies dont nous avons d'ailleurs déjà cité des exemples dans l'article que nous avons consacré aux communications anormales entre les cavités droites et les cavités gauches du cœur.

a. L'aorte et l'artère pulmonaire peuvent naître des deux ventricules à la fois; d'autres fois, au contraire, ces artères s'insèrent l'une et l'autre sur le même ventricule ; dans d'autres cas, l'aorte s'insère sur le ventricule droit, l'artère pulmonaire sur le gauche, et, dans cette transposition ou inversion des deux grandes artères, les veines conservent plus ou moins leur disposition normale.

La plupart des sujets chez lesquels existait l'insertion de l'aorte sur les deux ventricules à la fois n'ont vécu que quelques jours, quelques semaines, ou quelques mois : cependant Farre a rapporté un cas dans lequel la vie s'est prolongée au-delà de quarante ans.

b. Assez fréquemment, soit chez des fœtus dits monstrueux, soit chez des individus d'ailleurs bien conformés, on a vu la veine azygos s'insérer immédiatement dans l'oreillette droite. Dans un cas fort curieux, rapporté par Lecat, la veine azygos près du cœur se divisait en deux branches, dont une allait s'ouvrir dans l'oreillette droite, et l'autre dans l'oreillette gauche.

c. On a vu aussi (Breschet en rapporte un exemple dans son mémoire sur les *ectopies* du cœur) les veines hépatiques s'ouvrir par un tronc commun dans l'oreille droite.

d. Quelques anatomistes ont signalé l'existence de deux veines caves supérieures s'ouvrant dans l'oreillette droite (d'après M. Isid. Geoffroy-Saint-Hilaire, cette disposition résulterait essentiellement de la non-réunion des deux veines sous-clavières, et de leur embouchure immédiate dans l'oreillette droite).

Dans certains cas, à la vérité très rares, l'oreillette droite donne insertion à une ou plusieurs veines pulmonaires, et par contre, l'oreillette gauche reçoit tantôt la veine cave inférieure, tantôt une veine cave supérieure, l'oreillette droite recevant un tronc analogue, en sorte qu'ici il existerait bien réellement deux veines caves supérieures.

Meckel dit avoir vu la grande veine coronaire du cœur s'ouvrir dans le ventricule gauche.

Dans les cas d'embouchure de veines autres que les pulmonaires dans l'oreillette gauche, il y avait nécessairement mélange du sang noir et du sang rouge.

Les anomalies d'insertion et de connexion des veines coïncident avec d'autres vices de conformation du cœur. Elles ont été présentées par des enfants âgés d'un an environ, de quelques mois, de quelques jours, ou même morts presque aussitôt après leur naissance.

e. On connaît un certain nombre de cas où le canal artériel s'ouvrait directement dans le ventricule droit.

f. Chez deux sujets disséqués par A. Cooper, l'aorte et l'artère pulmonaire offraient la disposition suivante : la première, après avoir fourni les carotides et les sous-clavières, ne formait plus qu'un petit rameau, oblitéré même en partie dans un cas, puis *se réunissait avec une branche considérable de l'artère pulmonaire, qui semblait fournir l'aorte descendante.*

CHAPITRE II.

ADHÉSIONS, OU UNIONS ANORMALES, ACCIDENTELLES.

Réflexions préliminaires.

I. Sous le nom d'*anomalies par continuité* de parties ordinairement disjointes, M. Isid. Geoffroy-Saint-Hilaire a compris quelques états morbides que nous avons cru devoir placer dans la classe des maladies désignées sous le nom de changements de *dimensions des cavités* et *des orifices* des organes creux (*dilatations, coarctations, oblitérations*).

Les états morbides dont il s'agit forment le premier groupe de l'ordre troisième des *anomalies de disposition*, et ont été décrits par M. Isid. Geoffroy-Saint-Hilaire sous le nom d'*anomalies par imperforation* (1).

Les états anormaux du second groupe de l'ordre qui nous occupe ont reçu de M. Isid. Geoffroy-Saint-Hilaire la dénomination d'*anomalies par jonction et par fusion.*

Les anomalies par véritable *fusion* des organes ne sauraient être naturellement placées dans le même groupe

(1) M. Isid. Geoffroy-Saint-Hilaire passe successivement en revue les *imperforations des ouvertures et canaux extérieurs* (bouche, narines, conduits auditifs, paupières, prépuce, urètre) et des *ouvertures et canaux intérieurs* (trous des os, ouverture de l'iris, orifices et cavités des trompes, de la matrice, du vagin, de l'urètre, de la vessie, des uretères, du canal aérien, du canal alimentaire, des orifices du cœur).

que les simples jonctions de parties ou d'organes (1).

II. Les états anormaux que M. Isid. Geoffroy-Saint-Hilaire a étudiés sous le nom d'*anomalies par jonction* (2) sont les seuls que nous nous proposons d'étudier ici, et nous leur donnerons le nom d'adhésions, d'unions de parties naturellement *libres;* par abréviation, celui *d'adhésions ou d'unions anormales , accidentelles.*

Les états morbides que comprend cet ordre sont au nombre de ceux qui n'ont point figuré jusqu'ici dans le cadre des nosologies médicales les plus célèbres, et notamment dans la *Nosographie philosophique.* Ils constituent le second ordre des *lésions physiques* d'une *nouvelle classification des maladies,* proposée par Richerand. (Voy. sa *Nosographie chirurgicale.*)

On se tromperait étrangement si l'on croyait que les états morbides désignés sous les noms d'*adhésions anormales* ou d'*unions vicieuses,* dont les *ankyloses* constituent en quelque sorte le type ; on se tromperait, dis-je , étrangement si l'on croyait que ces états morbides appartiennent exclusivement à la division de la pathologie qui s'occupe spécialement des maladies des parties extérieures. En effet, il n'est aucun des organes intérieurs , sans en excepter les plus *cachés,* dans lequel on n'ait souvent rencontré l'espèce de lésion qui nous occupe. Il est vrai que pour les organes intérieurs , comme pour les parties extérieures, les unions vicieuses, les adhésions anormales, sont de simples effets d'un autre état morbide que

---

(1) On n'ignore pas qu'un illustre naturaliste avait cru donner une *explication* de la *fusion des organes,* en disant que cette fusion s'opérait en vertu de la *loi d'affinité de soi pour soi.* Mais, ingénieuse et poétique à un très haut degré, cette *idée* n'est rien moins qu'une véritable *explication.*

(2) En voici l'énumération : *soudures des lobes du foie, des poumons, des doigts ou synductylie, adhérences des paupières au globe de l'œil, de l'épiglotte à la base de la langue, de la langue au palais, du pénis à la partie inférieure de l'abdomen.*

nous avons étudié sous le nom d'inflammation *adhésive*, ou de *travail adhésif*. Mais, une fois établies, et le travail *générateur* dont elles proviennent n'existant plus, elles constituent un état anormal qui doit être considéré en lui-même et à part.

III. Essentiellement *physique* et *mécanique*, l'état anormal dont nous nous occupons joue un rôle beaucoup plus important que ne le pensent les médecins aux yeux desquels l'alliance de la médecine avec les sciences exactes ou physiques n'est rien moins qu'une sorte de contre-sens pathologique. Mais le nombre de ces médecins va heureusement chaque jour diminuant, et un temps viendra, sans doute, où cette alliance, réglée et limitée conformément aux principes de la saine observation, sera proclamée par *tous ceux qui auront laborieusement appris la médecine au lit des malades et dans les amphithéâtres*.

Quoi qu'il en soit, comme, à l'occasion de chacune des inflammations qui entraînent à leur suite des *adhérences* anormales ou des unions vicieuses, nous avons suffisamment exposé les spécialités qui se rattachent à chaque espèce de cet état morbide, nous nous bornerons ici à quelques généralités.

§ Iᵉʳ. De l'agent matériel au moyen duquel s'établissent les unions vicieuses.

Nous avons étudié le mécanisme de la production de l'agent dont il s'agit, ou du *medium unissant* (expression de J. Hunter), soit en nous occupant des suites de l'inflammation en général, soit en étudiant les suites de chaque inflammation en particulier, soit encore en traitant des productions dites accidentelles considérées en elles-mêmes.

Nous avons vu que cet agent n'était autre chose que l'élément organisable du *secretum* connu sous le nom de *pseudo-membranes*, produits auxquels se rattache, à notre avis, la *couenne* dite *inflammatoire* elle-même, cette sorte de pseudo-membrane de l'appareil sanguin : or, ce moyen d'union, cette *matière première* des adhérences et des cicatrices, dont le principal élément immédiat est connu sous le nom de *fibrine*, ne s'organise jamais qu'en tissus cellulaire, séreux, cellulo ou séro-fibreux, cartilagineux ou osseux. Nous ne reviendrons point sur les particularités que présente le *secretum* organisable, selon les tissus qui le fournissent, ni sur le mécanisme des métamorphoses qu'il subit. Nous avons dit ailleurs ce que nous savons aujourd'hui sur ce sujet important.

§ II. Espèces, formes diverses des unions vicieuses.

Les formes sous lesquelles peuvent se présenter les unions ou adhésions anormales sont extrêmement variées, et en rapport avec les conditions de situation, de configuration, etc., des parties dans lesquelles se rencontrent ces unions ou adhésions vicieuses. Tantôt, les feuillets opposés des membranes séreuses sont unis de toutes parts, ou dans quelques points seulement de leur surface, par une couche de tissu cellulaire plus ou moins épaissie et plus ou moins dense; tantôt des organes mobiles, tels que les lèvres, les paupières, les valvules du cœur, etc., sont, en quelque sorte, fixés, attachés aux parties voisines par des brides, des nodosités fibreuses plus ou moins résistantes; tantôt ces mêmes organes mobiles sont réunis par leurs bords opposés, soit en partie, soit en totalité (une réunion complète serait incompatible avec la vie pour les valvules du cœur), et de là des occlusions, des semi-occlusions, des rétrécissements d'ouvertures, etc.

Pour avoir une idée complète de toutes ces formes d'unions vicieuses, il faudrait entrer dans des détails que ne comporte pas une description générale.

§ III. Effets, accidents, symptômes, diagnostic.

Les unions ou les adhésions *vicieuses*, anormales, n'entraînent pas toujours d'accidents ; dans un bon nombre de cas, elles n'entravent pas notablement le jeu des organes et l'exercice des fonctions dont ils sont chargés. Il est même des circonstances dans lesquelles les adhérences, remplissant un office en quelque sorte protecteur, préviennent des perforations, des communications anormales dont l'effet serait, comme nous l'avons vu, un épanchement souvent mortel; mais il n'en est pas toujours ainsi. Des occlusions, des rétrécissements, des *difformités*, etc., peuvent être le fâcheux résultat d'adhérences accidentelles ou anormales. D'autres fois, ces adhérences, comme nous l'avons dit, se présentent sous forme de *brides*, et ces brides s'opposent à l'exécution de certains mouvements, produisent des compressions, des étranglements, etc., etc.

§ IV. Traitement.

I. Rappelons à cette occasion ce que nous avons écrit dans un autre endroit de cette *Nosographie* (1) : « Qu'on n'oublie pas qu'il est des cicatrices *vicieuses*, des *adhérences*, des *brides*, qui, lorsqu'elles affectent diverses parties extérieures, réclament l'intervention des moyens chirurgicaux, et les merveilles de l'autoplastie chirurgicale rivalisent, en quelque sorte, alors avec celles de l'autoplastie naturelle elle-même. »

II. *Diviser*, telle est l'indication fondamentale quand il s'agit d'unions vicieuses. Cette opération est souvent applicable aux unions vicieuses de la plupart des organes extérieurs. Mais malheureusement les unions vicieuses se rencontrent souvent dans des organes sur lesquels les moyens mécaniques ou chirurgicaux ne sauraient avoir

(1) Tome IV, p. 282.

prise, et les accidents qu'elles déterminent peuvent alors, au bout d'un temps plus ou moins long, entraîner la mort des malades. C'est ce qui arrive, par exemple, lorsque les lames opposées des valvules du cœur, ces soupapes vivantes, adhèrent par leurs bords ou leurs faces opposés, lorsque ces mêmes valvules adhèrent aux parois du cœur, ainsi que nous l'avons montré ailleurs (1), etc., etc.

CHAPITRE III.

ANOMALIES PAR CLOISONNEMENT (2).

Nous glisserons rapidement sur ces anomalies, attendu qu'elles constituent bien moins un ordre essentiellement distinct, qu'un genre de l'ordre des anomalies par *jonction* ou par *adhésion* de parties ordinairement disjointes. De l'aveu de M. Isid. Geoffroy-Saint-Hilaire lui-même, cette anomalie participe des caractères des anomalies par *jonction*, « en ce que la cloison anomale établit une continuité, à la vérité médiate, entre la paroi supérieure et la paroi inférieure de l'organe qui la présente. »

Cette cloison, qu'elle soit longitudinale ou horizontale, n'est qu'une sorte de bride, de lame ou d'adhérence analogue à celles qui établissent une union anormale entre les feuillets opposés de certaines membranes séreuses.

(1) Voy. l'article *Endocardite* et ses suites.

(2) Voy. la thèse que M. Charvet a soutenue à la Faculté des sciences, sous ce titre : *Recherches pour servir à l'histoire générale de la monstruosité.* Paris, 1837.

LIVRE X.

CLASSE DIXIÈME DE MALADIES.

CHANGEMENTS D'ÉTENDUE, DE VOLUME ET DE CAPACITÉ.

Réflexions préliminaires.

I. Déjà, dans les livres précédents de cette *Nosographie*, et spécialement dans ceux où nous avons décrit l'*hypertrophie* et l'*atrophie*, générales ou partielles, nous avons dû nécessairement faire mention des changements d'étendue et de volume, car ces changements sont un des *caractères anatomiques* des maladies indiquées. Mais des changements d'étendue et de volume peuvent se rencontrer en l'absence de toute augmentation ou diminution de nutrition, et, considérés en eux-mêmes, ils constituent de véritables états anormaux qu'il est essentiel d'étudier à part. Au reste, notre intention n'est pas de nous occuper des changements d'étendue de tous les organes en général. Nous ne traiterons que de ceux dont les organes creux sont le siége, ou des changements de *capacité et de calibre*. Pour les autres ou ceux des organes *pleins*, nous renvoyons à nos articles sur l'*hypertrophie* et sur l'*atrophie*, états morbides dans lesquels on observe une augmentation combinée de la masse et du volume des organes affectés (1).

(1) Laissant de côté la distinction ci-dessus, M. Isid. Geoffroy-Saint-Hilaire a divisé ainsi qu'il suit la classe des *anomalies* de volume :

Ordre I. *Anomalies par diminution générale* de volume, ou par diminution de toutes les parties du corps.

Ordre II. *Anomalies par augmentation générale* du volume, ou par augmentation de toutes les parties du corps.

Ordre III. *Anomalies par diminution partielle*, ou par diminution d'une ou de plusieurs régions, d'un ou plusieurs organes, etc.

II. Les états morbides que nous nous proposons d'étudier se partagent naturellement en deux grandes sections. Dans la première section se rangent, sous le nom de *distensions* ou de *dilatations*, ceux de ces états qui consistent en une *augmentation* des dimensions normales des cavités et des orifices. Dans la seconde section seront compris, sous le nom de *coarctations* (rétrécissements) et d'*oblitérations ou d'occlusions*, ceux de ces états qui consistent en une simple diminution, ou bien en un effacement complet, soit de la cavité, soit des orifices de certains organes.

SECTION PREMIÈRE.

DILATATIONS ET DISTENSIONS.

CHAPITRE Ier.

DES DILATATIONS ET DES DISTENSIONS EN GÉNÉRAL.

Nous abrégerons autant que possible ce chapitre. Mais, avant d'aborder l'étude des dilatations particulières dont il appartient à la médecine de connaître, nous ne pouvons nous dispenser d'exposer les principales considérations communes à toutes les dilatations en général.

ARTICLE PREMIER.

DEGRÉS DIVERS DES DILATATIONS ET MOYENS DE LES DÉTERMINER.

I. Il n'est aucune dilatation qui ne soit susceptible d'un certain nombre de degrés. Mais comme les parties qui peuvent être le siége de cet état morbide ne sont pas également extensibles et élastiques, on conçoit que l'é-

Ordre IV. *Anomalies par augmentation partielle.*

Ces quatre ordres pourraient, ce me semble, être ramenés à deux ordres, dont chacun contiendrait deux espèces, savoir :

Ordre I. *Anomalies par augmentation de volume* . . . { Générale.
Partielle.

Ordre II. *Anomalies par diminution de volume.* . . . . { Générale.
Partielle.

chelle de dilatation doit nécessairement varier, selon qu'il s'agit de telle ou partie. Ainsi, par exemple, sous le rapport qui nous occupe, la cavité abdominale est plus dilatable que la cavité pectorale, celle-ci l'est plus que la cavité du crâne ou du rachis : ainsi l'estomac et les intestins peuvent se dilater à un degré plus considérable que le larynx, le cœur, etc.

II. Les moyens de déterminer les divers degrés de dilatation des organes sont absolument les mêmes que ceux employés dans la physique ordinaire pour apprécier le volume et la capacité des corps.

Jusqu'ici, au lieu de recourir aux mesures *exactes* de volume et de capacité, les observateurs se sont contentés de mesures plus ou moins vagues, et s'en sont tenus à de simples *à peu près*, à des approximations plus ou moins satisfaisantes. Sans doute, il serait à désirer que cette méthode fût remplacée par la précédente; mais il n'est pas toujours facile de le faire. C'est un progrès que les temps se chargeront d'accomplir.

III. Lorsque les distensions ou les dilatations sont portées à un degré extrême, il peut en résulter des solutions de continuité, des *ruptures*, ainsi que nous l'avons vu en traitant de ces dernières.

ARTICLE II.

DIAGNOSTIC.

I. Quand les parties sont situées à l'extérieur, le diagnostic se fait en quelque sorte de lui-même. Il suffit de *regarder* et de *toucher* pour reconnaître l'état anormal, sauf à se servir de moyens, d'instruments et de procédés physiques de mensuration pour en apprécier l'étendue, le degré.

II. Parmi les dilatations des organes intérieurs, il en est qui se traduisent aussi à l'extérieur par des signes tirés de l'inspection et de la palpation. Alors les parties extérieures sont dilatées elles-mêmes, et leur dilatation n'est en quelque sorte que l'expression, que la *saillie* de celle des parties sous-jacentes. Dans plusieurs espèces des dilatations des organes intérieurs, la percussion et l'auscultation fournissent des données qui, réunies à celles que procurent l'inspection, la palpation, la mensuration, permettent de porter un diagnostic d'une exactitude en quelque sorte géométrique.

Il est quelques organes intérieurs qui, par leur petitesse, leur situation profonde, etc., se dérobent complétement à nos sens. Il va, par conséquent, sans dire que le plus souvent leur dilatation échappe à tous nos moyens physiques de diagnostic. On ne peut alors en reconnaître, ou plutôt en soupçonner l'existence qu'à l'aide de certaines lésions fonctionnelles sur lesquelles nous appellerons l'attention des lecteurs en traitant des espèces de dilatations dont il s'agit.

III. Les progrès dont l'art du diagnostic s'est enrichi depuis un quart de siècle environ, en ce qui concerne les dilatations comme tant d'autres états morbides de la plupart des organes intérieurs, dépassent réellement toutes les espérances que pouvaient avoir conçues les grands observateurs antérieurs à la période de temps ci-dessus indiquée.

ARTICLE III.

CAUSES ET MÉCANISME.

I. Les dilatations anormales des cavités des organes, qui sont l'effet d'un travail hypertrophique, s'opèrent par un mécanisme spécial, analogue à celui qui préside à l'agrandissement graduel de ces mêmes cavités pendant le cours de l'évolution normale. (Voy. le chapitre de cette *Nosographie* consacré à l'*hypertrophie*.)

Les causes et le mécanisme des autres dilatations anormales des cavités des organes ne diffèrent point essentiellement des causes et du mécanisme des dilatations des cavités des corps inertes.

Voici les principales conditions au milieu desquelles on voit se développer les dilatations simples.

1° L'observation démontre que les divers organes ou appareils creux, *quels qu'ils soient*, ne tardent pas à se dilater d'une manière plus ou moins notable, lorsque, en vertu d'un obstacle quelconque, matériel ou vital, les substances qu'ils sont destinés à contenir pendant un certain temps, ne trouvant plus une libre issue, s'accumulent incessamment dans leur intérieur, réagissent contre leurs parois et les distendent outre mesure. Les parties se laisseront d'autant plus facilement dilater, qu'elles seront douées d'une moindre épaisseur, d'une moindre résistance, d'une part, et que, d'autre part, les causes de dilatation agiront avec plus de force et de vitesse. Si ces causes ne sont pas permanentes, si elles ne s'exercent même que pendant un temps assez court, ordinairement la partie dont la force de résistance a été momentanément vaincue ne tarde pas, en vertu de son élasticité plus ou moins grande, à revenir sur elle-même et à se rétablir dans son état normal. Mais si, au contraire, les causes agissent d'une manière continue, ou que, du moins, elles s'exercent très fréquemment, la dilatation devient constante, permanente. On pourrait appeler *distension* le premier état, et réserver le nom de *dilatation* au second état.

Dans les simples *distensions*, les parois des cavités dilatées sont nécessairement plus ou moins amincies. Dans toutes les *dilatations permanentes*, l'amincissement existerait également, si les parois n'étaient le plus souvent alors le siége d'un travail d'hypertrophie.

Quoi qu'il en soit, c'est par le mécanisme signalé tout-à-l'heure que s'opère la dilatation permanente et vraiment morbide de l'estomac dans les cas de *cancer* avec rétrécissement du pylore ; c'est ainsi que s'opère celle de la vessie dans les cas de rétrécissement du col de cet organe ou du canal de l'urètre; c'est encore ainsi que s'opère une dilatation permanente et morbide des cavités du cœur, situées derrière un rétrécissement de quelqu'un des orifices de cet organe central de la circulation. Prenez successivement tous les organes creux, depuis le sac lacrymal jusqu'aux canaux biliaires et aux vésicules pulmonaires, et vous les verrez se dilater ainsi en arrière d'un obstacle quelconque, longtemps opposé au libre cours des matières qui circulent normalement dans ces organes.

2° Certaines dilatations surviennent par l'effet de produits morbides développés plus ou moins rapidement. Telles sont les dilatations de la poitrine, de l'abdomen, du crâne, dues à des épanchements dans les membranes séreuses de ces cavités splanchniques.

On peut rapprocher des dilatations de cette espèce, celles qui surviennent dans les cavités qui renferment divers organes par suite de l'augmentation de volume de ces derniers. Ainsi l'hypertrophie considérable du cœur détermine une dilatation, une saillie de la région précordiale; ainsi l'hypertrophie du foie donne lieu à la dilatation, à la saillie de la région de l'hypochondre droit, etc.

3° Il est un autre ordre de causes propres à produire certaines dilatations : je veux parler de l'impulsion, du choc de quelques organes contre les parois des cavités qui les contiennent, et c'est ainsi, par exemple, que des palpitations violentes et longtemps continuées peuvent, jusqu'à un certain degré, dilater la région précordiale.

4° Enfin, les puissances actives qui dilatent normalement certaines cavités, comme, par exemple, les puissances musculaires qui président au mouvement d'inspiration, peuvent, en s'exerçant avec une intensité inaccoutumée, déterminer des dilatations morbides. Les grands efforts d'inspiration que suscitent les maladies propres à mettre obstacle à l'introduction de l'air dans les poumons, les violentes quintes de toux, etc., peuvent, en se répétant, donner lieu à une dilatation plus ou moins considérable de la cavité pectorale. Telle est une des causes qui concourent puissamment à produire cette dilatation dans l'emphysème pulmonaire.

ARTICLE IV.

TRAITEMENT.

I. La première des indications à remplir, dans le traitement des distensions et des dilatations, c'est de combattre les causes qui leur ont donné naissance. Les distensions sont-elles dues à un obstacle au cours, au passage de quelque matière, fluide ou solide? Il faut détruire cet obstacle par un moyen approprié (1), et aussitôt l'effet disparaît avec la cause, à moins toutefois que l'élasticité naturelle des parties n'ait été complétement abolie par l'excès de distension ou de dilatation.

Malheureusement, dans les organes creux intérieurs, les obstacles matériels qui s'opposent au passage, au cours des fluides ou autres substances dont l'accumulation a produit une dilatation plus ou moins considérable, soit simple, soit accompagnée d'hypertrophie; ces obstacles, dis-je, ne sont pas à la portée de nos moyens mécaniques, les seuls efficaces contre de telles maladies.

II. L'indication fournie par les dilatations elles-mêmes, c'est évidemment, en général, d'exercer une compression

(1) Il n'est pas toujours possible de détruire, soit instantanément, soit à la longue, l'obstacle variable dont il s'agit. Mais il est des cas où l'on peut ouvrir une voie artificielle à la matière dont cet obstacle déterminait l'accumulation, et ce procédé équivaut en quelque sorte à la destruction même de l'obstacle. Dans la paralysie de la vessie, par exemple, on prévient l'accumulation de l'urine dans la vessie, et, par suite, la distension, la dilatation de la cavité de cet organe, soit en laissant une sonde à demeure dans le réservoir urinaire, soit en pratiquant le cathétérisme à des intervalles convenables.

méthodique sur les organes qui en sont affectés. Mais cette indication ne peut être remplie qu'autant que les organes sont situés de manière à permettre l'application des appareils compressifs. Ces appareils, variables selon les parties qu'il s'agit de resserrer, de comprimer, ne sont, au reste, que des moyens palliatifs, précaires, si, d'une part, l'on ne peut enlever la substance quelconque, dont l'accumulation donne lieu à la dilatation, et si, d'autre part, nous n'avons aucune prise sur l'obstacle matériel ou dynamique, dont cette accumulation elle-même est l'effet.

Cependant, dans un bon nombre de cas, une compression méthodique résiste avantageusement aux efforts incessants qui tendent à augmenter certaines dilatations, et c'est par son emploi qu'on prévient, qu'on retarde du moins la rupture des parties contre lesquelles s'exercent les efforts dont il s'agit. Les dilatations connues sous le nom d'*anévrismes* sont particulièrement celles que l'on peut citer à l'appui de l'assertion ci-dessus.

Au reste, les préceptes que nous venons d'exposer rapidement seront complétés quand nous nous occuperons du traitement de chacune des dilatations du ressort de la médecine.

CHAPITRE II.

DES DISTENSIONS ET DES DILATATIONS EN PARTICULIER.

ARTICLE PREMIER.

DILATATIONS DES CAVITÉS ENCÉPHALO-RACHIDIENNES ET DES VENTRICULES CÉRÉBRAUX.

Nous avons signalé ces dilatations en traitant de l'hydrocéphale, de l'hydrorachis et des hypertrophies des centres cérébro-spinaux. Nous ne saurions ajouter ici rien de bien important à ce que nous en avons dit alors.

ARTICLE II.

DILATATIONS DE L'APPAREIL SANGUIN.

I. Dilatation des cavités et des orifices du cœur.

§ Ier. Forme, degré, caractères.

A. *La dilatation des cavités du cœur* peut être générale ou partielle.

1° *Dilatation générale ou suivant toute la circonférence.* —Cette affection est ordinairement désignée sous le nom d'*anévrisme* du cœur, nom que Baillou et Lancisi paraissent avoir employé les premiers, pour rapprocher cet état du cœur de celui des artères, auquel on avait déjà imposé ce même nom d'anévrisme (1).

Corvisart est le premier qui ait positivement classé les *anévrismes* du cœur. On sait qu'il en admet deux espèces, savoir : les anévrismes *actifs* et les anévrismes *passifs*. Dans la première espèce, les parois sont épaissies ou hypertrophiées en même temps que dilatées. La seconde espèce est caractérisée, au contraire, par l'amincissement des parois qui ont subi la dilatation. Il est clair que dans ces deux espèces d'anévrismes, ce n'est point à une maladie simple, mais bien à une maladie compliquée qu'on a réellement affaire. La première espèce est un mélange d'hypertrophie et de dilatation, la seconde un assemblage d'atrophie et de dilatation, double affection complexe dont nous avons dû nous occuper déjà ailleurs.

La dilatation peut affecter une, plusieurs ou la totalité des cavités du cœur. Suivant qu'elle est plus ou moins étendue, et qu'elle se trouve compliquée d'épaississement ou d'amincissement des parois, le cœur offre un volume très variable. La dilatation est-elle *énorme*, et, comme il arrive le plus souvent, combinée avec un état d'hypertro-

(1) Le mot *cardiectasie* a été donné, dans ces derniers temps, à la dilatation des cavités du cœur.

phie, le cœur peut présenter un volume double et même triple de l'état normal. Alors cet organe change ordinairement de forme, de position et de direction, en même temps que de volume. C'est ainsi, par exemple, que, comme nous l'avons dit à l'article *Hypertrophie du cœur*, il représente une sorte de gibecière, et se trouve placé presque tout-à-fait en travers dans le côté gauche de la poitrine.

2° *Dilatation partielle.* — Cette espèce de dilatation, bien plus rare que la précédente, affecte plus spécialement la portion pulmonaire du ventricule droit. Précède-t-elle quelquefois la rupture des couches internes du cœur avec formation d'un kyste dit anévrismal, rempli de concrétions fibrineuses plus ou moins abondantes et plus ou moins denses? L'analogie de cette dernière affection avec celle qui, dans les artères, est désignée sous le même nom, porte à le croire, mais les preuves directes manquent encore. Il ne faut pas confondre d'ailleurs avec une simple dilatation ou l'*anévrisme vrai du cœur* l'affection qui nous occupe, et que nous avons décrite ailleurs. Elle est pour cet organe, ce qu'est pour les artères la maladie que l'on connaît sous le nom d'*anévrisme faux consécutif* (voy. *Endocardite partielle ulcérative* ou *perforante*).

B. La *dilatation des orifices du cœur*, bien qu'on n'eût pas songé à la décrire avant nous, n'est pas moins commune que celle des cavités de cet organe. Elle est susceptible de plusieurs degrés faciles à préciser par la mensuration (la grandeur normale de chacun des orifices du cœur, chez les jeunes gens et les adultes, a été indiquée dans les *prolég. du Traité des mal. du cœur*). On peut en voir de nombreux exemples dans le traité qui vient d'être cité. Dans l'un d'eux, l'orifice auriculo-ventriculaire droit avait 140 millim. (5 pouces) de circonférence, c'est-à-dire qu'il avait presque doublé de calibre.

§ II. Principales causes et mécanisme de la dilatation des cavités et des orifices du cœur.

I. Toutes les puissances physiques et morales, propres à refouler et à accumuler le sang dans les cavités du cœur, constituent autant de causes de dilatation des cavités et des orifices du cœur. Tels sont : les efforts, les exercices violents, et par suite les diverses professions qui exigent un déploiement considérable de forces musculaires (par exemple, celles de portefaix, de charrons, de charretiers, de paveurs, etc.); les grandes passions, etc.

Une des causes mécaniques les plus ordinaires de la dilatation du cœur, c'est l'obstacle opposé au libre cours du sang par le rétrécissement de quelqu'un des orifices de cet organe.

Mais n'oublions pas que les dilatations du cœur sont ordinairement accompagnées d'hypertrophie de cet organe, et que, dans ces cas, la dilatation n'est le plus souvent que l'effet de l'augmentation du travail nutritif, laquelle entraîne à la fois et l'épaississement des parois et l'élargissement des cavités qu'elles circonscrivent.

II. Au reste, quelles que soient les causes auxquelles il faille attribuer un cas donné de dilatation simple des cavités et des orifices du cœur, le mécanisme de cette lésion s'explique, en quelque sorte, de lui-même, et ne diffère point de celui qui préside à la dilatation simple des autres organes creux en général. Le sang qui s'accumule dans les cavités du cœur, toutes les fois qu'il ne peut pas en être expulsé librement, est une véritable force dilatante qui tend nécessairement à éloigner les parois de l'axe de la cavité qu'elles limitent, et qui finit à la longue par triompher sans retour de leur résistance. Le cœur résistera d'autant plus longtemps à une dilatation permanente, que son tissu musculaire sera plus épais et plus élastique. C'est pour cela que, toutes choses d'ailleurs égales, les oreillettes se dilatent plus facilement que les ventricules, et que le ventricule droit, comparativement au ventricule gauche, est, en quelque sorte, prédisposé à la dilatation.

Il y a entre le siége de l'obstacle au cours du sang et celui de la dilatation, un rapport nécessaire et trop évident pour qu'on puisse le mettre en doute. C'est, en effet, une *loi* que les cavités du cœur, situées immédiatement derrière l'obstacle, se dilatent les premières. C'est ainsi que les obstacles à la circulation dans le système pulmonaire déterminent d'abord la dilatation du cœur à sang noir, tandis que les obstacles au cours du sang dans le système aortique produisent d'abord la dilatation du cœur à sang rouge. Pour préciser encore davantage notre idée, nous dirons que chaque oreillette se dilate plus particulièrement par l'effet d'un obstacle placé à l'orifice auriculo-ventriculaire qui lui correspond, comme chacun des ventricules se dilate plus particulièrement à l'occasion d'un obstacle placé à l'orifice artériel avec lequel sa cavité communique. Cependant, il est essentiel d'ajouter qu'en raison de l'inégale résistance des diverses cavités du cœur, il arrive assez fréquemment que ce n'est pas toujours la cavité la plus voisine de l'obstacle qui se dilate la première. C'est ainsi, par exemple, que, sous l'influence d'un rétrécissement de l'orifice aortique, l'oreillette gauche peut être le siége d'une dilatation plus ou moins sensible, avant que le ventricule gauche lui-même se soit dilaté. Enfin, on conçoit également qu'en vertu des connexions et des communications qui existent entre les diverses cavités du cœur, comme entre toutes les parties du système vasculaire, un grand et permanent obstacle au cours du sang, quel qu'en soit le siége, peut, au bout d'un certain temps, déterminer une dilatation de toutes les cavités du cœur situées derrière lui et même de la plupart des gros canaux vasculaires placés derrière ces cavités.

Lorsque, par suite d'une maladie particulière, un ramollissement, par exemple, borné à une partie du cœur seulement, le tissu de cet organe aura perdu dans ce point une partie de son élasticité et de sa résistance, il est évident que la force avec laquelle le sang presse contre les parois de l'organe pendant la systole et la diastole, doit, à la longue, dilater l'endroit devenu moins résistant. Il en sera de même, lorsque la puissance dilatante s'exercera plus spécialement sur une région circonscrite des cavités du cœur. C'est par ce mécanisme que s'opèrent, du moins ordinairement, les dilatations partielles de ce muscle creux.

III. Le sang qui s'accumule en quantité trop considérable dans les cavités du cœur, le sang artériel surtout, ne joue pas uniquement le rôle d'un agent mécanique de dilatation : il exerce aussi une action excitante. Or, en vertu de cette excitation, la nutrition de l'organe tend à devenir plus active, et le devient effectivement dans beaucoup de cas, ce qui ne peut avoir lieu, en général, sans que la cavité ne croisse en capacité, en même temps que les parois augmentent d'épaisseur et d'étendue. Dans ces cas, suivant un ingénieux rapprochement de Burns, on dirait que les cavités du cœur s'épaississent et se dilatent par un mécanisme comparable à celui par lequel l'utérus, pendant la grossesse, se développe, se dilate en même temps qu'il s'épaissit en tous sens. Quoi qu'il en soit, si le cœur ne s'hypertrophiait pas ainsi le plus souvent dans les mêmes circonstances où il se dilate, les parois perdant en force ce qu'elles gagnent en ampleur, il arriverait fréquemment que la circulation ne pourrait plus s'exercer, et les parois amincies pourraient même se rompre. Au reste, le genre de dilatation qui nous occupe se rencontre quelquefois, comme nous l'avons dit, et constitue l'*anévrisme passif* de Corvisart.

§ III. Diagnostic et traitement de la dilatation des cavités et des orifices du cœur.

I. Les dilatations des cavités du cœur donnent lieu à des phénomènes que nous avons exposés aux articles *Hypertrophie et atrophie du cœur*. Nous renvoyons donc le lecteur à ces articles pour cet objet, ainsi que pour le traitement. Nous rappellerons seulement ici que chaque jour on voit les médecins des anciennes écoles attribuer aux dilatations, ou, comme ils le disent, aux *anévrismes* du cœur, une foule d'accidents qui n'ont souvent avec ces *anévrismes* que des rapports de coïncidence : tels sont particulièrement les congestions sanguines et les collections séreuses dites *passives*, l'étouffement, l'anxiété, etc. Dans l'immense majorité des cas, les accidents ci-dessus tiennent à un obstacle mécanique au cours du sang à travers les orifices du cœur, lequel obstacle est, comme nous l'avons vu, l'une des causes de la dilatation des cavités du cœur situées derrière lui. Ce n'est pas que cette dilatation, considérée en elle-même, ne joue quelquefois un certain rôle dans la production des accidents dont il s'agit; car les fibres musculaires, quand elles ne s'hypertrophient pas en même temps qu'elles se dilatent, ou se distendent, perdent nécessairement de leur ressort, et leur distension s'opère en quelque sorte aux dépens de leur force. Mais on avait exagéré singulièrement jusqu'ici ce genre d'influence, et, dans beaucoup de cas, l'hypertrophie fait plus que compenser l'affaiblissement qui pourrait résulter de la dilatation ou de l'*anévrisme*.

II. Quant à la dilatation des orifices, si elle est portée assez loin pour que les valvules ne puissent pas les fermer, il en résulte un reflux du sang qui nuit évidemment au jeu régulier de la circulation. Ce reflux, comme nous l'avons dit précédemment, est une des causes du bruit de soufflet du cœur, du frémissement cataire; et quand il s'opère à travers l'orifice auriculo-ventriculaire droit, il donne lieu au pouls veineux, à la fluctuation des veines jugulaires, etc.

II. Dilatations et anévrismes des artères (1).

De toutes les artères, celles dont il appartient à la médecine d'étudier la dilatation et l'anévrisme sont l'aorte et l'artère pulmonaire.

§ Ier. Dilatation et anévrisme de l'aorte.

Sous le nom commun d'anévrisme de l'aorte, on a décrit deux états morbides qui diffèrent beaucoup l'un de l'autre. L'un porte le nom d'anévrisme *vrai*, et l'autre le nom d'anévrisme *faux* (2).

DESCRIPTION ANATOMIQUE DES DEUX ESPÈCES D'ANÉVRISME.

1° *Anévrisme vrai de l'aorte, ou dilatation de toutes les membranes réunies de l'aorte.*

a. L'aorte est souvent dilatée suivant toute sa circonférence. Cette forme de dilatation était admise par Scarpa, sous le nom de *dilatation générale* des parois de l'aorte ; mais le célèbre chirurgien de Pavie ne voulait pas qu'on donnât le nom d'*anévrisme* à cette forme de dilatation. Quoi qu'il en soit, la dilatation suivant toute la circonférence de l'aorte peut occuper la totalité ou une portion seulement de la longueur de cette grande artère.

La dilatation est quelquefois telle, que le calibre de

(1) *Artériectasie.*

(2) Pour la description des anévrismes artériels en général, je renvoie aux Traités de chirurgie.

Je dois seulement rappeler ici que les anévrismes ont été divisés en *traumatiques* et en *spontanés*. Les anévrismes de l'aorte qui appartiennent à cette dernière espèce sont les seuls dont nous devions nous occuper. Ce n'est d'ailleurs qu'à cette espèce qu'il est permis d'appliquer la division des anévrismes en *vrais* ou en *faux*, dénomination dont j'ai précédemment signalé le peu de précision.

l'aorte est doublé ou même triplé. J'ai observé un cas dans lequel ce vaisseau avait le volume du colon : à l'instar de cet intestin, l'aorte était parsemée de bosselures extérieures, correspondant à des enfoncements intérieurs. Chacune de ces bosselures pouvait, en quelque sorte, être considérée comme un *anévrisme partiel* greffé sur une dilatation générale. Les parois de l'aorte, amincies dans les points que les bosselures occupaient, étaient, au contraire, épaissies dans le reste de la circonférence du vaisseau.

Lorsque la dilatation générale ne s'étend qu'à une portion peu étendue de l'aorte, elle est ordinairement *ovoïde* ou *fusiforme*. Toutefois, cette forme est rarement bien régulière, la dilatation étant, en général, plus prononcée sur quelqu'un des côtés de l'artère.

Les parois dilatées de l'aorte sont quelquefois amincies, mais le plus souvent épaissies, hypertrophiées (1). Dans certains cas, comme celui indiqué un peu plus haut, elles sont amincies en certains points, et épaissies dans d'autres.

Cet épaississement coïncide presque constamment lui-même avec ces états crétacés, athéromateux, ulcéreux, etc., que nous avons décrits ailleurs comme des *suites* de l'aortite chronique, altérations qui persistent souvent, quand le travail inflammatoire a lui-même cessé d'exister. La dilatation et l'épaississement de l'aorte et des autres artères, qui s'opèrent sous l'influence d'un travail inflammatoire prolongé, ne constituent pas, d'ailleurs, un fait isolé, mais sont la conséquence d'une des lois que nous avons exposées en traitant de l'état inflammatoire chronique considéré dans les organes creux.

Le sang contenu dans les régions de l'aorte où existe une *dilatation générale* est presque toujours liquide. Il est pourtant quelques cas dans lesquels on rencontre des

______

(1) Dans le langage de Corvisart, la dilatation avec amincissement serait un *anévrisme passif* de l'aorte, et la dilatation avec épaississement un anévrisme *actif*.

masses plus ou moins épaisses de ce coagulum lamelleux dont nous parlerons avec détail, en décrivant l'*anévrisme dit faux spontané* de l'aorte. Mais les cas rares dont il s'agit sont ceux dans lesquels la dilatation est accompagnée, à un haut degré, d'ulcérations, de dégénérescence terreuse et athéromateuse, etc., des membranes interne et moyenne de l'aorte (1).

b. Les différentes portions de l'aorte peuvent n'être dilatées que dans une portion de leur contour. Cette dilatation, dite *latérale*, constitue spécialement l'anévrisme *vrai* de certains auteurs, genre d'anévrisme dont Scarpa n'avait pas cru pouvoir admettre l'existence, mais qui cependant est bien réel. Le grand sinus de l'aorte ascendante est comme le premier degré ou le rudiment de cette forme de dilatation ou d'anévrisme. C'est d'ailleurs dans cette portion de l'aorte que l'on rencontre le plus ordinairement la dilatation *latérale* ou *partielle*. Cette dilatation, pour peu qu'elle soit considérable, s'étend de la région antérieure aux régions droite et gauche, et ne s'arrête qu'à la région postérieure. La portion de l'aorte ainsi dilatée forme quelquefois une tumeur de la grosseur de la tête d'un fœtus à terme, tumeur inclinée et comme tombante du côté droit du thorax, avec refoulement en haut et en arrière du poumon correspondant.

Parmi les cas très nombreux que j'ai observés de cette dilatation partielle du contour de l'aorte sous-sternale, il n'en est aucun dans lequel les parois dilatées fussent exemptes des altérations ulcéreuses, crétacées, athéromateuses, etc. Ces parois étaient en même temps épaissies, sinon dans toute l'étendue, du moins dans la majeure partie de l'étendue de la dilatation (lorsqu'il existait un amincissement, il se remarquait sur les points où les parois

(1) J'ai recueilli un cas remarquable de ce genre, et je l'ai rapporté dans le *Traité des maladies du cœur et des gros vaisseaux*, par R.-J. Bertin, ouvrage rédigé par moi, en 1824.

plus dilatées formaient une de ces bosselures que nous avons signalées plus haut).

Le sang contenu dans la tumeur était coagulé. Ordinairement les masses du coagulum étaient confusément entassées. Quelquefois, néanmoins, comme dans l'anévrisme *faux spontané* dont nous parlerons plus bas, elles étaient disposées régulièrement, et formaient des couches juxtaposées, où l'on ne pouvait méconnaître les traces d'une organisation plus ou moins avancée (1).

(1) Entre les observations que je pourrais citer à l'appui de cette proposition, je choisirai la suivante que j'ai recueillie, en 1822, à l'hôpital Cochin.

Le sujet de cette observation était âgé de cinquante-six ans. Il fut admis à l'hôpital pour une affection chronique des organes respiratoires, avec oppression telle, qu'il craignait souvent d'étouffer : cette oppression était si cruelle, que le malheureux malade désirait la mort. Il expira le 22 février 1822.

L'aorte ascendante offrait extérieurement des bosselures assez exactement semblables à celles du cœcum. Les trois principales regardaient en avant et à droite, et leur cavité aurait pu contenir une noix ; à l'endroit que ces bosselures occupaient, les parois artérielles étaient très *amincies*. A son origine, l'aorte contenait un *coagulum lamelleux de 2 pouces de long sur 1 pouce de largeur, et 1/2 pouce d'épaisseur.*

La membrane interne était parcourue ou soulevée par des plaques grisâtres, de grandeur différente, irrégulièrement disposées : là rares et solitaires, ailleurs confluentes et agglomérées, de nature fibro-cartilagineuse, calcaire ou comme stéatomateuse, séparées par de légères dépressions, d'où résultait une sorte d'apect chagriné. Prolongée dans les artères qui naissent de la crosse de l'aorte, cette altération cessait vers le milieu des carotides.

L'aorte pectorale était généralement dilatée ; mais immédiatement derrière le cœur, elle offrait une dilatation partielle sous forme d'une tumeur anévrismale qui avait au moins le volume de cet organe. La tumeur, plus prononcée en arrière et à gauche, était irrégulièrement ovoïde. Elle n'avait contracté aucune adhérence intime avec les parties environnantes, mais elle était unie par du tissu cellulaire à l'œsophage, à de très gros ganglions bronchiques et à l'origine des bronches. Les vertèbres voisines ne présentaient aucune altération. *Le portion dilatée en ovoïde était remplie d'un coagulum lamelleux, formant un cylindre creux, inégalement épais à ses parois antérieure et postérieure ; il n'exi-tait, en effet, en avant, que quelques couches fibrineuses, tandis qu'elles étaient très*

2° *Anévrisme faux spontané de l'aorte.*

Comme celui de toutes les autres artères, l'anévrisme *dit faux spontané*, ou l'anévrisme par *ulcération* de l'aorte, consiste en une tumeur plus ou moins volumineuse, développée sur un des côtés de ce vaisseau, contenant une

nombreuses en arrière. Les couches les plus récentes, en contact avec le sang qui les avait pour ainsi dire lavées, présentaient une couleur d'un blanc grisâtre, *entrecoupée de plaques d'un rouge vif, formées de globules sanguins, imitant parfaitement des vaisseaux par leur disposition à la file les uns des autres, et pour ainsi dire rameuse.* La surface en contact immédiat avec le sang qui circulait dans l'aorte, était membraniforme, polie et sillonnée de rides, qui lui donnaient un aspect semblable à celui de la face interne du vagin.

Les parois de cette sorte de canal fibrineux, d'un bon pouce d'épaisseur en arrière, étaient composées de lames d'autant plus condensées, qu'elles étaient plus voisines des membranes de l'aorte. Les lames le plus récemment formées n'adhéraient avec les autres que par quelques points, et étaient pour ainsi dire flottantes. *Les couches les plus anciennes étaient unies les unes avec les autres par un tissu cellulaire floconneux et comme lanugineux, et leurs surfaces correspondantes étaient inégales, légèrement rugueuses et comme tomenteuses.* Les couches emboîtées dont le cylindre fibrineux était composé, diminuant graduellement de longueur de l'extérieur à l'intérieur, il en résultait pour ce cylindre une figure fusiforme : très épais à sa partie moyenne, il était mince et comme tranchant à ses extrémités.

Dégagé de la masse fibrineuse qui vient d'être décrite, le sac anévrismal ne présentait point ce rebord saillant, indice de l'endroit où s'est opérée la rupture des parois artérielles dans l'anévrisme *faux spontané.* Les parois de ce sac, généralement très minces, transparentes même en quelques points, profondément désorganisées, offraient à l'intérieur un aspect réticulé assez analogue à celui des cavités ventriculaires, une sorte de réseau fibrineux dont les nombreuses colonnes étaient séparées par de petits enfoncements, et qui paraissaient appartenir essentiellement à la membrane moyenne éraillée, et, pour ainsi dire, criblée d'érosions. *La dissection la plus minutieuse nous a démontré que les trois membranes artérielles dilatées entraient dans la composition du sac.*

L'aorte abdominale, à l'instar d'une portion de la pectorale, était dilatée également dans toute sa circonférence. Les artères iliaques primitives et hypogastriques étaient parsemées de plaques, dont quelques unes, épaisses d'une ligne et de nature calcaire, avaient soulevé et même déchiré la membrane interne.

quantité plus ou moins considérable de sang, déposé peu à peu au-dessous de la membrane externe ou cellulaire. Cette membrane, ainsi transformée en une sorte de kyste, renforcée par le tissu cellulaire ambiant, communique avec la cavité de l'aorte par une ouverture plus ou moins étroite, dont les bords, plus ou moins saillants, sont tantôt lisses et polis, et tantôt inégaux et rugueux. La plèvre pour l'aorte pectorale, et le péritoine pour l'aorte abdominale concourent à la formation du sac anévrismal.

Laënnec a donné le nom d'anévrisme *disséquant* de l'aorte à l'infiltration d'une quantité plus ou moins copieuse de sang au-dessous de la membrane cellulaire *décollée* dans une étendue considérable (1).

La partie du sang contenue dans un kyste anévrismal ancien est essentiellement composée de fibrine, et s'y présente sous forme de couches concentriques qu'on a comparées à de la *chair décolorée par l'ébullition* (2). Les couches les plus récentes sont encore molles, tandis que les plus anciennes sont denses, dures, résistantes, fibreuses, réunies entre elles par un tissu cellulaire floconneux (celles qui sont en contact avec la paroi du kyste sont en général très adhérentes à cette paroi). L'épaisseur et le nombre des lames dont se compose un coagulum anévrismal sont très variables : il n'est pas rare de trouver des masses de coagulum égales au volume des deux poings; dans un cas que j'ai recueilli en 1843, le coagulum d'un anévrisme de l'aorte pectorale descendante formait une sorte de *pain de sucre* du poids de plus d'un kilogramme (la pièce est conservée dans le muséum *Dupuytren*).

Les couches qui forment le coagulum lamelleux n'ont

(1) Dans le cas *cité par Laënnec*, la membrane celluleuse de l'aorte descendante était décollée à partir de deux pouces de l'origine de cette artère jusqu'à sa division en iliaques primitives.

(2) Laënnec a quelquefois trouvé ces lames fibrineuses tellement compactes, qu'elles avaient, dit-il, la consistance de la corne ramollie par une forte chaleur.

pas toutes la même étendue, et de là cette forme conique que présentait l'énorme coagulum dans le cas dont je viens de parler tout-à-l'heure.

Les kystes anévrismaux formés uniquement par la membrane cellulaire de l'aorte ne se rencontrent pas également dans toutes les régions de cette grande artère. Un tel kyste, par exemple, ne peut guère se développer à l'origine même de l'aorte, région où ce vaisseau, fortifié par un repli de la plèvre, n'est point enveloppé, comme dans le reste de son trajet, d'une abondante couche de tissu cellulaire lâche et extensible. Aussi, quand elle s'opère dans la région indiquée, la destruction ulcérative des membranes interne et moyenne de l'aorte se termine-t-elle par une perforation dans le péricarde, sans qu'il se soit formé de véritable kyste anévrismal, à moins que des adhérences celluleuses accidentelles ne se rencontrent dans la région de l'aorte dont il a été question.

3° *De l'état des parties avec lesquelles les anévrismes de l'aorte se trouvent en contact et de la rupture du sac anévrismal.*

I. Quelle que soit leur espèce, les tumeurs anévrismales de l'aorte exercent sur les parties voisines une compression plus ou moins étendue. De là un déplacement, une déformation, une atrophie de ces parties, telles que le cœur, les poumons, la trachée, les bronches, l'œsophage, l'artère pulmonaire, les grosses veines, le canal thoracique (1), les divers organes contenus dans l'abdomen.

On voit des tumeurs anévrismales exercer sur la veine cave une compression assez forte pour gêner ou même interrompre complétement le cours du sang dans ce vaisseau. J'ai connaissance d'un cas dans lequel un groupe

---

(1) Laënnec dit avoir vu le canal thoracique comprimé et détruit par un anévrisme de l'aorte descendante; il en était résulté, ajoute-t-il, un engorgement de tous les vaisseaux *lactés*, qui venaient se rendre au-dessous du point comprimé.

de tumeurs anévrismales de la crosse de l'aorte exerça sur la veine cave supérieure une compression telle, qu'il en résulta plusieurs attaques de congestion apoplectique et un engorgement œdémateux de la face. Corvisart a rapporté un fait analogue. M. Reynaud a publié un cas où la veine cave supérieure était presque complétement oblitérée, par suite de la pression qu'avait exercée sur elle un anévrisme de l'aorte ascendante (1).

II. Les effets que les tumeurs anévrismales déterminent sur les parties osseuses et cartilagineuses avec lesquelles elles sont en contact, ont frappé l'attention de tous les observateurs. Le sternum, les clavicules, les côtes et leurs cartilages, le corps des vertèbres, les os des iles, sont à la longue usés, détruits là où ils se trouvent en contact avec une tumeur anévrismale de l'aorte. (Il est bien digne de remarque que les tissus fibro-cartilagineux restent assez souvent parfaitement intacts au milieu des plus profondes érosions ou usures des os.) Lorsque les os sont mobiles, ils cèdent en quelque sorte sous l'impulsion de la tumeur, sont soulevés, et quelquefois même luxés. Corvisart, par exemple, rapporte un cas dans lequel la clavicule fut luxée (elle n'était ni atrophiée ni érodée) par la pression d'une tumeur anévrismale sur son extrémité sternale. J'ai vu un cas dans lequel une énorme tumeur anévrismale de l'aorte pectorale descendante avait éloigné singulièrement l'omoplate gauche des parois de la poitrine.

III. Lorsque les tumeurs anévrismales de l'aorte ont détruit les parties dures incessamment battues par elles, elles distendent et amincissent les parties molles qui les recouvrent, et il arrive un moment où la peau menace de se rompre sous l'effort du sang, dont on aperçoit la couleur rougeâtre à travers cette membrane amincie (2).

(1) *Journal hebdomadaire*, t. II, p. 109 et suiv.
(2) J'ai redouté longtemps cet accident chez le malade qui nous pré-

Cette rupture arrive, en effet, quelquefois; mais ce n'est pas à l'extérieur seulement que surviennent les ruptures des kystes anévrismaux de l'aorte. Ces ruptures peuvent avoir lieu dans l'intérieur même de la substance pulmonaire, dans la cavité de la plèvre, dans les bronches, dans l'œsophage, dans l'artère pulmonaire, dans le canal vertébral, dans l'estomac, dans l'intestin, dans la vessie, etc.

SIGNES ET DIAGNOSTIC.

Depuis que, dans ma dissertation inaugurale (1823), j'essayai d'ajouter quelque chose à ce que Corvisart et Laënnec nous avaient enseigné sur le diagnostic des anévrismes de l'aorte, je n'ai cessé de poursuivre mes recherches sur cet important objet, et j'oserai dire qu'elles n'ont pas été infructueuses. J'ai recueilli, dans le service clinique qui m'est confié, une trentaine d'observations nouvelles d'anévrisme de l'aorte, et nous avons diagnostiqué cette affection avec une précision qui laisse peu de chose à désirer. Je suis heureux de pouvoir ajouter que, sous bien des rapports, mes recherches se trouvent, d'ailleurs, conformes à celles de mon savant collègue, M. le professeur Dubrueil (de Montpellier), lequel, dans ces derniers temps, a publié un remarquable travail sur le sujet qui nous occupe.

Grâce aux progrès des études cliniques, je ne crains donc pas d'affirmer qu'il n'est plus permis de dire, avec l'illustre inventeur de l'auscultation médiate : « Des faits m'ont prouvé qu'un anévrisme très volumineux de l'aorte pectorale peut exister sans que l'auscultation le fasse reconnaître, et des raisons assez fortes me portent à croire que ce résultat sera le plus fréquent. »

senta le coagulum en pain de sucre dont j'ai parlé plus haut. En effet, dans ce cas, la tumeur anévrismale avait aminci la peau à un degré extrême, et une ulcération survint au sommet bosselé de la tumeur. Cependant ce fut à l'intérieur et non à l'extérieur que s'opéra plus tard la rupture.

Ces progrès, constatés par un grand nombre de témoins, me permettent d'avancer, au contraire, qu'un anévrisme très volumineux de l'aorte pectorale pourra toujours être reconnu avec exactitude, par quiconque s'est suffisamment familiarisé, je ne dis pas avec la méthode de l'auscultation seulement, mais avec toutes les autres méthodes physiques au moyen desquelles l'aorte peut être soumise à notre exploration.

A. *Signes physiques.*

I. Voici quels sont les signes *physiques* des anévrismes de l'aorte sous-sternale (1) :

1° L'inspection et la palpation font reconnaître des battements plus ou moins forts et plus ou moins étendus dans la région du sternum et de la portion antérieure des côtes sternales droites (les malades eux-mêmes ont souvent la sensation de ces battements);

2° Fréquemment, la région indiquée présente une saillie, une voussure sensible à la vue et au toucher (2). L'absence de ce signe n'empêche pas, d'ailleurs, le diagnostic de la maladie;

3° La main appliquée sur la région correspondante aux battements indiqués plus haut fait percevoir un large frémissement vibratoire plus ou moins marqué, tantôt simple, tantôt double, et, dans ce dernier cas, généralement plus prononcé pendant la diastole de l'aorte (cette diastole correspond, comme on sait, à la systole du ventricule gauche) que pendant la systole de cette même artère (3) ; .

(1) J'entends ici par anévrisme la dilatation générale ou partielle de la circonférence de l'aorte, avec ou sans rupture des membranes interne et moyenne, avec ou sans transformation de la membrane celluleuse en kyste, contenant un coagulum lamelleux. Je répète, d'ailleurs, que les tumeurs anévrismales les plus communes de l'aorte sous-sternale sont formées par la dilatation de toutes les membranes de cette artère.

(2) Au moyen du *cyrtomètre* de M. Andry, on peut mesurer le degré de cette voussure.

(3) Ce frémissement vibratoire est l'effet du frottement de la colonne

4° L'oreille appliquée sur la région du sternum et des côtes fait entendre un bruit de soufflet râpeux, rude, large, diffus, tantôt simple, tantôt double, comme le frémissement vibratoire signalé tout-à-l'heure, et, de même que ce dernier, ordinairement plus prononcé au temps de la diastole de l'aorte qu'au temps de la systole de cette artère. Ce bruit est quelquefois tellement fort, rude et âpre, que je l'ai comparé à un bruit d'étrille (1). Il se propage dans une grande étendue, dans toute la partie antérieure de la poitrine, par exemple, et assez souvent même plus loin ;

5° La percussion donne un son mat dans la région correspondante à la dilatation de l'aorte : la matité est par conséquent d'autant plus étendue que cette dilatation est elle-même plus considérable. On peut, par la percussion, limiter avec une exactitude géométrique la portion de l'aorte en rapport avec le sternum et les côtes sternales ;

6° Enfin, le murmure respiratoire ne se fait pas entendre dans la région correspondante à la matité.

Lorsque tous les signes précédents se trouvent réunis, ils permettent de reconnaître de la manière la plus certaine l'existence d'une dilatation de l'aorte, avec état crétacé, athéromateux, ulcéreux, etc., des couches intérieures de cette artère.

Il m'est arrivé un certain nombre de fois d'annoncer l'existence d'un anévrisme de l'aorte sous-sternale après avoir constaté par l'application de la main le frémissement vibratoire si *caractéristique* dont j'ai parlé plus haut. Dans

sanguine contre les parois rugueuses, inégales, raboteuses, crétacées, de l'aorte. Dans les cas où la dilatation de l'aorte existerait sans être accompagnée des altérations ci-dessus mentionnées, et le sang étant luimême à l'état normal, le frémissement vibratoire dont il s'agit ferait certainement défaut.

(1) La théorie de ce bruit de soufflet râpeux ou d'étrille est la même que celle du frémissement vibratoire.

tous ces cas, d'ailleurs, après avoir perçu le frémissement vibratoire, j'ai exploré l'aorte avec les méthodes indiquées plus haut, et cette exploration a confirmé l'exactitude du diagnostic. Qu'il me soit permis de citer rapidement un seul des cas dont il vient d'être question. Il y a quelques années, je vis, avec un des professeurs les plus distingués de la Faculté de Paris, une dame qui était venue de la Bretagne pour le consulter. Il avait reconnu une grave affection organique du cœur. A peine eus-je appliqué la main sur la région moyenne du sternum et sur les côtes droites voisines, que je sentis, dans une large surface, un frémissement vibratoire superficiel très fort. J'annonçai immédiatement qu'à la maladie du cœur se joignait une affection anévrismale de l'aorte sous-sternale, et un plus ample examen nous fit constater les signes les plus évidents de cette maladie, tels que des battements sensibles à la vue, la matité, le bruit d'étrille, etc.

II. Les anévrismes de l'aorte pectorale descendante ne sont pas d'un diagnostic aussi facile que ceux de l'aorte sous-sternale ou ascendante. Toutefois, aussitôt qu'ils ont acquis un certain volume, on peut, par l'emploi de l'inspection, de la percussion, de la palpation et de l'auscultation, les reconnaître d'une manière positive. Lorsqu'ils font saillie au dehors, et que leurs pulsations sont sensibles à l'œil et à la main, leur diagnostic s'établit en quelque sorte de lui-même.

Plus souvent que ceux de l'aorte sous-sternale, les anévrismes de l'aorte pectorale descendante sont accompagnés, dès leur origine, d'une douleur térébrante plus ou moins vive, qui, dans bien des cas, a été prise pour une simple douleur rhumatismale. Cette erreur fut commise chez un des malades dont j'ai cité précédemment l'observation. Ce malade fut envoyé aux eaux de Néris, et l'on croyait toujours n'avoir affaire qu'à une simple affection rhumatismale, lorsque le valet de chambre s'aperçut qu'il existait une grosseur dans le dos de son maître. Une consultation de plusieurs médecins fut alors décidée : nous reconnûmes tous l'existence d'un anévrisme de l'aorte pectorale descendante. Dans l'espace de quelques mois, la tumeur acquit le volume de la tête d'un enfant; elle était le siége de pulsations si violentes, que tout le tronc en était ébranlé, etc.

III. Les anévrismes de l'aorte abdominale, parvenus à un certain volume, seront facilement reconnus, surtout chez les personnes non pourvues d'un trop grand embonpoint, circonstance qui facilite l'exploration au moyen du toucher et de la percussion.

L'aorte abdominale est assez souvent, surtout chez les personnes *délicates* et nerveuses, le siége de battements violents, qu'il faut bien se garder de confondre avec ceux qui appartiennent aux anévrismes de cette artère, erreur malheureusement trop fréquente. Mais cette erreur ne saurait être que le partage des médecins peu familiarisés avec les méthodes d'exploration exacte. En effet, les pulsations ou *palpitations* nerveuses de l'aorte, affections que Laënnec a désignées sous le nom ingénieux d'*anévrisme simulé* de l'aorte, n'étant accompagnées d'aucun des signes physiques de l'*anévrisme réel* de cette artère, seront toujours facilement distinguées des battements *anévrismaux*, par tout praticien exercé de longue main aux méthodes au moyen desquelles on recueille les signes de cette espèce.

B. *Symptômes proprement dits ou lésions fonctionnelles.*

I. Les lésions fonctionnelles auxquelles donnent lieu les tumeurs anévrismales de l'aorte, par suite de la compression ou de la distension plus ou moins fortes qu'elles font subir aux organes voisins, ne sont que des signes très incertains de ces tumeurs. Car, outre que ces lésions fonctionnelles peuvent être produites par toute autre tumeur, elles se rencontrent aussi quelquefois dans des cas où il n'existe aucune altération appréciable des organes qu'elles ont pour siége.

II. Au reste, les lésions fonctionnelles ou les *symptômes* dont il s'agit varient selon la portion de l'aorte anévrismée.

1° Les tumeurs anévrismales de l'aorte pectorale produisent une gêne plus ou moins considérable de la respiration, quand elles compriment les poumons, les bronches ou la terminaison de la trachée-artère. La compression de ces dernières parties est quelquefois annoncée par un *sifflement particulier*, qui a été comparé, dans certains cas, au bruit de *cornage*, et par une espèce d'*égophonie très sensible*, que M. Reynaud a signalée le premier (1).

2° Chez quelques individus, une tumeur anévrismale de la crosse de l'aorte est accompagnée d'une raucité ou même d'une extinction presque complète de la voix, phénomène qui, suivant M. Bourdon, dépendrait du tiraillement ou de la compression du nerf récurrent, lequel, comme on le sait, se contourne autour de la crosse de l'aorte.

3° Lorsque la veine cave supérieure est comprimée par une tumeur anévrismale de l'aorte, il survient d'abord un engorgement veineux de la face et des centres encéphaliques, puis des épanchements séreux, etc. (2).

4° Une gêne plus ou moins grande de la déglutition résulte de la compression exercée sur l'œsophage par une tumeur anévrismale de l'aorte pectorale descendante.

5° La compression de l'estomac et des intestins par les tumeurs anévrismales de l'aorte abdominale entrave les fonctions de ces organes, soit parce qu'elle ne leur permet pas de se mouvoir avec facilité, soit parce qu'elle

(1) *Journal hebdomadaire de médecine*, t. II, p. 3.

(2) M. Reynaud a publié un exemple intéressant d'une oblitération de la veine cave supérieure par une tumeur anévrismale de l'aorte. Il s'était développé un système veineux anastomotique, à la faveur duquel le sang des parties supérieures du corps était versé dans la veine cave inférieure, et de là dans l'oreillette droite.

oppose un obstacle matériel au cours des matières qu'ils contiennent, etc., etc.

C. *Signes de la rupture des anévrismes de l'aorte.*

I. Les signes qui annoncent la rupture d'une tumeur anévrismale de l'aorte sont ceux que nous avons exposés en traitant des solutions de continuité de l'artère indiquée. Si la rupture est assez longue pour permettre au sang contenu dans l'aorte de s'échapper en abondance, les malades meurent aussi subitement que s'ils eussent été frappés de la foudre.

II. Si la rupture a lieu dans les bronches ou la trachée-artère, la mort arrive ordinairement au milieu d'une *expectoration* de sang plus ou moins abondante. C'est, au contraire, en *vomissant* le sang que les malades succombent, si une tumeur anévrismale de l'aorte abdominale s'est fait jour dans l'estomac, etc., etc.

TRAITEMENT.

I. Le traitement *médical* ou *interne* des anévrismes de l'aorte est essentiellement le même que celui des anévrismes du cœur. Il est, par conséquent, on ne peut plus précaire. La méthode dite de *Valsalva* et d'*Albertini*, si difficile à bien exécuter, échouerait elle-même contre les graves lésions *organiques* dont l'aorte est le siége dans la plupart des cas désignés sous le nom d'*anévrisme*. Cependant, employées dans la mesure convenable, les émissions sanguines, la diète ténue et le repos favorisent incontestablement l'admirable travail au moyen duquel s'opère ce qu'on est convenu d'appeler *la guérison spontanée* des anévrismes, travail dont le résultat définitif est la transformation de l'artère en une sorte de nœud fibreux, très résistant, là où existait la tumeur anévrismale. On cite quelques cas dans lesquels la guérison dite *spontanée* d'un anévrisme de l'aorte aurait eu lieu par l'oblitération de l'artère au-dessus du point que cet anévrisme occupait.

Ce qu'il y a de certain, c'est que la science possède un assez grand nombre de faits d'oblitération de l'aorte, faits qui ne permettent pas de douter de la possibilité du développement d'une circulation collatérale, au moyen de laquelle le sang artériel arrive aux parties dont les artères proviennent de la portion de l'aorte située au-dessous de l'oblitération.

II. Le traitement *chirurgical* ou *externe* des anévrismes n'est pas applicable à ceux de l'aorte pectorale. Le célèbre Astley Cooper osa pratiquer, il y a quelques années, la ligature de l'aorte abdominale, affectée d'anévrisme. Cette opération hardie ne réussit point, et peu de praticiens, sans doute, seront tentés d'imiter l'illustre chirurgien de Londres (1).

§ II. Dilatation et anévrisme de l'artère pulmonaire.

I. Je ne connais aucun exemple de tumeur anévrismale proprement dite, ou d'*anévrisme faux spontané* de l'artère pulmonaire. La structure de ce vaisseau, autant veineuse qu'artérielle, le préserve presque complétement des altérations crétacée, athéromateuse, ulcéreuse, dont l'aorte est si fréquemment le siége. Or, comme ces altérations sont en quelque sorte la condition *sine quâ non* des *anévrismes faux* dits *spontanés*, on ne doit pas s'étonner si l'artère pulmonaire en est exempte.

II. La dilatation *simple*, soit générale, soit partielle, de l'artère pulmonaire, pour être beaucoup moins commune que celle de l'aorte, n'est cependant pas extrémement rare, du moins à un degré *léger* ou *moyen*.

Elle accompagne assez souvent l'hypertrophie du ventricule droit.

III. Ce que nous avons dit de la dilatation simple de l'aorte, d'une part, ce que nous dirons plus loin de la dila-

(1) Astley Cooper avait pratiqué avec succès la ligature de l'aorte ab
dominale sur des chiens.

tation des grosses veines, nous dispense de nous arrêter plus longtemps sur la dilatation de l'artère pulmonaire.

III. Dilatations des veines, ou varices (1).

Réflexions préliminaires.

I. Les maladies connues sous le nom de *varices* sont pour les veines ce que sont les anévrismes pour les artères. De même que dans ces dernières maladies, la *dilatation* est bien loin de constituer toujours l'unique élément morbide : ainsi, dans les affections connues sous la dénomination de *varices*, la dilatation des veines se trouve souvent aussi réunie à d'autres éléments pathologiques.

Il y a donc des dilatations *simples* et des dilatations *complexes* des veines. Les dilatations de ce dernier genre ont pour accompagnement le plus ordinaire un état d'*épaississement* ou d'*hypertrophie* des parois veineuses. Ces parois sont épaissies, tantôt sans altération notable de leur structure, ce qui constitue la véritable hypertrophie, tantôt avec *dégénérescence* organique, état qu'il faut bien se garder de confondre avec l'hypertrophie pure et simple. Ayant décrit ailleurs ces états anormaux des veines, il nous suffit de les rappeler ici. Nous ajouterons que, dans un grand nombre des cas où les veines sont ainsi dégénérées, on rencontre des concrétions sanguines plus ou moins anciennes et plus ou moins altérées dans leur cavité.

II. Comme l'histoire générale et particulière des varices se trouve dans tous les traités de chirurgie, nous ne nous étendrons pas longuement ici sur cette partie de la pathologie. Notre étude ne portera que sur la dilatation simple ou compliquée des grandes veines où viennent aboutir les

(1) Phlébectasies.

Les phlébectasies ont été prises par M. Briquet pour sujet de sa dissertation inaugurale. Nous recommandons à l'étude des lecteurs ce remarquable travail.

divers embranchements du système veineux, et de celles des organes intérieurs.

A. *Dilatation des veines caves et des veines jugulaires.*

I. La dilatation des veines caves et des veines jugulaires est susceptible de divers degrés qui n'ont pas encore été rigoureusement précisés.

II. La dilatation des veines ci-dessus indiquées se ren-contre constamment chez les individus atteints d'un grand obstacle à la circulation du sang à travers les cavités du cœur en général, et spécialement à travers les cavités droites. Nous avons signalé cet état variqueux des veines caves et des veines jugulaires, et de toutes les veines en général, en nous occupant des rétrécissements *organiques* des orifices du cœur, consécutifs aux inflammations pro-longées des valvules de cet organe. Nous avons vu alors que la dilatation des veines jugulaires en particulier était un des *signes* dont il importait de tenir compte pour le diagnostic de ces rétrécissements.

Une compression plus ou moins forte exercée par une tumeur, etc., sur le trajet des veines caves et jugu-laires, la diminution ou même l'oblitération complète de leur cavité par des concrétions sanguines, etc., détermi-nent la dilatation de la portion de ces vaisseaux située derrière les obstacles au cours du sang qui viennent d'être exposés.

III. Les moyens mécaniques conseillés contre les dilata-tions des veines, en général, ne sauraient être employés dans l'espèce qui nous occupe. Il faut s'efforcer de faire disparaître les *causes* dont elle peut être la suite, et quand ces causes sont de nature à être combattues avec avantage, on ne tarde pas à voir disparaître la dilatation veineuse elle-même. Malheureusement, dans beaucoup de cas, ces causes ne sont autres que des lésions chroniques-organi-ques *incurables*.

B. *Dilatation des sinus veineux et des veines des centres nerveux.*

Elle se développe dans les mêmes circonstances que celle des veines caves, c'est-à-dire tantôt sous l'influence d'un obstacle à la circulation veineuse centrale, et tantôt sous l'influence d'obstacles au cours du sang dans l'intérieur même des veines et des sinus. Dans ce dernier cas, la dilatation occupe la portion de ces veines et de ces sinus qui se trouve derrière l'obstacle, lequel consiste souvent en une oblitération produite par des concrétions sanguines plus ou moins anciennes.

C. *Dilatation des veines pulmonaires.*

Elle est au nombre des dilatations veineuses les plus communes. Elle coïncide avec la dilatation de l'oreillette gauche dans les cas de rétrécissement des orifices gauches du cœur, et survient d'ailleurs sous l'influence de tout autre obstacle au cours du sang à travers les cavités gauches. Lorsqu'un obstacle quelconque s'oppose au cours du sang dans un point donné de ces veines elles-mêmes, une dilatation survient dans les portions de ces veines placées derrière l'obstacle, etc.

D. *Dilatation des veines de l'appareil digestif et de ses annexes, ou du système de la veine porte.*

Je dirai d'abord quelques mots de la dilatation générale du système veineux de la veine porte, et je décrirai ensuite, avec quelques détails, la dilatation variqueuse des veines de la région inférieure des intestins, laquelle fait partie des diverses affections auxquelles on a donné le nom d'*hémorrhoïdes*.

§ **I**er. **De la dilatation du système de la veine porte en général.**

I. Bien qu'elle soit très fréquente, cette espèce de dilatation n'a point encore été l'objet d'une monographie particulière. Ce serait là un beau sujet de dissertation.

La dilatation générale du système de la veine porte se rencontre dans les grands obstacles à la circulation veineuse centrale. Lorsque le tronc ou les principales branches de la veine porte hépatique sont le siége spécial d'un obstacle au cours du sang, comme il arrive dans ces cas d'oblitération par des concrétions sanguines sur lesquelles a été appelée l'attention des observateurs il y a déjà plus de vingt ans, le tronc et les branches de la veine porte abdominale se dilatent à un degré plus ou moins considérable, et constamment, au bout d'un certain temps, les veines des parois abdominales (1) se dilatent elles-mêmes et deviennent les agents d'une circulation anastomotique supplémentaire. Ce dernier fait, que j'ai signalé dans mes premières recherches sur l'oblitération des veines, a été confirmé plus tard par de nouvelles observations de M. le docteur Reynaud (2).

II. Parmi les exemples de dilatation variqueuse du système de la veine porte abdominale que je pourrais citer, j'ai choisi le suivant :

Le 27 novembre 1839, on fit l'ouverture d'un homme de trente à trente-cinq ans qui avait succombé à un énorme cancer encéphaloïde du foie, du cœcum et du colon (le malade avait été placé dans le service de M. Rayer).

Le foie avait presque doublé de volume et était complétement transformé en matière encéphaloïde...

Les veines mésentériques et leurs branches, énormément dilatées, variqueuses, offraient dans leur trajet des replis, des circuits ou des sinuosités, tels qu'on en observe dans les varices extérieures, dans celles des veines du cordon testiculaire, par exemple (Cirsocèle).

---

(1) On sait que ces veines n'appartiennent pas au système de la veine porte.

(2) Ces importantes observations ont été publiées dans le *Journal hebdomadaire de médecine et de chirurgie pratiques.*

§ II. Dilatation, ou varices des veines du rectum (1).

a. *Description des dilatations veineuses connues sous le nom de tumeurs hémorrhoïdales.*

I. Les tumeurs hémorrhoïdales ont leur siége, soit à la marge de l'anus, soit à l'intérieur du rectum (on a vu ces tumeurs envahir le rectum dans toute son étendue, et J.-L. Petit dit en avoir trouvé jusqu'auprès de l'S iliaque du colon). Leur volume, leur forme et leur nombre sont très variables. Elles sont, en général, arrondies, globuleuses et du volume d'un grain de raisin, d'une cerise, d'un œuf de pigeon. Plusieurs se réunissent quelquefois en une sorte de paquet ou de bourrelet d'un volume considérable. Elles sont quelquefois pédiculées et comme étranglées vers l'orifice de l'anus, où elles sont pressées par le sphincter. Elles peuvent être solitaires, ou bien au nombre de deux , trois, quatre, cinq, six et même plus. Leur aspect varie selon qu'elles sont recouvertes par la peau ou par la muqueuse du rectum, et selon l'état sain ou morbide de ces membranes. Elles sont plus ou moins dures et résistantes. Ordinairement elles s'affaissent sous la pression, et reprennent leur premier volume quand celle-ci n'a plus lieu.

Lorsque la maladie se prolonge, les tumeurs hémorrhoïdales peuvent éprouver diverses transformations ou métamorphoses.

(1) Les tumeurs variqueuses du rectum sont , ainsi que nous l'avons dit, une des diverses maladies qui ont été décrites sous le nom commun d'*hémorrhoïdes*. (Voyez les articles *Hémorrhagie du rectum* et *Phlébite* des veines hémorrhoïdales.)

Bien qu'ici notre principal objet soit d'étudier la dilatation *variqueuse* des veines hémorrhoïdales considérée en elle-même , cependant, sous le nom de tumeurs hémorrhoïdales, nous décrirons, avec MM. Monneret et Fleury, un état morbide complexe , dont la dilatation des veines hémorrhoïdales ne constitue qu'un des éléments.

Nous emprunterons aux auteurs cités tout-à-l'heure presque tout ce que nous allons dire sur les tumeurs hémorrhoïdales.

II. Voici un extrait de la description remarquable des tumeurs hémorrhoïdales donnée par M. Jobert (1) :

L'enveloppe la plus extérieure, plus ou moins adhérente, selon l'âge des tumeurs, est formée, soit par la peau, soit par la membrane muqueuse du rectum, soit par les deux, lesquelles sont tantôt saines, tantôt amincies, excoriées, ulcérées, etc. Au-dessous de cette première enveloppe, se rencontrent souvent des fausses membranes... La tumeur hémorrhoïdale est formée par une veine dilatée, soit dans toute sa circonférence, soit seulement dans un de ses points. Les parois de cette veine peuvent être épaissies, ou bien, au contraire, amincies, ramollies, etc.

Les bourrelets hémorrhoïdaux résultent de la dilatation variqueuse des vaisseaux veineux qui entourent l'anus en forme d'anneaux.

Les tumeurs hémorrhoïdales renferment constamment du sang noir, veineux, à l'état liquide ou à l'état de caillot.

III. Les complications les plus ordinaires des tumeurs hémorrhoïdales sont : 1° la fissure et la fistule à l'anus ; 2° la chute du rectum ; 3° l'hémorrhagie de cet intestin ; 4° les abcès au pourtour de l'anus ; 5° la névralgie anale.

b. *Effets, accidents produits par la présence des varices rectales.*

Tant que les varices rectales, internes ou externes, sont peu volumineuses, peu nombreuses, leur présence ne donne lieu à aucun accident notable. Dans le cas contraire, c'est-à-dire quand elles sont nombreuses, volumineuses, elles déterminent des effets variés, tels que les suivants : sentiment de gêne, de plénitude et même de constriction dans l'intestin ; épreintes, ténesme, douleurs vives augmentant par la position assise, la marche, pendant les efforts de défécation et le passage des matières fécales, en sorte que les malades, pour éviter ces dou-

(1) *Traité des maladies chirurg. du canal intestinal*, Paris, 1829, t. I, p. 129-139.

leurs, restent plusieurs jours sans aller à la garde-robe, à moins qu'ils n'y soient forcés par une disposition diar-rhéique (1).

Lorsque la constipation coïncide avec les tumeurs hé-morrhoïdales, il arrive parfois que les violents efforts faits par les malades pour aller à la garde-robe déterminent la rupture de quelques vaisseaux sanguins d'un petit calibre, et par suite une hémorrhagie plus ou moins abondante, ordinairement suivie de soulagement.

Quand les tumeurs hémorrhoïdales sont externes, la constriction est quelquefois telle qu'il en résulte une sorte de transsudation sanguine à travers les parois des tumeurs. Dans les cas où des tumeurs hémorrhoïdales internes ont été repoussées au dehors par des efforts de défécation ou d'une autre manière, elles sont parfois le siége d'un véritable étranglement de la part des sphincters de l'anus, et l'in-flammation qui peut en résulter tend à augmenter encore cet étranglement. L'étranglement dont il s'agit, si l'on n'y remédie promptement, est la source de graves accidents lo-caux et généraux, tels que, une rupture, la gangrène, etc.

c. *Causes.*

« *Causes prédisposantes.* La position déclive des veines hémorrhoïdales dans la station debout ou assise, l'absence de valvules, la présence des sphincters, des aponévroses périnéales, des matières stercorales, sont des circonstances qui favorisent particulièrement la formation des varices rectales.

» *Causes déterminantes.* La congestion sanguine du rec-tum, plus ou moins intense, plus ou moins souvent répé-tée, est *presque* la seule cause déterminante des varices rectales, et elle peut être elle-même le résultat de causes très différentes, que les auteurs ont envisagées à tort

(1) La plupart des symptômes qui viennent d'être signalés ne se dé-veloppent que dans les cas où les veines dilatées sont le siége d'une fluxion inflammatoire.

comme les causes des hémorrhoïdes. On peut ajouter à cette cause les différentes altérations *primitives* des veines hémorrhoïdales, c'est-à-dire celles qui se développent dans ces vaisseaux avant toute dilatation, et deviennent la cause de celle-ci, telles que l'amincissement, le ramollissement, l'hypertrophie des parois des veines rectales. M. Jobert établit que les varices *hémorrhoïdales* peuvent être consécutives à une inflammation chronique des veines du même nom (1). »

Cette opinion de M. Jobert est conforme à l'observation journalière. Dans l'immense majorité des cas, les tumeurs décrites sous le nom de varices rectales sont, en effet, consécutives à des congestions ou fluxions inflammatoires, plus ou moins répétées et plus ou moins prolongées, des veines hémorrhoïdales et des plexus veineux de l'anus. Ce fait n'est d'ailleurs que la confirmation d'une loi plus générale, que nous avons souvent signalée dans le cours de cet ouvrage, savoir, que les dilatations et les hypertrophies des organes creux sont les conséquences ordinaires de certaines inflammations prolongées ou chroniques de ces organes. Nous verrons bientôt comment, dans des cas que nous indiquerons, quelques points des organes creux se rétrécissent en même temps que d'autres se dilatent.

d. *Pronostic et traitement.*

1° Les varices des veines hémorrhoïdales sont plus incommodes que graves. Cette assertion ne s'applique, bien entendu, qu'aux varices dégagées de toute complication. Le pronostic des diverses complications des varices du rectum ne doit pas nous occuper ici.

2° Le traitement des varices du rectum est curatif ou palliatif.

Le traitement curatif est essentiellement chirurgical. Les procédés opératoires qu'il comprend sont l'incision,

______

(1) *Compendium*, article cité.

la rescision, la compression, la cautérisation, la ligature et l'excision. On trouvera dans les traités de chirurgie tous les détails relatifs à la manière dont ces procédés doivent être appliqués.

Le traitement palliatif consiste à remédier aux accidents ou plutôt aux simples incommodités que la présence des tumeurs hémorrhoïdales peut déterminer. Lorsque ces tumeurs sont le siége d'une fluxion inflammatoire, on emploie les moyens que nous avons conseillés en étudiant les phlébites des veines hémorrhoïdales.

IV. Dilatation des capillaires sanguins.

Les capillaires sanguins n'étant point visibles à l'œil nu, ce n'est qu'au microscope que leur dilatation peut être constatée. Nous avons parlé ailleurs des recherches microscopiques qui ont été faites pour démontrer la dilatation des capillaires sanguins dans les parties qui sont le siége de l'acte morbide connu sous le nom d'*irritation*. Les autres *espèces* de dilatation n'ont pas encore été suffisamment étudiées, sous le rapport dont il s'agit. On peut, par analogie, leur appliquer les considérations que nous avons exposées en traitant des dilatations des vaisseaux dont les capillaires sont la terminaison.

ARTICLE III.

DILATATION DES VAISSEUX LYMPHATIQUES.

Les cas relatifs à cette espèce de dilatation n'ont été recueillis qu'en très petit nombre. C'est un sujet que nous ne mentionnons ici que pour mémoire, et sur lequel nous appelons l'attention des observateurs.

ARTICLE IV.

DILATATIONS DE L'APPAREIL RESPIRATOIRE ET DE LA CAVITÉ PECTORALE (1).

1. Dilatation des bronches (2).

§ Ier. Description anatomique.

I. La dilatation des bronches peut affecter isolément ou ensemble les grosses, les moyennes et les petites divisions des bronches. Elle peut occuper un plus ou moins grand nombre de ces diverses divisions, soit dans les deux poumons, soit dans un seul.

La dilatation des bronches, quelle que soit sa forme et son espèce, peut se rencontrer dans les diverses régions de l'appareil bronchique. Néanmoins, selon Laënnec, elle affecterait une sorte de préférence pour les bronches du lobe supérieur et du bord antérieur du poumon.

II. Les divisions dilatées conservent quelquefois leur forme cylindrique accoutumée, tandis que, dans d'autres cas, elles perdent cette forme. On voit, dans ces derniers cas, des bronches qui, à l'état normal, pourraient à peine recevoir, les unes un stylet assez fin, les autres une plume de pigeon ou de corbeau, offrir un renflement dont la cavité contiendrait un grain de chènevis, un noyau de cerise, une amande ou même une noix. Plusieurs renflements successifs peuvent exister dans le trajet d'un seul et même rameau. Suivant Laënnec, « quelquefois un ou deux rameaux bronchiques seulement, dilatés dans le sommet du poumon, sembleraient indiquer la transformation d'une excavation tuberculeuse en fistule ; souvent encore plusieurs bronches continues ou contiguës, inégalement di-

---

(1) Pour la dilatation des fosses nasales, du larynx et de la trachée-artère, nous renvoyons aux traités de pathologie externe ou chirurgicale.

(2) Avant Laënnec, « cette espèce de dilatation n'avait pas plus, comme il le dit lui-même, fixé l'attention des anatomistes que celle des médecins praticiens. » C'est cependant une maladie des plus communes et pour ainsi dire journalière.

latées, et formant par leurs communications entre elles une sorte de clapier plein de mucosités puriformes, présentent, au premier aspect, l'apparence d'une excavation tuberculeuse multiloculaire. » Mais un anatomo-pathologiste exercé et attentif saura toujours distinguer les deux genres de lésions, que Laënnec avoue l'avoir quelquefois embarrassé lui-même.

III. Dans les dilatations des rameaux bronchiques, sans changement notable de la forme de ces canaux, le calibre de ceux-ci peut être doublé, triplé, et même plus que triplé. Les rameaux ainsi dilatés naissent parfois d'un tronc dont le diamètre est beaucoup moindre que le leur. Immédiatement au-dessous de leur portion dilatée, les rameaux bronchiques reprennent quelquefois leur grandeur naturelle ; mais plus ordinairement, selon Laënnec, ils sembleraient se terminer en un cul-de-sac anfractueux, à la surface duquel on distinguerait l'ouverture de plusieurs petits rameaux bronchiques d'un diamètre naturel, dont les embranchements auraient été confondus par la dilatation.

IV. Les parois des bronches dilatées et pour ainsi dire *anévrismées* peuvent être plus ou moins hypertrophiées ou épaissies, ou bien, au contraire, plus ou moins *atrophiées* ou amincies (dans certains cas, elles conservent sensiblement leur épaisseur normale). Tout cela est subordonné, on le conçoit à merveille, aux maladies *vitales* qui compliquent la dilatation des bronches, maladies dont cette dilatation peut, d'ailleurs, avoir été la suite. La bronchite chronique, par exemple, compagne ordinaire de cette dilatation, et très souvent aussi sa cause plus ou moins directe, entraîne à la longue l'épaississement et l'hypertrophie des canaux qu'elle occupait. Nous ne faisons que noter en passant les complications et les accompagnements de la dilatation des bronches, objets que nous avons étudiés ailleurs.

§ II. Signes et diagnostic.

I. Suivant Laënnec, quand la totalité d'un poumon est affectée, la *résonnance* est quelquefois moindre que dans l'état naturel (1). D'après notre propre observation, la résonnance est, au contraire, plus forte que normalement (2), et si l'on n'y prenait garde, on pourrait, sous ce rapport, comme sous quelques autres que nous indiquerons plus bas, confondre une simple dilatation des bronches avec une excavation tuberculeuse remplie d'air seulement. (Nous ajouterons que la percussion donne aussi quelquefois le *tintement de pot fêlé*, comme dans le cas de cavernes à l'état signalé ci-dessus.) Dans les dilatations, on entend, dit très bien Laënnec, une *pectoriloquie* plus ou moins parfaite et une *respiration bronchique*, qu'un observateur inexpérimenté confondrait assez facilement avec la *respiration puérile*, et qui devient *caverneuse* dans les points correspondants aux dilatations les plus vastes (3).

Les phénomènes que nous venons d'indiquer ne s'observent que dans les régions de la poitrine en rapport avec celles où existe la dilatation des bronches. Ils sont d'autant plus prononcés que les bronches dilatées sont plus voisines de la périphérie de la poitrine, et placées dans des régions plus favorables à la transmission des vibrations sonores, telles que les régions sous-claviculaires entre autres.

II. Lorsque les bronches dilatées contiennent une plus ou moins grande quatité de mucosités, on entend un râle

(1) Laënnec attribue ce phénomène à la compression du tissu pulmonaire par les bronches dilatées. Au reste, il avoue que *ce signe est ordinairement peu sensible, à moins que d'autres circonstances ne contribuent à produire le même effet.*

(2) Cette augmentation de résonnance s'explique pour ainsi dire d'elle-même.

(3) Ces phénomènes ne s'accordent guère avec la diminution de résonnance à la percussion signalée plus haut par Laënnec.

muqueux à grosses bulles ou même tout-à-fait semblable au râle caverneux. Dans cet état, les phénomènes signalés plus haut ne se rencontrent pas, du moins au même degré, mais ils se reproduisent après une abondante expectoration.

III. On observe plusieurs phénomènes autres que ceux dont il vient d'être question, dans plusieurs cas de dilatation des bronches; mais comme ces phénomènes *surajoutés* appartiennent aux maladies coïncidentes, ils ne doivent pas être décrits ici.

§ III. Causes.

I. Cette lésion « ne se rencontre guère, dit Laënnec, que chez des sujets attaqués de catarrhes muqueux chroniques, et ce seul fait peut nous conduire à concevoir la manière dont *elle se forme*, si l'on se rappelle ce que nous avons dit du séjour très prolongé que font quelquefois les crachats muqueux dans les points des bronches *où ils se forment.* Une masse de crachats volumineux ne peut *se former* et séjourner dans un point des bronches sans les dilater ; et si, après avoir été expectorée, une nouvelle sécrétion la reproduit dans le même lieu, il est évident que la dilatation tendra à devenir permanente, et qu'elle déterminera l'hypertrophie ou l'amincissement permanent de la membrane affectée, suivant des circonstances que, dans l'état actuel de la science, nous ne pouvons guère approfondir, puisque nous ne savons pas pourquoi le même obstacle mécanique produit tantôt la dilatation et tantôt l'hypertrophie des parois des ventricules du cœur (1). »

II. Laënnec fait jouer ici aux *crachats muqueux* un rôle

(1) Ce qu'on ignorait à l'époque où Laënnec écrivait ce passage, est aujourd'hui, j'oserai le dire, parfaitement connu. Je renvoie à ce que nous avons consigné dans les articles de cet ouvrage relatifs aux maladies diverses du cœur, et, pour de plus amples développements, à mon *Traité clinique* sur ces mêmes maladies.

beaucoup trop important dans le développement de la dilatation des bronches, et l'on ne doit pas être surpris si, dans sa *théorie, l'hypertrophie ou l'amincissement permanent de la membrane affectée* lui paraissent tenir à des circonstances qu'il ne peut guère approfondir. Nous avons essayé ailleurs d'exposer les principales lois qui président à la dilatation des organes creux en général, soit que cette dilatation coïncide avec un état d'hypertrophie, soit qu'elle coexiste avec un état d'atrophie de ces organes. On peut appliquer ces généralités à la dilatation des bronches en particulier. Tantôt elle est l'effet de causes purement mécaniques, comme quand elle se développe à la suite de violents efforts de respiration souvent répétés, efforts que l'on observe dans diverses maladies des poumons et spécialement dans les cas de rétrécissement ou d'oblitération d'un plus ou moins grand nombre de canaux bronchiques. Tantôt elle survient sous l'influence d'un travail nutritif exagéré, lequel amène à la fois la dilatation et l'épaississement des bronches, comme le travail nutritif qui préside à l'évolution naturelle de ces tuyaux, et c'est ce que l'on voit arriver dans ces bronchites chroniques qui entretiennent un surcroît d'activité *nutritive* dans les tissus affectés. Les deux ordres de causes dont il s'agit concourent le plus souvent, d'ailleurs, à la production de la maladie.

§ IV. Traitement.

I. Laënnec a glissé rapidement sur cet article, et sa thérapeutique est d'ailleurs en rapport avec sa théorie sur le mécanisme de la dilatation des bronches, ainsi que le prouvera la citation suivante : « La dilatation des bronches n'étant, dit-il, qu'une suite et une complication du catarrhe chronique muqueux, il est évident que le seul moyen que nous ayons pour resserrer les bronches dilatées, est de tâcher de diminuer la sécrétion de leur membrane muqueuse. S'il est un cas où les toniques amers ou aromatiques, et principalement les balsamiques, puissent être utiles, c'est celui-ci. S'il y a en même temps cachexie générale, il est bon d'y joindre les ferrugineux et les antiscorbutiques. »

II. Je crois que l'on *resserrera* bien peu de bronches *dilatées* par l'emploi des moyens ci-dessus conseillés. J'ajouterai que la dilatation des bronches étant, en effet, un accident, non pas du catarrhe chronique muqueux seulement, mais d'autres maladies directes ou indirectes de l'appareil respiratoire, le premier soin du médecin, si ces maladies existent encore, est de les combattre par des moyens appropriés. Celles-ci une fois enlevées, on s'occupera de la dilatation qui en a été l'effet. On connaît l'adage : *Sublatâ causâ, tollitur effectus.* Il se trouve toutefois souvent en défaut, ici comme ailleurs, si l'on en consulte la *lettre* plutôt que l'*esprit.* Effectivement, la dilatation permanente des bronches ne disparaît pas immédiatement après la guérison des maladies qui l'ont produite. Elle peut même ne jamais disparaître complétement. Mais il est certain qu'elle tend à diminuer par l'éloignement de ses causes productrices, et que, d'ailleurs, toute tentative de guérison serait vaine, tant que ces dernières continueraient d'agir. Il en est parmi elles, telles que les rétrécissements ou oblitérations de certaines ramifications bronchiques, qui échappent à tous nos moyens, et de là l'incurabilité des dilatations que ces *causes organiques* ont occasionnées. Au reste, dans les cas ordinaires, les dilatations des bronches, exemptes de toute complication, ne constituent pas une affection dangereuse ; elles n'entraînent souvent par elles-mêmes aucune gêne notable de la respiration, et ne sont pas incompatibles avec un état de santé passable.

II. Dilatation des vésicules bronchiques, ou emphysème pulmonaire, emphysème vésiculaire.

Laënnec a divisé l'emphysème du poumon en deux espèces, savoir, l'*emphysème vésiculaire* ou *pulmonaire* proprement dit, et l'*emphysème interlobulaire du poumon*.

Il est bon de faire remarquer que les deux maladies dont il s'agit sont si essentiellement distinctes, que la même dénomination d'*emphysème* ne saurait logiquement appartenir à l'une et à l'autre. L'*emphysème* pulmonaire proprement dit de Laënnec consiste, en effet, d'après la définition de cet auteur, en une simple dilatation des vésicules ou cellules du tissu pulmonaire, tandis que l'emphysème interlobulaire est caractérisé par l'infiltration anormale de l'air dans le tissu cellulaire intervésiculaire. Comme nous avons décrit précédemment l'emphysème de cette dernière espèce, nous ne nous en occuperons pas ici.

Quoi qu'il en soit de l'expression d'emphysème vésiculaire par laquelle Laënnec a désigné la dilatation des vésicules pulmonaires, ce qu'il y a de certain, c'est qu'avant lui cette affection était à peu près inconnue, et n'avait été le sujet d'aucune description générale (1). Cependant c'est une lésion des plus communes.

(1) Parmi les observateurs qui, avant Laënnec, paraissent avoir eu quelque notion de la maladie qu'il a désignée sous le nom d'*emphysème pulmonaire* ou *vésiculaire*, on peut citer particulièrement Ruysch, Valsalva et Math. Baillie.

Dans une observation de Valsalva rapportée par Morgagni, on lit : *Sinistri pulmonis lobus superior... qua claviculam spectabat*, VESICULAS EX QUIBUS CONSTAT MIRUM IN MODUM AUCTAS HABEBAT; *ut nonnullæ avellanæ magnitudinem æquarent; cæteræ multo minores erant... omnes plenæ erant aeris.*

Ruysch s'exprime ainsi : *In aliqua autem pulmonis parte inveni vesicularum pellucidarum acervum*, AB AERE EXPANSARUM, *et ita obstructarum ut levi compressione eas ab aere evacuare haud potuerim. Impulsum per asperam arteriam flatum nullum commercium cum hisce expansis vesiculis amplius habere propter earum obstructionem expertus sum. Post, aere per asperam arteriam vehementer adacto disrumpebantur nonnullæ ex his vesiculis.*

Enfin, on trouve les passages suivants dans l'Anatomie pathologique de Baillie : « L'ouverture de la poitrine laisse souvent apercevoir les

§ Iᵉʳ. Description anatomique.

I. L'étendue de l'emphysème pulmonaire est très variable. Il peut occuper les deux poumons à la fois, un seul, ou bien une région seulement de l'un d'eux ou de chacun d'eux. Il est donc *simple* ou *double, général* ou *partiel.* On n'a pas encore fait toutes les recherches nécessaires pour déterminer rigoureusement quelle est la région des poumons pour laquelle l'emphysème affecte une fâcheuse préférence. On le rencontre bien souvent sur les bords antérieurs des poumons, ainsi qu'à la partie moyenne et inférieure de leur face postérieure.

II. Le degré de dilatation des vésicules, caractère anatomique essentiel de l'emphysème dit *vésiculaire*, est très

poumons dans un état de dilatation et remplissant exactement la cavité du thorax. Leurs cellules, pleines d'air, apparaissent, immédiatement au-dessous de la plèvre, sous forme d'un nombre prodigieux de petites vésicules blanches. Les bronches contiennent souvent en même temps beaucoup de liquide muqueux...... Les poumons sont quelquefois partagés en un petit nombre de grandes cellules, en sorte qu'ils ressemblent à l'organe pulmonaire de quelques animaux amphibies......... *Cet élargissement contre nature des cellules* ne peut être vraisemblablement attribué qu'à quelque empêchement à la sortie de l'air, d'où suit son augmentation dans les cellules, et probablement la rupture de leurs cloisons, en sorte que plusieurs cellules contiguës n'en forment plus qu'une seule... *Des vésicules aériennes attachées aux bords des poumons* ont été trouvées quelquefois complètes en elles-mêmes et sans faire partie des poumons. Au premier coup d'œil, on pourrait croire qu'elles étaient des cellules aériennes agrandies ; mais puisqu'elles ne communiquent avec aucune cellule aérienne, cette opinion ne paraît pas fondée. Il paraît plus probable qu'elles constituent un état pathologique, et qu'elles se forment de la même manière que les vésicules aériennes que l'on trouve attachées aux intestins et au mésentère de quelques quadrupèdes, et que les très petits vaisseaux sanguins qui se ramifient sur ces vésicules ont la faculté de sécréter de l'air (*). »

(*) J'ai à peine besoin de noter en passant que cette opinion de Baillie est évidemment erronée. Les vésicules qu'il signale ne sont autre chose que des vésicules pulmonaires agrandies, ou des vésicules formées par l'air infiltré dans le tissu intervésiculaire. J'ai plusieurs fois observé le genre de lésion des bords antérieurs des poumons auquel se rapporte le dernier passage de Baillie.

variable, de telle sorte que les unes n'ont guère que le volume d'un grain de millet, tandis que d'autres offrent celui d'un grain de chènevis, d'un noyau de cerise, ou même d'une fève de haricot. Ainsi que Baillie l'avait déjà pensé, ces dernières sont probablement dues à la réunion de plusieurs cellules par suite de la rupture de leurs cloisons communes. Quelquefois cependant, selon Laënnec, elles semblent évidemment formées par la dilatation d'une cellule unique. Il reste encore des recherches exactes à faire sur ce point.

Les vésicules dilatées à un faible ou moyen degré ne dépassent pas toujours, ou du moins ne dépassent guère le niveau de la surface du poumon. Toutefois, le plus ordinairement, elles forment un relief facile à voir au-dessous de la plèvre qu'elles soulèvent, et, comme l'ont très justement remarqué Math. Baillie et Laënnec, elles donnent au tissu pulmonaire une ressemblance des plus frappantes avec les poumons vésiculeux de certains batraciens.

Lorsque les vésicules ont le volume d'un noyau de cerise ou qu'elles sont encore plus volumineuses, elles forment une saillie ou bosselure des plus prononcées à la surface des poumons. Elles paraissent comme pédiculées au premier abord; mais « si on les incise, dit Laënnec, on reconnaît qu'elles n'ont point de pédicules réels, mais qu'elles présentent seulement un simple étranglement au point où elles commencent à s'élever au-dessus du niveau de la surface du poumon. Au fond de ce point, on aperçoit de petites ouvertures par lesquelles les cellules dilatées communiquent avec celles qui les avoisinent et avec les bronches. » Cette circonstance, d'une part, et l'impossibilité de déplacer et de faire, en quelque sorte, voyager l'air que contiennent ces vésicules, prouvent assez qu'il ne s'agit point ici d'une *extravasation* de l'air au-dessous de la plèvre ou cette espèce d'*emphysème* que les chirurgiens avaient depuis longtemps étudié, avant qu'il fût question de celle qui nous occupe en ce moment, double *emphysème* qui se rencontre souvent, il est vrai, chez le même sujet.

En effet, lorsque la distension des vésicules est portée au-delà d'un certain degré, celles-ci se rompent, et il s'opère dans le tissu cellulaire voisin une véritable infiltration d'air, semblable à celle qui a lieu dans l'emphysème sous-cutané. C'est alors surtout qu'on trouve à la surface des poumons des vésicules ou bulles d'air d'un volume qui dépasse quelquefois celui d'une noix, d'un œuf ou même du poing, ainsi que j'en ai rencontré, pour ma part, quelques exemples, vésicules qui s'affaissent aussitôt qu'on les perce avec le scalpel ou tout autre instrument piquant. Dans cette espèce d'emphysème, on fait circuler facilement, en le pressant avec le doigt, l'air d'un grand nombre des vésicules ou ampoules. Toutefois, ainsi que l'a noté Laënnec, l'air, quoique réellement *extravasé* sous la plèvre, ne peut être toujours ainsi déplacé, ce qui arrive quand l'*extravasation* a lieu au point de réunion des cloisons qui séparent les diverses masses de cellules aériennes et dessinent à la surface des poumons des espèces de losanges. L'air sorti des cellules aériennes rompues creuse alors en cet endroit une petite cavité; l'ampoule qui en résulte affecte une forme triangulaire, et ne fait pas de saillie notable à la surface du poumon. J'ajouterai que dans les cas d'énormes ampoules ou bosselures formées par l'air infiltré au-dessous de la plèvre, celui-ci est, en quelque sorte, enkysté ou comme emprisonné, de telle sorte que son déplacement est réellement impossible.

III. Dans la dilatation simple ou sans rupture des vésicules, ces dernières conservent ordinairement leur forme normale. Quelquefois, cependant, elles sont plus ou moins déformées, irrégulières (1).

(1) « Pour bien voir les caractères de l'emphysème pulmonaire, il

IV. Lorsque l'emphysème occupe, à un haut degré, les deux poumons entiers, ils sont très évidemment plus volumineux que dans l'état normal et sont comme génés dans la cavité pectorale, en sorte que, au lieu de s'affaisser, ils s'échappent de cette cavité, et viennent faire saillie à l'extérieur au moment de l'ouverture. Lorsqu'un poumon seul est affecté, son volume l'emporte quelquefois sur celui de l'autre poumon d'un bon quart ou même plus, et de là une dilatation des plus prononcées du côté correspondant au premier. Laënnec dit que le poumon devenu plus volumineux rejette parfois de côté le cœur et le médiastin.

Quand on touche des poumons emphysémateux, et qu'on les presse entre les doigts, ils donnent la sensation douce et moelleuse d'un véritable édredon (1), et cette pression ne produit que peu ou point de crépitation.

faut, selon Laënnec, insuffler le poumon et le faire sécher ensuite; lorsqu'il est sec, on le coupe par tranches à l'aide d'un rasoir bien affilé. On reconnaît facilement, par l'inspection de ces coupes, que les cellules aériennes sont presque toujours plus dilatées qu'elles ne le paraissent extérieurement; que celles, par exemple, qui forment à la surface du poumon une saillie de la grosseur d'un grain de chènevis sont souvent capables de loger un noyau de cerise. On reconnaît également que quelques unes sont simplement dilatées, et que leurs cloisons sont intactes, tandis que les cloisons de plusieurs autres sont détruites ou qu'il n'en reste que de simples filaments. Quand on insuffle un poumon emphysémateux, les cellules aériennes, dilatées et sifflantes, semblent rentrer dans le niveau de la surface du poumon et l'aplatir en se distendant. Cette distension est très notable; mais il est évident que les cellules aériennes saines sont susceptibles d'une dilatation proportionnellement plus grande, quoique très difficile à reconnaître en raison de leur petitesse naturelle, puisqu'elles atteignent le niveau des cellules dilatées, et qu'elles ont plus d'élasticité, puisqu'elles ne le gardent pas. Cette différence peut aussi venir en partie de la sortie plus difficile de l'air des cellules dilatées, surtout quand le catarrhe sec est la cause première de la maladie. »

(1) La comparaison dont je me sers se présente d'elle-même à l'esprit de quiconque a touché un certain nombre de fois des poumons emphysémateux. Elle ne diffère point d'ailleurs de celle de Laënnec, suivant lequel « la sensation que l'on éprouve en pressant entre les doigts

Selon Laënnec, le tissu des poumons paraît plus ferme que dans l'état naturel ; il est plus difficile d'aplatir ces organes et de les rendre flasques par la pression ; et, en somme, le déplacement de l'air paraît se faire beaucoup plus difficilement que dans l'état naturel (1).

V. Si l'on met un poumon emphysémateux dans un vase plein d'eau, il s'y enfonce moins encore qu'un poumon sain, et souvent même il reste à la surface du liquide, sans y plonger sensiblement. Ainsi que l'a déjà fait Laënnec, j'ai souvent remarqué que le tissu pulmonaire est moins humide qu'à l'état normal, et que, dans bien des cas, il ne présente pas, ou ne présente qu'à un très faible degré l'engorgement cadavérique, séreux ou sanguin que tout le monde connaît. Il est bien entendu qu'il s'agit ici des cas où l'emphysème n'est pas compliqué de lésions propres à produire ce dernier phénomène.

VI. Laënnec ne me semble pas avoir fixé suffisamment son attention sur l'état d'amincissement (atrophie) ou d'épaississement (hypertrophie) des parois des vésicules dilatées. Il dit seulement en passant que l'emphysème *paraît* amener un certain degré d'hypertrophie. C'est, en effet, ce qui a lieu dans le plus grand nombre des cas. Il est néanmoins quelques cas dans lesquels les parois des vésicules sont amincies en même temps que dilatées. La

un poumon emphysémateux ressemble beaucoup à celle que l'on éprouverait en maniant un oreiller de duvet.

(1) Je n'ai pas encore suffisamment vérifié ces derniers caractères, que Laënnec explique par une communication plus difficile que dans l'état naturel de l'air contenu dans les vésicules bronchiques avec celui qui remplit les bronches, et une flexibilité moindre des lamelles qui forment les parois des vésicules aériennes. *La première de ces causes est évidente dans un grand nombre de cas, dit-il, puisque le catarrhe sec et l'obstruction des petits rameaux bronchiques qui l'accompagne sont la cause la plus ordinaire de l'emphysème. La seconde cause lui paraît également très probable ; car l'épaississement d'une membrane est une suite très fréquente de sa distension habituelle, et l'emphysème paraît, dans les cas indiqués, amener un certain degré d'hypertrophie.*

maladie qui nous occupe confirme donc les lois que nous avons établies d'après l'observation de ce qui a lieu dans les autres maladies de la même catégorie (voy. les articles consacrés aux dilatations du cœur, des vaisseaux, de l'estomac, de la vessie, etc., etc.). Cela ne surprendra pas ceux qui auront bien présent à l'esprit ce fait capital, savoir, que les conditions au milieu desquelles s'opère la dilatation *emphysémateuse* des vésicules pulmonaires sont essentiellement les mêmes que celles au milieu desquelles surviennent les dilatations des autres organes creux.

VII. Laënnec a eu soin de noter que « les rameaux bronchiques, et particulièrement ceux d'un petit calibre, sont quelquefois dilatés d'une manière évidente dans les parties du poumon où l'emphysème existe. « Cette disposition lui paraît facile à concevoir, et il comprend difficilement qu'elle ne soit pas plus commune, puisque la cause qui dilate les cellules aériennes doit également agir sur les bronches. Néanmoins, dit-il, elle est assez rare. Il est bien probable que, s'il eût multiplié ses recherches sur ce sujet, Laënnec eût trouvé très commune la lésion qu'il considérait comme assez rare.

Laënnec ne parle point, à cette occasion, d'un état opposé au précédent, savoir, le rétrécissement ou l'obstruction d'un certain nombre de rameaux bronchiques, de calibre plus ou moins considérable. Mais plus loin, en indiquant le catarrhe sec comme la cause la plus ordinaire de l'emphysème, il ne manque pas de dire que l'*obstruction des petits rameaux bronchiques accompagne cette espèce de catarrhe.*

La dilatation de certaines divisions des bronches et le rétrécissement ou l'oblitération de certaines autres constituent bien réellement des accompagnements ordinaires de l'emphysème pulmonaire, et l'existence du dernier de ces accompagnements suppose, en quelque sorte, nécessairement l'existence de l'autre. En effet, c'est une loi générale que la dilatation de tous les organes creux en deçà des rétrécissements dont ils peuvent être le siége, et l'on sait que, dans les cas où plusieurs canaux sont destinés au passage d'un liquide ou d'un gaz, le rétrécissement ou l'oblitération de quelques uns d'entre eux entraîne à la longue la dilatation supplémentaire des autres.

Quoi qu'il en soit, revenant à notre sujet spécial, nous signalerons ici une circonstance capitale dans l'étiologie ou mieux la pathogénie de l'emphysème pulmonaire le plus commun, savoir, la préexistence d'une affection catarrhale plus ou moins prolongée, et de cette circonstance, nous conclurons qu'à défaut de recherches directes, on aurait pu, par voie d'induction rigoureuse, et, en quelque sorte, *à priori*, mettre la dilatation d'un certain nombre de rameaux bronchiques, le rétrécissement ou l'oblitération complète de certains autres, au rang des accompagnements de cet emphysème. Effectivement, comme nous l'avons vu, ces deux états sont au nombre des altérations que l'inflammation prolongée des bronches ne manque jamais de produire.

VIII. Ajoutons, avant de terminer ce paragraphe, qu'il est aussi très probable que, dans plusieurs des cas désignés sous le nom d'*emphysème pulmonaire*, certaines vésicules bronchiques sont oblitérées ou rétrécies en même temps que le plus grand nombre des autres sont dilatées. Laënnec ne parle pas de cette oblitération, à l'article des *caractères anatomiques;* mais, en traitant des symptômes, il explique la faiblesse du murmure respiratoire, en disant « que les cellules aériennes les plus dilatées compriment celles qui les environnent et empêchent l'air d'y pénétrer et d'en sortir facilement. »

IX. De la description que nous venons de donner de la maladie connue, depuis Laënnec, sous le nom d'*emphysème pulmonaire*, il résulte évidemment que cette maladie est des plus compliquées. La dilatation des vésicules n'est qu'un de ses éléments, comme la dilatation du cœur, des artères, des veines, etc., n'est qu'un des éléments des affections décrites sous les noms d'*anévrisme* du cœur, d'*anévrisme* des artères, de *varices*, etc. Mais les autres éléments, tels que l'hypertrophie, les indurations, les dégénérescences des organes dilatés, ayant été décrits ailleurs, ce qui doit nous occuper spécialement ici, c'est néanmoins la dilatation.

§ II. Signes, symptômes, diagnostic, marche et pronostic.

1. Signes.— Il existe une *saillie*, une *voussure*, une *dilatation* de la région de la poitrine correspondante à la portion du poumon emphysémateuse.

Lorsqu'un seul poumon est affecté, le côté correspondant est évidemment plus développé, plus ample que le côté opposé, et l'on peut, par divers procédés de mensuration, déterminer le degré de cette augmentation de volume. Quand les deux poumons sont emphysémateux à la fois et à un haut degré, la poitrine, fortement bombée de toutes parts, est remarquable par son énorme ampliation et, selon Laënnec, par sa forme cylindrique (1), ou mieux encore par son relief en manière de carapace de tortue (cette disposition se remarque surtout à la partie postérieure de la poitrine, dont la base est élargie alors, en

(1) Cette remarque n'est pas rigoureusement exacte, du moins dans le plus grand nombre des cas. Le développement de la région antérieure est tel, qu'il semble que le malade soit porteur d'une cuirasse. Le développement de la partie postérieure la fait paraître évasée à sa base, et sur les côtés de la colonne vertébrale on observe une saillie allongée, formant une sorte de mont ou de promontoire. Il ne se passe guère de jour où ces dispositions ne se présentent chez quelque malade de notre clinique, et elles nous permettent d'annoncer d'avance l'existence de grands emphysèmes, diagnostic que ne manquent jamais de confirmer les signes recueillis par les autres procédés d'exploration exacte. Je dois rappeler, au reste, que Laënnec, de son côté, avait déjà dit : « Cette conformation (forme cylindrique) de la poitrine est assez remarquable pour que j'aie pu quelquefois annoncer l'emphysème du poumon d'après cette seule forme. »

même temps qu'elle offre une saillie analogue à celle qu'on observe chez certaines personnes que l'âge a courbées).

La *résonnance* est beaucoup plus forte qu'à l'état normal dans les régions de la poitrine correspondantes à l'emphysème, tandis que la respiration vésiculaire s'y fait entendre beaucoup plus faiblement qu'à l'état normal, ou même, du moins dans certains points, ne s'y fait plus entendre du tout. Mais on entend divers râles, soit humides, soit surtout sibilants, roucoulants, âpres comme le son d'une corde de basse, etc., et l'oreille distingue très nettement que, malgré de grands efforts d'inspiration, l'air ne peut pas pénétrer ou ne pénètre que par colonnes très minces, à travers un grand nombre de tuyaux bronchiques plus ou moins *enchifrenés*, ainsi que nous l'avons vu en traitant des différentes formes de l'inflammation de la membrane muqueuse bronchique. Les sifflements musicaux, variés, accompagnent souvent les deux mouvements d'inspiration et d'expiration, n'accompagnent d'autres fois que l'un des deux, et ils sont, en général, plus prolongés pendant l'expiration que pendant l'inspiration. (En appliquant alors la main sur les parois de la poitrine, on sent un frémissement vibratoire *isochrone* aux râles sibilants, frémissement dont l'intensité est proportionnée à celle de ces râles.)

Suivant Laënnec, « quand l'emphysème pulmonaire est très prononcé, on peut le reconnaître à un signe tout-à-fait pathognomonique: c'est cette sorte de crépitation sèche connue sous le nom de *râle crépitant à grosses bulles*. On entend alors, lorsque le malade inspire ou tousse, un bruit semblable à celui que produirait l'air insufflé dans un tissu cellulaire à demi desséché. Ce bruit, analogue à celui du *râle crépitant ordinaire*, s'en distingue très aisément en ce qu'il porte avec lui la sensation du sec, tandis que le premier donne celle de l'humide, et en outre en ce que les bulles du râle crépitant semblent petites et à peu près égales entre elles, et que celle du *râle crépitant sec* paraissent grosses et inégales. »

Je puis affirmer avoir rencontré un très grand nombre de cas d'emphysème pulmonaire des mieux caractérisés dans lesquels on n'entendait point l'espèce de *râle crépitant* si bien décrit par Laënnec. Toutefois, je suis loin de nier l'existence de ce râle dans certains cas, car je l'ai observé moi-même plus d'une fois et presque toujours en coïncidence avec un frottement ou frôlement pleural plus ou moins fort. Ce phénomène m'a paru, dans cette circonstance, provenir de la présence de vésicules pulmonaires dilatées ou de cellules du tissu cellulaire interlobulaire infiltrées d'air, ou des unes et des autres à la fois, faisant des saillies plus ou moins prononcées à la surface du poumon et, partant, donnant lieu à un frottement ou frôlement anormal. Au reste, cette remarque est assez en rapport avec le passage suivant de Laënnec :

« Ce phénomène (le *râle crépitant à grosses bulles*) est assez rare et de courte durée dans l'emphysème pulmonaire ; il ne s'entend ordinairement que quelques instants, de loin en loin, et dans des points peu étendus. Il est beaucoup plus commun et plus durable dans l'emphysème interlobulaire. J'ai vu quelques malades qui éprouvaient la sensation d'un craquement dans le point et dans le moment où le râle crépitant sec se faisait entendre ; j'ai même quelquefois, mais très rarement, chez des sujets maigres, senti dans ces cas une crépitation évidente en pressant du doigt la partie correspondante de la poitrine pendant que le malade inspirait ou toussait (1). »

Plusieurs des phénomènes dont il vient d'être question

(1) Ces derniers détails me disposeraient assez à croire que Laënnec a quelquefois confondu avec le phénomène de la crépitation proprement dite, certains bruits de froissement pleural. Il ne serait pas impossible non plus que la *crépitation* qu'il dit avoir sentie en pressant du doigt la poitrine dans le cas dont il s'agit, ne fût autre chose qu'une variété de ce frémissement vibratoire dont j'ai parlé précédemment.

appartiennent manifestement aux diverses affections des bronches qui coïncident avec l'emphysème pulmonaire, et non à l'emphysème lui-même. Isolé de tout accompagnement, de toute espèce de catarrhe ou d'inflammation de la membrane muqueuse bronchique, etc., cet emphysème est *essentiellement* caractérisé par la saillie ou voussure de la poitrine avec augmentation de la résonnance à percussion, et diminution du murmure respiratoire.

La *toux* et la *dyspnée* se rencontrent ordinairement chez les sujets atteints d'emphysème pulmonaire. Mais l'une et l'autre, du moins quand elles existent à un haut degré et d'une manière continue, supposent la coexistence de l'affection catarrhale des bronches dont nous avons déjà parlé. Néanmoins, considéré en lui-même, et abstraction faite de tout autre élément capable de gêner la respiration, l'emphysème pulmonaire paraît être une cause réelle de dyspnée (1). Peu marquée ou même nulle dans l'état de repos, cette dyspnée se manifeste aussitôt que les malades se livrent à quelque exercice musculaire un peu fatigant, quand ils marchent vite, qu'ils montent, etc. Ils sont au nombre de ceux qui, comme on le dit vulgairement, ont *la courte haleine;* et par instants, ils sont pris de ce qu'on appelle un véritable *accès d'asthme*, d'une durée variable selon plusieurs circonstances.

De toutes les causes capables de transformer ainsi en une véritable attaque d'asthme, la dyspnée habituelle légère des personnes atteintes d'emphysème, la principale, ainsi que Laënnec l'avait parfaitement remarqué, est assurément *l'invasion d'un catarrhe pulmonaire aigu.* Aussi, sous l'influence des constitutions atmosphériques

(1) Je dis *paraît* être et non *est*, attendu que rien n'est plus rare qu'un emphysème pulmonaire *pur*, isolé de toute autre altération des bronches ou du tissu pulmonaire. Je ne sais même si un tel emphysème a jamais été observé. Or, il se pourrait très bien que, dans l'emphysème considéré comme le plus simple, l'état de dyspnée ne se rattachât pas, du moins uniquement, à la dilatation des vésicules.

propres à faire naître cette dernière maladie, est-il très commun de voir effectivement ces personnes éprouver une *dyspnée asthmatique*, qu'on me permette ce pléonasme, c'est-à-dire ne pouvoir respirer que hors de leur lit, dans une position assise, et souvent être forcées d'introduire un air frais dans leur appartement, sous peine de suffocation. C'est surtout quand il existe des brouillards épais et qui se prolongent plusieurs jours que l'on voit survenir les accidents signalés ici, et alors à l'exploration des malades, on constate les râles sibilants et autres phénomènes dont nous avons parlé à l'article de l'inflammation de la membrane muqueuse des bronches. Dans un bon nombre de cas, ces sifflements, que les malades entendent d'ailleurs eux-mêmes, se passent à la fois dans les bronches de toutes les dimensions, lesquelles, comme je l'ai dit déjà ailleurs, sont dans un état tout-à-fait analogue à celui qui caractérise cette espèce de catarrhe nasal désigné sous le nom d'*enchifrènement*. C'est réellement à cet *enchifrènement* des bronches que tiennent la plupart des accidents qu'on observe alors chez les individus habituellement emphysémateux (je m'en suis assuré très souvent), et non à un *simple* trouble nerveux, imaginé si mal à propos ici par certains médecins peu versés dans l'étude de la médecine exacte.

Laënnec a décrit sous le nom de *catarrhe sec* l'affection que je viens de faire connaître sous le nom d'*enchifrénement* des bronches, et je laisse au lecteur la liberté de choisir entre ces deux expressions. Il suffit que l'on soit d'accord sur le fond des choses. Or, Laënnec déclare positivement que « de toutes les variétés des phlegmasies des bronches, le catarrhe sec est celle qui est accompagnée d'une plus grande tuméfaction de leur membrane interne, » état qui constitue précisément l'*enchifrènement* de ces canaux.

Nous ne terminerons pas l'histoire des symptômes de l'emphysème pulmonaire sans ajouter que Baillie avait eu soin de noter que, « quand les cellules des poumons ont été distendues ou augmentées en capacité, les personnes sont restées longtemps sujettes à une grande difficulté de respirer. » Mais cet auteur n'avait pas d'idées nettes sur les diverses causes de la dyspnée dont il s'agit, et il déclarait qu'à l'époque où il écrivait, *on ne connaissait aucun symptôme par lequel on pût distinguer cette maladie de quelques autres qui attaquent la poitrine.*

II. *Marche et pronostic.* — L'emphysème pulmonaire bien caractérisé constituant une lésion organique permanente, on s'étonne que les auteurs lui aient reconnu une marche, en quelque sorte, inégale et entrecoupée d'accès dyspnéiques. Mais nous savons maintenant à quoi tiennent ces accès : nous savons qu'ils sont l'effet de maladies surajoutées à l'emphysème proprement dit, et spécialement de cette forme de bronchite que Laënnec a désignée sous le nom de catarrhe sec, et à laquelle j'ai cru devoir donner le nom d'*enchifrènement* des bronches.

« Ce sont ces retours de catarrhes secs aigus, dit Laënnec, qui occasionnent la plupart des asthmes secs... Les attaques d'asthme dues à un catarrhe sec aigu venant compliquer un catarrhe sec chronique, sont remarquables par une oppression suffocante... Si le catarrhe se termine par un peu d'expectoration pituiteuse ou muqueuse, l'accès d'asthme cesse promptement, et la respiration devient même quelquefois plus libre qu'avant le catarrhe. »

Il ne faut pas perdre de vue que les retours plus ou moins fréquents de catarrhes, avec oppression très considérable et efforts violents de respiration, tendent à augmenter l'emphysème vésiculaire, qu'ils sont la cause de la rupture d'un certain nombre de vésicules bronchiques, et qu'ils ajoutent ainsi l'emphysème interlobulaire et sous-

pleural à l'*emphysème pulmonaire* ou à la dilatation des
vésicules pulmonaires. D'où il suit que la dyspnée habituelle des individus atteints d'emphysème finit par augmenter à mesure que se multiplient les accès d'asthme
intercurrents dont nous venons de parler. Néanmoins nous
pensons avec Laënnec que l'emphysème du poumon, à un
médiocre degré, n'est pas une maladie très grave, qu'il
est, sans contredit, de toutes les affections vaguement
désignées autrefois sous le nom d'*asthmes*, celle qui permet
le plus aux malades l'espoir d'une longue vie, et que les
divers accidents qui viennent, à des intervalles plus ou
moins fréquents, aggraver la position de ces malades,
tiennent à des affections dont on peut, en général, assez
facilement se rendre maître par les moyens que nous
indiquerons tout-à-l'heure.

<h3 align="center">§ III. Causes occasionnelles et mécanisme de l'emphysème
pulmonaire.</h3>

I. La théorie proposée par Laënnec sur ce point de l'histoire de l'emphysème pulmonaire étant au fond, et à
quelques différences près, celle que j'ai cru devoir adopter,
je vais commencer par l'exposer textuellement : « L'emphysème pulmonaire se développe presque toujours à la
suite des catarrhes secs intenses et étendus, et presque
tous les sujets asthmatiques par cette cause présentent à
l'ouverture une dilatation plus ou moins marquée d'un
certain nombre de cellules bronchiques. Cette observation
conduit, ce me semble, à concevoir d'une manière toute
physique le mécanisme de la dilatation des cellules pulmonaires. Nous avons vu que dans le catarrhe sec les
petits rameaux bronchiques sont souvent complétement
obstrués, soit par les crachats *perlés* ou *nacrés*, soit par le
gonflement de leur membrane muqueuse. Or, comme les
muscles qui servent à l'inspiration sont forts et nombreux;
que l'expiration, au contraire, n'est produite que par l'é-
lasticité des parties et la faible contraction des muscles

intercostaux, il doit souvent arriver que , dans l'inspira-
ration, l'air, après avoir forcé la résistance que lui oppo-
sait la mucosité ou la tuméfaction de la membrane muqueuse bronchique, se trouve emprisonné par un mécanisme analogue à celui de la crosse du fusil à vent. Les
inspirations suivantes, ou au moins les plus fortes d'entre
elles, amenant dans le même lieu une nouvelle quantité
d'air, produisent nécessairement la dilatation des cellules
aériennes auxquelles se rend la bronche oblitérée; et pour
peu que l'accident soit durable, cette dilatation doit devenir un état fixe et permanent. D'un autre côté, l'air est
introduit froid dans les vésicules aériennes, et il y acquiert
promptement une température de 3o à 32°; ce qui ne
peut se faire sans qu'il se dilate ou tende fortement à se
dilater, et par conséquent il doit continuellement aussi
tendre à dilater les cellules. Il suit de ce que nous venons
de dire que le catarrhe sec doit produire l'emphysème du
poumon aussi naturellement que le catarrhe muqueux
chronique conduit à la dilatation des bronches.

» Quelques autres causes occasionnelles peuvent encore
déterminer l'emphysème des poumons ; ainsi l'on conçoit
que chez les joueurs d'instruments à vent, l'air, retenu
trop longtemps dans les cellules aériennes par la nécessité de ménager le souffle, puisse à la longue produire la
dilatation des bronches. Il en est de même de tous les
efforts violents qui obligent à retenir longtemps dans les
poumons l'air inspiré. On peut regarder encore comme
des causes, rares, il est vrai, de l'emphysème du poumon,
toutes celles qui peuvent comprimer ou rétrécir fortement
les gros troncs bronchiques, et particulièrement les tumeurs développées dans les glandes bronchiques ou dans
le médiastin, les anévrismes de l'aorte et les polypes des
bronches. Les tumeurs variées, développées dans le
poumon lui-même, lorsqu'elles ont un volume un peu
considérable, comme les kystes ou les grosses masses tu-

berculeuses, peuvent encore produire partiellement cet effet (1). »

II. Mon observation personnelle s'accorde entièrement avec celle de Laënnec, relativement à l'influence des catarrhes secs ou sibilants sur la production de la dilatation des vésicules bronchiques. J'attache à l'ingénieux mécanisme qu'il a proposé toute l'importance qu'il mérite. Néanmoins je crois que Laënnec n'a peut-être pas assez insisté sur le rôle que jouent les violents efforts d'inspiration, qui succèdent aux quintes de toux suffocante, dans le développement de cette dilatation. Ainsi que Laënnec, je suis convaincu par les faits les plus exacts que toutes les circonstances, autres que le catarrhe sibilant et suffocant, dans lesquelles il s'opère, d'une manière permanente et durable, de grands efforts de respiration, doivent être considérées comme autant de causes déterminantes de l'emphysème pulmonaire. Je range donc parmi ces causes les maladies du cœur capables de donner lieu à ce qu'on appelle l'asthme, et je suis étonné que Laënnec n'ait pas signalé nominativement cet ordre de causes. Il a bien parlé, il est vrai, du rapport de l'*hypertrophie ou de la dilatation du cœur* avec l'emphysème du poumon, mais dans

(1) Laënnec ajoute : « Nous verrons ailleurs qu'un resserrement spasmodique des bronches se joint souvent au catarrhe sec, et contribue à produire l'emphysème du poumon. » Cette assertion est purement hypothétique. Il en est de même de cette autre remarque de Laënnec : « Quelques faits que j'ai plutôt entrevus, dit-il, que je ne les ai observés attentivement, me feraient soupçonner que, dans certains cas, la dilatation des cellules aériennes est primitive, et le catarrhe bronchique consécutif. J'ai remarqué constamment, ce me semble, que chez les sujets asphyxiés par le gaz des fosses d'aisances, les poumons sont très volumineux, et que, quoique parfaitement crépitants, ils ne s'affaissent pas à l'ouverture. Il me parait très probable que cette disposition est l'effet d'une dilatation générale des cellules aériennes. » En admettant cette explication, il ne faudrait pas confondre ce genre de dilatation momentanée des vésicules avec la dilatation permanente et *organique* qui constitue l'emphysème. D'un autre côté, en quoi ce fait prouve-t-il que l'emphysème est primitif et le catarrhe bronchique consécutif ?

un sens inverse à celui dont il s'agit. Il dit, en effet, que les *efforts habituels et souvent très grands que le malade est obligé de faire pour respirer, déterminent souvent à la longue l'hypertrophie ou la dilatation du cœur.* Je ne veux point nier absolument l'effet dont il est question. Néanmoins je crois pouvoir affirmer, sur la foi de l'observation la plus répétée, qu'il est bien peu de cas, s'il en est réellement, de grandes hypertrophies ou de grandes dilatations du cœur, qui reconnaissent pour cause unique, ou même pour cause principale, l'emphysème pulmonaire. Quelques modernes ont d'ailleurs singulièrement exagéré l'influence notée par Laënnec en passant, et j'ai eu connaissance de cas dans lesquels ils attribuaient à un emphysème du poumon des lésions organiques du cœur qui avaient précédé de bien longtemps cet emphysème, et dont quelques unes, d'ailleurs, telles que des concrétions crétacées des valvules, des rétrécissements d'orifices du cœur, etc., étaient de nature à ne pouvoir être produites par une cause de ce genre (1).

III. Mais ce n'est pas toujours à une cause purement mécanique qu'il convient de rapporter la dilatation avec hypertrophie des vésicules bronchiques, consécutive à certains catarrhes bronchiques intenses et prolongés. Dans quelques cas, en effet, les vésicules s'agrandissent et s'hypertrophient, du moins en partie, comme les cavités du cœur à la suite d'endocardites prolongées, c'est-à-dire à la faveur de ce travail de nutrition exagérée si commun à la suite des inflammations qu'on appelle chroniques, et qui dégénèrent en de simples irritations nutritives.

Il est bien évident que si les vésicules étaient dilatées par une puissance purement mécanique, elles perdraient

---

(1) Ce n'est pas tout : j'ai vu d'autres cas dans lesquels on avait rapporté à un emphysème du poumon tout-à-fait imaginaire, des accidents dyspnéiques, dont une grave maladie organique du cœur, et spécialement des valvules, était la cause essentielle, évidente.

toujours en épaisseur ce qu'elles gagneraient en étendue, et que, par conséquent, on ne trouverait pas, comme on le fait souvent, leurs parois épaissies, hypertrophiées. Donc, en supposant que l'explication proposée ne fût pas fondée, il faudrait toujours rechercher une explication autre que celle purement mécanique invoquée plus haut, et dont nous avons d'ailleurs reconnu toute la valeur.

IV. L'influence des âges et de quelques autres circonstances sur la fréquence de l'emphysème pulmonaire n'a pas encore été l'objet de recherches suivies et satisfaisantes. Pour ma part, j'ai rencontré cette maladie chez des enfants, des jeunes gens, des adultes et des vieillards, mais je n'ai pas des masses de faits assez considérables pour résoudre la question dont il s'agit. Je crois cependant pouvoir avancer comme chose très probable, sinon rigoureusement démontrée, que, toutes choses égales d'ailleurs, on trouve plus d'emphysèmes chez les personnes d'un âge mûr ou chez les vieillards que chez les jeunes gens et les enfants (1).

§ IV. Traitement.

I. Comme l'a très bien dit Laënnec, « l'emphysème pulmonaire, étant presque toujours la conséquence du catarrhe sec, présente pour principale indication d'attaquer cette dernière affection par les moyens convenables. »

Il ne faut rien négliger pour prévenir le développement de l'emphysème, car nous devons reconnaître qu'une fois

(1) Depuis que cet article a été rédigé, M. le docteur Prus a lu à l'Académie royale de médecine un travail remarquable sur l'emphysème pulmonaire des vieillards. Les recherches de cet auteur prouvent que l'emphysème pulmonaire, soit vésiculaire, soit interlobulaire, est très commun chez les sujets avancés en âge. Mais je ferai remarquer, à cette occasion, que parmi les emphysèmes des vieillards, il en est qui remontent à une époque très éloignée de celle où l'on a pu avoir été appelé auprès des malades (*De l'emphysème pulmonaire considéré comme cause de mort*, dans *Mémoires de l'Académie royale de médecine*, Paris, 1843, t. X, p. 655 et suiv.)

produit, il échappe complétement à nos moyens directs.

II. Dans les attaques d'asthme qui surviennent de la manière que nous l'avons exposé précédemment chez les individus emphysémateux, il faut avoir recours aux moyens appropriés à la cause ordinaire des accidents, c'est-à-dire à l'inflammation des bronches avec enchifrènement. Vainement, dans les cas de ce genre, on a recours, comme j'en ai été assez souvent témoin, aux antispasmodiques purs et simples, aux solanées vireuses spécialement, aux narcotiques, proposés par Laënnec *pour diminuer le besoin de respirer*, etc. Le mal se joue de pareils remèdes, surtout quand il existe une réaction fébrile un peu forte. J'ai guéri assez promptement un bon nombre d'individus, jeunes ou adultes, par l'application de ventouses scarifiées sur la poitrine, précédées quelquefois d'une ou deux saignées et suivies de vésicatoires volants. Tout récemment, j'ai administré avec avantage l'iodure de potassium à titre d'*adjuvant*.

Au reste, je renvoie le lecteur à ce que j'ai dit du traitement des différentes espèces d'inflammation de la membrane muqueuse bronchique.

III. Malheureusement, comme nous l'avons vu et comme on ne saurait trop le répéter, les rechutes sont faciles et fréquentes. Il importe donc de recommander aux malades de se préserver avec le plus grand soin de toutes les influences propres à provoquer les retours des accès d'asthme, et d'éviter spécialement le froid humide. Mais il est des individus chez lesquels la prédisposition à ces accidents est telle, que, malgré les soins prophylactiques les plus minutieux en apparence, ils ne peuvent s'affranchir complétement et pour toujours de cette espèce d'asthme irrégulièrement périodique.

III. Dilatation de la cavité pectorale.

I. Les divers degrés de la dilatation de la cavité pectorale peuvent être déterminés rigoureusement par les procédés ordinaires de mensuration. Avant de recourir à cette mensuration exacte, l'inspection et le toucher lui-même font d'ailleurs reconnaître la dilatation de la poitrine en général, et de chacune de ses régions en particulier.

II. La dilatation, soit *générale*, soit *partielle*, de la cavité pectorale est, comme nous l'avons vu dans le cours de cet ouvrage, l'*effet* de maladies variées des organes respiratoires, et compte parmi les signes *physiques* de ces maladies. On peut appliquer à cette espèce de dilatation ce que nous avons dit des dilatations en général.

III. Nous croyons réellement superflu d'insister ici sur les détails qui se rapportent à la dilatation de la cavité pectorale, et nous renvoyons aux articles où il en a été déjà question, à l'occasion des maladies dont cette dilatation constituait un des *effets* et des *signes*. (Voy. les articles *Pleurésie, Péricardite, Hydrothorax, Hydropéricarde, Pneumothorax, Pneumopéricarde, Hypertrophies et dilatations des vésicules pulmonaires, du cœur, de l'aorte*, etc., etc.)

ARTICLE IV.

DILATATIONS DE L'APPAREIL DIGESTIF, DE QUELQUES AUTRES ORGANES CREUX CONTENUS DANS LA CAVITÉ ABDOMINALE, ET DILATATION DE CETTE CAVITÉ ELLE-MÊME.

1. Dilatation de l'estomac (1).

I. Cette dilatation est plus ou moins considérable. Elle est quelquefois telle, que l'estomac a plus que doublé de volume.

Elle est souvent accompagnée d'une hypertrophie simple, ou d'une hypertrophie avec dégénérescences diverses des parois de l'estomac.

La simple distension donne nécessairement lieu à un

(1) Pour les dilatations de la bouche, du pharynx et de l'œsophage, consultez le *Traité de pathologie externe*, de M. Vidal (de Cassis).

amincissement des parois, proportionnel au degré de cette distension. La rupture des parois de l'estomac peut être le résultat d'une dilatation excessive.

II. On reconnaît la dilatation de l'estomac par l'inspection, la palpation et la percussion. En effet, lorsque l'estomac est très dilaté, il distend la région épigastrique, et dans quelques cas où les parois abdominales sont extrêmement amincies, ce viscère se dessine en quelque sorte à l'extérieur. Il n'est pas besoin d'expliquer comment, par l'exploration de la région épigastrique au moyen de la main, et, par la percussion de cette région, on acquiert la connaissance d'une dilatation de l'estomac. Cela s'explique, en effet, de soi-même.

III. La dilatation de l'estomac survient dans les circonstances suivantes : 1° l'accumulation de corps solides, liquides ou gazeux dans la cavité de l'estomac, accumulation dont une des causes les plus ordinaires consiste en un rétrécissement plus ou moins considérable du pylore (1); 2° l'hypertrophie générale de l'estomac, telle que nous l'avons décrite ailleurs.

Le mécanisme de la dilatation dans l'un et l'autre cas ne diffère point de celui que nous avons vu présider à la dilatation des autres organes creux.

IV. Les simples distensions de l'estomac disparaissent, en général, avec la cause qui les a produites.

Nous renvoyons à l'article *Hypertrophie de l'estomac* pour ce qui concerne la dilatation qui accompagne ordinairement cette hypertrophie.

Les dilatations consécutives à une dégénérescence squirrheuse ou encéphaloïde du pylore, avec rétrécisse-

---

(1) Dans un cas de ce genre que j'ai observé l'an dernier (1845), la dilatation de l'estomac était telle, que cet organe remplissait, en la distendant, toute la moitié supérieure de l'abdomen; et comme l'estomac contenait une grande quantité de liquides et de gaz, la moindre secousse imprimée à cette région produisait un bruit de fluctuation très fort.

ment de cet orifice, sont incurables comme cette dégénérescence elle-même.

II. Dilatation des intestins.

I. Comme la dilatation de l'estomac, celle des intestins offre un grand nombre de degrés. Il est des cas dans lesquels la capacité des intestins est doublée, triplée même. A l'instar de plusieurs organes creux, les intestins peuvent se rompre sous l'influence d'une distension ou d'une dilatation portée à l'extrême. Cette rupture serait moins rare, si très souvent, en même temps qu'elles sont dilatées, les parois intestinales n'offraient une hypertrophie plus ou moins prononcée. Le diagnostic de cette dilatation des intestins se fonde sur les signes fournis par l'inspection, le toucher et la percussion.

II. La dilatation des diverses portions du tube intestinal survient dans les mêmes conditions que celle de l'estomac. L'accumulation de matières solides, liquides ou gazeuses dans la cavité intestinale, en est la cause la plus ordinaire, et cette accumulation elle-même s'opère le plus souvent sous l'influence d'un obstacle quelconque au cours des matières contenues dans les intestins (rétrécissement *organique*, compression, invagination, etc.).

III. Dilatation de la vésicule et des canaux biliaires.

I. Cette dilatation est susceptible de divers degrés. Elle peut être portée au point qu'il en résulte une rupture des canaux ou de la vésicule indiqués.

II. Elle survient sous l'influence de causes qui ne diffèrent point, au fond, de celles des autres dilatations. La présence de calculs dans un point des canaux biliaires, la compression, un rétrécissement quelconque de ces canaux , etc., donnent lieu à une accumulation de la bile derrière l'obstacle au cours de ce liquide, et par suite à une dilatation plus ou moins considérable.

III. La dilatation de la vésicule biliaire, portée à un très haut degré, peut être reconnue par le toucher secondé de la percussion. L'existence de la dilatation des canaux biliaires peut être diagnostiquée, d'une manière plus ou moins probable, par voie de *raisonnement*, mais elle échappe à nos moyens directs d'exploration.

IV. Terminons cet article par la citation d'un exemple de dilatation des canaux biliaires. Chez un jeune homme de vingt-quatre ans, mort d'une pleurésie droite compliquée d'hépatite (il existait dans le foie deux kystes, l'un rempli de pus seulement, l'autre contenant des hydatides et des pseudo-membranes), nous rencontrâmes la substance du foie et les canaux biliaires dans l'état suivant :

Une portion considérable du foie, profondément incisée, laissait sourdre, par un très grand nombre de points, des gouttelettes de pus qui tranchaient par leur couleur jaune sur le fond brun de la substance même du foie. Autour de chacun de ces points purulents, il n'existait ni injection ni ramollissement. En abstergeant le pus, on constata qu'il était contenu dans de petites cavités régulières, tapissées par une membrane séro-muqueuse. *En poursuivant les investigations, on reconnut que ces cavités n'étaient autre chose que les conduits biliaires, très dilatés dans toute leur étendue, dilatation à laquelle participait la vésicule biliaire elle-même.* Le liquide contenu dans les conduits indiqués était bien évidemment un mélange de pus et de bile.

IV. Dilatation des canaux excréteurs de l'urine (1).

§ Iᵉʳ. Description anatomique.

I. Les uretères, le bassinet, les calices et les petits tubes qui s'y dégorgent peuvent, ensemble ou séparément, éprouver une dilatation dont les degrés sont très variables.

(1) M. Rayer a décrit sous les noms d'*hydronéphrose*, d'*hydropisie du rein*, d'*hydrorénale distension*, la dilatation des calices et du bassinet par l'urine accumulée dans leur cavité.

Dans les cas de dilatation extrême, les canaux peuvent se *rupturer*, et de là la sortie d'une quantité plus ou moins considérable d'urine et son infiltration dans les parties voisines. L'infiltration de l'urine dans le tissu même du rein peut avoir lieu sans rupture des tubes urifères, lorsque ceux-ci, distendus outre mesure, ne peuvent plus recevoir l'urine incessamment sécrétée par la substance corticale. Cette infiltration urineuse s'opère alors par un mécanisme analogue à celui qui préside à l'infiltration séreuse du tissu cellulaire , consécutivement à l'extrême dilatation des veines chargées d'absorber et de transporter dans le torrent circulatoire la sérosité du tissu indiqué.

II. Voici, d'après M. Rayer, la description de ce qu'il appelle une *hydrorénale distension* générale : « Au début, dans les cas les plus simples, la dilatation est légère, et porte spécialement sur les parois du bassinet. A ce degré commençant, le tissu du rein offre au toucher sa résistance normale; plus tard, la surface de cet organe devient bosselée, et, sur ces éminences, le rein paraît mou et fluctuant sous les doigts; plus tard encore, ces bosselures, produites par la dilatation et la distension des calices et l'atrophie de la substance rénale correspondante, deviennent plus prononcées : le rein acquiert surtout en quelques points la mollesse d'un kyste rempli par un liquide. Le plus souvent aussi, le bassinet et le commencement de l'uretère , distendus et considérablement augmentés de volume, forment au-dedans de la scissure des reins une tumeur profonde dont la pointe est en bas. Dans d'autres cas, au contraire, on a vu, par suite d'une semblable distension, un des reins acquérir une dimension monstrueuse, ou même les deux reins transformés en deux énormes poches, à la surface desquelles on remarquait des îlots de substance rénale.

« Dans l'*hydronéphrose*, les bosselures sont généralement

en rapport, pour leur dimension, avec le degré de l'*hydro-rénale distension*. Lorsqu'on a divisé les reins, de leur bord convexe à leur scissure, ils offrent intérieurement des apparences qui varient suivant le degré de la distension. Lorsqu'elle est légère, on trouve le bassinet dilaté, les saillies des mamelons plus ou moins affaissées ; chaque calice paraît devenir plus long et prendre la forme d'un entonnoir, par suite de l'élargissement de la base. D'abord aplatie par la pression du liquide, la surface des mamelons, reconnaissable à des stries rouges, divergentes, devient concave et un peu rouge au toucher, surtout sur les parties centrales, qui présentent une légère dépression. A un degré plus avancé, le calice dilaté et la surface déprimée des mamelons forment de véritables poches, simulent des cavernes dont les ouvertures, quelquefois assez étroites, ont ordinairement une assez grande dimension. Ces petites cavernes excentriques ne communiquent point les unes avec les autres, et aboutissent toutes par leur ouverture dans une cavité membraneuse centrale, beaucoup plus grande, formée par le bassinet dilaté, avec lequel elles se continuent et semblent quelquefois se confondre, lorsque la distension est considérable. Dans les légères dilatations, lorsqu'on ouvre le bassinet, on aperçoit une série de trous arrondis, disposés irrégulièrement, mais en général deux à deux. La dimension de ces trous est très variable : ceux de l'extrémité des reins sont, en général, plus grands que les autres, et présentent cela de remarquable, que le fond de leur cavité offre une sorte de croix blanche produite par des prolongements de la membrane des bassinets, laquelle sépare les cônes multiples qui forment le fond de ces poches. Plus tard, les ouvertures de ces poches s'élargissent encore, et se rapprochent de plus en plus du fond de ces petites cavités. La surface des mamelons blanchit, et on ne la reconnaît plus qu'à sa forme arrondie et à un léger rebord formé par l'insertion de la membrane du bassinet à son pourtour.

» Le bassinet dilaté, coupé et étendu sur une table, présente une infinité de plis, à cause de sa dilatation sphérique. Sa couleur est presque toujours d'un blanc pur, opaque ; quelquefois aussi, il offre des lignes comme nacrées, et l'on n'aperçoit presque jamais, dans son épaisseur, de vaisseaux sanguins.

» Les substances tubuleuse et corticale des reins, comprimées de dedans en dehors, sont tantôt atrophiées de leur scissure vers leur bord convexe, et à tel point que j'ai vu des reins d'enfant qui n'avaient plus que le volume d'une fève ou d'un haricot, des reins d'adulte qui, dépouillés de leurs membranes, ne pesaient que deux onces (64 grammes), et dans d'autres cas où l'atrophie s'était faite dans tous les sens, il ne restait des substances tubuleuse et corticale que de légers îlots disséminés sur la tumeur ; dans tous ces cas, les vaisseaux des reins étaient bien développés et hors de proportion avec les substances rénales, dont l'atrophie était consécutive et non originelle.

» Quant à la nature du liquide contenu dans le bassinet et les calices dilatés, elle varie suivant que la tumeur est ancienne ou récente, que l'obstacle au cours de l'urine a été complet ou incomplet, etc. Dans tous les cas, j'ai rencontré, dans ce liquide, de l'urée et une quantité notable d'albumine, lorsque l'*hydronéphrose* était ancienne ; c'était, au contraire, de l'urine à peu près semblable à celle qui était contenue dans la vessie, lorsque le passage de ce liquide provenant du rein affecté n'était pas complétement intercepté, et qu'il n'existait pas d'inflammation du bassinet (1).

(1) M. Rayer fait remarquer, à cette occasion, que l'*hydronéphrose* diffère par des caractères essentiels des distensions rénales purulentes

» Les goulots des calices et leur ouverture dans le bassinet peuvent être obstrués ou oblitérés, et donner lieu aussi à des dilatations, à des *hydronéphroses* particlles, ou à des espèces de *kystes urinaires* (1). »

§ II. Causes.

I Les diverses dilatations que nous venons de décrire sont l'effet d'un rétrécissement ou d'une oblitération existant dans un point des voies excrétoires de l'urine, situé au-dessous du siége de ces dilatations. Les espèces d'obstacles au cours des liquides qui tendent à se frayer une issue par les voies indiquées sont, d'ailleurs, très nombreuses. Voici les principales : 1° la présence de corps étrangers dans l'intérieur des canaux excréteurs (calculs, hydatides, caillots de sang, concrétions pseudo-membraneuses, etc.); 2° l'épaississement ou le gonflement des parois de ces conduits et spécialement de leur membrane interne aux dépens de leur calibre, des végétations, des tumeurs à l'intérieur de ces mêmes conduits ; 3° l'oblitération complète de ces conduits, soit par l'effet d'une inflammation adhésive, soit par une compression exercée sur eux d'une manière quelconque par des tumeurs, des brides, etc.

II. L'urine, retenue dans la portion des canaux située derrière l'obstacle, est l'agent *matériel* le plus ordinaire des dilatations avec ou sans rupture qui sont l'objet de nos réflexions ; mais quelquefois aussi du pus, du sang jouent le même rôle que les urines.

III. Selon le siége de l'obstacle, la dilatation est plus ou

qu'on observe dans les pyélites simples ou calculeuses. Cette remarque est de toute justesse. Mais il ne faut pas oublier que la dilatation, dans les cas dont il s'agit, n'est qu'un des phénomènes d'un état morbide plus ou moins complexe, et qu'il ne faut pas donner au *tout* un nom qui ne convient qu'à la *partie*.

(1) Selon M. Rayer, on observe bien rarement de petits kystes urinaires et calculeux dans la substance corticale des reins. Il en a cependant fait figurer un exemple dans la planche XXV de son *Atlas* (fig. 7).

moins générale : ainsi, par exemple, si l'obstacle existe dans la vessie, les uretères, le bassinet, les calices, etc., seront dilatés ; si, au contraire, l'obstacle existe à l'origine des uretères, le bassinet, les calices, etc., seront seuls distendus, et ainsi de suite.

§ III. Signes et diagnostic.

I. Il faut avouer que les symptômes positifs d'une dilatation simple ou compliquée des canaux excréteurs de l'urine sont, dans l'état actuel de la science, à peu près nuls, et que, par conséquent, le *diagnostic certain* de cette maladie est le plus souvent au-dessus de nos moyens. Voici néanmoins, d'après M. Rayer, quelques données qui pourront servir à la solution du problème.

II. « Lorsqu'un des reins est seul atteint d'*hydronéphrose*, l'existence de cette maladie ne peut être reconnue qu'au moment où une tumeur molle et fluctuante, appréciable au toucher, apparaît dans la région rénale (1). Les individus atteints d'*hydronéphrose* d'un des reins ont souvent commencé par éprouver des douleurs plus ou moins vives dans la région lombaire correspondante ; quelquefois les douleurs ne se sont pas bornées à cette région, et elles se sont étendues dans d'autres parties de l'abdomen. Toutefois les *symptômes qui précèdent l'accumulation de l'urine et d'une humeur muqueuse dans le bassinet et les calices dilatés, peuvent être aussi variés que les causes qui sont susceptibles d'apporter obstacle au cours des urines.* Quant à la tumeur rénale, elle est ordinairement indolente, et le volume en peut varier entre celui du poing et de l'utérus, tel qu'il est dans les derniers mois de la grossesse. On peut généralement limiter assez exactement l'étendue et les dimensions de la tumeur à l'aide de la percussion. La

(1) A quels signes précis reconnaître que cette tumeur n'est autre chose qu'une dilatation des canaux excréteurs du rein? A quels signes reconnaître le véritable *agent* de cette dilatation elle-même?

région lombaire reste toujours plus ou moins bombée, lorsque les malades sont assis ou placés horizontalement, à quatre pattes. Au toucher, cette tumeur paraît bosselée comme un gros intestin tendu.... L'urine rendue pendant la vie est le plus souvent saine, à moins qu'elle ne reçoive des caractères particuliers d'une diathèse, le rein sain suppléant le rein malade dans sa fonction. Un des reins peut même être transformé en une énorme poche, sans qu'il en résulte le plus léger dérangement dans les principales fonctions et dans la santé générale....

» Dans le cas d'*hydronéphrose* double, la maladie ne peut être reconnue qu'autant que les tumeurs résultant de la dilatation des bassinets et des calices ont acquis des dimensions assez considérables pour être appréciées à la percussion des hypochondres et des lombes, ou bien au toucher, lorsqu'elles débordent le bord libre des fausses côtes (1). De semblables tumeurs ne peuvent être confondues par leur forme qu'avec celles qui résultent des kystes des reins, de l'accumulation du pus ou du sang dans le bassinet et les calices dilatés; mais dans l'inflammation du bassinet, l'urine est toujours plus ou moins chargée de pus, à moins que toute communication ne soit interceptée entre le bassinet enflammé et la vessie, ce qui n'est pas le cas le plus ordinaire. D'ailleurs, dans la pyélite, la tumeur est presque toujours douloureuse, et le plus souvent elle est indolente dans l'*hydronéphrose*. Dans les derniers temps de l'*hydropisie des reins*, l'urine muqueuse et filante, rendue par le malade, est bien distincte de l'urine purulente ou de l'urine sanguinolente et purulente de la pyélite chronique; de sorte qu'après un examen attentif, il sera toujours possible de distinguer ces deux espèces de tumeurs rénales. »

(1) Dans un cas, il est arrivé à M. Rayer de ne reconnaître que l'une des tumeurs rénales, l'autre étant restée cachée, en très grande partie au moins, dans l'hypochondre droit.

Pour les caractères qui distinguent les *hydronéphroses* des autres tumeurs des régions rénales, M. Rayer renvoie aux remarques qu'il a faites à l'occasion des pyélites avec tumeur, et que nous avons indiquées ailleurs (voy. *Pyélite*). Il rappelle en terminant que des cas d'*hydronéphrose* ont été pris, pendant la vie, pour des cas de grossesse ou d'hydropisie de l'ovaire.

III. Si la tumeur venait à se rompre, ou si l'on y pratiquait une ponction, le liquide qui s'écoulerait constituerait un important élément de diagnostic. Au reste, M. Rayer dit ne pas connaître d'exemple d'*hydronéphrose* terminée par une fistule quelconque, ainsi que cela est arrivé si souvent à la suite des pyélites.

§ IV. Pronostic et traitement.

I. Dans un cas d'hydronéphrose d'un seul rein, le pronostic n'est pas, en général, très grave, tant que l'autre rein reste à l'état sain. On a vu des individus survivre pendant vingt et même cinquante ans aux premiers phénomènes observés (M. Rayer).

Tous les cas d'*hydronéphrose* double sont plus ou moins rapidement mortels. Selon M. Rayer, les malades ne s'aliteraient ordinairement que peu de jours avant la mort, laquelle aurait lieu le plus souvent d'une manière aussi rapide qu'imprévue.

II. D'après ce que nous avons dit du diagnostic, on conçoit ce qu'il y a de précaire dans le traitement de la maladie qui vient de nous occuper. Il importe avant tout de rechercher quel est l'obstacle qui s'oppose au cours de l'urine ou des autres liquides qui pourraient exister anormalement dans les canaux excréteurs de l'urine. Si l'on parvient à le reconnaître et à s'en rendre maître, la maladie qui en est l'effet disparaîtra elle-même, ou du moins s'arrêtera et ne donnera lieu à aucun accident sérieux.

La ponction et les autres opérations chirurgicales par lesquelles on pourrait donner issue au liquide qui distend les canaux excréteurs, etc., ne sont pas de notre compétence.

§ V. Observations particulières.

Voici maintenant deux exemples particuliers de la dilatation que nous venons d'étudier d'une manière générale.

Première observation. — Chez un jeune homme de trente ans, mort d'une pleuro-pneumonie, avec complication typhoïde, le rein droit et son appareil excréteur nous offrirent les altérations suivantes. L'organe indiqué était volumineux (il pesait 190 grammes). A son bord interne, on voyait une tumeur de la grosseur d'un œuf d'oie, laquelle n'était autre chose que le bassinet rempli d'urine. Les parois de cette poche étaient épaissies, hypertrophiées. Les calices étaient énormément distendus. Quatre d'entre eux, vers le bord supérieur du rein, formaient, en se confondant, une vaste excavation autour de laquelle la substance du rein était considérablement atrophiée. Le diamètre de quelques uns des calices isolément distendus était d'un centimètre et demi.

Examiné dans toute sa longueur, l'uretère droit ne présenta aucun rétrécissement notable. Vers son origine, on apercevait quelques plis longitudinaux qui n'existaient pas dans l'uretère du côté opposé.

Deuxième observation. — Le 23 juillet 1828, j'assistai à l'ouverture d'un jeune homme d'environ 25 ans, mort, dans le service chirurgical de l'hôpital, des suites d'un coup de parapluie qu'il avait reçu dans l'orbite. Parmi les diverses lésions qui furent rencontrées, voici celles qui se rapportent à notre sujet. Dans la région du rein droit existait une poche du volume de l'estomac, laquelle n'était autre chose que le bassinet énormément dilaté par une urine claire et limpide. Dans le voisinage de la tumeur, l'uretère était tellement rétréci, qu'on pouvait à peine y faire pénétrer la tête d'une épingle. Comprimé par le bassinet dilaté, le rein était atrophié et réduit au volume d'un marron d'Inde (1).

V. Dilatation de la cavité abdominale.

I. Les degrés de cette dilatation sont extrêmement variés. On peut les déterminer, comme nous l'avons fait un très grand nombre de fois, par la mensuration exacte. Cette mensuration, la simple inspection et la palpation sont, d'ailleurs, les méthodes au moyen desquelles on reconnaît la dilatation de la cavité abdominale.

La dilatation de la cavité abdominale est tantôt *générale* et tantôt *partielle*. Les dilatations *partielles* sont aussi nombreuses que les régions en lesquelles se partage la périphérie des parois qui circonscrivent la cavité abdominale. Voici quelques unes de ces dilatations partielles : dilatation de la région sous-ombilicale ; dilatation de la région sus-ombilicale ; dilatation de la région des flancs ; dilatation de la région sus-pubienne, etc. Quelques unes de ces dilatations *partielles* se subdivisent elles-mêmes en d'autres dilatations plus *circonscrites* (2).

(1) Avant l'accident auquel il succomba, dans l'espace de quelques jours, ce jeune homme jouissait d'une bonne santé. Il avait un embonpoint assez prononcé, et son cadavre était celui d'un individu vigoureux.

Le lobule antérieur gauche du cerveau dans lequel avait pénétré le bout du parapluie dont le malade avait reçu un coup dans l'orbite, était ramolli et en suppuration. La lésion s'étendait jusqu'à l'extrémité antérieure du ventricule gauche du cerveau.

Ce malade comprenait les questions qui lui étaient adressées, *mais il ne pouvait y répondre*.

(2) On désigne souvent les régions abdominales par les noms des organes auxquels elles correspondent ; de là les régions du foie, de la rate, de l'estomac, des gros intestins, de l'intestin grêle, etc., etc. D'après ce mode de désignation des régions, les dilatations partielles seraient désignées, à leur tour, ainsi qu'il suit : dilatation des régions du foie, de la rate, de l'estomac, etc.

Je n'insisterai pas sur la description de chacune de ces dilatations ; c'est au lit des malades seulement que ces détails minutieux doivent être exposés et *appris*.

II. Les causes de la dilatation, soit générale, soit partielle de la cavité abdominale, sont essentiellement les mêmes que celles des organes contenus dans cette cavité. Les augmentations de volume et de masse de ces organes, ainsi que nous l'avons vu, sont précisément les causes ordinaires des diverses dilatations de la cavité abdominale. C'est pour cela que nous avons placé ces dernières au nombre des signes *physiques* d'un si grand nombre d'affections des organes abdominaux (épanchements, accumulations, soit de liquides, soit de gaz, soit de matières solides, hypertrophies, tumeurs, etc., etc.).

III. Pour les moyens dont on peut faire usage dans les cas de dilatation de la cavité abdominale, nous renvoyons à ce que nous avons dit du traitement des dilatations en général, et aux ouvrages de chirurgie. Des bandages, des ceintures, des appareils compressifs très variés, ont été imaginés dans le but de soutenir seulement ou de comprimer les régions abdominales dilatées.

SECTION SECONDE.

RÉTRÉCISSEMENTS ET OBLITÉRATIONS.

CHAPITRE Ier.

DES RÉTRÉCISSEMENTS ET DES OBLITÉRATIONS EN GÉNÉRAL.

ARTICLE PREMIER.

LES COARCTATIONS (RÉTRÉCISSEMENTS) ET LES OBLITÉRATIONS DIFFÈRENT-ELLES ESSENTIELLEMENT DES ANOMALIES DÉSIGNÉES SOUS LE TITRE D'IMPERFORATIONS COMPLÈTES OU INCOMPLÈTES ?

I. « Les anomalies par imperforation, c'est-à-dire les anomalies qui consistent dans l'occlusion d'ouvertures, de cavités ou de canaux libres dans l'état normal, ont aussi été appelées par plusieurs auteurs *atrésies, atrétismes, oblitérations;* mais de ces trois noms, les deux premiers, dérivés du grec, ont exactement la même valeur que le mot *imperforation*, dérivé du latin, et n'en diffèrent que par un peu plus d'obscurité. Quant au dernier, il doit être réservé aux imperforations acquises ou accidentelles, imperforations qui dépendent d'une lésion organique, et non d'un vice congénital d'organisation, qui sont, non de véritables anomalies, mais des cas essentiellement pathologiques. » Nous empruntons le passage qu'on vient de lire au *Traité des anomalies de l'organisation*, par M. Isid. Geoffroy-Saint-Hilaire.

II. Pour que la distinction proposée par ce savant auteur fût parfaitement exacte, il faudrait que les imperforations congénitales fussent essentiellement différentes de toutes les lésions comprises sous le nom d'imperforations *acquises* ou *accidentelles;* il faudrait que les premières ne dépendissent jamais, comme les dernières, de ce que M. Isid. Geoffroy-Saint-Hilaire appelle une *lésion organique.* Mais qui voudrait soutenir que, par cela seul qu'elle est congénitale, une imperforation ne dépend pas d'une *lésion organique?* Est-ce que certaines lésions organiques propres à produire ce qu'on appelle une *imperforation acquise* ou *accidentelle* ne peuvent pas exister chez le fœtus? En quoi donc alors l'imperforation que présentera le fœtus en venant au monde différera-t-elle d'une imperforation qui serait survenue après la naissance?

Sans doute, il ne faut pas confondre toutes les espèces d'imperforations. Mais il ne suffit pas qu'une imperforation soit congénitale, pour qu'on puisse établir en principe qu'elle est essentiellement différente d'une *imperforation qui dépend d'une lésion organique.* Pour éviter toute confusion et toute dispute de mots, il conviendrait de ne pas appliquer le mot *imperforations* aux occlusions, aux oblitérations d'orifices ou de canaux consécutives à certaines maladies, et de leur réserver celui d'oblitérations ou tout autre analogue. En effet, le mot *imperforation* emporte avec soi une idée différente de celle qu'on attache au mot *oblitération*, lequel suppose la préexistence d'un orifice et d'une cavité, tandis que le mot *imperforation* implique une chose contraire.

III. M. Isid. Geoffroy-Saint-Hilaire établit que «les anomalies par imperforation peuvent être distinguées en deux genres, suivant que l'imperforation est *complète* ou *partielle*, c'est-à-dire suivant que l'ouverture manque entièrement, ou que, fermée seulement en partie, elle se laisse encore apercevoir, mais très étroite et ne suffisant plus aux fonctions de l'organe (1). »

IV. Nous venons de voir comment M. Isid. Geoffroy-Saint-Hilaire veut qu'on distingue les *imperforations acquises complètes*, ou les *oblitérations*, des *anomalies par imperforation*, ou, d'une manière plus abrégée, des *imperforations*. Voici maintenant la distinction qu'il établit entre les imperforations *partielles* ou incomplètes et les simples *rétrécissements*, qu'on pourrait appeler aussi des oblitérations incomplètes.

(1) Nous avons déjà indiqué précédemment (note de la page 534 de ce volume) la plupart des imperforations étudiées par M. Isid. Geoffroy-Saint-Hilaire. Voici le tableau complet de ces imperforations, qu'il a divisées en imperforations des ouvertures extérieures et en imperforations des ouvertures intérieures :

1° Les imperforations des ouvertures extérieures sont celles de la bouche, des narines, des conduits auditifs, des paupières, des points lacrymaux, des mamelons, du prépuce, de l'urètre, de la vulve, du vagin, de l'anus ;

2° Les imperforations des ouvertures intérieures sont celles des trous des os, des vaisseaux dans lesquels le sang a cessé de couler, de l'iris, de l'orifice de la matrice, des extrémités abdominale et utérine des trompes, des cavités du vagin, de l'urètre, des uretères, de la vessie, du canal aérien, du canal alimentaire. (M. Isid. Geoffroy-Saint-Hilaire ne connaît aucun exemple d'imperforation proprement dite de l'une ou de plusieurs des cavités du cœur, mais seulement quelques cas d'imperforation partielle des orifices artériels des ventricules résultant de l'adhérence des valvules.)

« Les chirurgiens, dit-il, divisent généralement les imperforations en *complètes* et en *incomplètes*, confondant dans ce second groupe, avec les véritables cas d'imperforation partielle, les cas de simple rétrécissement, dans lesquels il y a anomalie par diminution de volume, et non par continuité. Ce n'est pas ici, comme on pourrait le croire, une futile distinction de mots, mais bien une distinction fondée sur une étude attentive des anomalies, et qui peut même n'être pas sans importance pratique. Les véritables *imperforations partielles* étant analogues, par toutes leurs conditions anatomiques et physiologiques, aux *imperforations complètes*, les mêmes moyens thérapeutiques sont applicables aux unes et aux autres. Au contraire, dans les cas de rétrécissement que les chirurgiens ont compris dans leur groupe tout-à-fait artificiel des *imperforations incomplètes*, on doit avoir recours à un mode tout différent de traitement, et procéder par *dilatation*, et non par *incision*. »

V. Ce passage prouve bien clairement encore que, par le mot *imperforations*, M. Isid. Geoffroy-Saint-Hilaire entend, non pas toute *oblitération*, toute *occlusion*, soit complète, soit *incomplète*, mais une espèce particulière d'occlusion ou d'oblitération. Peut-être, ce savant tératologiste n'a-t-il pas assez nettement caractérisé l'espèce d'occlusion ou d'oblitération dont il s'agit, et a-t-il, sans le vouloir, compris dans cette espèce des occlusions ou des oblitérations qui peuvent se produire après comme avant la naissance.

Après avoir écrit qu'on doit réserver le mot *oblitérations* aux imperforations *acquises* ou *accidentelles*, M. Isid. Geoffroy-Saint-Hilaire ajoute que ces *imperforations sont, non de véritables anomalies, mais des cas essentiellement pathologiques, et dont, par conséquent, il n'a pas à traiter.* On serait porté à conclure de cette déclaration que M. Isid. Geoffroy-Saint-Hilaire considère les *anomalies* ou *vices de conformation congéniaux, primitifs*, comme différant essentiellement des vices de conformation *acquis* ou *accidentels*. Cependant nous avons précédemment cité (voy. la p. 100 de ce volume) un passage du *Traité des anomalies d'organisation*, dans lequel se trouve exprimée une doctrine diamétralement opposée à celle qui semble dériver de la déclaration dont il vient d'être question. Dans le passage que nous rappelons ici, M. Isid. Geoffroy-Saint-Hilaire condamne formellement *la distinction établie avec tant de soin dans une foule d'ouvrages, entre les vices de conformation* CONGÉNIAUX *ou* PRIMITIFS*, et les vices* ACQUIS *ou* ACCIDENTELS*, distinction puisée*, dit-il, *dans les théories des anciennes écoles sur les causes des anomalies, et que l'on aurait dû bannir depuis longtemps du langage médical.*

VI. Mais c'en est assez, et trop peut-être, sur une question si facile à transformer en une dispute de mots. Pour éviter, autant que nous le pouvions, une pareille dispute, nous avons clairement défini l'objet de la classe de maladies dont nous nous occupons maintenant, savoir, un changement dans la *capacité*, dans le calibre des organes creux, quelle que soit d'ailleurs la cause de ce changement.

<h2 style="text-align:center">ARTICLE II.</h2>

DEGRÉS DIVERS DES RÉTRÉCISSEMENTS, ET MOYENS DE MESURER CES DEGRÉS.

Entre le premier, le plus léger degré de la *coarctation* des organes creux et l'*occlusion* ou l'*oblitération* complète de ces organes, on compte un nombre indéfini de degrés, qui, comme les divers degrés des dilatations, peuvent être déterminés par des moyens de mensuration exacte (voy. l'Article Ier du chapitre Ier de la section précédente).

<h2 style="text-align:center">ARTICLE III.</h2>

SIGNES ET DIAGNOSTIC.

I. Les signes certains des rétrécissements et des oblitérations sont fournis par les méthodes physiques d'exploration, telles que le toucher, soit immédiat, soit *médiat*, l'inspection, l'auscultation, etc.

En nous occupant des diverses espèces de rétrécissements qui sont du ressort de la pathologie interne, nous exposerons les signes *physiques* particuliers sur lesquels se fonde leur diagnostic.

II. Les rétrécissements et les oblitérations, en gênant ou en empêchant complétement les phénomènes mécaniques des parties qui en sont le siége, déterminent des lésions fonctionnelles ou des symptômes que nous ferons également connaître en détail, quand nous traiterons de chaque espèce de rétrécissement et d'oblitération. Contentons-nous d'en indiquer ici quelques uns.

1° Les rétrécissements du canal aérien déterminent une dyspnée plus ou moins grande, et qui peut aller jusqu'à la suffocation. 2° Les rétrécissements des orifices du centre circulatoire donnent lieu à un sentiment d'anxiété dans la région précordiale, à des palpitations, à des irrégularités dans les battements du cœur, etc. 3° Les rétrécissements du canal alimentaire produisent des phénomènes divers, selon la portion qu'ils affectent : ceux de l'orifice pylorique de l'estomac déterminent des vomissements de matières chymeuses; ceux des intestins, une constipation plus ou moins opiniâtre, malgré les efforts de défécation les plus énergiques. 4° Les rétrécissements ou les oblitérations des canaux biliaire et cholédoque ne tardent pas à produire un ictère plus ou moins prononcé, etc., etc.

ARTICLE IV.

CAUSES ET MÉCANISME.

Les causes qui donnent lieu aux rétrécissements et aux oblitérations des cavités et des orifices sont très variées.

1° Les inflammations des organes creux produisent, ainsi que nous l'avons vu, une turgescence, une tuméfaction des membranes intérieures de ces organes, qui en diminue nécessairement le calibre. Lorsque l'inflammation se dissipe promptement, le rétrécissement qu'elle avait momentanément produit ne tarde pas à disparaître complétement avec elle; mais si l'inflammation persiste long-temps, devient *chronique*, le rétrécissement, par un mécanisme que nous avons exposé en temps et lieu, ne se dissipe plus complétement, même lorsque l'inflammation a cessé. Il devient permanent, *organique*, pour nous servir d'une expression reçue.

2° Il est des rétrécissements qui dépendent d'une simple irritation des parties *contractiles* où ils ont leur siége, et qui portent le nom de rétrécissements *spasmodiques*. On a, sans doute, beaucoup abusé du mot *spasme*, mais il n'en est pas moins certain que bon nombre de rétrécissements tiennent uniquement, essentiellement, à une excitation pure et simple, à une névralgie dite musculaire. Qui oserait révoquer en doute l'existence des *rétrécissements spasmodiques* de l'anus, de l'iris, de l'œsophage, du larynx, etc., etc.?

3° Le rétrécissement des organes creux est souvent le résultat pur et simple d'une compression quelconque exercée sur ces organes.

4° Quelquefois les rétrécissements ou les oblitérations proviennent de la présence de corps étrangers venus du dehors, ou de la formation de produits accidentels à l'intérieur des canaux et des réservoirs, de la concrétion des liquides contenus dans ces canaux et ces réservoirs, etc.

5° Certains organes sont sujets à des lésions *spéciales*, qui constituent de véritables causes de rétrécissement ou d'oblitération. Telles sont, par exemple, les invaginations intestinales.

ARTICLE V.

PRONOSTIC ET TRAITEMENT.

I. *Pronostic.*—Il est plus ou moins grave, selon l'importance, la situation, etc., des organes rétrécis ou oblitérés,

selon les diverses *causes* des rétrécissements et des oblitérations, etc., etc. On conçoit, par exemple, que le rétrécissement des orifices du cœur ou de ceux de l'estomac,
le rétrécissement de la cavité du larynx, etc., sont bien
autrement graves que le rétrécissement de l'urètre ou du
canal nasal. D'ailleurs, tous les rétrécissements, toutes
les oblitérations des organes intérieurs, qui ne sont pas
à la portée des moyens chirurgicaux, sont nécessairement
incurables, et par cela même mortels, au bout d'un temps
plus ou moins long. Il est même des rétrécissements et
à plus forte raison des oblitérations qui entraînent immédiatement la mort : telles sont les occlusions ou
oblitérations du larynx, des cavités ou des orifices du
cœur, etc., etc.

II. *Traitement.* — Considérés en eux-mêmes, et abstraction faite de toutes les conditions au milieu desquelles
ils peuvent se développer, les rétrécissements et les oblitérations réclament les agents dilatants et les agents
désobstruants. Mais les procédés chirurgicaux au moyen
desquels on peut rendre aux réservoirs et aux canaux
leur calibre normal, soit en les dilatant, soit en les dé-
sobstruant, varient beaucoup selon les organes et selon
les diverses espèces de rétrécissements et d'oblitérations.
D'ailleurs, ils ne sont guère applicables aux rétrécissements et aux oblitérations qui rentrent dans le domaine
spécial de la médecine ou pathologie interne.

Les rétrécissements ou les oblitérations symptomatiques de certaines affections aiguës, telles que les inflammations, les névralgies, etc., se dissipent d'eux-mêmes
sous l'influence des moyens que réclament ces affections.
Ceux qui reconnaissent pour cause une compression, la
présence d'un corps étranger, disparaissent évidemment
aussitôt que le corps étranger a été extrait, ou que la compression a cessé.

Les divers rétrécissements ou oblitérations qu'on appelle *organiques* réclament, au reste, un traitement *sui generis,* et approprié à chacune de leurs espèces.

CHAPITRE II.

DES RÉTRÉCISSEMENTS ET DES OBLITÉRATIONS EN PARTICULIER.

ARTICLE PREMIER.

RÉTRÉCISSEMENT DE LA CAVITÉ ENCÉPHALIQUE ET DES CAVITÉS VENTRICULAIRES DES CENTRES NERVEUX ENCÉPHALIQUES (1).

1° *Rétrécissement et oblitération des ventricules cérébraux.*

I. Le rétrécissement des ventricules cérébraux reconnaît pour cause, soit une compression exercée sur les parois qui circonscrivent ces sortes de cavités *fictives*, soit une atrophie de la masse encéphalique, etc.

Nous ne parlons de ce rétrécissement que pour mémoire. Il n'a pas encore suffisamment fixé l'attention des observateurs.

II. Je ne sache pas qu'on ait encore rapporté des cas d'oblitération complète des ventricules cérébraux.

2° *Rétrécissement de la cavité crânienne.*

Le rétrécissement de la cavité crânienne ne comporte pas autant de degrés que celui des cavités dont les parois se prêtent facilement à une sorte de retrait sur elles-mêmes. Il a été particulièrement observé à la suite de ces phlegmasies chroniques ou prolongées des méninges et de la périphérie du cerveau, qui déterminent des adhérences, le ramollissement, la destruction de la substance grise des circonvolutions, etc., etc., altérations dont le symptôme fondamental consiste en un état d'imbécillité ou de démence. Cette espèce de rétrécissement est analogue à celui que les parois de la poitrine peuvent présenter, à la suite de certaines pleurésies ou de certaines péricardites.

---

(1) Je renvoie aux traités de chirurgie pour ce qui concerne le rétrécissement de la cavité rachidienne.

Le rétrécissement de la cavité crânienne peut encore être le résultat d'une compression exercée sur cette cavité dans les premières années de la vie, et il peut être général ou partiel, selon que la compression elle-même a été générale ou partielle.

Au reste, nous ne faisons que signaler en passant le rétrécissement de la cavité crânienne, renvoyant pour de plus amples détails aux articles dans lesquels nous avons étudié les maladies dont il peut constituer une des suites.

ARTICLE II.

RÉTRÉCISSEMENTS ET OBLITÉRATIONS DE L'APPAREIL SANGUIN.

I. Rétrécissement des cavités et des orifices du cœur.

A. *Rétrécissement des cavités du cœur*.

§ Iᵉʳ. **Degrés et conditions de développement.**

I. Les divers degrés de ce rétrécissement n'ont pas encore été déterminés d'une manière rigoureuse et pour ainsi dire géométrique. J'ai fait sur ce sujet quelques recherches dont on trouvera les résultats dans le *Traité clinique des maladies du cœur* (quelques uns de ces résultats ont été, d'ailleurs, consignés dans l'article *Atrophie du cœur* de cette Nosographie).

II. Le rétrécissement plus ou moins considérable des cavités du cœur survient sous l'influence de causes variées, dont nous allons signaler les principales.

Ce rétrécissement n'est souvent qu'un des phénomènes de certaines maladies du cœur que nous avons déjà étudiées. On l'observe dans l'atrophie pure et simple du cœur, et dans une forme particulière de l'hypertrophie, celle qui se développe de dehors en dedans (*hypertrophie centripète*), et dont les couches les plus internes de la substance musculaire du cœur, ainsi que les colonnes charnues elles-mêmes, sont spécialement le siége.

Une compression exercée sur le cœur soit par un épanchement dans le péricarde, soit par une tumeur, un corps étranger quelconque, la présence de concrétions soit récentes, soit anciennes (1), de végétations développées dans les cavités du cœur, sont autant de causes de rétrécissement de ces dernières.

Peut-on admettre un rétrécissement *spasmodique* du cœur? Nous ne possédons aucun fait en faveur de cette hypothèse, et il me paraît vraisemblable que l'observation ultérieure n'en fournira pas.

§ II. Signes et diagnostic.

Considéré en lui-même et abstraction faite de ses causes, le rétrécissement des cavités du cœur, quand il est porté assez loin, constitue un obstacle à la circulation capable de produire divers phénomènes et accidents que nous avons exposés ailleurs, et sur lesquels nous reviendrons encore en traitant du rétrécissement des orifices de l'organe ci-dessus indiqué. Des phénomènes particuliers accompagneraient le rétrécissement de chacune des diverses cavités du cœur: c'est ainsi, par exemple, que le rétrécissement de la cavité du ventricule gauche aurait pour effet la petitesse du pouls.

§ III. Traitement.

· Le rétrécissement des diverses cavités du cœur n'est par lui-même la source d'aucune médication directe de quelque importance. Il faut s'efforcer de remonter à sa cause et de la combattre. Les moyens mécaniques, appliqués dans les cas de rétrécissement de tant d'autres organes creux, ne sauraient être employés ici, comme chacun le conçoit à merveille.

(1) Cette formation des concrétions sanguines pour ainsi dire *aiguës* est bien plus commune qu'on ne l'avait cru jusqu'ici. (Voyez nos articles sur les inflammations des diverses portions de l'appareil sanguin, sur la pleuro-pneumonie, etc.)

B. *Rétrécissement des orifices du cœur.*

§ Ier. Degrés et conditions de développement.

I. Ce rétrécissement est susceptible d'un très grand nombre de degrés. Il ne peut jamais aller jusqu'à l'occlusion complète, puisque cette occlusion est incompatible avec la vie. Mais j'ai rencontré des cas dans lesquels les orifices du cœur étaient rétrécis à tel point, qu'ils admettaient à peine le bout du petit doigt ou même une plume à écrire d'une moyenne grosseur.

II. Le rétrécissement des orifices du cœur se produit dans des conditions essentiellement les mêmes que celles dont nous avons parlé à l'occasion du rétrécissement des cavités de cet organe. Comme ce dernier, il peut être le résultat de causes purement mécaniques, ou bien, au contraire, l'effet de lésions chroniques-organiques des valvules, telles que nous les avons décrites en traitant des terminaisons de la cardivalvulite chronique.

Nous ne devons pas insister ici sur cette espèce de rétrécissement, la plus importante et la plus commune de toutes, puisque nous l'avons décrite avec soin à l'article *Endocardite*.

§ II. Signes et diagnostic.

Quelle que soit la cause qui lui ait donné naissance, le rétrécissement de l'un ou de plusieurs des orifices du cœur constitue une sorte d'*insuffisance* de ces orifices, à travers lesquels la colonne sanguine ne peut plus passer avec sa liberté accoutumée. De là divers accidents locaux et généraux, que nous avons fait connaître avec détail dans l'article consacré aux suites de l'endocardite : tels sont les divers bruits de soufflet simple ou sibilant, les bruits de râpe, de lime, le frémissement vibratoire de la région précordiale, les irrégularités, les intermittences des battements du cœur et du pouls, l'anxiété, l'oppression, les congestions sanguines *passives* et les collections séreuses également *passives*, etc.

§ III. Traitement.

Les divers rétrécissements des orifices du cœur sont au-dessus de nos moyens thérapeutiques, ou plutôt ils ne sont pas malheureusement à la portée de ces moyens. Il est clair, en effet, que nous ne pouvons point porter jusqu'au cœur les divers agents mécaniques propres à combattre ces affections. Les rétrécissements *chroniques-organiques* sont donc essentiellement incurables. Quant aux rétrécissements qui sont le résultat de concrétions pseudo-membraneuses ou sanguines, agglutinées autour des valvules, ils disparaissent ordinairement sous l'influence des moyens propres à combattre les maladies dans lesquelles surviennent les productions dont nous venons de parler.

C. *Occlusion du trou de Botal chez le fœtus* (1).

Cette occlusion est pour le fœtus ce qu'est, au contraire, pour l'individu qui a vu le jour la non-occlusion du *trou de Botal*, tant, sous ce rapport, l'accomplissement régulier de la circulation suppose des conditions inverses chez l'un et chez l'autre. Toutefois un tel vice de conformation chez le fœtus semble devoir lui être plus fatal que ne l'est pour l'enfant qui a vu la lumière la persistance du trou de Botal. Au reste, nous manquons et nous manquerons longtemps encore probablement de données propres à éclairer ce point de la pathologie du fœtus.

II. Rétrécissement et oblitération des artères.

Les seules artères dont le rétrécissement et l'oblitération doivent nous occuper sont les artères aorte et pulmonaire.

A. *Rétrécissement et oblitération de l'aorte* (2).

§ Ier. Siége, degrés et conditions de développement.

I. Le rétrécissement de l'aorte peut se rencontrer dans

(1) Vieussens en a rapporté un exemple dans son *Traité de la structure du cœur* (chap. VIII, p. 35).

(2) Voyez l'excellente dissertation inaugurale de M. le docteur Barth sur ce sujet.

toutes les régions de cette grande artère. Il n'en est pas de même de l'oblitération. En effet, celle-ci ne peut avoir lieu, du moins après la naissance, dans l'aorte ascendante, puisqu'une telle lésion serait évidemment incompatible avec la vie. Mais cette oblitération a été rencontrée dans l'aorte descendante; et, au moyen du développement d'un système artériel anastomotique, la circulation artérielle a continué dans les parties alimentées normalement par des artères provenant de la région de l'aorte, située au-dessous de l'oblitération.

Le rétrécissement de l'aorte offre des degrés très variés, dont on trouvera la description détaillée dans la dissertation inaugurale de M. le docteur Barth.

II. Les causes qui donnent naissance au rétrécissement ou à l'oblitération de l'aorte sont essentiellement les mêmes que celles assignées plus haut au rétrécissement des cavités et des orifices du cœur. Nous avons vu, à l'article *Aortite*, comment, en se prolongeant, cette maladie entraînait quelquefois à sa suite un rétrécissement qui, dans certains cas, se transformait en une véritable oblitération (ainsi que nous l'avons dit plus haut, l'oblitération ne peut avoir lieu que dans l'aorte descendante, et spécialement dans la portion abdominale de cette artère).

Les concrétions fibrineuses qui se forment quelquefois dans la cavité de l'aorte produisent un rétrécissement plus ou moins considérable de son calibre. J'ai vu des cas où, préalablement dilatée, la cavité de l'artère indiquée avait ensuite été en grande partie oblitérée par des masses de coagulum lamelleux, lesquelles formaient quelquefois une espèce de cylindre creux plus ou moins étroit à travers lequel passait la colonne sanguine.

Les diverses tumeurs situées sur le trajet de l'aorte peuvent en diminuer graduellement le calibre.

L'aorte peut-elle éprouver un rétrécissement purement *spasmodique?* Ainsi que nous l'avons dit en étudiant les névroses actives, il est difficile de répondre d'une manière pleinement satisfaisante à cette question. Aucune observation exactement recueillie ne peut encore être invoquée en faveur de l'existence de ce rétrécissement. Tout ce que Laënnec a écrit sur le *spasme des artères* est essentiellement hypothétique. La vérité nous oblige d'ajouter que cet illustre observateur a souvent attribué à un état spasmodique des phénomènes qui dépendaient évidemment, soit d'une lésion du sang, soit d'une lésion matérielle des artères elles-mêmes (1).

§ II. Signes et diagnostic.

Les signes au moyen desquels on peut reconnaître un rétrécissement ou une oblitération de l'aorte ne sont pas encore bien connus. De nouvelles recherches cliniques sont nécessaires pour qu'on puisse asseoir le diagnostic de ces deux états morbides sur des données exactes, sur des bases solides. Le développement d'un système artériel anastomotique, l'absence ou du moins la petitesse des battements d'une portion de l'aorte (2), un bruit de soufflet plus ou moins rude, plus ou moins étroit dans cette même portion, l'existence d'une tumeur sur le trajet ou dans le voisinage de l'aorte, la connaissance d'antécédents propres à faire penser que l'aorte aurait été le siége d'un travail phlegmasique prolongé, etc., voilà néanmoins des éléments de diagnostic d'une assez grande valeur. Il ne nous en faut pas plus pour reconnaître certains rétrécissements d'artères moins volumineuses que l'aorte. C'est ainsi, par exemple, que le bruit de soufflet dans le trajet des artères

(1) Il ne faut pas considérer comme constituant un véritable rétrécissement *spasmodique* le simple retrait des artères sur elles-mêmes par l'effet d'une perte de sang instantanée (hémorrhagie), ou d'une lente diminution de la quantité du sang (anémie).

(2) Dans la portion abdominale de l'aorte, on peut, par le toucher à la fois et par l'auscultation, constater le phénomène dont il s'agit. Le toucher n'a pas de prise, au contraire, sur l'aorte pectorale descendante.

iliaques et hypogastriques et la coexistence d'une tumeur développée au-devant de ces artères, comme il arrive dans la grossesse parvenue au quatrième mois et au-delà, suffisent pour faire reconnaître un rétrécissement *par compression* des artères indiquées.

§ III. Traitement.

Le traitement direct du rétrécissement ou de l'oblitération de l'aorte est tout-à-fait nul. Heureux le médecin, lorsqu'il peut éloigner les causes qui ont donné lieu à quelques espèces de rétrécissement aortique!

B. *Rétrécissement de l'artère pulmonaire* (1).

I. Dans l'article que nous avons consacré à la communication anormale entre les cavités droites et les cavités gauches du cœur, nous avons cité quelques exemples de rétrécissement du tronc même de l'artère pulmonaire. C'est d'ailleurs un sujet qui réclame de nouvelles recherches.

II. Quant à la diminution du calibre de cette artère et de ses divisions par l'effet de la présence de concrétions fibrineuses formées avant la mort, elle est beaucoup plus commune qu'on ne l'avait pensé jusqu'ici. Nous avons vu que dans les violentes péripneumonies, par exemple, on trouvait, à l'ouverture des cadavres, des concrétions de cette espèce (2).

La cavité des diverses divisions de l'artère pulmonaire peut être aussi rétrécie ou même oblitérée par l'effet d'une compression plus ou moins forte.

III. C'est ici l'occasion de mettre sous les yeux du lecteur les réflexions de Laënnec concernant la compression

___

(1) Il n'est pas besoin de dire que l'oblitération du tronc même de l'artère pulmonaire n'est pas compatible avec la vie.

(2) Si des concrétions fibrineuses peuvent ainsi se produire sous l'influence d'une simple réaction inflammatoire, à plus forte raison se formeraient-elles sous l'influence d'une inflammation directe de l'artère pulmonaire.

et l'oblitération des divers ordres de vaisseaux qui parcourent le poumon. Après avoir dit que « la seule lésion organique qu'il ait rencontrée dans les veines pulmonaires, et cela très rarement, est un *infarctus* produit par la concrétion du sang, » il continue ainsi :

« Nous avons déjà remarqué que les vaisseaux de différents ordres qui parcourent le poumon, et particulièrement les vaisseaux sanguins, sont souvent comprimés et entièrement aplatis au voisinage et dans les interstices des masses tuberculeuses. Cette remarque doit s'étendre à tous les engorgements pulmonaires, quelle qu'en soit la nature. Dans la péripneumonie arrivée au degré d'hépatisation, dans l'engorgement hémoptoïque même, lorsqu'il est devenu tout-à-fait dur, en quelque sens qu'on incise la partie engorgée, on n'y aperçoit qu'un très petit nombre de vaisseaux sanguins, et quelquefois même on ne voit à la surface d'incisions faites dans l'*étendue de plusieurs pouces carrés* aucun vaisseau béant. Les injections faites dans l'artère ou les veines pulmonaires ne pénètrent que très incomplétement dans les parties hépatisées, et un peu seulement dans les plus gros troncs, ainsi que l'a remarqué M. Cruveilhier.

» Nous avons vu que la *compression* des vaisseaux produite par l'infarctus tuberculeux du poumon amenait souvent l'oblitération complète, ou la destruction des artères et des veines comprises dans les masses tuberculeuses ou dans les parois des excavations qui leur succèdent. Il doit en être de même à la suite de la péripneumonie chronique et particulièrement de celle qui succède aux escarres gangréneuses du poumon.

» L'oblitération du plus grand nombre des vaisseaux pulmonaires est évidente dans ce cas, et nous avons remarqué que la sécheresse ou le défaut d'humidité du tissu engorgé était un des caractères essentiels de cette altération organique.

» Les vaisseaux sanguins pulmonaires sont aussi plus ou moins complétement comprimés et aplatis, toutes les fois que le poumon est fortement refoulé vers la colonne vertébrale par un épanchement pleurétique. Mais, dans ce cas, de même que dans celui de péripneumonie aiguë ou d'infarctus hémoptoïque de même nature, lorsque la cause de compression a cessé, le sang pénètre de nouveau dans les vaisseaux comprimés dont les parois n'ont pas eu le temps de s'agglutiner entre elles, et la circulation se rétablit (1). »

III. Rétrécissement et oblitération des veines.

§ I⸱ʳ. Degrés et conditions de développement.

I. Depuis le premier degré de rétrécissement des veines jusqu'à leur complète oblitération, il existe un très grand nombre de degrés intermédiaires.

II. Les causes ordinaires du simple rétrécissement ou de l'oblitération des veines sont : 1° une compression quelconque exercée sur les vaisseaux ; 2° la diminution de la quantité normale du sang (on sait que nous avons mis l'affaissement des veines au nombre des signes de l'*ané-*

(1) Laënnec termine par les réflexions suivantes : « La connaissance de cet état de compression des vaisseaux pulmonaires, dans tous les cas où il existe un engorgement quelconque du poumon, doit encourager à pratiquer avec plus de hardiesse qu'on ne le fait communément l'opération de l'empyème. On sait que plusieurs fois d'habiles chirurgiens, après avoir incisé les muscles intercostaux, n'ont osé pénétrer plus loin, arrêtés par un corps dense qui le plus souvent n'était qu'une fausse membrane épaisse qu'ils ont craint d'inciser, de peur que ce ne fût le poumon lui-même. Un pareil doute ne peut plus avoir lieu aujourd'hui que dans quelques circonstances très rares. Au reste, on peut être assuré que dans tous les cas où le bruit respiratoire et la résonnance thoracique manquent tout-à-fait, et depuis un certain temps, dans un des côtés de la poitrine, il n'y a aucun inconvénient grave à redouter d'une ponction explorative ; car lorsque ces deux signes existent, on a nécessairement affaire ou à un épanchement pleurétique, ou à un engorgement chronique du poumon ; et dans ce dernier cas même, il n'y a pas d'hémorrhagie dangereuse à craindre, à raison de la compression des vaisseaux pulmonaires. »

mie) (1) ; 3º la formation de concrétions sanguines ou de concrétions pseudo-membraneuses dans la cavité de ces vaisseaux; 4º l'épaississement des couches intérieures des parois veineuses, et des adhérences entre les parois opposées du canal veineux.

§ II. Signes et diagnostic.

I. Lorsque le rétrécissement ou l'oblitération occupe des veines à la portée de nos sens, on reconnaît ces états morbides aux signes fournis par l'inspection et la palpation.

Dans les cas où les veines rétrécies, oblitérées, échappent à la vue et au toucher, on reconnaît l'état anormal dont elles sont le siége : 1º à l'existence d'une dilatation des veines qui vont se rendre dans les troncs rétrécis ou oblitérés et au développement d'un système anastomotique ; 2º à la formation de collections séreuses dans le tissu cellulaire, ou dans la cavité des membranes séreuses, dont la sérosité est normalement absorbée par les radicules des veines rétrécies ou oblitérées (2).

II. Il n'est pas nécessaire d'ajouter que pour ne pas confondre les hydropisies dues à la cause que nous signalons avec celles produites par les autres causes spécifiées dans le cours de cet ouvrage, il faudra considérer, examiner, avec une scrupuleuse attention, toutes les circonstances au milieu desquelles ont pris naissance les hydropisies dont on a constaté l'existence.

Quoi qu'il en soit, le rétrécissement et l'oblitération des principaux troncs veineux des membres donnent lieu à des

(1) Le simple retrait des veines sur elles-mêmes par l'effet de l'anémie ne mérite pas, dira-t-on, d'être placé parmi les rétrécissements. Soit ; car je n'aime pas à disputer sur les mots. Il était bon cependant de signaler ce *retrait* en passant.

(2) Consultez les mémoires publiés par nous, en 1822 et 1823, pour démontrer que certaines hydropisies passives étaient l'effet de l'oblitération des veines. Voyez aussi le t. IV de cette Nosographie, p. 139 et suiv.

hydropisies *partielles* de ces membres. L'oblitération de la veine cave inférieure détermine des hydropisies dans toutes les parties dont elle reçoit le sang. L'oblitération de la veine cave supérieure est suivie de collections séreuses dans la cavité de l'arachnoïde, dans le tissu cellulaire du visage, du cou, des membres supérieurs, etc. L'oblitération de la veine porte produit une hydropisie partielle dans la cavité du péritoine et dans le tissu cellulaire des parois intestinales, etc., etc.

III. Les hydropisies que détermine ainsi l'oblitération des veines disparaissent quelquefois, grâce au développement d'un système nerveux anastomotique.

§ III. Traitement.

Le rétrécissement et l'oblitération *organiques* des veines sont incurables.

Le rétrécissement produit par une simple compression disparaît quand cette compression cesse de s'exercer. Le rétrécissement ou l'affaissement *anémique* des veines disparaît au fur et à mesure que le sang se répare et revient à sa quantité normale.

IV. Rétrécissement et oblitération des capillaires.

On ne peut constater le rétrécissement et l'oblitération des capillaires que par le moyen de l'inspection microscopique, ou par la voie des injections.

Toutes les causes capables de rétrécir ou d'oblitérer les artères et les veines peuvent également, et *à fortiori*, rétrécir et oblitérer les capillaires artériels et veineux.

Le rétrécissement et l'oblitération des vaisseaux capillaires jouent, comme nous l'avons vu précédemment, un rôle très important dans le mécanisme de divers phénomènes propres à quelques maladies, telles que l'*inflammation*, la *gangrène*, certaines congestions sanguines ou séreuses, etc. Nous ne reviendrons pas sur ce que nous avons dit de ce mécanisme en traitant des maladies ci-dessus indiquées.

Terminons en disant que le rétrécissement et l'oblitération des capillaires sanguins constituent un beau sujet de nouvelles recherches.

ARTICLE III.

RÉTRÉCISSEMENTS ET OBLITÉRATIONS DE CERTAINES PARTIES DE L'APPAREIL RESPIRATOIRE, ET RÉTRÉCISSEMENT DE LA CAVITÉ THORACIQUE.

1. Rétrécissement et oblitération des bronches et des vésicules pulmonaires (1).

On a lieu de s'étonner que Laënnec, le premier auteur qui ait bien étudié la *dilatation des bronches et des vésicules pulmonaires*, n'ait consacré aucun article de son ouvrage à la description du *rétrécissement et de l'oblitération* des bronches et des vésicules bronchiques ou pulmonaires. Ces derniers états morbides ne sont pas moins fréquents, en effet, que le premier, avec lequel ils coïncident, d'ailleurs, dans une foule immense de cas, et dont ils sont très souvent le point de départ.

A. *Rétrécissement et oblitération des bronches* (2).

I. Le rétrécissement des bronches peut être borné à un petit nombre de ces canaux, ou bien en affecter un très grand nombre. Il a son siége tantôt dans les grosses bronches, tantôt dans les petites. Il offre des degrés très variés.

L'oblitération complète des grosses bronches est très rare (l'oblitération simultanée des deux bronches en lesquelles la trachée-artère se divise serait incompatible avec la vie). Mais il n'en est pas de même des petites bronches : on

(1) Pour les rétrécissements du larynx et de la trachée-artère, consultez les traités de pathologie externe.

Je n'ai, d'ailleurs, pas besoin de dire combien sont graves les rétrécissements considérables de la cavité du larynx et de la glotte, soit qu'ils surviennent rapidement, comme dans la laryngite phlegmoneuse et dans la laryngite pseudo-membraneuse, soit qu'ils se produisent lentement, comme dans les laryngites chroniques. (Voyez les articles que nous avons consacrés aux diverses espèces de laryngite.)

(1) A.-C. Reynaud, *Mémoire sur l'oblitération des bronches, avec cinq planches.* (*Mémoires de l'Académie royale de médecine,* Paris, 1835, t. IV, p. 117 et suiv.)

sait, par exemple, qu'il est assez commun de rencontrer quelques unes de celles-ci oblitérées, quand on dissèque avec soin les parois de vastes excavations tuberculeuses.

II. Les causes principales du rétrécissement ou de l'oblitération des bronches sont les suivantes : 1° la turgescence, la tuméfaction, l'épaississement hypertrophique de la membrane muqueuse (cette turgescence et cet épaississement ne peuvent aller jusqu'à produire l'oblitération que dans les petites bronches); 2° la présence de pseudo-membranes, de mucus, de végétations polypeuses ou de corps étrangers venus du dehors ; 3° une compression plus ou moins forte.

III. Voici quels sont les signes du rétrécissement des bronches.

1° *Rétrécissement aigu ou par tuméfaction, par enchifrènement de la membrane muqueuse des bronches.* — Il donne lieu à des *ronchus* sibilants, ronflants, musicaux, qui se passent dans toute l'étendue ou dans une portion seulement de l'étendue de la poitrine, selon que le rétrécissement est *général* ou *partiel.*

Le ronchus *général* coïncide avec une dyspnée, une oppression plus ou moins prononcée, et qui parfois peut aller jusqu'à la suffocation.

Le ronchus *partiel* peut exister sans accompagnement de dyspnée notable (1).

2° *Rétrécissement chronique ou par épaississement hypertrophique de la membrane muqueuse des bronches.* —Dans ce cas, les ronchus sibilants ou ronflants ne se rencontrent pas ordinairement, du moins à un degré bien marqué, soit parce que le rétrécissement est moins considérable que dans le cas précédent, et que la respiration s'opère avec moins de vitesse, soit encore pour quelque autre

(1) Le rétrécissement produit par la présence de concrétions pseudo-membraneuses n'a pas été encore assez souvent observé pour que nous puissions dire quels sont ses signes *propres.*

raison que nous ignorons. Mais l'oreille fait manifestement reconnaître que l'air pénètre difficilement dans les bronches, et le murmure vésiculaire est plus faible qu'à l'état normal. Quiconque a une longue habitude de l'auscultation constatera facilement, ainsi que nous l'avons fait cent et cent fois, les phénomènes ci-dessus indiqués, lesquels coïncident avec une dyspnée habituelle ou un *état asthmatique.*

Les efforts habituels que font les malades pour respirer finissent, d'ailleurs, par déterminer la dilatation d'un certain nombre de bronches et de vésicules pulmonaires, de sorte que, chez les mêmes individus, comme je le disais en commençant, on trouve un mélange de dilatation et de rétrécissement ou d'oblitération des canaux et des vésicules bronchiques.

3° *Rétrécissement par compression des grosses bronches.* — Cette espèce de rétrécissement a pour signe en quelque sorte *pathognomonique* un bruit ou râle spécial connu sous le nom de *cornage*, soit *grave*, soit *aigu* et plus ou moins sifflant, accompagné d'une dyspnée habituelle, qui, dans certains cas, se transforme en un sentiment de suffocation.

IV. Les rétrécissements ou oblitérations *chroniques-organiques* des bronches sont essentiellement incurables. Ceux qui proviennent d'une compression pure et simple se dissiperaient en quelque sorte d'eux-mêmes, si l'on parvenait à faire cesser cette compression. Mais cela n'est rien moins que facile, du moins dans l'immense majorité des cas.

Quant aux rétrécissements produits par une phlegmasie ou une simple irritation fluxionnaire des bronches, ils disparaissent promptement sous l'empire des moyens par lesquels on combat les maladies dont ils constituent un des effets physiques. Nous l'avons surabondamment démontré en nous occupant du traitement de ces maladies.

B. *Rétrécissement et oblitération des vésicules bronchiques.*

I. Le rétrécissement ou même l'oblitération complète des vésicules bronchiques, est l'effet nécessaire soit d'un épanchement considérable dans les plèvres ou d'une pneumonie au second et troisième degré, soit de toute autre cause capable d'exercer une forte compression sur une portion plus ou moins étendue des poumons.

Le boursouflement, la tuméfaction qui accompagne la bronchite vésiculaire, est également une cause du rétrécissement ou de l'oblitération des vésicules affectées. Il en est de même de l'épaississement chronique de la membrane interne des vésicules.

La présence d'un corps *étranger* quelconque dans ces vésicules en diminue également le calibre (1). Le sécrétum fourni par les vésicules enflammés, s'il n'était incessamment éliminé par la voie de l'expectoration, rétrécirait plus ou moins la cavité des vésicules et deviendrait un obstacle à la respiration (2).

II. Je n'insisterai pas plus longtemps sur le rétrécissement et l'oblitération des vésicules bronchiques et pulmonaires. En effet, dans le cours de cette Nosographie, nous avons étudié déjà les diverses affections dont ce double état des vésicules peut être la suite. Qu'il nous suffise d'avoir rappelé ici que, dans une foule de cas où certaines dyspnées sont considérées par divers auteurs comme provenant de causes purement *dynamiques* ou *vitales*, la cause *prochaine* de ces dyspnées est essentiellement *phy-*

(1) Quelquefois, il est vrai, les corps étrangers introduits dans les vésicules en déterminent la distension; mais en distendant les parois des vésicules, ils n'en obstruent pas moins la cavité de ces dernières.

(2) C'est ici le lieu de rappeler les recherches de M. le professeur Piorry sur l'*asphyxie par l'écume bronchique*. En effet, cette *écume bronchique* peut s'arrêter, stagner dans les vésicules bronchiques comme dans les canaux du même nom. (Nous reviendrons sur cette espèce de rétention ou d'*engouement* dans le livre suivant.)

sique, *matérielle*, *anatomique*, et consiste en un rétrécissement ou une oblitération des vésicules bronchiques. Cela soit dit, d'ailleurs, sans préjudice d'aucune des autres causes qui peuvent gêner l'exercice de la respiration.

II. **Rétrécissement de la cavité de la poitrine.**

I. Le rétrécissement de la cavité de la poitrine est général ou partiel. Le rétrécissement général des deux côtés de la poitrine à la fois se rencontre très rarement (1). Il n'en est pas de même du rétrécissement général d'un seul côté. Les principaux rétrécissements partiels de la poitrine sont ceux des régions sous-claviculaires, de la région précordiale et des régions des fosses sus et sous-épineuses.

II. Toutes les causes de compression appliquées sur la poitrine en rétrécissent la cavité, d'une manière plus ou moins notable. Ce rétrécissement n'est que temporaire si la compression n'a été que temporaire elle-même; mais il devient *permanent* et *fixe*, lorsque la compression a été de longue durée, et tel est, entre autres, celui que détermine l'usage habituel des corsets ou autres vêtements trop serrés autour de la poitrine (2).

Ainsi que nous l'avons démontré en temps et lieu, le rétrécissement général ou partiel d'un des côtés de la poitrine est très souvent une des suites de la résorption d'un épanchement *pleurétique*.

Le rétrécissement, l'aplatissement, la dépression de la région précordiale est, bien plus fréquemment que ne le pensent la plupart des observateurs, un des effets de la péricardite.

III. Nous n'ajouterons rien à ce que nous avons dit ail-

(1) Il est assez commun d'observer un rétrécissement *partiel* des deux côtés de la poitrine, celui des deux régions sous-claviculaires, par exemple, dans certains cas de tuberculisation pulmonaire.

(2) J'ai déjà signalé ailleurs certains inconvénients de corsets trop serrés. Celui dont il s'agit mérite de fixer sérieusement l'attention, et il serait à souhaiter qu'un bon observateur en fît l'objet de recherches spéciales.

leurs sur les divers rétrécissements que nous rappelons ici. Mais nous mettrons sous les yeux du lecteur un extrait de l'article que Laënnec a consacré aux *rétrécissements de la poitrine à la suite de certaines pleurésies* et de quelques autres affections des organes respiratoires, rétrécissements qui n'avaient pas encore été bien étudiés avant cet illustre observateur.

IV. « Il est, dit Laënnec, des pleurésies dans lesquelles le côté affecté ne redevient jamais sonore, quoique la maladie se soit bien terminée et que l'épanchement ait été complétement résorbé.

» Les sujets qui présentent cette absence de son thoracique sont très reconnaissables, même à leur conformation extérieure et à leur démarche. Ils ont l'air d'être penchés sur le côté affecté, lors même qu'ils cherchent à se tenir droits. La poitrine est manifestement plus étroite de ce côté, et, si on la mesure avec un cordon, on trouve souvent plus d'un pouce de différence entre son contour et celui du côté sain ; son étendue en longueur est également diminuée ; les côtes sont plus rapprochées les unes des autres ; l'épaule est plus basse que celle du côté opposé ; les muscles, et particulièrement le grand pectoral, présentent un volume de moitié moindre que ceux du côté opposé. La différence des deux côtés est si frappante, qu'au premier coup d'œil on la croirait beaucoup plus considérable qu'on ne la trouve en mesurant. La colonne vertébrale conserve ordinairement sa rectitude : cependant elle fléchit quelquefois un peu à la longue par l'habitude que prend le malade de se pencher toujours du côté affecté. Cette habitude donne à sa démarche quelque chose d'analogue à la claudication.

» Les cas de rétrécissement très grand de la poitrine sont rares ; mais ceux où le rétrécissement est peu marqué et n'est accompagné que d'une légère diminution de l'intensité du son, sont assez communs.

» Ce rétrécissement, lorsqu'il est très marqué, coïncide toujours avec la formation des membranes accidentelles fibro-cartilagineuses (1).

» Le rétrécissement de la poitrine, qui coïncide avec l'absorption de la partie séreuse de l'épanchement, commence de très bonne heure ; mais il n'est souvent bien sensible qu'après plusieurs mois de maladie ; et quelquefois le malade est depuis longtemps dans un état de convalescence douteuse, avant que ce rétrécissement soit tout-à-fait manifeste. Enfin, au bout d'un temps plus ou moins long, mais toujours très long, et dont la durée peut aller jusqu'à deux ou trois ans, les forces, l'appétit et le sentiment de la santé renaissent; mais la poitrine rend toujours un son plus mat, et souvent tout-à-fait mat, dans le côté affecté; la respiration s'y entend ordinairement avec moins de force, et presque toujours elle ne s'entend plus, ou elle ne s'entend qu'à peine dans les parties inférieures de cette cavité. Cet état dure toute la vie, et s'allie souvent à une assez bonne santé...

» Quelque faible et imparfaite que soit la respiration dans un poumon ainsi comprimé, le rétrécissement de la poitrine n'en est pas moins une véritable guérison. Il ne laisse d'ailleurs après lui aucune crainte de récidive; car la pleurésie doit être regardée comme à peu près impossible, lorsque les feuillets opposés de la plèvre sont unis au moyen d'un tissu fibro-cartilagineux. »

Laënnec pense que le rétrécissement de la poitrine pourra se rencontrer aussi dans des cas où une pleurésie se sera terminée très lentement, quoique par des adhérences cellulaires. Il assure que toutes les fois qu'il a trouvé

(1) A l'ouverture des sujets qui présentaient le rétrécissement de la poitrine à un aussi haut degré, Laënnec a toujours trouvé des adhérences fibro-cartilagineuses, et le poumon dans cet état de compression et de flaccidité qui le fait ressembler à de la chair musculaire dont les fibres seraient tellement fines qu'on ne pourrait les distinguer.

un poumon adhérent de toutes parts par un tissu cellulaire un peu abondant, ce côté de la poitrine *lui a toujours
paru* plus étroit que l'autre. Cette disposition est, selon lui,
constante, et il s'étonne qu'elle n'ait pas frappé plus tôt
les anatomistes. Laënnec ajoute que, dans les cas où les
deux poumons sont adhérents, la poitrine, en général,
est très étroite; elle résonne peu, lors même que le bruit
respiratoire s'entend assez bien.

« Les vastes abcès du poumon, poursuit Laënnec, les
excavations tuberculeuses considérables ou nombreuses
commencent, peu de temps après l'évacuation de la matière qui y était contenue, à se resserrer sur eux-mêmes,
et les parois du thorax suivent ce rétrécissement, qui
devient très manifeste à l'extérieur quand la cicatrisation
complète a lieu. C'est à la partie antérieure-supérieure,
dans ce cas, que la différence d'ampleur du thorax est
manifeste (1). »

Des faits qu'il a observés, Laënnec conclut que ce ne
sont pas les adhérences elles-mêmes qui rétrécissent la
capacité de la poitrine, mais la manière plus ou moins
lente dont elles se sont développées; et que, dans une
pleurésie, plus la résorption de l'épanchement séro-pu-
rulent aura été prompte, moins le rétrécissement de la
poitrine sera à craindre (2).

» En effet, plus le poumon a été longtemps comprimé,
moins il conserve de l'élasticité nécessaire pour revenir

(1) Ainsi que Laënnec a eu le soin de le rappeler, Bayle avait déjà remarqué que chez les phthisiques dont la maladie se prolongeait longtemps, la poitrine semblait se rétrécir. Mais Bayle ne paraît pas avoir
connu la cause *locale* de ce phénomène, lequel, le plus souvent, dépend
du rétrécissement des parois des excavations d'une part, et d'autre part
du rétrécissement consécutif aux pleurésies *partielles* du sommet des poumons, pleurésies qui ont lieu fréquemment chez les phthisiques.

(2) Cette dernière réflexion est parfaitement juste. Mais il n'en est pas
moins vrai que le travail adhésif tend par lui-même à tirer pour ainsi dire
en dedans les parois de la poitrine, comme le travail de la cicatrisation
rapproche les bords opposés d'une solution de continuité.

à son premier état. La cage osseuse du thorax revient sur elle-même et se resserre à mesure que l'épanchement diminue. Cet effet est physiquement nécessaire, parce que le vide ne peut exister dans l'économie animale, et il faut que la poitrine se rétrécisse de tout ce dont le poumon ne peut se rétablir.

» Dans les pleurésies accompagnées d'un épanchement, abondant, et dont la résolution se fait par conséquent lentement, le rétrécissement du côté affecté est presque toujours très manifeste à l'œil et par la mensuration fort longtemps avant l'entière absorption de l'épanchement. »

Telles sont les dernières remarques de Laënnec sur le *rétrécissement de la poitrine à la suite de certaines pleurésies.*

Il rapporte, d'ailleurs, quatre observations du rétrécissement dont il s'agit, *ce cas étant*, dit-il, *fort peu connu.*

L'espèce de rétrécissement que Laënnec, il y a vingt ans (1), considérait comme un cas fort peu connu, compte aujourd'hui parmi les faits en quelque sorte vulgaires, et je n'exagère pas en disant que, pour ma part, depuis quinze ans, j'ai rencontré quarante fois au moins le rétrécissement de la poitrine consécutif à la pleurésie.

ARTICLE IV.

RÉTRÉCISSEMENTS ET OBLITÉRATIONS DES ORGANES CREUX CONTENUS DANS LA CAVITÉ ABDOMINALE, ET RÉTRÉCISSEMENT DE CETTE CAVITÉ ELLE-MÊME.

I. Rétrécissement et oblitération du tube gastro-intestinal (2).

A. *Rétrécissement de la cavité et des orifices de l'estomac.*

1° *Rétrécissement de la cavité de l'estomac.*—I. Ses degrés sont très variables. On a rencontré des cas dans lesquels la cavité de l'estomac égalait à peine le calibre d'un intestin

(1) La dernière édition du traité de l'*Auscultation* médiate, publiée par Laënnec, est de Paris, 1826.

(2) Pour les rétrécissements ou les oblitérations de la portion sus-diaphragmatique du tube digestif, je renvoie les lecteurs aux traités de chirurgie.

grêle, et ne permettait que difficilement l'introduction du doigt (j'ai, pour ma part, observé un certain nombre de cas de ce genre). D'autres fois, la cavité de l'estomac a diminué seulement de la moitié, du tiers ou du quart de sa grandeur normale.

II. Les irritations, soit simples, soit inflammatoires, de l'estomac sont au nombre des causes les plus certaines du rétrécissement de la cavité de l'estomac. Quel médecin d'hôpital n'a eu l'occasion de rencontrer quelques cas dans lesquels, à la suite d'une inflammation mortelle de l'estomac, telle que celle produite par un *poison* dit *irritant*, l'estomac, revenu, contracté sur lui-même, pouvait à peine recevoir le doigt? C'est là un de ces rétrécissements *spasmodiques* qui persistent même après la mort.

Une compression exercée sur les parois de l'estomac, un épaississement hypertrophique des couches intérieures de ce viscère, des tumeurs cancéreuses, polypeuses ou autres, développées dans la cavité de l'estomac, des corps étrangers extérieurs introduits dans cette même cavité, etc., voilà autant de nouvelles causes du rétrécissement qui nous occupe.

III. La palpation, l'inspection, la percussion, pratiquées avec tout le soin convenable, permettant de préciser les dimensions normales de l'estomac, ces méthodes fourniront les données les plus importantes pour le diagnostic du rétrécissement de la cavité de l'estomac. La connaissance des antécédents, les lésions fonctionnelles qui coïncident avec les signes physiques proprement dits, telles sont les sources dans lesquelles on doit puiser les éléments nécessaires à la détermination de la cause ou des causes *spéciales*, qui ont donné lieu au rétrécissement dont on a d'abord constaté l'existence.

IV. Le rétrécissement *spasmodique*, c'est-à-dire celui qui résulte d'une irritation, soit simple, *névralgique*, soit inflammatoire, se dissipe sous l'influence des moyens dirigés contre l'affection qui en est la cause.

Le rétrécissement en quelque sorte *organique* (par épaississement, dégénérescence cancéreuse, etc.) est au-dessus de nos ressources, comme les affections dont il est l'effet.

Il va sans dire que le rétrécissement dont l'introduction d'un corps étranger serait la cause, aurait pour remède naturel l'expulsion de ce corps étranger.

2° *Rétrécissements et oblitération des orifices de l'estomac.* — I. Les rétrécissements des orifices de l'estomac offrent des degrés assez variés. Ils peuvent aller jusqu'à une oblitération complète de ces orifices. Certains rétrécissements des orifices de l'estomac, du pylore en particulier, comptent parmi les lésions dites organiques les mieux connues, et malheureusement les plus communes.

II. Les causes des rétrécissements et de l'oblitération des orifices de l'estomac sont essentiellement les mêmes que celles du rétrécissement de la cavité de cet organe. On sait assez que les épaississements squirrheux, encéphaloïde, etc., des parois des orifices gastriques amènent nécessairement à leur suite le rétrécissement de ces orifices. J'ai publié un cas où l'orifice pylorique, dont les parois étaient légèrement épaissies et indurées, était hermétiquement bouché ou oblitéré par un noyau de prune qui s'était engagé dans cet orifice.

III. Le rétrécissement de l'orifice cardiaque gêne plus ou moins le passage des aliments et des boissons à travers cet orifice, et l'oblitération complète du même orifice rend tout-à-fait impossible l'introduction des aliments et des boissons dans l'estomac. Dans l'un et l'autre cas, les malades éprouvent vers la région de l'orifice cardiaque la sensation d'une *constriction*, d'un obstacle qui s'oppose à cette introduction, et, quand l'oblitération est complète ou presque complète, les matières introduites dans l'œsophage sont nécessairement rendues par une sorte de régurgitation.

Le rétrécissement extrême ou l'oblitération complète de l'orifice pylorique empéchant le passage du chyme dans le duodénum, cette matière, après s'être plus ou moins accumulée et avoir *stagné* pendant un certain temps dans la cavité de l'estomac, est *ordinairement* expulsée par la voie du vomissement. On rencontre néanmoins des cas dans lesquels l'estomac, incapable de se débarrasser des aliments et des boissons ingérées, finit par contenir une masse énorme de ces ingesta, et offre une capacité double ou même triple de sa capacité normale.

Lorsqu'aux phénomènes que nous venons de signaler s'ajoutent 1° la connaissance d'antécédents propres à faire présumer qu'il a existé une inflammation de l'estomac ; 2° les signes physiques au moyen desquels on peut constater la présence d'un épaississement, d'une tumeur dans la région pylorique (1), il est permis d'annoncer, sans crainte de se tromper, qu'il existe un rétrécissement considérable ou même une oblitération complète de l'orifice pylorique.

IV. Les *rétrécissements organiques* des orifices de l'estomac, comme tous les autres rétrécissements du même genre, réclameraient l'intervention des moyens chirurgicaux ; mais malheureusement le mal est trop profondément situé pour qu'on puisse lui appliquer ces moyens.

Il ne reste donc au médecin que l'usage des moyens *palliatifs*. Nouvelle occasion de répéter combien il est important de combattre par un traitement suffisamment énergique les affections aiguës, dont la prolongation ne manque jamais de donner lieu à ces fatales lésions organiques, contre lesquelles les moyens médicaux proprement dits ne peuvent absolument rien.

(1) Voyez l'indication de ces signes aux articles *Gastrite chronique* et *Productions accidentelles de l'estomac.*

B. *Rétrécissement et oblitération de la cavité des intestins grêles et de l'orifice iléo-cœcal.*

1° *Rétrécissement et oblitération de la cavité des intestins grêles.* — I. Le rétrécissement et l'oblitération de l'intestin grêle ont été observés dans chacune des diverses divisions de cet intestin (duodénum, jéjunum et iléum). Les degrés de ce rétrécissement sont très variables.

II. Les causes qui donnent lieu au rétrécissement et à l'oblitération de la cavité des intestins grêles, sont à peu près les mêmes que celles dont nous avons parlé à l'occasion du rétrécissement de la cavité de l'estomac. Ainsi le rétrécissement de la cavité des intestins grêles peut être produit : 1° par une contraction *spasmodique* des parois de ces intestins ; 2° par la compression, par l'étranglement du tube intestinal ; 3° par épaississement, tumeur squirrheuse, encéphaloïde, etc., des parois intestinales ; 4° par invagination ; 5° par la présence de matières stercorales et par la présence de corps étrangers venus du dehors.

Il n'est aucun médecin habitué aux recherches d'anatomie pathologique, qui n'ait eu occasion de rencontrer un assez bon nombre de fois toutes les espèces de rétrécissements signalées ici, et dont il me serait facile de citer des exemples, si l'espace me le permettait.

III. Les signes et les effets du rétrécissement et de l'oblitération de la cavité des intestins grêles, sont essentiellement les mêmes que les signes et les effets du rétrécissement et de l'oblitération de l'orifice iléo-cœcal, dont nous allons nous occuper ci-dessous.

2° *Rétrécissement et oblitération de l'orifice iléo-cœcal.* — I. Ils sont presque constamment l'effet des épaississements, des indurations, des productions squirrheuses, encéphaloïdes, etc., que l'inflammation prolongée de la valvule iléo-cœcale entraîne à sa suite. Ainsi que nous l'avons dit en étudiant les suites de cette inflammation, c'est à un rétrécissement de l'espèce dont il s'agit en ce moment que succomba le célèbre tragédien Talma.

II. Une constipation opiniâtre, le ballonnement du ventre, plus tard des vomissements de matières stercorales, tels sont les principaux symptômes qui annoncent la présence soit d'un rétrécissement considérable, soit d'une complète oblitération de la cavité des intestins grêles ou de l'orifice iléo-cœcal. Les affections diverses dont ce rétrécissement et cette oblitération peuvent être la suite, se reconnaissent aux signes particuliers qui leur appartiennent, et que nous avons exposés dans les articles consacrés à l'étude de chacune de ces affections.

III. Le traitement direct du rétrécissement et de l'oblitération *organiques* de la cavité des intestins grêles et de l'orifice iléo-cœcal étant essentiellement chirurgical, nous renvoyons aux ouvrages de chirurgie pour les détails de tout ce qui le concerne.

Le rétrécissement purement spasmodique se dissipe sous l'influence des moyens par lesquels on combat l'affection irritative ou inflammatoire dont il constitue un des effets : *sublatâ causâ, tollitur effectus.*

C. *Rétrécissement et oblitération de la cavité du gros intestin et de l'orifice anal.*

1° *Rétrécissement et oblitération de la cavité du gros intestin.* —Ce que nous avons dit du rétrécissement et de l'oblitération de la cavité de l'intestin grêle s'applique, en partie, au rétrécissement et à l'oblitération du gros intestin.

I. Les causes de ces deux espèces anatomiques de rétrécissement et d'oblitération sont à peu près les mêmes. Cependant le rétrécissement par *invagination* ne se rencontre pas dans le gros intestin (je n'en connais du moins aucun exemple), comme il se rencontre dans l'intestin grêle.

II. Les symptômes d'un rétrécissement extrême ou

d'une oblitération complète du gros intestin, diffèrent notablement aussi de ceux des mêmes lésions ayant pour
siége l'intestin grêle. Dans le premier cas, en effet, la valvule iléo-cœcale ne permettant pas aux substances que
contient le gros intestin de refluer dans l'intestin grêle,
on n'observe pas, comme dans le second cas, des vomissements de matières stercorales.

D'un autre côté, le gros intestin étant moins profondément situé que l'intestin grêle, il est plus facile, par l'emploi des méthodes de la palpation et de la percussion, de
reconnaître le rétrécissement et l'oblitération du premier
que le rétrécissement et l'oblitération du second. Ajoutons que, dans les cas où le rétrécissement et l'oblitération
occupent la partie inférieure du gros intestin (le rectum),
on peut par le *toucher* proprement dit, par le cathétérisme
et l'inspection au moyen du spéculum, constater la présence de ces lésions, avec une précision en quelque sorte
géométrique.

III. Le rétrécissement et l'oblitération de la *partie* inférieure du gros intestin, comportant l'application directe
des moyens chirurgicaux, sont susceptibles de guérison,
du moins dans un certain nombre de cas.

Dans quelques cas de rétrécissements ou d'oblitération
des portions du gros intestin qui ne sont pas à la portée
des moyens chirurgicaux, on a pratiqué avec succès l'o-
pération d'un *anus artificiel* (1).

2° *Rétrécissements et oblitération de l'anus.* Les rétrécissements et l'oblitération de l'anus rentrent trop directement
dans les attributions de la chirurgie pour que nous nous
permettions de les étudier ici.

(1) On sait que, dans ces derniers temps, M. le docteur Amussat a
proposé un nouveau procédé, qu'il a heureusement mis en pratique dans
un certain nombre de cas. (*Mémoires sur la possibilité d'établir un anus
artificiel dans la région lombaire sans pénétrer dans le péritoine*, Paris,
1839-1843, 3 part., in-8.)

Il en est de même du vice de conformation congénitale connu sous le nom d'*imperforation de l'anus* (1).

II. Rétrécissement et oblitération des canaux et de la vésicule biliaire.

I. Cette double lésion se rencontre plus fréquemment qu'on ne le pense généralement, et il serait à désirer qu'elle fixât d'une manière spéciale l'attention de quelque laborieux observateur.

II. Les causes de rétrécissement et d'oblitération de la vésicule et des canaux biliaires sont : la compression exercée sur les parois de ces parties, l'épaississement des couches intérieures de ces parois, la présence de concrétions biliaires ou de quelque corps étranger venu du dehors (2). Nous ne savons pas encore *positivement* si les canaux et la vésicule biliaires peuvent être affectés d'un rétrécissement par contraction spasmodique de leurs parois.

III. Le rétrécissement et même la complète oblitération de la vésicule biliaire peuvent exister sans que la santé en

(1) Qu'on nous permette cependant de consigner ici ce que M. Isid. Geoffroy-Saint-Hilaire a écrit sur cette *anomalie d'organisation*. Après avoir dit qu'en empêchant l'évacuation du méconium, l'imperforation de l'anus compromet la vie, il continue ainsi :

« Dans les cas les plus ordinaires, l'anus est bouché par un prolongement de la peau ou par une membrane fibro-celluleuse continue avec le sphincter externe, imperforé comme la peau. Une opération très simple suffit évidemment pour corriger de tels vices de conformation ; mais il n'en est pas de même dans d'autres cas, où non seulement l'anus n'existe pas, mais où de plus le rectum se termine en cul-de-sac à quelque distance de la région anale, par exemple, s'ouvre dans la région pubienne, à l'ombilic, dans le vagin, dans l'urètre ou la vessie, ou bien encore se change vers son extrémité en un cordon fibreux sans cavité intérieure. Des anus artificiels ont été quelquefois pratiqués avec succès chez des enfants ainsi conformés ; mais le plus souvent la mort est survenue quelques jours après l'opération. »

(2) Nous avons cité précédemment un exemple curieux de ce genre recueilli par M. Reynaud. (Voyez la page 489 de ce t. V.)

soit notablement altérée. Il en est de même, à *fortiori*, du rétrécissement ou de l'oblitération du canal cystique.

Mais le rétrécissement considérable ou l'oblitération du canal biliaire et du canal cholédoque, en gênant ou en interceptant entièrement le cours de la bile et son passage dans le duodénum, déterminent un ictère plus ou moins foncé, et si le cours de la bile ne se rétablit pas, les malades périssent dans un état cachectique que nous avons signalé ailleurs (1).

IV. Les rétrécissements et les oblitérations *organiques* des canaux excréteurs et du réservoir de la bile sont essentiellement incurables ; les autres se dissipent ordinairement quand leur cause cesse d'agir.

III. Rétrécissement et oblitération du canal pancréatique.

Cette espèce de rétrécissement et d'oblitération n'est pas encore connue.

IV. Rétrécissement et oblitération de l'appareil excréteur de l'urine.

I. Les causes, qui peuvent rétrécir ou oblitérer les calices, le bassinet et les uretères, sont exactement les mêmes que celles indiquées un peu plus haut, à l'occasion du rétrécissement et de l'oblitération de la vésicule et des canaux biliaires : compression, épaississement des parois, corps étrangers dans la cavité des diverses portions de l'appareil excréteur, etc.

II. Lorsque le rétrécissement ou l'oblitération ne permettent pas à l'urine de se rendre dans la vessie, pour être ensuite expulsée au dehors, on voit se manifester les phénomènes de cette *cachexie aiguë* désignée sous le nom

(1) Voyez la description des divers caractères de l'ictère, dans le t. IV de cette *Nosographie*, p. 581 et suiv.

de fièvre urineuse; et si le cours des urines ne se rétablit pas, la mort est inévitable (1).

III. Les rétrécissements et l'oblitération des canaux excréteurs de l'urine par une tumeur fixe qui les comprime, par un épaississement squirrheux, etc., des parois de ces mêmes canaux, sont au-dessus de toutes nos ressources.

Pour les rétrécissements produits par une turgescence inflammatoire de la membrane interne des canaux excréteurs de l'urine, par la présence d'un calcul, nous renvoyons aux articles où nous avons traité de ces maladies.

V. Rétrécissement et oblitération de la cavité et de l'orifice de l'utérus, de la cavité et des orifices des trompes.

Nous croyons pouvoir nous dispenser d'étudier dans cette Nosographie le rétrécissement et l'oblitération des cavités et des orifices de l'appareil génital de la femme, attendu que cette étude appartient spécialement aux chirurgiens et aux accoucheurs. C'est, au reste, un sujet qui réclame de nouvelles recherches, et je ne doute point qu'un jour ne vienne où des lésions plus ou moins graves dans l'exercice des fonctions génitales dont on ignore aujourd'hui les véritables causes, seront rapportées à l'un des deux états anormaux que nous n'avons inscrits ici que pour mémoire.

VI. Rétrécissement de la cavité abdominale.

I. Il est *général* ou *partiel*, et, sous cette double forme, susceptible de degrés très variés, qu'on peut déterminer par les méthodes dont j'ai parlé en traitant des dilatations en général.

(1) Je n'ai pas besoin de répéter ce que j'ai dit en traitant de la dilatation de l'appareil urinaire, savoir, que cette dilatation a nécessairement lieu dans les portions de cet appareil situées au-delà du point qui se trouve rétréci ou oblitéré (une infiltration urineuse du tissu même du rein peut être aussi, comme nous l'avons vu, l'effet du rétrécissement ou de l'oblitération).

II. Les principales causes du rétrécissement de la cavité abdominale sont : 1° la contraction convulsive ou spasmodique des parois abdominales ; 2° une compression plus ou moins forte exercée sur ces parois ; 3° un état prolongé d'inanition ; 4° l'atrophie des divers organes contenus dans l'abdomen ; 5° des adhérences du péritoine viscéral avec le péritoine pariétal à la suite de la résorption d'un épanchement *péritonitique*.

III. Les détails dans lesquels nous sommes entré à l'occasion de la description des diverses maladies dont un rétrécissement général ou partiel de la cavité abdominale peut être la suite, nous dispensent d'insister plus longtemps sur cette espèce de rétrécissement.

LIVRE XI.

CLASSE ONZIÈME DE MALADIES.

DES CORPS ÉTRANGERS ET DES RETENTA.

ARTICLE PREMIER.

CONSIDÉRATIONS GÉNÉRALES.

I. Dans plusieurs des précédentes classes de maladies, nous avons dû nous occuper de la présence d'un grand nombre de corps étrangers, dont les uns s'étaient formés au sein même de l'économie et dont les autres provenaient du dehors.

Aucun auteur, que je sache, ne s'est encore occupé de tracer une histoire complète des corps étrangers, depuis les poisons, les virus et les miasmes, jusqu'aux productions accidentelles de tout genre, et aux substances venues du dehors qui, dénuées de toute action vénéneuse ou délétère, ne nuisent qu'en leur qualité d'agents purement mécaniques.

Une telle histoire comprendrait une bonne partie de la médecine.

II. Sous le titre de corps étrangers, la plupart des auteurs n'ont guère étudié spécialement que certains corps extérieurs accidentellement introduits dans les organes, et pouvant en être extraits au moyen de diverses opérations mécaniques ou chirurgicales. C'est ainsi, par exemple, qu'a procédé M. Bégin, dans son article *Corps étrangers* du *Dictionnaire de médecine et de chirurgie pratiques*. Citons la définition et la division de notre savant confrère :

« On désigne par cette expression (*celle de corps étrangers*) tous les corps qui séjournent dans l'intérieur ou à la surface de l'organisme contre l'ordre normal.

» Ces corps peuvent être solides, liquides ou gazeux.

Ceux qui appartiennent à ces deux dernières catégories donnent spécialement lieu aux *épanchements*; il ne doit pas en être ici question. Les corps étrangers solides se subdivisent en deux ordres, selon qu'ils se sont développés au dedans des organes ou qu'ils proviennent du dehors. Dans le premier cas, ils constituent les *calculs* lorsqu'ils sont inertes, et les *acéphalocystes* ou les *entozoaires* lorsqu'ils jouissent de la vie (voyez ces mots). De cette grande classe de maladies déterminées par les corps étrangers de toute nature et d'origine interne ou extérieure, il ne nous reste donc à examiner dans cet article que celles qui résultent de la présence de corps solides, animés ou inertes, venus du dehors et introduits au sein de l'organisme, ou appliqués à quelqu'une des parties saillantes de sa surface. Les corps étrangers des articulations font seuls exception à cette règle. »

III. *Les corps étrangers solides, animés ou inertes, venus du dehors, et introduits au sein de l'organisme, ou appliqués à quelqu'une des parties saillantes de sa surface* étant un des objets spéciaux dont l'étude appartient à la pathologie externe, nous ne nous en occuperons point.

Quant aux corps étrangers qui, d'après M. Bégin, constituent : 1° les épanchements, soit liquides, soit gazeux; 2° les calculs; 3° les acéphalocystes ou les entozoaires, comme nous en avons traité ailleurs (1), nous devons nous borner à les mentionner ici.

Il est encore un grand nombre d'autres corps *étrangers* dont nous avons parlé dans les classes précédentes de maladies, et spécialement dans les classes III⁰ (2) et

(1) Voy. t. IV, pag. 135 (*Des produits des irritations et des inflammations considérés en eux-mêmes*); t. V, pag. 222 (*De la gravelle et des calculs urinaires*); pag. 236 (*Concrétions biliaires*, etc.); pag. 255 (*Des pneumatoses*); pag. 254 (*Des entozoaires*); pag. 338 (*Des épanchements de sang*).

(2) Des maladies miasmatiques et virulentes en général, et des maladies septiques en particulier.

IV° (1). Nous n'avons point à revenir sur cet ordre important de corps étrangers.

IV. Si nous avons cru devoir faire figurer dans cette Nosographie la classe des états morbides spécifiés par la dénomination de *corps étrangers*, c'est que les états morbides dont il s'agit méritent, en effet, une place à part dans le cadre nosologique. Ils réclament ainsi une place particulière, soit qu'on les considère sous le rapport de l'élément essentiel qui les caractérise, soit qu'on les examine sous le point de vue des *indications thérapeutiques* dont ils sont le principe, indications d'ailleurs variables, selon la *nature* des corps étrangers. Étudiés sous ce dernier rapport, les corps étrangers se partagent : 1° en ceux qui exigent des moyens purement mécaniques ou chirurgicaux (extraction, extirpation, etc.); 2° en ceux qui réclament les moyens intérieurs désignés sous le nom générique d'*évacuants;* 3° en ceux dont on peut neutraliser l'action par l'emploi des médicaments connus sous le nom générique de *contre-poisons* ou d'*antidotes* (2).

V. Nous terminerons ces considérations générales par la remarque suivante. Au nombre des états morbides que nous avons décrits, il en est qui donnent lieu à une *rétention* de certaines matières naturelles, lesquelles ainsi retenues se comportent à l'instar de corps étrangers. Nous croyons devoir présenter ici quelques aperçus rapides sur ces *retenta,* dont toutes les espèces n'ont pas encore suffisamment fixé l'attention des praticiens. (La *rétention d'urine* et la *rétention des matières stercorales* sont celles qui ont été le mieux étudiées.)

(1) Des hétérotrophies, des hétérocrinies et des hétérogénies, d'origine non inflammatoire.

(2) La *cautérisation*, quel que soit l'agent au moyen duquel on la pratique, rentre dans l'ordre de médications signalées ici.

ARTICLE II.

I. *Rétention des matières stercorales.* — Une des formes de cette rétention porte le nom d'*embarras*, d'*engouement intestinal* ou de *constipation*. Considérée en elle-même et abstraction faite des diverses causes dont elle peut dépendre, la constipation ou la rétention des matières stercorales réclame l'emploi des *évacuants* spéciaux du tube intestinal, soit mécaniques, soit pharmaceutiques. Ces derniers, les seuls applicables dans les cas où les matières stercorales *retenues* n'occupent pas la partie inférieure de l'intestin, sont, comme on sait, connus sous le nom de purgatifs.

Quant aux diverses maladies (paralysie, rétrécissement, compression, invagination, défaut de sécrétion intestinale, etc.), dont la rétention des matières stercorales est l'effet, nous en avons exposé le traitement en temps et lieu.

II. *Embarras gastrique; état saburral.* — Cet état morbide, dont on a tant parlé sous le règne des doctrines de Stoll et de l'auteur de la *Nosographie philosophique*, a-t-il une existence aussi réelle que l'embarras intestinal? Quand on étudie cette question, d'un esprit dégagé de toute prévention, on reconnaît qu'elle n'est pas aussi facile à résoudre que le pensent certains auteurs.

Un fait incontestable, c'est que, pendant de longues années, et de nos jours encore, on a confondu sous le nom d'*embarras gastrique* des états morbides très différents. Nous n'avons rien négligé, dans le cours de cet ouvrage, pour apprendre à bien distinguer les uns des autres ces divers cas pathologiques qui se présentent souvent au diagnostic du clinicien. Nous pensons qu'en tenant compte des données qu'une attentive et complète exploration peut fournir, il sera possible, au lit des malades, d'éviter la confusion dont nous parlions tout-à-l'heure au sujet de l'*embarras gastrique.*

En admettant qu'il puisse exister un embarras gastrique qui soit bien réellement l'analogue de l'embarras intestinal, il est clair que cet embarras gastrique , une fois constaté, réclame par *lui-même* l'emploi des *évacuants spéciaux* de l'estomac, c'est-à-dire des vomitifs.

Comme dans l'embarras intestinal , il faut, dans l'embarras gastrique, remonter à la cause formelle dont la rétention des matières gastriques peut être la suite, et la combattre par des moyens appropriés.

III. *Rétention de la bile et de l'urine.* — La rétention des liquides ci-dessus indiqués, dans leurs réservoirs et leurs canaux excréteurs , donne lieu à des distensions plus ou moins considérables, et quelquefois même aux ruptures des parois des canaux et des réservoirs dilatés.

Lorsque les moyens mécaniques ou chirurgicaux propres à évacuer les liquides retenus ne peuvent être employés , aux accidents locaux se joignent des accidents généraux, des états *cachectiques* du sang , lequel ne peut plus se débarrasser des principes de l'urine et de la bile.

Si la rétention persiste indéfiniment, elle amène nécessairement une terminaison mortelle.

IV. *Rétention des mucosités bronchiques, ou embarras, engouement bronchique.* — Son existence est bien réelle. La cause matérielle de cet embarras, de cet *engouement*, consiste dans la présence de mucosités ou de spumes dans les diverses divisions des bronches, et dans les vésicules bronchiques elles-mêmes (1).

On reconnaît l'existence de cette *rétention* aux râles humides, plus ou moins gros, que nous avons décrits en

______

(1) Ces matières peuvent être également *retenues* dans la trachée et le larynx. On peut, *au fond,* appliquer à cet *embarras* ce que nous dirons de l'*embarras bronchique.*

étudiant les inflammations catarrhales des bronches, des rameaux bronchiques et des vésicules pulmonaires elles-mêmes. Lorsque la masse des crachats ou des spumes est très considérable, il en résulte une oppression qui peut aller jusqu'à l'*asphyxie* (1).

Le *râle des agonisants* est le précurseur du genre de mort dont il s'agit, quand la rétention a lieu soit dans les grosses bronches seulement, soit dans ces bronches à la fois et dans leurs divisions.

Les *évacuants spéciaux* des matières spumeuses ou muqueuses retenues dans les divisions du canal aérien sont connus sous le nom d'*expectorants*.

Quelques uns des médicaments qui portent ce nom appartiennent à l'ordre des *agents fluidifiants ;* et, comme dans un assez bon nombre de cas, l'extrême *viscosité* des crachats est une des causes qui en rendent l'expectoration difficile, on conçoit pourquoi les *agents fluidifiants* peuvent alors être utiles. Toutefois il est nécessaire d'étudier, avec une exactitude et une précision extrêmes, l'action des divers moyens qui portent le nom d'expectorants, avant de se prononcer sur la véritable nature de cette action. Au reste, ces moyens ne peuvent être employés avec quelque succès que dans les cas où la rétention des mucosités ou des spumes bronchiques n'est pas le résultat de l'affaiblissement, de l'épuisement des puissances musculaires qui président à l'expectoration, épuisement qu'on observe aux derniers moments de la vie, et qui, comme nous l'avons dit, est accompagné de ce râle *caractéristique* de certaines *agonies*.

V. La *rétention* du sang, soit dans le cœur, soit dans les artères et les veines, soit dans les capillaires, déter-

<hr>

(1) M. le professeur Piorry a, le premier, appelé l'attention des observateurs sur cette espèce d'asphyxie, qu'il appelle *asphyxie par écume bronchique.*

mine, comme on sait, la coagulation de ce liquide ou la formation de concrétions sanguines. De là de simples rétrécissements ou des oblitérations complètes, et tous les symptômes ou accidents que nous avons décrits précédemment (1).

Ainsi que nous l'avons dit alors, nous ne possédons pas de moyens contre l'obstruction ou l'oblitération provenant de la formation de concrétions sanguines, soit du cœur, soit des vaisseaux.

(1) Ce n'est pas seulement la *rétention* du sang dans ses canaux qui donne lieu à la formation de concrétions sanguines. Nous avons vu, dans le cours de cette *Nosographie*, quelles é aient les autres causes capables de produire ce *changement d'état* du sang, et nous savons que de toutes ces causes la plus commune est l'inflammation de l'appareil vasculaire. On trouvera, dans le *Traité clinique des maladies du cœur*, un exposé détaillé de nos recherches sur les concrétions sanguines formées pendant la vie.

LIVRE XII.

CLASSE DOUZIÈME DE MALADIES.

CHANGEMENTS RELATIFS A LA CONFIGURATION, AU NOMBRE ET A L'EXIS-
TENCE MÊME DES ORGANES ET DE LEURS PARTIES CONSTITUANTES (1).

Si je réunis en une seule et même classe d'états anormaux et les changements dans la configuration des organes et les changements dans le nombre de ces mêmes organes, ce n'est pas qu'il n'existe entre les premiers et les seconds de ces changements, dans les conditions *mathématiques* des organes, des différences assez grandes pour en faire deux classes séparées; mais les considérations que nous avons à présenter sur ces changements sont trop peu étendues pour que nous ayons dû leur consacrer deux livres distincts de cette Nosographie.

Parmi les vices de configuration et les changements de nombre des organes, les uns sont, comme on le dit, *accidentels* ou *non congénitaux*, les autres *congénitaux*.

Nous reviendrons sur ces derniers dans un chapitre particulier, où nous présenterons quelques considérations sur les *anomalies congénitales d'organisation* en général.

(1) Certains principes immédiats des organes, les globules du sang, par exemple, sont eux-mêmes susceptibles de changements, et dans leur nombre et dans leur forme (voy. les articles *Pléthore*, *Anémie*, *Chloroanémie*, *Infection septique*, etc.). Il ne s'agit pas ici des changements de cet ordre, changements sur plusieurs desquels nous ne possédons encore que des recherches très incomplètes.

CHAPITRE Ier.

ORDRE PREMIER.

CHANGEMENTS DANS LA CONFIGURATION DES ORGANES.

ARTICLE PREMIER.

CONSIDÉRATIONS GÉNÉRALES.

Les changements dans la forme ou la configuration des organes sont au nombre des états anormaux les plus communs. Quoi de plus fréquent, en effet, que de rencontrer des voussures là où existaient des surfaces planes, des aplatissements ou des dépressions là où existaient des saillies, et une foule d'autres modifications purement *géométriques* des diverses parties dont l'admirable machine animale est composée! Il est vrai que les changements de l'ordre qui nous occupe n'ont point encore été l'objet de recherches spéciales. C'est une lacune qu'il ne serait pas indigne d'un médecin géomètre de combler. Sans doute, les changements de la forme ou de la configuration d'un bon nombre d'organes n'entraînent aucun trouble notable dans l'exercice des fonctions de ces organes; mais il n'en est pas ainsi de tous les organes. Et qui ne sait, par exemple, qu'une augmentation ou une diminution très prononcée dans la convexité de l'œil en général et du cristallin en particulier, modifie singulièrement la vision?

Quoi qu'il en soit, les changements de configuration ou de forme se rencontrent souvent en même temps que d'autres changements dans les conditions anatomiques des organes, tels que les diminutions ou les augmentations de volume et de masse de ces organes, les rétrécissements ou les dilatations des canaux, des cavités, des orifices, les adhésions anormales, etc., etc. Or, comme, en étudiant ces diverses lésions, nous avons indiqué en même temps les changements de configuration ou les *déformations*, revenir en détail sur ces déformations, ces vices de configuration, considérés en eux-mêmes, ce serait une répétition tout-à-fait inutile.

Indiquons-en néanmoins quelques uns rapidement, et pour ainsi dire en passant.

ARTICLE II.

DE QUELQUES VICES DE CONFIGURATION EN PARTICULIER.

I. Les vices de configuration ou de forme du crâne et des organes qu'il contient sont connus même du vulgaire.

On sait que Gall s'est rendu célèbre en cherchant à déterminer les rapports qui existent entre les diverses conformations du crâne et les aptitudes intellectuelles, morales et instinctives (1).

II. Qui ne connaît aussi les changements de forme et de configuration de la colonne vertébrale, et par suite de la moelle épinière elle-même?

III. Tout le monde sait combien sont communes les lésions de forme du visage en général et de chacune de ses parties en particulier. Nous laissons à quelque nouveau Lavater le soin d'étudier tous les détails de ces lésions, dont la connaissance nous intéresse, d'ailleurs, sous le rapport séméiologique, ainsi que nous l'avons vu dans le cours de cette *Nosographie*.

IV. Le cœur, au lieu de sa forme conoïde ordinaire, présente quelquefois une forme arrondie, globuleuse, ou bien une forme évasée que nous avons comparée à celle d'une gibecière.

Rien n'est plus fréquent que des changements dans la configuration ou la forme des valvules, à la suite de l'endocardite valvulaire. Souvent, par l'effet de ces changements, les valvules ne peuvent plus fermer hermétiquement les orifices auxquels elles sont adaptées, et de là

(1) Voyez son ouvrage *sur les fonctions du cerveau et sur celles de chacune de ses parties*, Paris, 1825, 6 vol. in-8.

une véritable *insuffisance* de ces soupapes organisées.

V. Les vices de configuration de la poitrine, et par suite ceux des poumons, se rencontrent chez un grand nombre de sujets.

VI. L'estomac, les intestins, le foie et la rate présentent souvent des changements plus ou moins prononcés dans leur conformation. J'ai vu un cas dans lequel l'estomac, étranglé à sa partie moyenne, ressemblait assez bien à un bissac.

VII. La rate, au lieu de former une masse continue, est quelquefois divisée en trois ou quatre lobes par des scissures plus ou moins profondes.

VIII. « La forme des reins, dit M. Rayer, peut être plus ou moins différente de l'état normal, par le fait d'un vice primitif ou congénital de conformation. Elle peut être aussi diversement altérée à la suite de plusieurs affections des reins ou des organes voisins.

» On a vu, chez le fœtus, des reins non composés de lobules, et par contre, chez l'adulte et le vieillard, des reins conservant la forme lobulaire qu'ils ne doivent avoir qu'à l'âge où ils n'ont pas encore terminé leur évolution. »

Les reins peuvent être aplatis et déformés par la compression que certaines tumeurs exercent sur eux, ainsi que M. Rayer en a fait figurer deux exemples dans son Atlas. Dans un de ces cas, le rein était aplati d'avant en arrière, par suite d'une compression que la capsule surrénale, énormément *distendue*, avait exercée sur lui; dans le second cas, un rein gauche avait été singulièrement aplati dans ses deux tiers inférieurs par la rate tuméfiée (1).

(1) Selon M. Rayer, « l'atrophie et l'hypertrophie non consécutives à des cas pathologiques appartiennent seules, à proprement parler, aux vices de conformation des reins. » Il me semble qu'ici notre savant confrère confond à tort l'excès ou le défaut de nutrition avec les vices de configuration ou de conformation. En effet, dans l'atrophie et l'hypertrophie simples, les reins conservent leur configuration ordinaire.

ORDRE DEUXIÈME.

CHANGEMENTS DANS LE NOMBRE DES ORGANES ET DE LEURS PARTIES CONSTITUANTES.

Le nombre des organes et des parties dont quelques uns sont composés est susceptible de deux genres de changements, savoir, de diminution ou d'augmentation.

L'augmentation dans le nombre des organes et de leurs parties constituantes ne peut avoir lieu que sous l'influence de causes qui ont agi avant la naissance. Mais la diminution peut être tantôt congénitale et tantôt postérieure à la naissance.

Je n'ai pas besoin de dire que les seules causes capables de produire, après la naissance, la diminution du nombre des organes et de leurs parties constituantes sont les mutilations traumatiques ou chirurgicales, l'ulcération, l'atrophie et la gangrène, toutes choses dont nous avons traité précédemment.

L'*absence* de certains organes, tels que le cœur, les poumons, etc., est incompatible avec la vie extra-utérine.

La diminution du nombre ou même la *perte* complète de certaines parties, dont l'existence n'est point indispensable au maintien de la vie, ni même incompatible avec l'exercice régulier des grandes fonctions, est quelquefois l'effet pur et simple des progrès de l'âge. Telle est la diminution ou la perte complète des dents, des cheveux (alopécie), etc. Nous ne faisons, d'ailleurs, que mentionner en passant ces petits états morbides, qui, à l'instar de plusieurs autres, dont l'étude appartient à la chirurgie, comportent l'application de la méthode connue sous le nom de *prothèse*.

SECTION PREMIÈRE.

AUGMENTATION ET DIMINUTION DANS LE NOMBRE DES PARTIES DE CERTAINS ORGANES INTÉRIEURS (1).

ARTICLE PREMIER.

AUGMENTATION ET DIMINUTION DANS LE NOMBRE DES LOBES DU POUMON.

L'augmentation et la diminution congénitales du nombre des lobes dont les poumons sont composés n'ont été rencontrées qu'un petit nombre de fois.

La diminution dite *accidentelle* ou postérieure à la naissance du nombre des lobes des poumons n'a pas, que je sache, été encore observée. Une telle perte de substance par cause traumatique entraînerait nécessairement la mort. Il en serait de même d'une gangrène capable de détruire un lobe entier des poumons. Les excavations tuberculeuses comprennent assez souvent la majeure partie, la presque totalité même, des lobes supérieurs des poumons. Mais il n'existe pas d'exemples d'absence *complète* d'un de ces lobes, à la suite d'un travail de tuberculisation.

ARTICLE II.

AUGMENTATION ET DIMINUTION DU NOMBRE DES PARTIES CONSTITUANTES DU CŒUR.

I. Une ou plusieurs des valvules du cœur peuvent manquer. M. Destrès a communiqué à l'Académie royale de médecine un cas dans lequel il n'existait aucune valvule. J'ai rapporté, dans le *Traité clinique des maladies du cœur*, deux observations relatives à l'absence d'une des valvules de l'artère pulmonaire. Dans l'une de ces observations, les valvules, ainsi réduites à deux, étaient très larges, et

(1) Pour l'augmentation et la diminution des parties dont les organes extérieurs sont composés, nous devons renvoyer aux traités de pathologie externe.

placées l'une en avant, l'autre en arrière. Il existait entre elles et le calibre de l'artère deux culs-de-sac très profonds.

Le nombre des valvules du cœur peut être augmenté. J'ai rencontré deux ou trois cas dans lesquels les valvules semi-lunaires de l'aorte ou de l'artère pulmonaire étaient au nombre de quatre (dans un cas, ces valvules étaient de grandeur inégale).

II. Dans quelques cas, on a rencontré une diminution du nombre des cavités dont le cœur est composé. Breschet a publié un cas relatif à l'absence d'une des moitiés du cœur; Turner a rapporté un exemple de l'absence des deux oreillettes; M. Destrès a présenté à l'Académie un cœur à une *seule* oreillette s'ouvrant dans les deux ventricules (ce cas est celui que nous avons cité plus haut comme exemple d'absence des valvules).

L'augmentation du nombre des cavités du cœur a été observée par quelques auteurs. Chemineau a fait connaître un cas dans lequel le cœur présentait trois ventricules; Kerckring a cité l'exemple d'un ventricule bifide chez un enfant de trois mois, anomalie un peu différente de la véritable augmentation du nombre des ventricules; De Haën a mentionné un cas d'appendice surnuméraire à l'oreillette gauche; Billiard a rapporté un fait relatif à un appendice surnuméraire de l'oreillette droite.

III. On peut rapprocher des anomalies par diminution ci-avant indiquées celle qui consiste dans l'absence du péricarde chez les sujets atteints de hernie du cœur. G. Breschet a déposé dans le cabinet de la Faculté de médecine de Paris une pièce relative à cette absence du péricarde.

SECTION DEUXIÈME.

AUGMENTATION ET DIMINUTION DANS LE NOMBRE DE CERTAINS ORGANES INTÉRIEURS (1).

ARTICLE PREMIER.

AUGMENTATION ET DIMINUTION DANS LE NOMBRE DES ORGANES DOUBLES (2).

§ Ier. Augmentation et diminution du nombre des poumons.

I. On ne connaît d'exemple d'augmentation du nombre des poumons que chez les monstres doubles ou composés.

II. L'absence des deux poumons n'a été observée que chez des sujets monstrueux incapables de vivre de la vie extra-utérine.

III. M. Isid. Geoffroy-Saint-Hilaire dit qu'*on a observé l'absence d'un des poumons chez des sujets adultes, qui n'avaient jamais éprouvé d'autres symptômes que quelque difficulté dans la respiration (encore ce symptôme, ajoute M. Isid. Geoffroy-Saint-Hilaire, n'est-il pas entièrement constant). La place du poumon absent se trouvait remplie, au moins en partie, par de la sérosité.*

Je ne connais aucun cas de ce genre. N'aura-t-on pas pris pour exemple d'absence complète d'un poumon cet état d'atrophie extrême que peut présenter un poumon longtemps et fortement comprimé par quelque épanchement, et spécialement un abondant épanchement pleurétique? Mais, dans ce cas, on observe toujours une gêne plus ou moins considérable de la respiration.

(1) Pour ce qui concerne les anomalies numériques des organes extérieurs, tels que les doigts, les dents, les vertèbres, les côtes, les yeux, etc., nous renvoyons, soit aux traités de pathologie externe, soit à l'ouvrage de M. Isid. Geoffroy-Saint-Hilaire, auquel nous avons emprunté l'ordre que nous avons suivi dans cette seconde section.

(2) Les monstruosités connues sous les noms d'*acéphalie* et d'*anencéphalie* appartiennent à la catégorie des anomalies par diminution des parties ou des organes doubles. Nous ne faisons que mentionner ces monstruosités, dont nous laissons l'étude aux *tératologistes*.

§ II. Augmentation et diminution du nombre des reins.

A. Augmentation du nombre des reins (*reins surnumé-raires*). — Plusieurs observateurs ont eu occasion de rencontrer plus de deux reins.

Eustachi (*de renum structurâ*) a trouvé *trois* reins : *l'un*, situé à sa place ordinaire, avait sa forme accoutumée et n'offrait rien d'anormal dans ses vaisseaux ; le *second* était petit, triangulaire et sans uretère ; le *troisième*, placé du côté gauche sur les vertèbres des lombes, presque quadrangulaire, possédait ses vaisseaux et son uretère, comme à l'état normal.

Gavard a vu, sur le cadavre d'un sujet âgé d'environ quarante ans, trois reins, dont deux occupaient la place normalement réservée à ces organes, tandis que le troisième, couché en travers, au-devant de la colonne vertébrale, se confondait un peu par ses extrémités avec les deux autres. Chacun de ces reins avait son conduit excréteur et ses vaisseaux sanguins particuliers ; mais l'uretère du rein du milieu, au lieu d'aboutir dans la vessie, s'ouvrait dans l'uretère droit, qui, au-dessous de cette embouchure, c'est-à-dire dans son tiers inférieur, était d'un calibre plus grand que dans les deux tiers supérieurs.

Dupuytren trouva sur un sujet une masse composée de trois reins (deux latéraux et un médian) avec trois uretères. Beauchêne a publié une description très détaillée d'un semblable cas (*Bulletin de la Faculté de médecine de Paris*, t. II, p. 3o ; 181o).

M. César Hawkins a publié, en 1827 (*Journal des progrès*, t. IV), un cas de tumeur aqueuse enkystée du rein avec un rein surnuméraire.

M. Rayer a observé deux cas bien tranchés de *trois reins*. Dans l'un (voir son *Atlas*, pl. XXXIX), les trois organes étaient réunis et disposés en fer à cheval sur la colonne vertébrale; dans le second cas, deux reins existaient du côté droit (1), et le troisième, distendu par du pus, était transformé en une énorme poche, qui du flanc s'étendait jusqu'à l'aine, de manière à simuler un vaste abcès par congestion (*Atlas des mal. des reins*, Pl. XIX).

Botal (*de rene monstroso*) dit avoir vu *quatre* reins liés ensemble, mais ayant chacun son bassinet séparé et ses vaisseaux particuliers. M. Rayer fait observer, il est vrai, que sur la figure où sont représentés ces reins, on n'en reconnaît pas *quatre*, mais seulement deux, et un troisième dans leur point de fusion. Gemma et Delestang rapportent aussi des exemples de *quatre* reins.

B. Diminution du nombre des reins. — 1° *Absence des deux reins.* — Elle a été plusieurs fois constatée chez le fœtus et chez l'enfant à terme (Voy. l'ouv. de M. Isid. Geoffroy-Saint-Hilaire). Mais cette monstruosité est-elle compatible avec la vie extra-utérine? On est bien tenté de répondre immédiatement par la négative à une pareille question. Cependant il faudrait faire une réponse contraire, si l'on accueillait comme authentique une observation publiée par M. Moulon, médecin en second de l'hôpital de Trieste (2). L'auteur de cette observation

(1) Blaes a vu deux reins placés du côté gauche, chacun ayant ses vaisseaux et son uretère séparés. M. Rayer, auquel j'emprunte cette citation, ne dit pas s'il existait ou non un troisième rein du côté droit.

(2) Voici cette observation, extraite du t. XVII des *Archiv. génér. de médecine* : Marie Barbe, *âgée de 14 ans*, ayant succombé à une gastro-entérite chronique, l'ouverture du cadavre fit constater les particularités suivantes : l'ombilic se trouvait au lieu qu'occupe ordinairement le mont de Vénus; l'anus était dans le lieu où doit exister l'orifice du vagin, et offrait une dimension telle que la main pouvait facilement y être introduite. Aucune communication ne se faisait remarquer entre le rectum et les organes de la génération, dont on ne rencontrait d'autres traces extérieures qu'un renflement qui, pour la structure, avait quelque analogie avec le clitoris, et deux petites excroissances couvertes de poils et semblables à celles qui ont reçu le nom de poireaux. La symphyse du pubis était remplacée par un vide assez étendu, que la peau seule recouvrait.

étrange *pense que*, chez la jeune fille de quatorze ans qui en est le sujet, *le sang se débarrassait, dans le foie, des principes qui servent à former l'urine, et que ceux-ci étaient ensuite transportés par la veine ombilicale jusqu'à l'ombilic, par lequel ils étaient enfin excrétés !*

M. Rayer, qui n'a cité ce fait qu'avec une *extrême défiance*, ajoute que *tout porte à penser qu'il s'agissait là d'un cas d'extrophie de la vessie dans lequel les reins, peut-être déplacés, n'ont point été cherchés avec assez de soin.*

2° *Absence d'un des reins.* — On possède un bon nombre d'exemples authentiques d'absence de l'un des deux reins (1). Ordinairement le rein *unique* est plus grand que

La vessie manquait; l'ouraque, très gros et très long, allait se perdre insensiblement dans les téguments. L'utérus, de grandeur naturelle, présentait une conformation parfaite, ainsi que ses ligaments, les ovaires et les trompes. *Les uretères et les reins n'existaient point;* mais la veine ombilicale surpassait de beaucoup en largeur celle d'un adulte. Le canal intestinal était parsemé de taches noires dans toute son étendue; le foie était à l'état de gangrène; le pancréas ne présentait plus qu'un sac rempli de pus, et le grand épiploon était détruit en partie...

Cette jeune fille avait été, depuis sa naissance, sujette à une incommodité qui la tourmentait considérablement : il s'écoulait continuellement de l'ombilic un liquide qui ressemblait beaucoup à l'urine, et dont l'odeur était si pénétrante, qu'on ne pouvait assez souvent changer les linges dont cette partie était recouverte.

(1) On trouvera dans l'ouvrage de M. Rayer l'indication de la plupart des cas de ce genre actuellement connus. Je me contenterai d'en consigner quelques uns dans cette note.

Sabatier rapporte que Cabrole, en ouvrant le cadavre d'un des professeurs de l'université de Montpellier, ne trouva qu'un rein, dont l'uretère était plus gros qu'à l'ordinaire (il n'y avait nulle trace du rein du côté opposé).

Chez une fille morte à l'âge de 26 ans, dont Haller a rapporté l'observation, il n'existait qu'un seul rein, lequel occupait le côté droit, et offrait, d'ailleurs, des traces d'une grave maladie, qui n'avait pas, sans doute, été étrangère à la fin prématurée du sujet.

Chez un homme de soixante-quatre ans, qui fait le sujet de la onzième des observations d'absence d'un rein rapportées par M. Rayer, *le rein gauche n'existait pas.* Le droit, situé à sa place ordinaire, était une fois plus gros qu'il ne devait l'être, et pesait 265 grammes (8 onces 1/2).

de coutume, et offre même quelquefois un volume ainsi qu'un poids double du poids et du volume normaux (1). Tantôt c'est le rein droit qui fait défaut, tantôt c'est le gauche. Celui qui reste occupe ordinairement la même place qu'à l'état normal, quelquefois un peu plus haut ou un peu plus bas. M. Rayer pense avec raison que dans les cas relatifs à un seul rein situé en travers sur la colonne vertébrale, publiés par certains auteurs, il existait réellement deux reins fondus ensemble, mais distincts et reconnaissables encore, malgré leur *fusion*.

II. L'absence de l'un des reins est au rang des anomalies qui n'ont jamais été diagnostiquées jusqu'ici, et qui, selon toutes les probabilités, ne le seront pas par la suite.

Le diagnostic de cette absence de l'un des reins n'est pas assurément d'une grande importance dans le cours ordinaire des choses. Néanmoins il est des circonstances où cette connaissance serait assez précieuse. Supposons, en effet, qu'il existe des signes d'une de ces maladies dans lesquelles la sécrétion urinaire éprouve un trouble pro-

---

— A l'angle postérieur du trigone vésical, l'orifice de l'uretère absent était remplacé par un cul-de-sac.

Sur le cadavre d'un homme de cinquante-huit ans, M. Barth a constaté l'anomalie suivante : *le rein droit manquait.* Il n'existait aucun vestige d'artère ni de veine rénale de ce côté. On ne découvrit aucune trace d'uretère du côté droit, et la surface interne de la vessie n'offrit aucun vestige d'orifice urétral de ce même côté. Le rein gauche avait sa position et sa direction ordinaire. Son volume était considérable (5 pouces 1/2 de long sur 2 pouces 5 lignes de largeur, et 15 lignes d'épaisseur à sa partie moyenne). Il recevait de l'aorte trois artères, les deux supérieures du volume d'une plume d'oie, l'inférieure un peu plus petite, et qui se divisaient chacune en deux branches avant de pénétrer dans la scissure. La veine rénale, très grosse (16 lignes de développement), naissait de quatre rameaux. Les deux capsules surrénales existaient à leur place accoutumée.

(1) Botal dit même que, dans un cas observé par lui, le *rein* solitaire était aussi volumineux que quatre reins ordinaires. Mais il y a peut-être quelque exagération dans cette appréciation de volume, qui n'a point été faite par des procédés exacts.

fond, ou soit même entièrement supprimée, ainsi qu'il arrive dans certaines néphrites et dans les grandes lésions organiques dont elles peuvent être l'origine. Il est clair que les accidents seront infiniment plus graves s'il n'existe qu'un seul rein que s'il en existait deux dont l'un resterait intact, et que la mort même serait à peu près inévitable dans le premier cas, comme elle le serait si, les deux reins existant, ils étaient affectés à la fois de la manière dont nous venons de parler.

III. Tant qu'il reste à l'état normal, le rein *unique* suffit à l'exercice de la fonction confiée à deux reins dans les conditions normales, et il y suffit d'autant plus facilement que, le plus souvent, ainsi qu'il a été dit, il offre un volume beaucoup plus considérable que celui de chacun des reins des individus chez lesquels il en existe deux (1).

ARTICLE II.

AUGMENTATION ET DIMINUTION DU NOMBRE DES ORGANES UNIQUES.

« L'absence ou l'atrophie complète, dit M. Isid. Geoffroy-Saint-Hilaire, est le seul degré possible de diminution numérique des organes uniques, et la duplication est le seul degré d'augmentation des mêmes organes. » Le même auteur fait observer que cette double anomalie, quand elle affecte les organes importants, tels que le cerveau, le cervelet, la moelle épinière, le foie, le canal ali-

(1) Cette augmentation de volume ou mieux cette hypertrophie n'est pas constante. C'est ainsi, par exemple, que M. le docteur Désir, chez une petite fille âgée de cinquante-quatre jours, a montré à M. Rayer un cas d'absence du rein droit avec poids normal du rein gauche (celui-ci ne pesait que 166 grains, poids ordinaire d'un rein à l'âge indiqué ci-dessus). La capsule surrénale existait comme la gauche. La vessie ne recevait qu'un seul uretère. Dans ce cas, dit M. Rayer, il n'y avait pas eu, par un plus grand développement du rein gauche, une compensation à l'absence du rein droit. Au reste, la circonstance dont il s'agit ne fut pour rien dans la mort de cette enfant, qui succomba à une pneumonie du côté droit.

mentaire, etc., ne se rencontre que chez les monstres proprement dits (1).

§ Iᵉʳ. Absence du cœur, ou acardie ; duplicité de cet organe, ou bicardie.

I. *Acardie.* — Dans un savant mémoire sur les acé-,
phales, Béclard a rapporté plusieurs cas d'acardie (*voyez,*
par exemple, les observ. XIᵉ, XIIᵉ, XIVᵉ, XVᵉ, XVIᵉ,
XVIIIᵉ de ce mémoire).

Il va sans dire qu'une telle monstruosité est incompatible avec la vie extra-utérine. Il faut placer au rang des
contes et des fables les plus absurdes ce qu'on a écrit sur
l'absence du cœur chez l'adulte. Le temps n'est plus où
l'on oserait dire sérieusement qu'on ne trouva pas de cœur
chez les victimes sacrifiées par César, le jour où il revêtit
la pourpre, qu'un soldat romain n'offrit aucun vestige de
cœur, etc.

Suivant Béclard, quelques faits porteraient à croire que
le cœur se détruit quelquefois par voie d'*atrophie.* Il pense,
d'ailleurs, qu'en général l'absence du cœur doit être considérée comme une conséquence de la destruction du
centre d'où part son nerf. Cette hypothèse est peu satisfaisante, et ne saurait être adoptée sans plus ample informé.
Quel que soit le mécanisme par lequel le cœur se détruit
ainsi dans le fœtus, cette destruction n'est pas nécessairement consécutive à son déplacement herniaire, puisque,
d'après les observations de Béclard, les parois de la poitrine persistent en totalité, ou du moins en grande partie,
chez plusieurs sujets *acardiques.*

II. *Bicardie, pluralité du cœur.* — La pluralité du cœur,
dit Meckel, est excessivement rare dans les cas où il n'y a
pas duplicité fœtale. Cette anomalie suppose une si profonde aberration dans les lois de l'évolution en général,

---

(1) Le mot *monstruosité* a reçu de M. Isid. Geoffroy-Saint-Hilaire une
signification différente de celle que les auteurs antérieurs lui avaient
donnée.

qu'au premier abord on doit la considérer comme incompatible avec une certaine durée de la vie extra-utérine. Que penser donc des faits rapportés par Plazzoni, Baudelocque et Collomb, relatifs à des adultes, d'ailleurs bien conformés, chez lesquels il existait deux cœurs? que penser, à plus forte raison, de ces histoires d'individus à trois cœurs, dont les *Ephémérides des curieux de la nature* contiennent deux exemples? Certes, c'est le cas de répéter, avec M. Isid. Geoffroy-Saint-Hilaire, que de tels faits seraient plus dignes de figurer dans les contes merveilleux des *Mille et une nuits* que dans des recueils consacrés aux sciences.

Quant aux histoires de fœtus chez lesquels l'anomalie qui nous occupe a été observée, il en est dont on ne saurait nier l'authenticité. Telles sont celles que nous avons consignées dans le *Traité clinique des maladies du cœur*, auquel nous renvoyons. Nous rappellerons seulement que cette pluralité du cœur se rencontrait chez des fœtus réunis ensemble de manière à ne former qu'un seul individu, dont un certain nombre de parties, juxtaposées d'abord, se sont comme pénétrées et confondues en une seule, tandis que les autres sont restées séparées (1).

§ II. Absence de la rate.

I. Dans un cas d'inversion splanchnique partielle recueilli par Boujalski, et que nous avons cité à la page 529 de ce volume, il est noté que la rate *manquait.*

II. Il n'est pas rare de rencontrer la rate divisée en plusieurs lobes, d'inégale grosseur, et, au-dessous de son extrémité inférieure, un lobule complétement détaché, du volume du mamelon, d'une cerise ou d'une petite noix,

(1) Dans l'un des deux cas mentionnés tout-à-l'heure, recueilli par Baudelocque et Dupuytren, chacun des deux individus, réunis en quelques points de manière à n'en former qu'un seul, possédait en propre presque tous les organes essentiels à la vie, tandis que ces deux individus avaient en commun un certain nombre d'organes moins importants.

formant une sorte de *splénule* surnuméraire, un véritable rudiment de seconde rate. J'ai, pour ma part, observé trois ou quatre exemples de l'anomalie que je viens de signaler.

§ IV. Absence de la vésicule biliaire.

Chez un homme de moyen âge, qui succomba à une affection organique du foie, plusieurs mois après avoir été affecté d'un abcès dans l'hypochondre droit, avec sortie de calculs semblables à ceux que l'on rencontre dans la vésicule, *on ne trouva plus de vestige de la vésicule (du tissu cellulaire en occupait la place).*

M. Andral, dans son *Précis d'anatomie pathologique*, a cité ce cas comme un exemple de *l'atrophie* complète de la vésicule du fiel, et il ajoute que « le docteur Nacquart a rapporté un fait semblable. »

M. Gaultier de Claubry a publié un remarquable exemple d'absence de la vésicule biliaire, dans le tome IV du *Journal hebdomadaire de médecine et de chirurgie pratiques* (1). A l'ouverture du cadavre du sujet de cette observation, le médecin que nous venons de citer trouva l'appareil biliaire dans l'état suivant : « Le foie est d'un volume considérable. Le parenchyme de ce viscère ne semble aucunement s'éloigner de l'état normal.

» Malgré un examen attentif, il est impossible de découvrir des traces de la vésicule biliaire, ni rien qui indique l'existence antérieure de ce réservoir ; mais le duodénum adhère immédiatement au foie par un tissu cellulaire très court et très serré. Un calcul biliaire, du volume d'une noisette, est dans cet intestin, vis-à-vis l'endroit où, dans l'état ordinaire, se trouve l'ouverture du canal cholédoque, lequel, chez ce sujet, ne conduit qu'à un très court canal (deux lignes et demie d'étendue), qui se

---

(1) Ce cas a été rapporté sous le titre suivant : *Appétit vorace ; rapidité du travail de la digestion stomacale ; absence de la vésicule biliaire*

distribue immédiatement dans le foie, sans qu'aucune de ses divisions semble se porter au-dessous de cet organe, dans la direction connue du canal cystique. »

CHAPITRE II.

DES ANOMALIES PRIMORDIALES D'ORGANISATION EN GÉNÉRAL.

ARTICLE PREMIER.

CLASSIFICATION ET IDÉE GÉNÉRALE DES ANOMALIES.

I. D'après M. Isid. Geoffroy-Saint-Hilaire, toutes les anomalies de l'organisation sont comprises dans quatre embranchements, dont voici le tableau :

ANOMALIES
- SIMPLES..... HÉMITÉRIES..... { Variétés. / Vices de conformation.
- COMPLEXES. { HÉTÉROTAXIES. / HERMAPHRODISMES. / MONSTRUOSITÉS.

§ Ier. Anomalies simples.

Les anomalies simples ou hémitéries, *véritables éléments de la monstruosité*, pour nous servir des expressions mêmes de M. Isid. Geoffroy-Saint-Hilaire, comprennent, selon cet auteur, les cinq classes suivantes :

ANOMALIES RELATIVES
- (CLASSE I.) Au volume. { Anomalies de taille. / Anomalies de volume proprement dites.
- (CLASSE II.) A la forme. { Difformités de la tête, etc. / Formes anormales de l'estomac, etc.
- (CLASSE III.) A la structure. { Anomalies de couleur. / Anomalies de structure proprement dites.. { Ramollissement. / Induration.
- (CLASSE IV.) A la disposition. { Anomalies par déplacement. / Anomalies par changement de connexion. / Anomalies par continuité. / Anomalies par cloisonnement. / Anomalies par disjonction.
- (CLASSE V.) Au nombre et à l'existence. { Anomalies par diminution numérique. / Anomalies par augmentation numérique.

II. Comme, dans le cours de cet ouvrage, à l'occasion des états anormaux *accidentellement* survenus, nous avons étudié toutes les *anomalies simples* comprises dans le précédent tableau, nous pouvons nous dispenser d'en exposer ici les caractères. Nous ferons seulement remarquer, en passant, leur *identité* de nature avec les états *anormaux accidentels* à l'occasion desquels nous les avons examinées. Si ces deux ordres de lésions diffèrent, c'est par rapport aux *circonstances* au milieu desquelles elles se produisent; mais une fois produites, elles sont essentiellement les mêmes.

§ II. Hétérotaxies (1).

Elles ne comprennent que les deux ordres suivants :

1er *Ordre.* — Inversion splanchnique.
2e *Ordre.* — Inversion générale.

§ III. Monstruosités.

I. M. Isid. Geoffroy-Saint-Hilaire les a divisées en classes et en ordres dont voici le tableau synoptique :

MONSTRUOSITÉS.

PREMIÈRE CLASSE. — *Monstres unitaires.*	DEUXIÈME CLASSE. — *Monstres composés.*
Ordre I.	I. MONSTRES DOUBLES.
Monstres autosites.	*Ordre* I.
Ordre II.	Monstres doubles autositaires.
Monstres omphalosites.	*Ordre* II.
Ordre III.	Monstres doubles parasitaires.
Monstres parasites.	II. MONSTRES TRIPLES.

II. Exposons, d'après M. Isid. Geoffroy-Saint-Hilaire, les caractères fondamentaux de ces deux classes de monstruosités et des ordres qu'elles contiennent.

(1) Ce mot signifie *arrangement différent.* On n'a pas oublié que nous avons fait des *hétérotaxies* une espèce particulière des états anormaux dont se compose notre huitième classe (*changements de position et de direction, ou déplacements et déviations*).

PREMIÈRE CLASSE. — MONSTRES UNITAIRES.

Dans cette première classe se placent tous les monstres chez lesquels on ne trouve les éléments, soit complets, soit incomplets, que d'un seul individu. Une monstruosité unitaire résulte donc, soit de l'absence d'une partie de ces éléments, soit seulement, leur nombre normal étant conservé, de graves modifications dans leurs connexions et leur disposition (1).

ORDRE I. *Monstres unitaires autosites* (2). — Ils sont capables de vivre et de se nourrir par le jeu de leurs propres organes. Tous peuvent subsister plus ou moins longtemps hors du sein de leur mère.

ORDRE II. *Monstres unitaires omphalosites* (3). — Ils vivent seulement d'une vie imparfaite et pour ainsi dire passive, qui n'est entretenue que par la communication avec la mère, et cesse dès que le cordon est rompu.

ORDRE III. *Monstres unitaires parasites.* — Les monstres de cet ordre, les plus imparfaits de tous, sont des masses inertes, irrégulières, composées principalement d'os, de dents, de poils et de graisse, manquant même, et c'est leur caractère le plus essentiel, de cordon ombilical : aussi sont-ils implantés directement sur les organes de la mère, aux dépens de laquelle ils vivent d'une vie obscure, végétative et toute parasitique.

DEUXIÈME CLASSE. — MONSTRES COMPOSÉS.

Cette seconde classe comprend tous les monstres chez

(1) Cette classe comprend les deux classes que Buffon appelait *monstres par défaut* et *monstres par renversement ou fausse position des parties;* les trois groupes que Blumenbach a désignés par les noms de *fabrica aliena, situs mutatus et monstra per defectum;* les agénèses et plusieurs des *hétérogénèses* de Breschet; enfin les ordres que M. Charvet a nommés *monstres par défaut* et *monstres par irrégularités.*

(2) C'est-à-dire *qui se procure lui-même sa nourriture.*

(3) C'est-à-dire *qui reçoit sa nourriture par l'ombilic.*

lesquels on trouve réunis les éléments, soit complets, soit incomplets, de deux ou plusieurs sujets.

« C'est dans cette classe que se rangent, dit M. Isid. Geoffroy-Saint-Hilaire, ces associations singulières de deux organisations, souvent même de deux vies, dont l'étude offre un sujet inépuisable de recherches, non seulement aux anatomistes et aux physiologistes, mais aussi aux psychologistes eux-mêmes (1).

Les monstres composés se divisent en monstres doubles et en monstres triples.

I. Monstres doubles.

Ordre I. — *Monstres doubles autositaires* ou composés de deux individus offrant le même degré de développement, contribuant l'un et l'autre à la vie commune, et dont chacun est analogue à un autosite.

Ordre II. — *Monstres doubles parasitaires* ou composés de deux individus très inégaux et très dissemblables, l'un complet ou presque complet, analogue à un autosite; l'autre, non seulement beaucoup plus petit, mais très imparfait, analogue à un omphalosite ou même à un parasite, par conséquent incapable de vivre par lui-même et se nourrissant aux dépens du premier, dont il n'est physiologiquement qu'un simple appendice. De toutes les subdivisions de ce second ordre, la plus remarquable comprend les *monstres doubles par inclusion*.

II. Monstres triples.

Comme les monstres doubles, on peut les partager en monstres triples *autositaires* et en monstres triples *parasitaires*. Il en serait exactement de même, dit M. Isid. Geoffroy-Saint-Hilaire, des monstres quadruples ou plus com-

(1) Cette classe comprend les monstres que les auteurs ont désignés sous les noms de *monstres par excès*, de *monstres par greffe*, de *monstres doubles*, de *diplogénèses*, etc.

plexes encore, s'il y avait jamais lieu de s'en occuper uti-
lement.

§ IV. Hermaphrodismes (1).

I. Voici comment les hermaphrodismes ont été divisés
par M. Isid. Geoffroy-Saint-Hilaire.

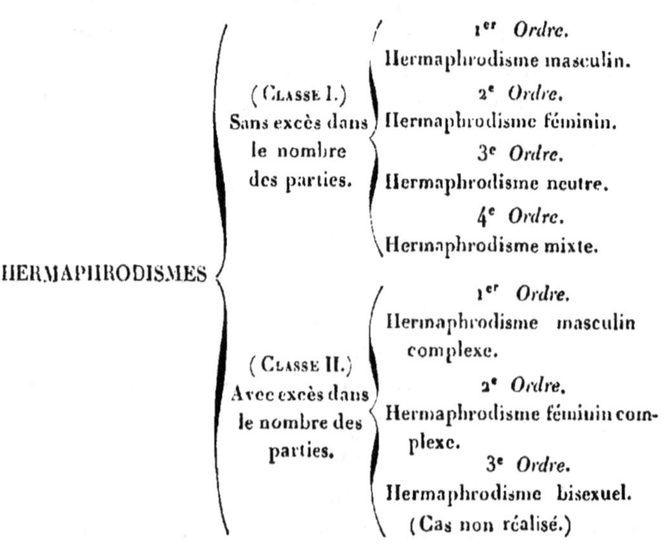

II. L'espace ne nous permet pas d'exposer ici les caractères distinctifs des divers hermaphrodismes établis
par M. Isid. Geoffroy - Saint - Hilaire. Mais comme les
exemples authentiques et détaillés des hermaphrodismes
de la seconde classe ou avec *excès des parties* sont fort
rares, j'ai cru devoir rapporter le suivant, que j'ai recueilli en 1832, lequel, selon M. Isid. Geoffroy-Saint-
Hilaire, qui a bien voulu le mentionner dans son savant
ouvrage, est *extrêmement remarquable.*

Je joindrai à la relation du fait les réflexions dont je
l'accompagnai à l'époque où je le communiquai à l'Acadé-

(1) L'hermaphrodisme est la réunion, chez le même individu, des deux
sexes ou de quelques uns de leurs caractères. (M. Isid. Geoffroy-Saint-
Hilaire.)

mie royale de médecine, et celles de M. Isid. Geoffroy-Saint-Hilaire (1).

Il s'agit bien réellement d'un cas dans lequel un seul et même individu de l'espèce humaine offre la monstrueuse alliance d'organes sexuels, dont les uns appartiennent normalement à la femme, tandis que les autres sont l'apanage de l'homme, lequel individu, sous le rapport des autres organes, en général, paraît participer à la fois et des attributs de l'homme et de ceux de la femme.

1° *Relation du fait.*

Le nommé Valmont, chapelier, âgé de soixante ans, *veuf*, d'une petite stature, *buvant* habituellement un peu d'eau-de-vie, était affecté d'un choléra algide au plus haut degré, lorsqu'il fut apporté, le 6 avril 1832, dans le service qui m'était confié à l'hôpital de la Pitié. Il mourut le lendemain.

Comme Valmont paraissait jouir de tous les attributs du sexe masculin, et qu'en conséquence il avait été placé dans la salle des hommes, nous ne fûmes pas médiocrement surpris, lorsque les organes de la cavité abdominale eurent été mis à découvert, de rencontrer dans l'excavation pelvienne *un utérus bien conformé.* Après avoir succinctement noté les anomalies que présentaient les organes génitaux, je fis remettre les pièces à M. Manec, qui désirait les examiner à loisir.

I. Voici la description de ces pièces, rédigée d'après les notes que M. Manec eut la complaisance de me communiquer. Dans la région des organes génitaux externes, on voit une *verge* de grosseur moyenne, terminée par un *gland bien conformé*, ainsi que le *prépuce dont il est recouvert.* L'ouverture du méat urinaire, au lieu d'occuper le centre

(1) Exposition raisonnée d'un cas de nouvelle et singulière variété d'hermaphrodisme observée chez l'homme, lue à l'Académie royale de médecine dans sa séance du 5 mars 1833, et publiée (*avec figures*) dans le tome X du *Journal hebdomadaire de médecine et de chirurgie pratiques.*

même du sommet du gland, existe vers la partie inférieure de ce gland.

Les *bourses* sont petites, mais d'ailleurs très reconnaissables; les téguments qui en forment la partie essentielle
offrent la couleur brune et le froncement qui existent à
l'état normal, et sont ombragés de poils; elles sont divisées en deux parties symétriques par un *raphé* qui s'étend
du prépuce à l'anus, et qui paraît un peu plus dur et plus
saillant qu'on ne le rencontre ordinairement chez l'homme.
Ces bourses sont dépourvues de testicules. Elles ne contiennent qu'un tissu cellulaire, lamelleux, semblable à celui qu'on trouve dans l'épaisseur des *nymphes*.

Le *pénil* ou mont de Vénus, plus arrondi, plus bombé,
qu'il ne l'est ordinairement chez l'homme, est hérissé de
poils longs, mais médiocrement abondants, et s'avançant
sur la verge comme pour la cacher.

Il existe dans le bassin *deux ovaires* semblables, selon
M. Manec, pour leur forme et leur structure, à ceux d'une
jeune fille de quinze à seize ans (1). *Deux trompes utérines*,
avec leur pavillon et leur petite extrémité, s'ouvrent dans
l'utérus comme chez une femme bien constituée. *Cet utérus, qui ne laisse rien à désirer*, muni de ses ligaments larges,
occupe sa place accoutumée entre le rectum et la vessie,
et va s'ouvrir dans une espèce de *vagin*. La cavité de l'u-
térus offre ces rides arborisées que l'on rencontre chez les
femmes qui n'ont point eu d'enfants. *Le museau de tanche*
fait saillie dans le *vagin*, comme à l'état normal. Le
vagin indiqué, long d'environ 2 pouces, d'une largeur
moyenne, présente à son intérieur les rides nombreuses

(1) Je ne puis partager entièrement ici la manière de voir de M. Manec. Les corps qu'il considère comme étant absolument semblables aux
ovaires d'une jeune fille de quinze à seize ans n'offraient point cette
structure vésiculaire qui caractérise de véritables ovaires. Leur tissu était
en quelque sorte fibreux. Ces organes *équivoques* tenaient-ils le milieu
entre les testicules et les ovaires?

qu'on y remarque chez les vierges. Parvenu vers le col de la vessie, ce canal se rétrécit assez brusquement, et ne forme plus, vers la portion membraneuse de l'urètre, qu'un petit conduit qui, se dirigeant de bas en haut, va, par un orifice d'environ 2 millimètres de diamètre, s'ouvrir dans l'urètre à travers la paroi inférieure de la portion membraneuse indiquée plus haut; au-delà de ce point, l'urètre se comporte absolument de la même manière que celui de l'homme. Il en offre tous les caractères, et comme lui se trouve entouré, à son origine, *d'une prostate bien conformée.* Ce corps glandiforme imprime au canal qui le traverse une configuration semblable à celle qu'il présente dans le sexe masculin, savoir : une saillie ou *verumontanum* à la paroi inférieure, et deux gouttières latérales dans le fond desquelles on aperçoit les orifices des follicules prostatiques; mais sur la crête urétrale, on cherche vainement les traces des canaux éjaculateurs. Au-delà de la prostate, l'urètre est dépouillé, dans une longueur de huit à dix lignes, de tout tissu extérieur. Plus loin un tissu spongieux avec renflement bulbeux s'ajoute à ce canal, l'accompagne dans tout le reste de sa longueur, et s'épanouit ensuite pour former *le gland.* Toute cette portion spongieuse est adossée à la face inférieure des *corps caverneux, lesquels, forts et développés comme chez l'homme,* sont munis à leur racine d'un appareil musculaire, aussi complet et peut-être plus puissant qu'on ne le trouve ordinairement encore chez l'homme. Les muscles bulbo-caverneux en particulier sont très longs et très épais. Les *glandes de Cowper* existent comme dans le sexe mâle.

De même que les testicules, les vésicules séminales et les canaux déférents manquent complétement (il ne sort par l'anneau inguinal qu'un tissu cellulaire dense, rudiment du ligament rond, selon M. Manec), un filet nerveux et une artère (la seule chose qui, d'après M. Manec, ait paru s'éloigner un peu de ce que l'on trouve ordinairement chez la femme, c'est le volume de cette artère, laquelle, très forte de chaque côté, va communiquer par de larges anastomoses avec l'artère superficielle du périnée et les branches des artères honteuses externes).

Absence complète des parties qui constituent les organes génitaux externes féminins, tels que la vulve, les grandes et petites lèvres, etc. (1).

II. A la suite de cette description, il nous reste à exposer quelques autres remarquables particularités de la structure générale de Valmont, particularités dont M. Manec n'a pu prendre connaissance.

Le cadavre de Valmont, très court pour un sujet du sexe masculin, présentait des *formes arrondies et potelées, qui se rapprochaient beaucoup de celles de la femme. Les mains et surtout les pieds étaient petits et ressemblaient plus à ceux de la femme qu'à ceux de l'homme. Le bassin était plus évasé, les hanches étaient plus saillantes que cela n'a lieu chez un individu bien conformé du sexe masculin.*

Le visage était fourni d'une barbe assez épaisse, et néanmoins il offrait dans son aspect général quelque chose de *mou et de féminin :* cette sorte de physionomie *équivoque* avait quelque chose de *repoussant.*

Au-dessous de la peau, dans les interstices des muscles, ainsi que dans les cavités abdominale et pectorale, on rencontrait *une graisse excessivement abondante, circonstance qui constitue un nouveau trait de ressemblance entre cet individu et la femme.*

Les glandes mammaires, beaucoup trop développées pour un homme, l'étaient capendant un peu moins que chez une femme bien constituée, et se terminaient par un mamelon presque aussi gros que celui de la femme à l'état normal.

(1) De la description qui précède, M. Manec conclut, à tort selon nous, que le vice de conformation qui en est le sujet *ne mérite pas le nom d'*HERMAPHRODISME, *attendu, dit-il, qu'il n'existe que les organes caractéristiques d'un seul sexe, ceux de la femme.*

On peut dire d'une manière générale que, sous le point de vue de la conformation et du volume des autres parties dont il nous resterait à parler, et qui furent examinées avec soin, Valmont *tenait une sorte de juste-milieu entre l'homme et la femme. Disons cependant que le cœur était à peu près aussi robuste que celui d'un homme de taille et de force moyenne.*

III. Nous ne négligeâmes rien pour tâcher de nous procurer des renseignements détaillés sur les anomalies physiologiques ou fonctionnelles qui devaient correspondre aux anomalies des conditions anatomiques. Malheureusement, nos recherches n'eurent pas tout le succès que nous désirions. On se transporta au domicile de Valmont, et l'on apprit que ce malheureux logeait dans un grabat, où il n'avait pour se reposer qu'une botte de paille. Du reste, il était sans parents, sans amis, et on ne put obtenir aucune espèce de données sur son genre de vie habituel, sur ses goûts, ses penchants, ses aptitudes intellectuelles.

Il résulte des déclarations de Valmont, au moment de sa réception à l'hôpital, qu'il était veuf. Ainsi donc cet individu, qui était doué des organes essentiels du sexe féminin, tandis qu'il ne possédait, d'une manière évidente, que les organes dits accessoires du sexe masculin, n'avait pas craint de contracter une alliance dans laquelle il devait jouer le rôle de mari !...

Si la femme de Valmont eût existé, elle aurait eu, sans doute, de précieuses et curieuses révélations à nous faire...

Quoi qu'il en soit, sous le rapport moral et psychologique, le mariage contracté par Valmont est une circonstance bien digne de la méditation des physiologistes et des philosophes.

Puisqu'*il* avait une matrice et des ovaires (*modifiés*, il est vrai), on peut se demander si Valmont était *réglée* (qu'on me pardonne cette sorte d'*hermaphrodisme* de langage). Si les règles existaient, en effet, il devait en résulter, chaque mois, une hématurie (1).

2° *Réflexions de l'auteur sur le fait précédent.*

Après avoir rapproché de ce cas : 1° *un cas singulier et paradoxal d'hermaphrodisme, observé à Naples sur un sujet octogénaire* (cas commenté par M. Isid. Geoffroy-Saint-Hilaire); 2° dix cas *d'hermaphrodisme* publiés par M. le professeur Mayer (cinq de ces cas appartiennent à l'espèce humaine); après ce rapprochement, dis-je, voici comment je continuais :

Les faits précédents étant connus, que penser de ces graves auteurs affirmant que le véritable hermaphrodisme n'existe point chez l'homme et les espèces les plus rapprochées de lui, et prétendant qu'on avait confondu avec cette *monstruosité, des vices de conformation des parties sexuelles et externes, tels qu'un excessif développement du clitoris chez la femme, un hypospadias chez l'homme, etc., qui donnait à ces parties le faux aspect d'une réunion plus ou moins complète des attributs des deux sexes dans un même individu!*

Que l'on nie la possibilité d'un complet *hermaphrodisme,* c'est une opinion contre laquelle personne ne songera, je crois, à s'élever. Il doit en être autrement de l'hermaphrodisme *incomplet,* partiel, j'ai presque dit du *quasi-hermaphrodisme,* de celui enfin où, comme dans les faits que nous avons cités, on trouve à la fois, chez un même individu, non pas tous les organes du sexe *mâle* et du sexe *femelle,* mais quelques uns des organes de ce double sexe.

(1) Cette hématurie périodique, si elle existait, aurait-elle pu faire soupçonner quelque anomalie dans le *sexe* reconnu *masculin* de Valmont, ou n'aurait-elle pas été prise pour l'effet de quelque affection de l'appareil urinaire?

Si quelque affection, réelle ou supposée, de la vessie eût nécessité le cathétérisme, et que la sonde eût pénétré, non dans la vessie, mais dans le rudiment du vagin ou dans l'utérus, l'opérateur ne se serait-il pas trouvé dans un étrange embarras?

Ce genre d'hermaphrodisme étant admis, on conçoit qu'il comporte plusieurs espèces, puisque les organes de la génération étant assez multipliés chez l'un et l'autre sexe, ils peuvent permettre une foule de *monstrueuses combinaisons*. Il est prudent, d'ailleurs, d'attendre les faits pour préciser ces combinaisons, peut-être beaucoup moins nombreuses qu'on ne serait tenté de le croire au premier abord.

Mais, revenant à notre sujet, faut-il, avec M. Manec, considérer les anomalies sexuelles que Valmont nous a présentées comme ne constituant pas le cas d'*hermaphrodisme?* Faut-il, en d'autres termes, en dépit de tout ce que nous avons rapporté plus haut, ne voir dans cet *individu* qu'une femme, et reconnaître que *la seule différence qui existe entre cet individu et une autre femme bien conformée, c'est que le vagin, au lieu de se terminer à l'extérieur par une ouverture évasée et indépendante, placée entre l'anus et le méat urinaire, se rétrécit jusqu'au point de n'avoir plus qu'une ligne de diamètre, et va se perdre dans l'urètre?* Quelle femme, je le demande à M. Manec lui-même, qu'un individu qui n'a pas de vulve, et qui possède une prostate, des glandes de Cowper et une verge bien conformée !

Que Valmont se rapproche plus de la femme que de l'homme, bien qu'il ait été marié comme étant du sexe masculin, c'est ce que nous avons établi nous-même, dans la description anatomique que nous avons rapportée précédemment (1). Mais cet individu ne constituait ni une femme ni un homme dans toute leur pureté : c'était un composé d'homme et de femme, une sorte de *sexe mixte*, de *troisième sexe*, de *métis* ou de *mulet sexuel*. La place de

(1) Toutefois, avant que l'autopsie cadavérique eût en quelque sorte trahi l'*incognito* de Valmont, en nous faisant constater l'existence d'un utérus, etc., il n'aurait pas été possible de le prendre pour une femme plutôt que pour un homme, et l'on sait que, pendant sa vie, cet individu a été considéré comme étant du sexe masculin.

Valmont ne peut réellement être ailleurs que parmi les *hermaphrodites*. On dirait, qu'on me permette pour un moment ce langage *métaphorique*, on dirait que pour la construction de ce monstre, il s'est établi une sorte de lutte entre le *nisus formativus* masculin et le *nisus formativus* féminin, et que, par une sorte de compromis ou de transaction entre ces deux forces exclusives, il est résulté de leurs tendances combinées le produit mixte ou neutre dont on a vu plus haut la description...

La monstruosité de Valmont suppose de deux choses l'une : ou que le germe, dont il n'était que le développement, contenait lui-même, primordialement, les éléments de cette monstruosité, ou bien, au contraire, que ce germe, primordialement parfait, ne s'est ainsi dévié de son évolution normale que sous l'influence de circonstances accidentelles. Admettre la première supposition ne serait réellement que reculer la difficulté. Voyons si la seconde pourra se prêter à l'explication de notre fait.

Soit, par hypothèse, une double conception ou *diplogénèse* ; supposons encore que cette double conception ait eu pour résultat un germe à sexe mâle et un germe à sexe femelle ; admettons enfin que ces deux germes, fortement pressés l'un contre l'autre au sein de l'utérus, au lieu de contracter de simples adhérences, aient été forcés de ne former qu'une seule masse, apte à conserver le *mouvement vital*. Tout ceci admis, que peut-il arriver ? 1° Les parties communes ou similaires de l'individu mâle et de l'individu femelle ont pu se réunir et se pénétrer, s'*emboîter* réciproquement, et de cette *fusion intime* a dû se former une organisation douteuse, mixte, *neutre*. Sous le rapport de ces parties, le produit de la double conception *supposée* s'est développé en suivant, pour ainsi dire, une *diagonale* anatomique entre les caractères du sexe masculin et ceux du sexe féminin. 2° Mais une fusion telle que celle dont il vient d'être question ne peut avoir lieu entre les organes sexuels essentiellement différents de l'individu *mâle* et de l'individu *femelle*. Ainsi, par exemple, l'utérus et ses annexes chez la femme, ne trouvent point chez l'homme des organes *analogues* avec lesquels ils puissent se fondre et en quelque sorte s'identifier. Il devra donc arriver nécessairement que cet organe et ses annexes, dans le cas supposé, se développeront avec leurs attributs caractéristiques, ainsi que cela a eu lieu chez Valmont (1). Quant aux parties sexuelles qui, sans être absolument les mêmes chez l'homme et chez la femme, présentent néanmoins des analogies assez marquées (pénis et clitoris, ovaires et testicules, etc.), ne peuvent-elles pas, pendant le cours de l'évolution, se fondre en des organes d'un *type* intermédiaire entre les types mâle et femelle, ou bien offrir diverses nuances de combinaison dans lesquelles on verrait prédominer tantôt le type masculin, tantôt le type féminin ?

Quoi qu'il en soit de la précédente explication, dont je ferai aussi bon marché qu'on le voudra, il est incontestable qu'il peut naître des individus de l'espèce humaine qui participent à la fois, sous le rapport de certains organes génitaux, et du sexe masculin et du sexe féminin, et qui, sous le point de vue des autres organes en général, communs à l'un et à l'autre sexe, offrent une sorte de *mezzo-termine* entre l'homme et la femme, variété d'*hermaphrodisme* que l'on pourrait désigner, en attendant mieux, sous le nom de *quasi-hermaphrodisme*, ou du nom de l'individu qui nous l'a présenté, sous la dénomination d'*hermaphrodisme Valmontien*.

A ceux qui, niant opiniâtrément l'existence d'un tel hermaphrodisme, nous accuseront de faire preuve, en l'admettant, d'une sorte de crédulité peu philosophique, nous

(1) Par la même raison, la prostate et les glandes de Cowper ont été rencontrées avec leurs caractères accoutumés chez Valmont.

répondrons, avec Dupuytren (1) : « Dans les faits qui, comme celui-ci, s'éloignent des opinions reçues, la sagesse consiste également à n'admettre que ce qui est rigoureusement prouvé, et à ne pas assigner des bornes trop étroites à la puissance de la nature. »

3° *Réflexions de M. Isid. Geoffroy-Saint-Hilaire.*

Après avoir donné un extrait du cas que nous venons de rapporter et de commenter, et l'avoir placé dans son groupe des *hermaphrodismes féminins complexes*, M. Isid. Geoffroy-Saint-Hilaire ajoute :

« Les opinions des auteurs et même celles des deux premiers observateurs de ce cas remarquable d'hermaphrodisme se sont divisées sur sa détermination. M. Manec le considère comme un cas d'hermaphrodisme féminin, M. Bouillaud, au contraire, comme un cas d'un ordre particulier qu'il propose de nommer *inter-hermaphrodisme* ou, du nom du sujet de l'observation, *hermaphrodisme Valmontien*. Ces deux déterminations sont sans nul doute rationnelles, mais incomplètes. Le cas d'hermaphrodisme recueilli par MM. Manec et Bouillaud est incontestablement, selon l'opinion de M. Manec, féminin par l'ensemble des conditions sexuelles ; mais l'existence d'un organe surnuméraire, la prostate, n'est pas une circonstance indifférente ; elle entraîne la nécessité de séparer ce cas des hermaphrodismes féminins ordinaires et de le placer parmi les hermaphrodismes avec excès dans le nombre des parties ; c'est donc un *hermaphrodisme féminin complexe*. L'embouchure du vagin dans l'urètre peut, d'un autre côté, justifier jusqu'à un certain point l'opinion de M. Bouillaud : c'est une disposition tout-à-fait spéciale ; mais on ne doit voir en elle qu'une complication et non une donnée essentielle de l'hermaphrodisme, puisqu'une telle disposition ne réalise point dans un sexe une condition

____

(1) Rapport sur un fœtus humain trouvé dans le mésentère d'un jeune homme de quatorze ans.

de l'autre, et puisqu'elle peut exister sans hermaphrodisme, comme l'hermaphrodisme sans elle. On connaissait déjà un exemple d'hermaphrodisme sans excès, compliqué d'une embouchure anormale du vagin dans les voies urinaires. Je crois apprécier toutes les conditions de l'observation de MM. Bouillaud et Manec, en y voyant un cas d'hermaphrodisme féminin avec excès, affecté d'une semblable complication. » (*Ouv. cité*, t. II, p. 160-61).

ARTICLE II.

DE LA NATURE DES ANOMALIES ET DE LEUR MODE DE FORMATION.

I. *Nature des anomalies.* — Suivant M. Isid. Geoffroy-Saint-Hilaire, parmi les anomalies, les unes résultent d'un arrêt ou d'un excès de formation et de développement, les autres ne résultent ni d'un défaut ni d'un excès de développement.

Cet auteur pense que les *anomalies par arrêt de développement comprennent* au moins les neuf dixièmes du nombre total des genres tératologiques. A ce groupe d'anomalies, il rapporte : 1° presque toutes les hémitéries par diminution, plusieurs même par augmentation, soit de volume, soit de nombre ; 2° les diverses variétés de l'albinisme ; 3° un grand nombre d'anomalies de forme, de structure ; 4° diverses anomalies de connexion ; 5° la plupart des déplacements, les dispositions, les cloisonnements anormaux ; 6° les hermaphrodismes masculins et neutres, et les mixtes eux-mêmes ; 7° enfin les trois ordres de monstruosités unitaires, et la plupart des monstruosités composées elles-mêmes (1).

Au groupe des anomalies par excès de formation et de développement se rapportent : 1° les cas d'augmentation

(1) Rapprocher ainsi les hermaphrodismes et les monstres, soit unitaires, soit doubles, des simples déplacements, n'est-ce pas faire quelque violence aux affinités vraiment naturelles ? Il y aurait d'ailleurs beaucoup à dire sur le mot *arrêt* de formation lui-même. Mais cette discussion nous entraînerait trop loin.

du nombre des vertèbres, des côtes, des doigts, des dents et de beaucoup d'autres organes ; 2º les cas d'hermaphrodisme féminin, etc.

Dans la classe des anomalies qui ne résultent ni d'un excès, ni d'un arrêt de formation ou de développement , M. Isid. Geoffroy-Saint-Hilaire place les divers genres d'*inversions*, et le groupe tout entier des *monstruosités composées* (1).

Tel est le résumé du chapitre de M. Isid. Geoffroy-Saint-Hilaire sur la *nature* des anomalies.

II. *De la formation des anomalies.* — Chercher une seule et même théorie pour expliquer la formation des innombrables anomalies comprises dans les quatre grands embranchements indiqués plus haut, serait véritablement chercher la *pierre philosophale*.

Deux systèmes *exclusifs* et opposés ont été d'abord proposés sur cet objet. Dans un troisième système, on s'est efforcé, plus tard, de *concilier* ces deux systèmes exclusifs. Voici quelques mots sur les trois systèmes dont il s'agit.

1º Winslow considérait les anomalies d'organisation comme des effets de lésions *originelles* des germes.

2º Lémery, au contraire, admettait que les germes sont *primitivement* normaux, et que les anomalies provenaient de troubles *accidentels* dans le cours de leur évolution.

3º Haller, conciliant *éclectiquement* les deux systèmes, admettait des anomalies *originelles* ou par lésions primordiales des germes, et des anomalies *accidentelles* ou pro-

(1) M. Isid. Geoffroy-Saint-Hilaire place donc ici le groupe *tout entier* des monstruosités *composées*, et cependant nous avons vu un peu plus haut qu'il comprenait dans le groupe des anomalies par arrêt de formation ou de développement la *plupart des monstruosités composées elles-mêmes.* Il y a là une contradiction qui n'est qu'*apparente*, comme on s'en convaincra en lisant la page 418 du tome III du *Traité des anomalies d'organisation.*

duites par des lésions survenues dans des germes primitivement bien conformés. ·

Le système de Winslow, que Haller adopte pour la pathogénie de certaines anomalies, a été déclaré *suranné*, je le sais bien, par M. Isid. Geoffroy-Saint-Hilaire. Je reconnais tout le poids d'une telle autorité. Mais il me semble que M. Isid. Geoffroy-Saint-Hilaire admet lui-même, sous une autre forme, il est vrai, le système *suranné* de Winslow. En effet, après avoir, avec tant de raison, signalé les cas dans lesquels des anomalies ont été produites par des perturbations survenues après la conception, ou par des accidents tels qu'une chute, un coup, une vive impression morale, M. Isid. Geoffroy-Saint-Hilaire ajoute qu'il y a des anomalies datant, quant à leur cause, de l'instant même de la fécondation, ou même d'une époque antérieure à la fécondation. Voici en quels termes il formule cette dernière opinion : « La *cicatricule*, telle qu'elle existe dans l'œuf avant la fécondation, peut elle-même avoir été troublée et modifiée dans sa formation, et contenir ainsi en elle, si l'on peut parler ainsi, le principe de quelques unes des anomalies qui apparaîtront par la suite. » De cette hypothèse à celle de la préexistence de germes défectueux, il n'y a pas, si je ne me trompe, bien loin, et quiconque adopte l'une peut, sans crainte de se compromettre, adopter également l'autre. M. Isid. Geoffroy-Saint-Hilaire avoue lui-même que son système suppose une *sorte de préexistence.* Il ajoute néanmoins que cette préexistence est essentiellement différente de celle qu'avaient imaginée les anciens.

L'espèce de transaction proposée par Haller au sujet des systèmes contradictoires de Winslow et de Lémery paraît donc légitime. Mais la question de savoir si les anomalies sont *originelles* ou *accidentelles* n'est pas, à proprement parler, une question de tératogénie, c'est plutôt une question relative à la date précise du développement ou à la *chronologie* des anomalies. Soutenir, en effet, que les anomalies supposent des germes originellement *défectueux*, ce n'est pas donner une théorie des anomalies, puisqu'il reste à rechercher pourquoi certains germes sont *défectueux*, tandis que d'autres ne le sont pas. Des causes accidentelles peuvent avoir agi sur les germes eux-mêmes comme sur l'embryon et le fœtus, de sorte que les anomalies dites *originelles* de ces germes pourraient bien, au contraire, avoir été *accidentelles*. Au reste, on ne peut s'empêcher de reconnaître qu'il existe certaines anomalies qui doivent être, en quelque sorte, contemporaines de la formation même des germes. Telle est, entre autres, cette anomalie vraiment singulière connue sous le nom d'*inversion* ou de *transposition* des organes. Il est impossible, en effet, d'en concevoir la possibilité à aucune époque de la vie intra-utérine ou de l'évolution fœtale proprement dite.

Si, laissant maintenant de côté la question relative à l'époque même de ce que j'appellerai la naissance des anomalies, nous considérons ces anomalies sous le rapport du mécanisme de leur formation, nous commencerons par poser en principe que ce mécanisme doit être, en quelque sorte, multiple : il ne saurait en être autrement, puisque la *nature* des anomalies est elle-même multiple.

Comment, je le répète, appliquer une seule et même théorie à des anomalies essentiellement différentes les unes des autres, et quelquefois même diamétralement opposées ? Comment, par exemple, expliquer par la même théorie et une simple anomalie par déplacement et l'anomalie connue sous le nom d'hermaphrodisme ?

Nous ne reviendrons pas sur ce que nous avons dit du mécanisme des anomalies que M. Isid. Geoffroy-Saint- appelle *simples* ou *hémitéries*.

Les seules anomalies dont il nous reste à étudier le mode

de formation sont les hétérotaxies, les *hermaphrodismes* et les monstruosités dites composées (*monstres doubles, monstres triples*). Mais nous avons discuté le mode de formation des hétérotaxies, dans une autre partie de cette Nosographie (Voy. la classe des changements de position et de direction, où nous avons cru pouvoir ranger la transposition des organes). En dernière analyse, les seules anomalies dont le mode de formation doive nous occuper, ce sont les hermaphrodismes et les monstruosités composées (1).

Ces anomalies supposent, à notre avis, pour condition première, une grossesse multiple, une *superfétation*, les germes et les fœtus pouvant être tantôt du même sexe, tantôt d'un sexe différent.

Voici d'ailleurs les systèmes imaginés pour l'explication des *monstres composés*.

1° Le premier système consiste dans la supposition de germes créés primitivement doubles ou triples. Ce système ne fait malheureusement que reculer la difficulté. Reste à savoir, en effet, pourquoi des germes ont été primitivement créés doubles ou triples.

2° Dans un second système, on admet des germes primitivement simples, dont le développement, effectué *sous l'influence de circonstances particulières et avec une énergie insolite*, amène ultérieurement la production d'organes plus nombreux que dans l'état normal, ou même la duplication d'une ou plusieurs régions du corps. Cette explication aurait elle-même grand besoin d'une explication.

3° Un troisième système consiste à considérer les monstres composés comme la réunion de germes primitivement séparés, union qui s'opère dans des parties similaires en raison de la loi d'*affinité de soi pour soi*.

(1) Les monstres *unitaires* sont essentiellement caractérisés par des lésions ou des anomalies que nous avons étudiées sous le titre de : *Diminution dans le nombre des organes*, et d'unions, d'adhérences vicieuses.

Ce dernier système me paraît réunir en sa faveur une somme de probabilités telle, qu'on peut provisoirement l'adopter comme l'*expression réelle des faits recueillis* (1).

Les diverses conditions individuelles des germes réunis, leur état normal ou anormal, etc., etc., feront singulièrement varier les formes et les espèces de ces réunions *tératologiques*, de ces monstruosités composées. Mais la nature de cet ouvrage ne nous permet pas d'approfondir cette matière. Quoi qu'il en soit, les véritables hermaphrodismes ne sont, si je ne me trompe, que des espèces particulières de monstruosités composées. Elles sont le résultat d'une sorte de *fusion* plus ou moins complète de deux germes de sexe différent. J'ai exprimé, avec toute la réserve que nous impose l'obscurité du sujet, mon opinion sur ce point, à l'occasion de l'observation d'hermaphrodisme que j'ai rapportée plus haut : je n'ai donc pas besoin de m'en occuper plus amplement ici.

ARTICLE III.
CAUSES.

I. Si, comme nous venons de le voir, les anomalies diffèrent entre elles sous le rapport de leur nature, les causes déterminantes de ces anomalies doivent nécessairement varier elles-mêmes. Au lieu donc de s'évertuer à rechercher seulement les causes des anomalies en général, il fallait s'appliquer à préciser les causes propres à chaque classe et à chaque espèce.

II. Voici comment s'exprime M. Isid. Geoffroy-Saint-Hilaire au commencement du chapitre qu'il a consacré aux *causes* des anomalies :

« Si l'examen des faits nous eût conduit, avec Régis et tant d'autres, à reconnaître la création de germes origi-

(1) Malheureusement, les faits recueillis jusqu'ici manquent plus ou moins d'exactitude et de détails. Quand on possédera un nombre suffisant de cas bien observés de *monstruosités composées*, la théorie de leur formation s'établira pour ainsi dire d'elle-même.

nairement frappés d'anomalie et prédestinés à produire des monstres, il ne nous resterait guère qu'à incliner notre raison devant un mystère dont l'existence se rattacherait immédiatement à la cause première, et nous serait incompréhensible comme elle. Mais si leurs causes, au contraire, sont seulement accidentelles, et c'est ce dont on ne peut plus douter présentement, il reste à déterminer ces causes : mais malheureusement l'ovologie, de qui seule on peut attendre les éléments d'une solution rationnelle, en donne à peine quelques unes. »

Quoi qu'il en soit, M. Isid. Geoffroy-Saint-Hilaire divise les causes des anomalies en causes *prochaines*, ou causes inhérentes à l'embryon et à ses enveloppes, et en causes *efficientes*, ou relatives aux parents et principalement à la mère.

1° Les causes prochaines, selon M. Isid. Geoffroy-Saint-Hilaire, sont les *maladies de l'embryon et ses adhérences avec le placenta ou les membranes de l'œuf*. Mais il me semble que c'est ici un cercle vicieux. En effet, les maladies de l'embryon, considérées sous le point de vue des *lésions d'organisation* qui les *caractérisent*, et les adhérences du fœtus avec le placenta constituent elles-mêmes de véritables *anomalies*, dont il faut aussi rechercher les causes.

2° Les causes efficientes sont physiques ou morales.

Parmi les premières, il faudrait citer toutes ou presque toutes celles qui donnent lieu aux maladies survenues après la naissance, sans en excepter les causes traumatiques ou mécaniques. On sait, par exemple, que M. Geoffroy-Saint-Hilaire a, le premier, découvert qu'il est des genres de monstruosités dont la production résulte constamment d'une action mécanique exercée sur l'abdomen, presque toujours d'une violence extérieure (1).

On sait quel rôle exagéré le vulgaire a fait jouer à

(1) De là les noms de *nosencéphalie* et de *thlipsencéphalie* donnés par Geoffroy-Saint-Hilaire à certaines monstruosités produites par les causes indiquées.

certaines impressions morales des femmes grosses dans la production des monstruosités. Assurément, il faut savoir se préserver des croyances superstitieuses du vulgaire sur le sujet qui nous occupe. Mais ce n'est pas à dire pour cela qu'il faille nier absolument l'influence des passions de la mère sur quelques unes des anomalies du fœtus. Entre les croyances superstitieuses du vulgaire et l'incrédulité systématique de certains *esprits forts*, il est bon de savoir tenir un *juste milieu* vraiment *philosophique*.

ARTICLE IV.

DES RAPPORTS DES ANOMALIES AVEC LES ALTÉRATIONS PATHOLOGIQUES OU LES MALADIES.

I. *La tératologie, entièrement confondue par les auteurs avec l'anatomie pathologique, n'en est pas même un rameau distinct, selon M. Geoffroy-Saint-Hilaire, et constitue à ses yeux une science spéciale.*

Pour l'anatomiste, dit-il, *une maladie est une altération, une déformation; une véritable anomalie est une formation insolite* (1).

II. Nous ne saurions adopter complétement la doctrine enseignée ici par M. Isid. Geffroy-Saint-Hilaire. A moins de disputer sur les mots, il nous semble clair comme la lumière que les anomalies d'organisation constituent un des objets qui sont du ressort de l'anatomie pathologique. Aussi M. Isid. Geoffroy-Saint-Hilaire avoue-t-il qu'en étendant le sens du mot *anatomie pathologique*, on pourrait rapporter à cette vaste science les déviations organiques elles-mêmes. Alors, dit-il, il faudrait diviser l'anatomie pathologique en deux branches, savoir, l'*anatomie nosologique*, ou l'anatomie pathologique proprement dite, et l'*anatomie tératologique*. En proposant cette division, M. Isid. Geoffroy-Saint-Hilaire semble toujours admettre qu'il existe une différence essentielle entre les

(1) Ouvrage cité, t. III, p. 444-45.

anomalies d'organisation en général et les altérations pathologiques. Mais il est cependant bien évident que les altérations pathologiques sont elles-mêmes des *anomalies d'organisation*, et qu'elles ne diffèrent point, quant à leur *nature anatomique*, de certaines anomalies d'organisation survenues pendant le cours de l'évolution fœtale, lesquelles, comme je l'ai dit précédemment, sont de véritables maladies du fœtus. Des déplacements, des solutions de continuité, avec ou sans perte de substance, etc., changent-ils de nature parce qu'ils sont survenus pendant le cours de l'évolution fœtale et avant la naissance, et ne constituent-ils pas des *maladies* comme ils en constituent quand ils surviennent après la naissance?

III. Toutefois, de ce que certaines anomalies congénitales d'organisation sont essentiellement semblables à des lésions pathologiques survenues après la naissance, faut-il en conclure que toutes les anomalies survenues avant la naissance sont des lésions qui peuvent également se développer après la naissance? Non, assurément. Les *inversions organiques* ou les *hétérotaxies*, les *hermaphrodismes* et les *monstruosités* par duplication, etc., supposent pour leur production des conditions qui ne se rencontrent que pendant le cours de la vie intra-utérine. Il faut donc réserver une place à part pour ces anomalies dans le vaste cadre des divers états anormaux.

Quand nous connaîtrons bien la pathologie des germes et des organes qui les forment, celle des embryons et des fœtus, nous connaîtrons également la *tératologie*. Cette pathologie, en effet, et la *tératologie* ne sont *au fond* qu'une seule et même chose, une seule et même science. Mais bien des années encore, pour ne pas dire bien des siècles, s'écouleront, sans doute, avant que tous les mystères de cette science aient été révélés.

FIN DU CINQUIÈME ET DERNIER VOLUME.

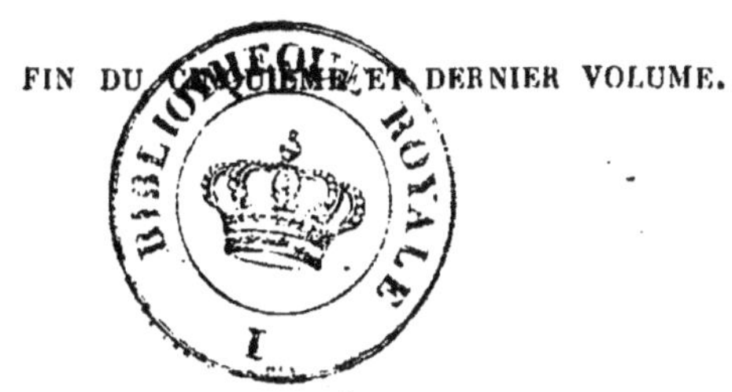

TABLE DES MATIÈRES.

LIVRE III.

CLASSE TROISIÈME DE MALADIES.

LIVRE IV.

CLASSE QUATRIÈME DE MALADIES.

LIVRE V.

CLASSE CINQUIEME DE MALADIES.

LIVRE VI.

CLASSE SIXIÈME DE MALADIES.

LIVRE VII.

CLASSE SEPTIÈME DE MALADIES.

LIVRE VIII.

CLASSE HUITIÈME DE MALADIES.

LIVRE IX.

CLASSE NEUVIÈME DE MALADIES.

LIVRE XI.

CLASSE ONZIÈME DE MALADIES.

LIVRE XII.

CLASSE DOUZIÈME DE MALADIES.

CHAPITRE Ier.

TRAITÉ

DE

NOSOGRAPHIE

MÉDICALE,

PAR

J. BOUILLAUD,

Professeur de Clinique médicale à la Faculté de médecine de Paris,
Conseiller de l'Université, Député de la Charente,
Membre de l'Académie royale de médecine et de plusieurs autres Sociétés savantes,
nationales et étrangères.

OUVRAGE COMPLET.

5 forts volumes in-8 de 700 pages chacun, 35 fr.

La médecine est, sans contredit, au premier rang des sciences qui, dans les temps modernes, ont subi cette transformation fondamentale invoquée par l'illustre chancelier Bacon. C'est, d'ailleurs, un beau spectacle pour l'observateur philosophe que de contempler comment, sous l'empire suprême de la loi du progrès, les sciences en général, et la médecine en particulier, accomplissent à travers des obstacles sans cesse renaissants le grand œuvre de leur évolution.

Pour achever la transformation que les temps modernes devaient faire subir à la médecine, il ne restait plus qu'à l'unir, par une alliance de plus en plus étroite, aux sciences exactes proprement dites, et telle est précisément la nouvelle révolution à laquelle on travaille depuis quinze à vingt ans.

On peut le dire hardiment : depuis l'époque où les doctrines de Broussais furent prédominantes, la médecine a continué le cours de ses découvertes et a pris un caractère toujours croissant de précision et d'exactitude. Favorisée par d'heureuses circonstances, la médecine, depuis une trentaine d'années, a fait plus de solides progrès qu'elle n'en avait jamais fait dans le même espace de temps, et les conquêtes dont elle s'est enrichie ont eu lieu dans toutes les divisions dont son vaste empire se compose.

La philosophie médicale a été mieux formulée. Les anciennes méthodes d'exploration se sont perfectionnées en même temps que de nouvelles ont été inventées. A la lueur de toutes ces méthodes réunies, et surtout à la clarté si vive des méthodes exactes proprement dites (physiques et chimiques), la médecine de nos jours est parvenue à découvrir un bon nombre de maladies, soit générales, soit locales, soit des solides, soit des liquides, et à perfectionner l'histoire de presque toutes les maladies déjà connues. Pour ne citer que des recherches qui ne datent pas de plus de quinze ans, et sans parler des maladies inflammatoires du cœur et des autres parties du système sanguin, qu'apprenait-on, par exemple, dans les écoles sur ces affections constitutionnelles connues sous les noms d'états *anémique*, *chlorotique*, *hydrémique*, qui sont néanmoins tellement communes qu'elles encombrent, pour ainsi dire, et la ville et les hôpitaux ? A peine leur existence avait-elle été vaguement entrevue, et cela ne doit pas nous étonner quand on sait qu'avant l'époque actuelle les affections *générales* ou constitutionnelles échappaient presque entièrement à l'observation des médecins. Ajoutons que l'art de guérir les maladies n'a pas fait de moins heureux progrès que l'art de les connaître.

Jusqu'à ces derniers temps, le diagnostic n'avait pas été suffisamment déterminé, et les méthodes thérapeutiques n'avaient pas été assez positivement formulées dans les diverses catégories de cas, pour que l'on pût constituer une école médicale véritablement exacte, et fonder une doctrine essentiellement scientifique. En effet, sans précision, sans démonstrations rigoureuses, sans distinctions suffisantes, sans catégorisation méthodique des cas, sans formules enfin, point d'unité de doctrine médicale, et sans cette unité de doctrine, point de médecine réellement digne du nom de science.

Jusqu'ici, la médecine avait donc varié suivant les lieux, suivant les médecins, comme autrefois chaque province, chaque parlement avait sa législation spéciale, ses *coutumes*, son *droit coutumier*, pour parler le langage des jurisconsultes. Toutes ces législations ont enfin été ramenées à l'unité. Il importe d'agir ainsi à l'égard de diverses doctrines, ou de diverses *coutumes* médicales. Dans le *Traité de nosographie médicale*, M. Bouillaud a fait tous ses efforts pour concourir à l'avénement de l'heureuse époque où l'*unité* finira par régner en médecine, comme elle règne dans les autres sciences naturelles qui ont atteint le plus haut degré d'exactitude. La conquête de cette unité *médicale* ne saurait être l'ouvrage d'un jour. Il faut, d'ailleurs, être bien convaincu qu'elle ne s'introduira pas dans toutes les parties de la médecine à la fois. Chacune de ces parties, sous le rapport qui nous occupe, aura son tour. Mais cette grande œuvre une fois terminée, il n'y aura plus une sorte de médecine *coutumière;* alors la médecine aura son code, comme le droit.

Dans les ouvrages qu'il a publiés antérieurement, et dont celui-ci n'est que le complément, le but essentiel que s'est constamment proposé M. Bouillaud a été d'imprimer à toutes les parties de la médecine une direction de plus en plus conforme à celle que suivent les sciences physiques et chimiques, bien persuadé que travailler dans toute autre direction serait sans résultat pour la pratique.

Pour entreprendre un *Traité de nosographie médicale*, il faut être bien pénétré du désir d'être utile à la science; il faut être, comme M. Bouillaud, placé à la tête d'un grand service médical, et avoir vu et cent fois vu les mêmes affections sous leurs divers aspects, afin de pouvoir les décrire avec exactitude, en faire bien connaître les symptômes et en formuler le traitement approprié. On conviendra qu'il n'y a guère qu'un professeur de clinique médicale qui puisse remplir les conditions requises pour la composition d'un tel ouvrage.

C'est d'ailleurs un rude et pénible métier que celui d'un professeur de clinique, jaloux de remplir dignement le grave ministère qui lui est confié. Examiner, explorer tous les malades, en ne négligeant aucune des nombreuses méthodes d'exploration que la science possède; recueillir et dicter, au lit de ces malades, les observations; consigner, d'une manière précise, le diagnostic et le pronostic sur les feuilles d'observations; formuler exactement le traitement; quand les malades succombent, faire écrire sur les feuilles d'observations les résultats détaillés de l'autopsie cadavérique à laquelle on a du moins présidé, quand on ne l'a pas faite soi-même; classer et résumer fidèlement, sous tous les rapports, les cas recueillis dans le cours de l'année; et, quand il s'agit du traitement, indiquer, d'après les calculs les plus rigoureux, les doses *moyennes* ou *extrêmes* des moyens thérapeutiques employés dans un espace de temps exactement déterminé; faire tout ce qui précède, mettre, en un mot, à contribution toutes les facultés, toutes les ressources de l'esprit et des sens, et répéter chaque jour, pendant de longues années, les mêmes travaux, les mêmes opérations, voilà quel est le fond de la vie d'un professeur de clinique. C'est en lisant et en relisant ainsi le grand livre de la nature souffrante, que l'on apprend solidement la médecine pour son propre compte, et que l'on peut ensuite l'enseigner aux autres avec quelque succès.

Les travaux, les difficultés de tout genre que présente la composition d'un traité de médecine, même aux médecins qui s'y sont préparés par une longue expérience au lit des malades, sont réellement extrêmes. On ne doit donc pas s'étonner si ce n'est qu'après quinze ans d'enseignement pratique dans la chaire illustrée par les Corvisart et les Laënnec, ses prédécesseurs, que M. Bouillaud, essayant de remplir une des lacunes de la littérature médicale actuelle, s'est décidé à publier son *Traité de nosographie médicale*.

Cet ouvrage est divisé en XII CLASSES DE MALADIES, savoir : *Classe I*^{re}, Fièvres et inflammations, ou pyrexies. *Classe II*, Affections consistant en un défaut d'excitation ou d'action vitale. *Appendice aux deux classes précédentes*, Excès et défaut d'hématose ou de la pléthore sanguine, de l'anémie et de la chlorose. *Classe III*, Ataxies des centres nerveux. *Classe IV*, Maladies miasmatiques et virulentes. *Classe V*, Hétérotrophies, hétérocrinies et hétérogénies d'origine non inflammatoire. *Classe VI*, Épanchements en général et épanchement de sang ou hémorrhagies en particulier. *Classe VII*, Solutions de continuité et communications anormales. *Classe VIII*, Changements de position et de direction ou déplacements et déviations. *Classe IX*, Adhésions, connexions et insertions anormales. *Classe X*, Changements d'étendue, de volume et de capacité. *Classe XI*, Corps étrangers et retenta. *Classe XII*, Changements relatifs à la configuration, au nombre et à l'existence même des organes et de leurs parties constituantes.

Le *Traité de nosographie médicale* est complet; il forme 5 volumes in-8 de 700 pages chacun. Prix : 35 fr.

A PARIS,

CHEZ J.-B. BAILLIÈRE,

LIBRAIRE DE L'ACADÉMIE ROYALE DE MÉDECINE,

17, rue de l'École-de-Médecine.

A Londres, chez H. Baillière, 219, Regent-Street,

Et chez les principaux Libraires de France et de l'étranger.

Paris. — Imprimerie de BOURGOGNE et MARTINET, rue Jacob, 30.